FORTSCHRITTE DER
KIEFER- UND GESICHTS-CHIRURGIE
BAND XXXII

Fortschritte der Kiefer- und Gesichts-Chirurgie

Ein Jahrbuch

Begründet von Karl Schuchardt

Herausgegeben von Norbert Schwenzer
und Gerhard Pfeifer

Georg Thieme Verlag Stuttgart · New York

Band XXXII

Bildgebende Untersuchungsverfahren in der Mund-, Kiefer- und Gesichts-Chirurgie

Frontobasales Trauma – Diagnostik und Behandlungsablauf

Tagungspräsident: Egbert Machtens

Mit Beiträgen von

E. Akuamoa-Boateng
M. Albig
G. Arning
K.-H. Austermann
H. Bach-Diesing
E.-H. Balan
F. Barsekow
H. Becker
J. Becker
H. Bergmann
H. K. Beyer
J. Bier
K. Bitter
St. W. Bonorden
R. Börsting
H.-D. Böttcher
P. Brachvogel
A. Bremerich
F. Brix
T. Deitmer
H. P. Delnon
J. Dieckmann
E. Dielert
J. Düker
J. Dumbach
M. Ehrenfeld
W. Engelke
R. Engleder
A. Eskici
K. Ewen
R. Ewers
G. Falkensammer
M. Farmand
H. Feistel
N. Feldhahn
E. Ficker

C. Fischer
B. Fleiner
W. Freesmeyer
V. Freitag
W. Friedburg
C. U. Fritzemeier
F. Frühwald
A. Fuhrmann
G. Gademann
G. Gehrke
S. Geiger
H. F. Götzfried
L. Guhl
V. Gyenes
G. Habel
P. Haberäcker
D. Hahn
N. Hardt
J. Harms
H. J. Hartjes
N. Hartmann
U. Haverkamp
B. Hell
J. Helms
A. Hemprich
U. Hirschfelder
W. Hochban
B. Hofer
H. Hoffbauer
W. Hoffmann-Axthelm
B. Hoffmeister
G. Hornung
R. Huber
A. Hüls
H. Hunz
K. Imhof

H. G. Jacobs
U. Joos
M. Kapovits
H. Kärcher
P. Karl
C. Kasperk
E.-M. Kasperk
B. Kempfle
F. Khoury
B. Klesper
H. Kniha
Chr. Kochen
H. König
Chr. Krenkel
B. Kummer
J. Th. Lambrecht
J. Lang
A. Laue
G. Lausberg
D. Leibfritz
E. Machtens
G. Mailath
H. J. Marxer
M. Matejka
R. Meissner
U. Mende
F.-O. Miltner
Ch. Mohr
W. Müller-Schauenburg
H. Neubauer
A. Neuhold
F.-W. Neukam
Chr. Nobis
B. Norer
J. E. Otten
H.-D. Pape

G. W. Paulus
Z. Péntek
K. Petermann
G. Pfeifer
K. Pfeiffer
U. Piepgras
A. Platz
H. Platz
A. Pomaroli
H. Porteder
W. Puelacher
J. Radtke
G. Randzio
J. Randzio
K. B. Reck
R. H. Reich
P. Reichart
K. Rieden
D. Riediger
H. Rixecker
R. Rochels
Chr. Rohardt
Z. Roscic
G. Röthler
B. Rottke
R. Ruhl
H. F. Sailer
M. Samii
G. Sander
D. Schettler
H. Scheunemann
W. Schilli
W. Schlossarek
R. Schmelzeisen
R. Schmelzle
G. Schmidt

E. Schneider
U. Schröder
R. Schuleit
L. Schwarz
R. Schwarzrock
N. Schwenzer
V. Schwipper
G. Seidl
W. Semmler
R. Siegert
H. Sinzinger
F. Sitzmann
W. J. Spitzer
E. W. Steinhäuser
R. Stellmach
W. Stock
P. Stoll
V. Strunz
W. Stursberg
G. Szabó
A. Thron
H. Tschakert
D. Uhlenbrock
L. Vajda
Th. Vogl
W. Wagner
E. Waldhart
E. Walter
G. Watzek
H. Wehrbein
Chr. Will
H. Wolburg
S. Wunderer
H. Wüst
W. Zahn
J. Zöllner

323 Abbildungen in 478 Einzeldarstellungen, 47 Tabellen

Georg Thieme Verlag Stuttgart · New York 1987

CIP-Kurztitelaufnahme der Deutschen Bibliothek

Bildgebende Untersuchungsverfahren in der Mund-, Kiefer- und Gesichts-Chirurgie :
frontobasales Trauma – Diagnostik u. Behandlungsablauf / Tagungspräsident: Egbert Machtens. Mit Beitr. von E. Akuamoa-Boateng... – Stuttgart ; New York : Thieme, 1987.
 (Fortschritte der Kiefer- und Gesichts-Chirurgie ; Bd. 32)

NE: Machtens, Egbert [Hrsg.]; Akuamoa-Boateng, Emmanuel [Mitverf.]; GT

Wichtiger Hinweis: Medizin als Wissenschaft ist ständig im Fluß. Forschung und klinische Erfahrung erweitern unsere Kenntnisse, insbesondere was Behandlung und medikamentöse Therapie anbelangt. Soweit in diesem Werk eine Dosierung oder eine Applikation erwähnt wird, darf der Leser zwar darauf vertrauen, daß Autoren, Herausgeber und Verlag größte Mühe darauf verwandt haben, daß diese Angabe genau dem **Wissensstand bei Fertigstellung des Werkes** entspricht. Dennoch ist jeder Benutzer aufgefordert, die Beipackzettel der verwendeten Präparate zu prüfen, um in eigener Verantwortung festzustellen, ob die dort gegebene Empfehlung für Dosierungen oder die Beachtung von Kontraindikationen gegenüber der Angabe in diesem Buch abweicht. Das gilt besonders bei selten verwendeten oder neu auf den Markt gebrachten Präparaten und bei denjenigen, die vom Bundesgesundheitsamt (BGA) in ihrer Anwendbarkeit eingeschränkt worden sind.

Geschützte Warennamen (Warenzeichen) werden *nicht* besonders kenntlich gemacht. Aus dem Fehlen eines solchen Hinweises kann also nicht geschlossen werden, daß es sich um einen freien Warennamen handele.

Das Werk, einschließlich aller seiner Teile, ist urheberrechtlich geschützt. Jede Verwertung außerhalb der engen Grenzen des Urheberrechtsgesetzes ist ohne Zustimmung des Verlages unzulässig und strafbar. Das gilt insbesondere für Vervielfältigungen, Übersetzungen, Mikroverfilmungen und die Einspeicherung und Verarbeitung in elektronischen Systemen.

© 1987 Georg Thieme Verlag, Rüdigerstraße 14, D-7000 Stuttgart 30
Printed in Germany
Satz: Druckhaus Dörr, Inhaber Adam Götz, D-7140 Ludwigsburg (Linotype System 5 [202])
Druck: Karl Grammlich, Pliezhausen

ISBN 3-13-1802014   1 2 3 4 5 6

Vorwort

Mit der Entdeckung der Röntgenstrahlen im Jahre 1895 hat eine Entwicklung begonnen, die die Diagnostik in allen medizinischen Fachgebieten grundlegend beeinflußt hat. Eine besonders stürmische Entwicklung bildgebender diagnostischer Verfahren erfolgte jedoch in den letzten Jahren, wodurch auch das diagnostische und therapeutische Spektrum der Mund-Kiefer-Gesichts-Chirurgie eine erhebliche Erweiterung erfahren hat. Es war daher an der Zeit, einmal sämtliche fachbezogenen „bildgebenden Verfahren" zusammenfassend darzustellen und hinsichtlich ihrer Indikation, ihrer Anwendbarkeit und ihrer klinischen Relevanz zu überprüfen. Die Deutsche Gesellschaft für Mund-, Kiefer- und Gesichtschirurgie hat sich auf ihrem letztjährigen Kongreß in Bochum mit dieser Thematik eingehend befaßt. Für den Operateur dürfte es in diesem Zusammenhang von besonderem Interesse sein, inwieweit neue diagnostische Methoden das operative Vorgehen erleichtern oder auch neue Verfahren induzieren können.

Die Vorträge dieses Kongresses sind in dem vorliegenden 32. Band der Fortschritte der Kiefer- und Gesichts-Chirurgie veröffentlicht, wobei die Themen breit gefächert sind. So wurden Strahlenbelastung, konventionelle Röntgendiagnostik, hier wiederum Pantomographie und Tomographie ebenso abgehandelt wie die Sialographie und Angiographie, bewährte Verfahren, die nach wie vor ihren festen Platz in der Diagnostik von Erkrankungen, Verletzungen und Mißbildungen der Mund-Kiefer-Gesichts-Region haben. Computertomographie und Kernspintomographie haben zu einer deutlichen Erweiterung des diagnostischen Spektrums geführt, da vor allem dem Operateur über Lokalisation und Ausdehnung, z.T. auch über Art raumfordernder Prozesse sowie über Lymphknotenmetastasen zuverlässige Angaben gemacht werden können. Aber auch in der Diagnostik von Kiefergelenkveränderungen haben sich diese Methoden als äußerst präzise erwiesen und die Operationsindikation am Kiefergelenk wesentlich erleichtert. Hilfreich zur Diagnostik von Erkrankungen des Gesichtsskelettes und zur Tumordiagnostik hat sich die Szintigraphie erwiesen.

In letzter Zeit hat auch die Sonographie in unser Fachgebiet zunehmend Eingang gefunden. Es wird deutlich, daß die diagnostischen Fortschritte sich auch positiv auf die operativen Möglichkeiten auswirken. Der Operateur sollte allerdings mit den verschiedenen Verfahren vertraut sein, um die in seinem Gebiet erhobenen Befunde interpretieren und entsprechend nutzen zu können.

Mit dem Thema „frontobasales Trauma" wurde ein weiterer aktueller interdisziplinärer Problemkreis aus der täglichen Praxis abgehandelt. Im Rahmen einer Round-table-Diskussion haben die an Diagnostik und Behandlung beteiligten Fachgebiete ihr Konzept dargestellt. Die in diesem Band veröffentlichten Ausführungen, die durch ein Grundsatzreferat zur topographischen Anatomie der Schädelbasis eingeleitet wurden, geben somit den neuesten Stand der Diagnostik und Therapie aus der Sicht kompetenter Fachvertreter wieder.

Auch dieser Band dürfte wieder dem Konzept dieser Jahrbuchreihe gerecht werden, die Fortschritte der Kiefer- und Gesichtschirurgie darzustellen. Für Mund-Kiefer-Gesichts-Chirurgen, Zahnärzte, Hals-Nasen-Ohren-Ärzte und Neurochirurgen werden die Beiträge ebenso wie für Radiologen und Neuroradiologen von Interesse sein. Für die hervorragende Ausstattung dieses Bandes sei dem Verlag gedankt.

Tübingen/Hamburg,   N. SCHWENZER
im Frühjahr 1987   G. PFEIFER

Anschriften

AKUAMOA-BOATENG, E., Dr. Dr., Knappschafts-Krankenhaus Bochum, In der Schornau, 4630 Bochum

ALBIG, M., Dr., Frauenklinik und Poliklinik im Klinikum Steglitz der Freien Universität Berlin, Hindenburgdamm 30, 1000 Berlin 45

ARNING, GABRIELE, Abteilung für Nuklearmedizin und spezielle Biophysik, Medizinische Hochschule Hannover, Konstanty-Gutschow-Str. 8, 3000 Hannover 61

AUSTERMANN, K.-H., Prof. Dr. Dr., Klinik für Mund-, Kiefer- und Gesichtschirurgie der Phillipps-Universität Marburg, Georg-Voigt-Str. 3, 3550 Marburg

BACH-DIESING, HANNELORE, Dr., Medizinische Hochschule Hannover, Abt. für Mund-Kiefer-Gesichtschirurgie, Konstanty-Gutschow-Str. 8, 3000 Hannover 61

BALAN, E.-H., Dr., Klinik für Kiefer- und Plastische Gesichtschirurgie, Klinikum Steglitz der Freien Universität Berlin, Hindenburgdamm 30, 1000 Berlin 45

BARSEKOW, F., Dr. Dr., Medizinische Hochschule Hannover, Abt. für Mund-Kiefer-Gesichtschirurgie, Konstanty-Gutschow-Str. 8, 3000 Hannover 61

BECKER, H., Priv.-Doz. Dr., Abteilung Neuroradiologie im Zentrum Radiologie, Medizinische Hochschule Hannover, Konstanty-Gutschow-Str. 8, 3000 Hannover 61

BECKER, J., Dr., Abteilung für zahnärztliche Chirurgie/Oralchirurgie der Polikliniken für Zahn-, Mund- und Kieferheilkunde – Nord – der Freien Universität Berlin, Föhrerstr. 15, 1000 Berlin

BERGMANN, H., Dr., nuklearmedizinische Abteilung der II. Medizinischen Klinik der Universität Wien, Spitalgasse 19, A-1090 Wien

BEYER, H. K., Priv.-Doz. Dr., Abteilung für Radiologie am Marien-Hospital Herne, Universitätsklinik der Ruhr-Universität Bochum, Hölkeskampring 40, 4690 Herne 1

BIER, J., Prof. Dr. Dr., Abteilung für Zahn-, Mund-, Kiefer- und plastische Gesichtschirurgie der medizinischen Einrichtungen der Rheinisch-Westfälischen Technischen Hochschule Aachen, Pauwelstr., 5100 Aachen

BITTER, K., Prof. Dr. Dr., Abteilung für Mund-, Kiefer- und Gesichtschirurgie der Johann Wolfgang Goethe-Universität Frankfurt, Theodor-Stern-Kai 7, 6000 Frankfurt 70

BONORDEN, ST. W., Dr. Dr., Klinik für Mund-, Kiefer- und Gesichtschirurgie, Plastische Operationen, Ruhr-Universität Bochum, Knappschaftskrankenhaus, In der Schornau 23–25, 4630 Bochum 7

BÖRSTING, R., Dr. Dr., Abteilung für Mund-, Kiefer- und Gesichtschirurgie, Plastische Operationen, Knappschaftskrankenhaus, Dorstener Str. 151, 4350 Recklinghausen

BÖTTCHER, H.-D., Dr., Radiologische Universitätsklinik der Westfälischen Wilhelms-Universität, Albert-Schweitzer-Str. 33, 4400 Münster

BRACHVOGEL, P., Dr. Dr., Medizinische Hochschule Hannover, Abt. für Mund-Kiefer-Gesichtschirurgie, Konstanty-Gutschow-Str. 8, 3000 Hannover 61

BREMERICH, A., Dr. Dr., Abteilung für Mund-, Kiefer- und Gesichtschirurgie der Universität Ulm, Bundeswehrkrankenhaus, Oberer Eselsberg 40, 7900 Ulm

BRIX, F., Dr., Abteilung für Radiologie am Klinikum der Christian-Albrechts-Universität Kiel, Arnold-Heller-Str. 9, 2300 Kiel 1

DEITMER, T., Dr., Universitätsklinik für Hals-Nasen-Ohrenheilkunde der Westfälischen Wilhelms-Universität, Waldeyerstr. 30, 4400 Münster

DELNON, H. P., Dr., Tramstr. 105, CH-8707 Uetikon a. S.

DIECKMANN, J., Priv.-Doz., Dr. Dr., Abteilung für Mund-, Kiefer- und Gesichtschirurgie, Plastische Operationen, Knappschaftskrankenhaus Recklinghausen, Dorstener Str. 151, 4350 Recklinghausen

DIELERT, E., Prof. Dr. Dr., Klinik und Poliklinik für Kieferchirurgie der Universität München, Lindwurmstr. 2a, 8000 München 2

DÜKER, J., Prof. Dr. Dr., Sektion für zahnärztliches und kieferchirurgisches Röntgen, Zentrum für Zahn-, Mund- und Kieferheilkunde der Universität Freiburg, Hugstetter Str. 55, 7800 Freiburg

DUMBACH, J., Priv.-Doz. Dr. Dr., Klinik und Poliklinik für Kiefer- und Gesichtschirurgie der Universität Erlangen-Nürnberg, Glückstr. 11, 8520 Erlangen

EHRENFELD, M., Dr. Dr., Klinik für Kiefer- und Gesichtschirurgie, Zentrum für Zahn-, Mund- und Kieferheilkunde der Universität Tübingen, Osianderstr. 2–8, 7400 Tübingen

ENGELKE, W., Dr., Kieferchirurgische Klinik des Universitätsspitals Zürich, Plattenstr. 11, CH-8028 Zürich

ENGLEDER, R., Dr., Abteilung für Kiefer- und Gesichtschirurgie des Allgemeinen öffentlichen Krankenhauses der Stadt Linz, Krankenhausstr. 9, A-4020 Linz

ESKICI, A., Dr. Dr., Department für Mund-, Kiefer- und Gesichtschirurgie der Universitätsklinik für Zahn-, Mund- und Kieferheilkunde Graz, Auenbruggerplatz 12, A-8036 Graz

EWEN, K., Dr., Zentralstelle für Sicherheitstechnik, Ulenbergstr. 127–131, 4000 Düsseldorf 1

EWERS, R., Prof. Dr. Dr., Abteilung Kieferchirurgie im Klinikum der Christian-Albrechts-Universität, Arnold-Heller-Str. 16, 2300 Kiel 1

FALKENSAMMER, G., Dr., Abteilung für Mund-, Kiefer- und Gesichtschirurgie des Allgemeinen öffentlichen Krankenhauses der Stadt Linz, Krankenhausstr. 9, A-4020 Linz

FARMAND, M., Dr. Dr., Kieferchirurgische Klinik des Universitätsspitals Zürich, Plattenstr. 11, CH-8028 Zürich

FEISTEL, H., Dr., Institut und Poliklinik für Nuklearmedizin der Universität Erlangen-Nürnberg, Krankenhausstr. 12, 8520 Erlangen

FELDHAHN, N., Dr., Abteilung für Prothetik der Westdeutschen Kieferklinik, Universität Düsseldorf, Moorenstr. 5, 4000 Düsseldorf 1

FICKER, E., Dr.-Ing., Lehrstuhl für Apparate- und Anlagenbau (Experimentelle Spannungsanalyse) der Technischen Universität München, Gabelsbergerstr. 43, 8000 München 2

FISCHER, CORNELIA, Dr., Institut für Anatomie der Universität Innsbruck, Müllerstr. 59, A-6020 Innsbruck

FLEINER, B., Abteilung Kieferchirurgie des Zentrums für Zahn-, Mund- und Kieferheilkunde der Christian-Albrechts-Universität Kiel, Arnold-Heller-Str. 16, 2300 Kiel 1

FREESMEYER, W., Priv.-Doz. Dr., Poliklinik für zahnärztliche Prothetik I der Universität Tübingen, Osianderstr. 2–8, 7400 Tübingen

FREITAG, V., Prof. Dr. Dr., Abteilung für Mund-Kiefer-Gesichtschirurgie, Universitätskliniken des Saarlandes, 6650 Homburg

FRIEDBURG, W., Dr., Zentrum Radiologie der Universität Freiburg

FRITZEMEIER, C. U., Prof. Dr. Dr., Klinik für Kiefer- und Plastische Gesichtschirurgie der Westdeutschen Kieferklinik, Universität Düsseldorf, Moorenstr. 5, 4000 Düsseldorf 1

FRÜHWALD, F., Dr., Röntgenabteilung der II. Medizinischen Univ.-Klinik Wien, Alserstr. 4, A-1090 Wien

FUHRMANN, A., Dr., Klinik für Zahn-, Mund- und Kieferkrankheiten, Abt. für Röntgendiagnostik, Martinistr. 52, 2000 Hamburg 20

GADEMANN, G., Dr., Universitätsstrahlenklinik, Voßstraße, 6900 Heidelberg

GEHRKE, G., Dr. Dr., Klinik für Kiefer- und Gesichtschirurgie, Zentrum für Zahn-, Mund- und Kieferheilkunde der Universität Tübingen, Osianderstr. 2–8, 7400 Tübingen 1

GEIGER, S., Prof. Dr. Dr., Zahn-, Mund- und Kieferklinik des Städtischen Klinikums Karlsruhe, Moltkestr. 18, 7500 Karlsruhe 1

GÖTZFRIED, H. F., Dr. Dr., Klinik und Poliklinik für Kieferchirurgie der Universität Erlangen-Nürnberg, Glückstr. 11, 8520 Erlangen

GUHL, L., Dr., Abteilung für Neuroradiologie der Medizinischen Fakultät der Universität Tübingen, Osianderstr. 22, 7400 Tübingen

GYENES, V., Dr., Semmelweis-Medizinische Universität, Klinik für Kiefer-Gesichtschirurgie und Stomatologie, Maria u. 52, H 1085 Budapest VII/Ungarn

HABEL, G., Prof. Dr. Dr., Abteilung für Mund-, Kiefer- und Gesichtschirurgie der Universitäts-Zahnklinik der Westfälischen Wilhelms-Universität, Waldeyerstr. 30, 4400 Münster

HABERÄCKER, P., Prof. Dr., Fachhochschule München, Fachbereich Informatik/Mathematik, Lothstr. 34, 8000 München 2

HAHN, D., Dr., Radiologische Klinik der Universität München, Marchioninistr. 15, 8000 München 70

HARDT, N., Priv.-Doz. Dr. Dr., Abteilung für Kiefer-Gesichts-Chirurgie, Chirurgische Klinik, Kantonsspital Luzern, CH-6000 Luzern 16

HARMS, J., Prof. Dr., Orthopädische Klinik im Rehabilitationszentrum Karlsbad, 7516 Karlsbad

HARTJES, H. J., Dr., Wallotstr. 4, 4300 Essen 1

HARTMANN, N., Dr. Dr., Klinik für Zahn-, Mund- und Kieferkrankheiten, Nordwestdeutsche Kieferklinik des Universitätskrankenhauses Eppendorf, Martinistr. 52, 2000 Hamburg 20

HAVERKAMP, U., Dr., Radiologische Klinik der Westfälischen Wilhelms-Universität, Albert-Schweitzer-Str. 33, 4400 Münster

HELL, B., Dr. Dr., Abteilung für Mund-Kiefer-Gesichtschirurgie der Universitätskliniken des Saarlandes, 6650 Homburg

HELMS, J., Prof. Dr., Hals-Nasen-Ohrenklinik der Universität Mainz, Langenbeckstr. 1, 6500 Mainz 1

HEMPRICH, A., Dr. Dr., Abteilung für Mund-, Kiefer- und Gesichtschirurgie der Klinik für Zahn-, Mund- und Kieferkrankheiten der Westfälischen Wilhelms-Universität, Waldeyerstr. 30, 4400 Münster

HIRSCHFELDER, URSULA, Dr., Klinik und Poliklinik für Kieferchirurgie der Universität Erlangen-Nürnberg, Glückstr. 11, 8520 Erlangen

HOCHBAN, W., Dr. Dr., Klinik für Mund-, Kiefer- und Gesichtschirurgie der Philipps-Universität Marburg, Georg-Voigt-Str. 3, 3550 Marburg

HOFER, B., Dr., Zentrales Röntgeninstitut, Kantonsspital Luzern, CH-6000 Luzern 16

HOFFBAUER, H., Prof. Dr., Goltzstr. 20, 1000 Berlin 49

HOFFMANN-AXTHELM, W., Prof. Dr. Dr., Schlierbergstr. 84, 7800 Freiburg

HOFFMEISTER, B., Dr. Dr., Abteilung für Kieferchirurgie des Zentrums Zahn-, Mund- und Kieferheilkunde der Christian-Albrechts-Universität Kiel, Arnold-Heller-Str. 16, 2300 Kiel 1

HORNUNG, G., Dr., Wallotstr. 4, 4300 Essen 1

HUBER, R., Dr., Röntgenabteilung der Chirurgischen Klinik Innenstadt der Universität München, Nußbaumstr. 20, 8000 München 2

HÜLS, A., Dr. Dr., Poliklinik für zahnärztliche Prothetik I der Universität Tübingen, Osianderstr. 2–8, 7400 Tübingen

HUNZ, H., Dr., Abteilung für Kiefer- und Gesichtschirurgie, Universitätsklinikum Essen, Hufelandstr. 55, 4300 Essen 1

IMHOF, K., Dr., Siemens AG, UB Med., Henkestr. 127, 8520 Erlangen

JACOBS, H. G., Prof. Dr. Dr., Abteilung für zahnärztliche Chirurgie am Klinikum der Universität Göttingen, Robert-Koch-Str. 40, 3400 Göttingen

JOOS, U., Prof. Dr., Abteilung für Mund-, Kiefer- und Gesichtschirurgie am Zentrum Zahn-, Mund- und Kieferheilkunde der Universität Freiburg, Hugstetter Str. 55, 7800 Freiburg

KAPOVITS, M., Dr. Dr., Abteilung für Mund-, Kiefer- und Gesichtschirurgie der Städtischen Krankenanstalten Bethel, Max-Cahnbley-Str. 6, 4800 Bielefeld

KÄRCHER, H., Dr., Klinik für Zahn-, Mund- und Kieferheilkunde der Universität, Auenbruggerplatz 12, A-8036 Graz

KARL, P., Dr. Dr., Niederwall 5, 4800 Bielefeld 1

KASPERK, C., Dr., Abteilung für Kieferchirurgie des Zentrums Zahn-, Mund- und Kieferheilkunde der Christian-Albrechts-Universität Kiel, Arnold-Heller-Str. 16, 2300 Kiel 1

KASPERK, EVA-MARIE, Dr., Abteilung für Kieferchirurgie des Zentrums Zahn-, Mund- und Kieferheilkunde der Christian-Albrechts-Universität Kiel, Arnold-Heller-Str. 16, 2300 Kiel 1

KEMPFLE, B., Prof. Dr. Dr., Poliklinik und Klinik für Zahn-, Mund- und Kieferkrankheiten Süd der Freien Universität Berlin, Abt. für zahnärztliche Chir./Oralchirurgie, Assmannshauser Str. 4–6, 1000 Berlin 33

KHOURY, F., Dr., Abteilung für Mund-, Kiefer- und Gesichtschirurgie der Universitäts-Zahnklinik der Westfälischen Wilhelms-Universität, Waldeyerstr. 30, 4400 Münster

KLESPER, B., Dr., Anatomisches Institut der Universität Köln, Joseph-Stelzmann-Str. 9, 5000 Köln 41

KNIHA, H., Dr. Dr., Klinik und Poliklinik für Kieferchirurgie der Universität München, Lindwurmstr. 2a, 8000 München 2

KOCHEN, CHR., Dr., Abteilung für Mund-, Kiefer- und Gesichtschirurgie der Universitäts-Zahnklinik der Westfälischen Wilhelms-Universität, Waldeyerstr. 30, 4400 Münster

KÖNIG, H., Dr., Medizinisches Strahleninstitut der Universität Tübingen, Röntgenweg 11, 7400 Tübingen

KRENKEL, CHR., Dr., Abteilung für Kiefer- und Gesichtschirurgie der Landeskrankenanstalten Salzburg, Müllner Hauptstr. 48, A-5020 Salzburg

KUMMER, B., Prof. Dr., Anatomisches Institut der Universität Köln, Joseph-Stelzmann-Str. 9, 5000 Köln 41

LAMBRECHT, J. TH., Dr. Dr., Abteilung für Kieferchirurgie des Zentrums Zahn-, Mund- und Kieferheilkunde der Christian-Albrechts-Universität Kiel, Arnold-Heller-Str. 16, 2300 Kiel 1

LANG, J., Prof. Dr., Anatomisches Institut, Koellikerstr. 6, 8700 Würzburg

LAUBER-ALTMANN, INGRID, Dr., Institut für Strahlentherapie der Universität Düsseldorf, Moorenstr. 5, 4000 Düsseldorf 1

LAUE, ASTRID, Dr., Abteilung für Nuklearmedizin und spezielle Biophysik der Medizinischen Hochschule Hannover, Konstanty-Gutschow-Str. 8, 3000 Hannover 61

LAUSBERG, G., Prof. Dr., Neurochirurgische Klinik am Knappschaftskrankenhaus Bochum-Langendreer, In der Schornau 23–25, 4630 Bochum 7

LEIBFRITZ, D., Prof. Dr., Fachbereich Chemie der Universität Bremen, Leobener Str., 2800 Bremen

MACHTENS, E., Prof. Dr. Dr., Klinik für Mund-, Kiefer- und Gesichtschirurgie, Plastische Operationen, Ruhr-Universität Bochum, Knappschaftskrankenhaus, In der Schornau 23–25, 4630 Bochum 7

MAILATH, G., Dr. Dr., Allgemeines Krankenhaus, Klinik für Kiefer- und Gesichtschirurgie der Universität, Alserstr. 4, A-1090 Wien

MARXER, H. J., Dr., Abteilung für Kieferorthopädie und Kinderzahnmedizin der Universität Zürich, Plattenstr. 11, CH-8028 Zürich

MATEJKA, M., Dr., Abteilung für zahnheilkundliche Grundlagenforschung der Klinik für Zahn-, Mund- und Kieferkrankheiten der Universität Wien, Spitalgasse 19, A-1090 Wien

MEISSNER, R., Dr., (Siemens, Bereich Medizinische Technik), UB Med, Henkestr. 127, 8520 Erlangen

MENDE, U., Dr. Dr., Zentrum Radiologie der Universitäts-Strahlenklinik, Voßstr. 3, 6900 Heidelberg

MILTNER, F.-O., Dr., Priv.-Doz., Abteilung für Neurochirurgie der Universität Ulm im Bundeswehrkrankenhaus, Oberer Eselsberg 40, 7900 Ulm

MOHR, CH., Dr. Dr., Klinik für Kiefer- und Gesichtschirurgie, Universitätsklinikum Essen, Hufelandstr. 55, 4300 Essen 1

MÜLLER-SCHAUENBURG, W., Priv.-Doz. Dr. Dr., Medizinisches Strahleninstitut und Röntgenabteilung der Medizinischen Chirurgischen Universitätsklinik, Röntgenweg 11, 7400 Tübingen

NEUBAUER, H., Prof. Dr., Augenklinik der Universität Köln, Joseph-Stelzmann-Str. 9, 5000 Köln 41

NEUHOLD, A., Dr., Röntgenabteilung der II. Medizinischen Universitätsklinik Wien, Alserstr. 4, A-1090 Wien

NEUKAM, F. W., Dr. Dr., Klinik und Poliklinik für Mund-, Kiefer- und Gesichtschirurgie der Medizinischen Hochschule Hannover, Konstanty-Gutschow-Str. 8, 3000 Hannover 61

NOBIS, CHR., Dr., Klinik für Kiefer- und Plastische Gesichtschirurgie der Westdeutschen Kieferklinik, Universität Düsseldorf, Moorenstr. 5, 4000 Düsseldorf 1

NORER, B., Dr., Abteilung für Kieferchirurgie der Klinik für Zahn-, Mund- und Kieferheilkunde der Universität, Anichstr. 35, A-6020 Innsbruck

OTTEN, J. E., Dr. Dr., Abteilung für Zahn-, Mund- und Kieferchirurgie am Zentrum Zahn-, Mund- und Kieferheilkunde der Universität Freiburg, Hugstetter Str. 55, 7800 Freiburg

PAPE, H.-D., Prof. Dr. Dr., Abteilung für Mund- und Kieferchirurgie der Zahn- und Kieferklinik der Universität Köln, Joseph-Stelzmann-Str. 9, 5000 Köln 41

PAULUS, G. W., Dr. Dr., Klinik und Poliklinik für Kieferchirurgie der Universität Erlangen-Nürnberg, Glückstr. 11, 8520 Erlangen

PÉNTEK, Z., Dr., Semmelweis-Medizinische Universität, Klinik für Kiefer-Gesichtschirurgie und Stomatologie, Mária u. 52, H 1085 Budapest VII/Ungarn

PETERMANN, K., Dr., Abteilung für Mund-, Kiefer- und Gesichtschirurgie am Knappschaftskrankenhaus, Dorstener Str. 151, 4350 Recklinghausen

PFEIFER, G., Prof. Dr. Dr., Abteilung für Mund-Kiefer-Gesichtschirurgie, Nordwestdeutsche Kieferklinik des Universitätskrankenhauses Eppendorf, Martinistr. 52, 2000 Hamburg 20

PFEIFFER, K., Prof. Dr., Königstr. 48, 8211 Breitbrunn

PIEPGRAS, U., Prof. Dr., Institut für Neuroradiologie der Universität des Saarlandes, Medizinische Fakultät, 6650 Homburg

PLATZ, A., Dr., Institut für Radiologie am Allgemeinen öffentlichen Krankenhaus der Stadt Linz, Krankenhausstr. 9, A-4020 Linz

PLATZ, H., Doz. Dr., Abteilung für Mund-, Kiefer- und Gesichtschirurgie des Allgemeinen öffentlichen Krankenhauses der Stadt Linz, Krankenhausstr. 9, A-4020 Linz

POMAROLI, A., Dr., Institut für Anatomie der Universität Innsbruck, Müllerstr. 59, A-6020 Innsbruck

PORTEDER, H., Dr., Klinik für Kiefer- und Gesichtschirurgie der Universität Wien, Alserstr. 4, A-1090 Wien

PUELACHER, W., Dr., Abteilung für Kieferchirurgie der Klinik für Zahn-, Mund- und Kieferheilkunde der Universität, Anichstr. 35, A-6020 Innsbruck

RADTKE, J., Dr. Dr., Abteilung für Mund-, Kiefer- und Gesichtschirurgie, plastische Operationen, Ruhr-Universität Bochum, Knappschaftskrankenhaus, In der Schornau 23–25, 4630 Bochum 7

RANDZIO, G., Dr. Dr., Abteilung Radiologie des Zentrums für Interdisziplinäre Fächer der Christian-Albrechts-Universität Kiel, Arnold-Heller-Str. 9, 2300 Kiel 1

RANDZIO, J., Dr. Dr., Priv.-Doz., Klinik und Poliklinik für Kieferchirurgie der Universität München, Lindwurmstr. 2a, 8000 München 2

RECK, K. B., Dr., Abteilung für Mund-, Kiefer- und Gesichtschirurgie der Universität Ulm im Bundeswehrkrankenhaus, Oberer Eselsberg 40, 7900 Ulm

REICH, R. H., Dr. Dr., Klinik und Poliklinik für Mund-, Kiefer- und Gesichtschirurgie, Medizinische Hochschule Hannover, Konstanty-Gutschow-Str. 8, 3000 Hannover 61

REICHART, P., Prof. Dr., Abteilung für zahnärztliche Chirurgie/Oralchirurgie der Polikliniken für Zahn-, Mund- und Kieferheilkunde – Nord – der Freien Universität Berlin, Föhrer Str. 15, 1000 Berlin 65

RIEDEN, KARIN, Dr., Zentrum Radiologie der Universitäts-Strahlenklinik Heidelberg, Voßstr. 3, 6900 Heidelberg

RIEDIGER, D., Prof. Dr., Klinik für Kiefer- und Gesichtschirurgie, Zentrum für Zahn-, Mund- und Kieferheilkunde der Universität Tübingen, Osianderstr. 2–8, 7400 Tübingen

RIXECKER, H., Dr., Abteilung für Zahn-, Mund- und Kieferchirurgie am Zentrum Zahn-, Mund- und Kieferheilkunde der Universität Freiburg, Hugstetter Str. 55, 7800 Freiburg

ROCHELS, R., Prof. Dr., Augenklinik der Universität Mainz, Langenbeckstr. 1, 6500 Mainz

ROHARDT, CHR., Abteilung für Zahn-, Kiefer- und plastische Gesichtschirurgie der medizinischen Einrichtungen der Rheinisch-Westfälischen Technischen Hochschule Aachen, Pauwelstr., 5100 Aachen

ROSCIC, Z., Dr. Dr., Abteilung für Mund-, Kiefer- und Gesichtschirurgie des Allgemeinen öffentlichen Krankenhauses der Stadt Linz, Krankenhausstr. 9, A-4020 Linz

RÖTHLER, G., Doz. Dr., Abteilung für Kieferchirurgie der Klinik für Zahn-, Mund- und Kieferheilkunde der Universität Innsbruck, Anichstr. 35, A-6020 Innsbruck

ROTTKE, B., Prof. Dr. Dr., Abteilung für Röntgendiagnostik der Zahn-, Mund- und Kieferklinik, Universitätskrankenhaus Eppendorf, Martinistr. 52, 2000 Hamburg 20

RUHL, RENATE, Dr., Abteilung Radiologie des Zentrums für Interdisziplinäre Fächer der Christian-Albrechts-Universität Kiel, Arnold-Heller-Str. 9, 2300 Kiel 1

SAILER, H. F., Prof. Dr. Dr., Kieferchirurgische Klinik des Universitätsspitals Zürich, Plattenstr. 11, CH-8028 Zürich

SAMII, M., Prof. Dr., Neurochirurgische Klinik des Krankenhauses Nordstadt, Haltenhoffstr. 41, 3000 Hannover 1

SANDER, G., Prof. Dr., Abteilung Kieferorthopädie am Zentrum für Zahn-, Mund- und Kieferheilkunde der Universität Ulm, Oberer Eselsberg 24, 7900 Ulm

SCHETTLER, D., Prof. Dr. Dr., Klinik für Kiefer- und Gesichtschirurgie, Universitätsklinikum der Gesamthochschule Essen, Hufelandstr. 55, 4300 Essen

SCHEUNEMANN, H., Prof. Dr. Dr., Klinik für Mund-, Kiefer- und Gesichtschirurgie der Universität Mainz, Langenbeckstr. 1, 6500 Mainz

SCHILLI, W., Prof. Dr., Abteilung für Zahn-, Mund- und Kieferchirurgie am Zentrum Zahn-, Mund- und Kieferheilkunde der Universität Freiburg, Hugstetter Str. 55, 7800 Freiburg

SCHLOSSAREK, W., Dr., Klinik für Kiefer- und Gesichtschirurgie der Universität Wien, Alserstr. 4, A-1090 Wien

SCHMELZEISEN, R., Dr. Dr., Klinik und Poliklinik für Mund-, Kiefer- und Gesichtschirurgie, Medizinische Hochschule Hannover, Konstanty-Gutschow-Str. 8, 3000 Hannover 61

SCHMELZLE, R., Prof. Dr. Dr., Klinik für Kiefer- und Gesichtschirurgie, Zentrum für Zahn-, Mund- und Kieferheilkunde der Universität Tübingen, Osianderstr. 2–8, 7400 Tübingen

SCHMIDT, G., Dr., Klinik für Kiefer- und Plastische Gesichtschirurgie im Klinikum Steglitz der Freien Universität Berlin, Hindenburgdamm 30, 1000 Berlin 45

SCHNEIDER, EVA, Dr. Dr., Abteilung für Mund-, Kiefer- und Gesichtschirurgie der Johann Wolfgang Goethe-Universität, Theodor-Stern-Kai 7, 6000 Frankfurt 70

SCHRÖDER, U. G., Dr., Josefs-Hospital Bochum, Universitätsklinik, Gudrunstr. 56, 4630 Bochum 1

SCHULEIT, R., Abteilung MKG-Chirurgie, Knappschaftskrankenhaus Recklinghausen, Dorstener Str. 151, 4350 Recklinghausen

SCHWARZ, L., Klinik für Kiefer- und Plastische Gesichtschirurgie im Klinikum Steglitz der Freien Universität Berlin, Hindenburgdamm 30, 1000 Berlin 45

SCHWARZROCK, R., Dr., Abteilung für Nuklearmedizin und spezielle Biophysik der Medizinischen Hochschule Hannover, Konstanty-Gutschow-Str. 8, 3000 Hannover 61

SCHWENZER, N., Prof. Dr., Klinik für Kiefer- und Gesichtschirurgie, Zentrum für Zahn-, Mund- und Kieferheilkunde der Universität Tübingen, Osianderstr. 2–8, 7400 Tübingen

SCHWIPPER, V., Priv.-Doz. Dr. Dr., Abteilung für Mund-, Kiefer- und Gesichtschirurgie, Nordwestdeutsche Kieferklinik des Universitätskrankenhauses Eppendorf, Martinistr. 52, 2000 Hamburg 20

SEIDL, G., Dr., Röntgenabteilung der II. Medizinischen Universitätsklinik Wien, Alserstr. 4, A-1090 Wien

SEMMLER, W., Dr., Institut für Nuklearmedizin am Deutschen Krebsforschungszentrum, Im Neuenheimer Feld 280, 6900 Heidelberg 1

SIEGERT, R., Dr., Abteilung für Mund-, Kiefer- und Gesichtschirurgie, Nordwestdeutsche Kieferklinik des Universitätskrankenhauses Eppendorf, Martinistr. 52, 2000 Hamburg 20

SINZINGER, H., Doz. Dr., Nuklearmedizinische Abteilung der II. Medizinischen Klinik der Universität Wien, Spitalgasse 19, A-1090 Wien

SITZMANN, F., Prof. Dr., Abteilung zahnärztliche Chirurgie und Röntgenologie, Zentrum für Zahn-, Mund- und Kieferheilkunde der Universität Ulm, Oberer Eselsberg 24, 7900 Ulm

SPITZER, W. J., Dr. Dr., Klinik und Poliklinik für Kieferchirurgie der Universität Erlangen-Nürnberg, Glückstr. 11, 8520 Erlangen

STEINHÄUSER, E. W., Prof. Dr. Dr., Klinik und Poliklinik für Kieferchirurgie der Universität Erlangen-Nürnberg, Glückstr. 11, 8520 Erlangen

STELLMACH, R., Prof. Dr. Dr., Klinik für Kiefer- und Plastische Gesichtschirurgie im Klinikum Steglitz der Freien Universität Berlin, Hindenburgdamm 30, 1000 Berlin 45

STOCK, W., Dr., Abteilung für plastische und rekonstruktive Chirurgie der Chirurgischen Klinik Innenstadt der Universität München, Nußbaumstr. 12, 8000 München 2

STOLL, P., Dr. Dr., Abteilung für Zahn-, Mund- und Kieferchirurgie am Zentrum Zahn-, Mund- und Kieferheilkunde der Universität Freiburg, Hugstetter Str. 55, 7800 Freiburg

STRUNZ, V., Priv.-Doz. Dr. Dr., Klinik für Kiefer- und Plastische Gesichtschirurgie im Klinikum Steglitz der Freien Universität Berlin, Hindenburgdamm 30, 1000 Berlin 45

STURSBERG, W., Dr. Dr., Schildergasse 84a, 5000 Köln 1

SZABÓ, G., Prof. Dr., Semmelweis-Medizinische Universität, Klinik für Kiefer-Gesichtschirurgie und Stomatologie, Mária u. 52, H 1085 Budapest VII/Ungarn

THRON, A., Dr., Abteilung für Neuroradiologie, Medizinisches Strahleninstitut der Universität Tübingen, Osianderstr. 22, 7400 Tübingen

TSCHAKERT, H., Dr., radiologische Abteilung am Knappschaftskrankenhaus Recklinghausen, Dorstener Str. 151, 4350 Recklinghausen

UHLENBROCK, D., Dr., Abteilung für Radiologie am St. Vincenz-Krankenhaus, Am Busdorf 2–4a, 4790 Paderborn

VAJDA, L., Dr., Klinik für Mund-, Kiefer- und Gesichtschirurgie, Ruhr-Universität Bochum-Langendreer, Knappschaftskrankenhaus, In der Schornau 23–25, 4630 Bochum 7

VOGL, TH., Dr., Radiologische Klinik der Universität München, Marchioninistr. 15, 8000 München 70

WAGNER, W., Dr., Radiologische Klinik und Poliklinik der Westfälischen Wilhelms-Universität Münster, Albert-Schweitzer-Str. 33, 4400 Münster

WALDHART, E., Prof. Dr., Abteilung für Kieferchirurgie der Klinik für Zahn-, Mund- und Kieferheilkunde der Universität Innsbruck, Anichstr. 35, A-6020 Innsbruck

WALTER, E., Priv.-Doz. Dr., Medizinisches Strahleninstitut der Universität Tübingen, Röntgenweg 11, 7400 Tübingen

WATZEK, G., Prof. Dr., Klinik für Zahn-, Mund- und Kieferkrankheiten der Universität Wien, Spitalgasse 19, A-1090 Wien

WEHRBEIN, H., Dr. Dr., Abteilung für zahnärztliche Chirurgie am Klinikum der Universität Göttingen, Robert-Koch-Str. 40, 3400 Göttingen

WILL, CHR., Priv.-Doz. Dr., St. Agnes-Hospital, Robert-Koch-Ring, 4290 Bocholt

WOLBURG, H., Prof. Dr., Pathologisches Institut der Universität Tübingen, Liebermeisterstr. 8, 7400 Tübingen

WUNDERER, S., Prof. Dr. Dr., Klinik für Kiefer- und Gesichtschirurgie der Universität Wien, Alserstr. 4, A-1090 Wien

WÜST, H., Dr., Medizinisch-diagnostisches Institut des Städtischen Klinikums Karlsruhe, Moltkestr. 14, 7500 Karlsruhe

ZAHN, W., Dr., Klinik für Mund-Kiefer-Gesichtschirurgie, Knappschaftskrankenhaus Bochum-Langendreer, Universitätsklinik Ruhr-Universität Bochum, 4630 Bochum 7

ZÖLLER, J., Dr. Dr., Abteilung für Zahnärztliche und Kieferchirurgie Zentrum für Zahn-, Mund- und Kieferheilkunde der Universität Heidelberg, Hospitalstr. 1, 6900 Heidelberg

Inhaltsverzeichnis

HOFFMANN-AXTHELM, W.
Historische Entwicklung der radiologischen Diagnostik im Mund-Kiefer-Gesichts-Bereich 1

EWEN, K.; LAUBER-ALTMANN, I.
Somatisches Strahlenrisiko in der Diagnostik und Therapie des Schädelbereiches 6

SCHRÖDER, U. G.; AKUAMOA-BOATENG, E.; WILL, CHR.
Organbelastung bei Röntgenuntersuchung im Kopf-Hals-Bereich 9

FUHRMANN, A.
Probleme und Fortschritte der Nativdiagnostik im dento-maxillo-fazialen Bereich 11

SCHLOSSAREK, W.; WUNDERER, S.; FRÜHWALD, F.
Direkte Röntgenvergrößerung und ihre Aussagekraft bei Strukturänderungen im Spongiosabereich 14

KRENKEL, CHR.
Darstellbarkeit der Kiefergelenkregion in den verschiedenen Projektionsebenen 16

SANDER, G.; SITZMANN, F.
Röntgenstereophotogrammetrie zur Diagnostik im Kiefer-Gesichtsschädel 20

FARMAND, M.; MARXER, H.-J.
Laterale Fernröntgenaufnahme im Tierversuch 24

FREITAG, V.
Zur Indikation des Feinfokus-Vergrößerungspanoramaverfahrens in der Mund-Kiefer-Gesichts-Chirurgie 26

SAILER, H. F.; DELNON, H.-P.; MARXER, H.-J.
Anwendung der Kongruenzorthopantomographie (D-Kongruator) in der Mund-Kiefer-Gesichts-Chirurgie 29

HEMPRICH, A.; KHOURY, F.; KOCHEN, CHR.
Ein neues einfaches Verfahren zur Herstellung reproduzierbarer Panoramaschichtaufnahmen .. 31

RIXECKER, H.; OTTEN, J.-E.; SCHILLI, W.
Morphometrische Auswertung von Orthopantomogrammen bei Kieferzysten 34

STURSBERG, W.
Möglichkeiten und Grenzen der Kiefergelenkdarstellung im Panoramaschichtverfahren 36

HOCHBAN, W.; AUSTERMANN, K. H.
Vergleichende Untersuchungen zum Stellenwert von Fernröntgenbild und Orthopantomogramm in der Prognose des Weisheitszahn-Durchbruchs 38

ROTTKE, B.; FUHRMANN, A.
Indikation und Informationsgehalt der mehrdimensionalen Tomographie 40

REICH, R. H.
Möglichkeiten und Grenzen der Arthrotomographie des Kiefergelenks 42

POMAROLI, A.; RÖTHLER, G.; NORER, B.; WALDHART, E.
Endoskopische Darstellung gesunder und veränderter Strukturen der Articulatio temporomandibularis 46

ENGELKE, W.
Feinnadel-Arthroskopiebefunde bei pathologischen Veränderungen des Kiefergelenks 49

KLESPER, B.; KUMMER, B.; PAPE, H. D.
Möglichkeiten der Computerdensitometrie am Beispiel des menschlichen Kiefergelenks 52

PFEIFFER, K.
Heutiger Stand und Stellenwert der Sialographie, ihre Möglichkeiten und Grenzen 53

KEMPFLE, B.
Anwendungsmöglichkeiten der Sialoadenographie 57

WAGNER, W.; BÖTTCHER, H.-D.; HAVERKAMP, U.
Untersuchung der Sensitivität und Spezifität der Sialographie bezüglich der Diagnostik entzündlicher und steinbedingter Kopfspeicheldrüsen-Erkrankungen 60

KARL, P.; KAPOVITS, M.; PFEIFFER, K.
Epikritische Analyse klinischer und röntgenologischer Befunde bei Erkrankungen im Bereich der großen Kopfspeicheldrüsen 61

BÖRSTING, R.; DIECKMANN, J.
Der derzeitige Stellenwert der Sialographie bei der Diagnose von Erkrankungen der großen Kopfspeicheldrüsen aus chirurgischer Sicht 62

STOLL, P.; DÜKER, J.
Morphologische Veränderung des Gangsystems der Glandula parotis unter der Bestrahlung maligner Tumoren der Mundhöhle 64

BARSEKOW, F.; BACH-DIESING, H.; BECKER, H.
Superselektive Angiographie – Möglichkeiten und Grenzen bei der präoperativen Diagnostik von Angiomen 66

KNIHA, H.; RANDZIO, J.; HUBER, R.; STOCK, W.
Einsatz der arteriellen digitalen Subtraktionsangiographie (DSA) beim mikrovaskulär anastomosierten Gewebetransfer im Kopf-Hals-Bereich .. 68

EHRENFELD, M.; RIEDIGER, D.; WOLBURG, H.; THRON, A.
Angiographische Darstellung und Morphologie von Anschlußgefäßen bei mikrochirurgischen Gewebetransplantationen 71

BRIX, F.; LAMBRECHT, J. T.
Individuelle Schädelmodellherstellung auf der Grundlage computertomographischer Informationen 74

BALAN, E.-H.; STELLMACH, R.
Computertomographische und angiographische Untersuchungshilfen bei der Beurteilung einer schweren doppelseitigen Kiefergelenkzertrümmerung mit ausgedehnten arteriellen Hämatomen 77

VAJDA, L.; ZAHN, W.; BONORDEN, ST.
Vergleichende Untersuchung zwischen computertomographischen Befunden und dem Operationssitus bei fronto-basalen-Frakturen 80

BONORDEN, ST.; PETERMANN, K.
Bedeutung computertomographischer Zusatzdiagnostik für das therapeutische Vorgehen bei malignen epithelialen, nichtepithelialen und sonstigen malignen Speicheldrüsentumoren 83

ROSCIC, Z.; PLATZ, A.; ENGLEDER, R.; FALKENSAMMER, G.
Computertomographische Erkennung und Befund der Speicheldrüsenerkrankungen 87

PETERMANN, K.; BONORDEN, ST.; TSCHAKERT, H.
Stellenwert der Computertomographie für die präoperative Festlegung des Therapiekonzeptes bei benignen epithelialen Speicheldrüsentumoren 90

DUMBACH, J.
Beitrag zur Differentialdiagnose submandibulärer Lymphknotenmetastasen durch bildgebende Verfahren 91

PLATZ, H.; PLATZ, A.
Einfluß der Computertomographie auf das klinische Staging von Tumoren im Mund-Kiefer-Gesichts-Bereich 93

KÄRCHER, H.; ESKICI, A.
Wert der Computertomographie für die radiochirurgische Operationsplanung der Kopf-Hals-Tumoren 94

BRACHVOGEL, P.; BARSEKOW, F.; BACH-DIESING, H.
Computertomographische Befunde bei raumfordernden Prozessen im retromaxillären Raum ... 95

STEINHÄUSER, E. W.; SPITZER, W. J.; IMHOF, K.
Dreidimensionale computertomographische Darstellung des Kopfskelettes 97

RADTKE, J.; UHLENBROCK, D.
Indikation und diagnostische Wertigkeit der Kernspintomographie (MR) in der präoperativen Diagnostik orofazialer Tumoren 99

VOGL, TH.; DIELERT, E.; HAHN, D.
Wertigkeit der MR in der Diagnostik von zystischen und soliden tumorösen Prozessen in der Kieferchirurgie 103

UHLENBROCK, D.; RADTKE, J.; BEYER, H.-K.
Kernspintomographie bei Metastasierung im Kopf-Halsbereich 105

KASPERK, CHR.; LEIBFRITZ, D.; EWERS, R.
Verlaufskontrolle der Knochenheilung mittels MR-Spektroskopie 108

SCHMELZLE, R.; SCHWENZER, N.; FREESMEYER, W.; HÜLS, A.; WALTER, E.
Bedeutung von Computer- und Kernspintomographie für die Chirurgie der Kiefergelenke 110

SPITZER, W. J.; KÖNIG, H.; MEISSNER, R.
Hochauflösende Kernspintomographie des Kiefergelenks mit Oberflächenspulen 113

MOHR, CHR.; SCHETTLER, D.; HARTJES, H. J.; HUNZ, H.; HORNUNG, G.
Zur Darstellung intra- und periorbitaler Prozesse mit Hilfe der Kernspintomographie 115

GEHRKE, G.; THRON, A.; SCHWENZER, N.; SCHMELZLE, R.; GUHL, L.
Kernspintomographische Befunde bei Angiomen 119

BECKER, J.; GADEMANN, G.; SEMMLER, W.; REICHART, P.
Bedeutung der MR-Tomographie für die Diagnostik von Mundboden- und Zungenkarzinomen .. 123

JOOS, U.; FRIEDBURG, W.
Darstellung des Verlaufs der mimischen Muskulatur in der Kernspintomographie 125

DÜKER, J.
Ultraschalluntersuchung am Beispiel der Kieferhöhle 127

NORER, B.; POMAROLI, A.; FISCHER, C.; PUELACHER, W.
Experimentell-anatomische Studie zur klinischen Anwendung der Sonographie des Mundbodens . 130

HELL, B.
B-Scan-Sonographie in der Mund-, Kiefer- und Gesichtschirurgie 133

FLEINER, B.; HOFFMEISTER, B.
Wertigkeit der B-Bild-Sonographie in der Diagnostik abszedierender Entzündungen 135

SIEGERT, R.; SCHWIPPER, V.
Echomorphologie entzündlicher Schwellungen im Hals- und Gesichtsbereich 138

WEHRBEIN, H.; JACOBS, H. G.
Stellenwert des Ultraschalls im A-Scan-Verfahren in der Diagnostik von Kieferhöhlenerkrankungen 142

ROCHELS, R.
Ultraschalldiagnostik bei Frakturen der knöchernen Orbita 144

SCHWIPPER, V.; SIEGERT, R.; PFEIFER, G.
Anwendung der Ultraschall-Doppler-Sonographie für gefäßgestielte Lappenplastiken in der Mund-, Kiefer- und Gesichtschirurgie 147

DIECKMANN, J.; SCHULEIT, R.; ZAHN, W.
Duplexsonographie der Arteria carotis nach Neck dissection 150

MENDE, U.; ZÖLLER, J.; RIEDEN, K.
Diagnostische Möglichkeiten der Sonographie zur Therapieplanung und Verlaufskontrolle bei operativer, Chemo- und Strahlentherapie bei Malignomen im Mund-Kiefer-Gesichts-Bereich 152

MAILATH, G.; FRÜHWALD, F.; NEUHOLD, A.; SEIDL, G.
Real-time-Sonographie bei Malignomen im Mundboden-Zungenbereich 156

SCHMIDT, G.; ALBIG, M.; HOFFBAUER, H.; STELLMACH, R.; STRUNZ, V.
Sonographische Darstellung fetaler Gesichtsstrukturen in der Schwangerschaft 159

HARDT, N.; HOFER, B.
Grenzen und Möglichkeiten der Knochenszintigraphie im Kiefer-Gesichts-Bereich 161

RIEDIGER, D.; EHRENFELD, M.; MÜLLER-SCHAUENBURG, W.
Knochenszintigramm als Nachweis für die Durchblutung des mikrochirurgisch revaskularisierten Knochenspanes 167

KASPERK, E.-M.; EWERS, R.; RANDZIO, G.; RUHL, R.
Technetium-99m-Knochenszintigraphie in der Mund-, Kiefer- und Gesichtschirurgie 169

GÖTZFRIED, H. F.; PAULUS, G. W.; FEISTEL, H.
Diagnostik und Verlaufskontrolle der Kieferosteomyelitis durch 4-Phasen- und markierte Leukozytenszintigraphie 172

NEUKAM, F.-W.; LAUE, A.; SCHWARZROCK, R.
Stellenwert und Aussagekraft der Leukozytenszintigraphie bei osteomyelitischen Prozessen im Kieferbereich 175

SCHMELZEISEN, R.; REICH, R. H.; ARNING, G.
Klinische Studie zur Indikation der Szintigraphie bzw. Spect-Untersuchung des Kiefergelenkes .. 178

PAULUS, G.; HIRSCHFELDER, U.; FEISTEL, H.
Computergestützte quantitative Skelettszintigraphie bei der Therapieplanung der kondylären Hyperplasie 180

DEITMER, TH.; HABEL, G.
Möglichkeiten und Grenzen der Knochenszintigraphie bei der Diagnose von Geschwülsten im Mittelgesichtsbereich 182

WATZEK, G.; WUNDERER, S.; PORTEDER, H.; BERGMANN, H.; MATEJKA, M.; SINZINGER, H.
Indium-111-Bleomycin-Szintigraphie zur Kameradarstellung von Plattenepithelkarzinomen im Mund-, Kiefer- und Gesichtsbereich 184

BIER, J.; SCHWARZ, L.; ROHARDT, CHR.
Klinische Wertigkeit der Tumorszintigraphie als bildgebendes Verfahren in der Mund-Kiefer-Gesichts-Chirurgie 185

BREMERICH, A.; MILTNER, F. O.; BORROMÄUS, K.
Thermographische Reaktion nach partieller Leitungsblockade des Nervus mentalis 187

RANDZIO, J.; FICKER, E.; HABERÄCKER, P.
Barographie mit der Druckmeßfolie – ein bildgebendes Verfahren zur Druckbestimmung bei biomechanischen Fragestellungen in der Kieferchirurgie 190

FRITZEMEIER, C. U.; NOBIS, CHR.; FELDHAHN, N.
Elektrognathographische Langzeitnachuntersuchung nach destruierenden Kiefergelenkstraumen 194

SZABÓ, G.; PÉNTEK, Z.; GYENES, V.
Xeroarteriographie im Gebiet der Arteria carotis externa 197

HARTMANN, N.; FUHRMANN, A.
Röntgenkinematographische Untersuchungen zur Diagnostik beim Schluckvorgang nach Tumoroperationen 199

WÜST, H.; GEIGER, S. A.
Optische Verfahren zur Analyse und Klassifikation von Speichelsteinen 201

SCHNEIDER, E.; BITTER, K.
Zweidimensionale bildgebende Darstellung von Kiefermodellen zur Planimetrie 203

SCHMELZLE, R.; HARMS, H.
Kraniozervikaler Übergang – Erkrankungen, diagnostischer Einsatz bildgebender Verfahren, chirurgisches Vorgehen 206

Round-table-Konferenz
Das frontobasale Trauma – Diagnostik und Behandlungsablauf 209

SCHEUNEMANN, H.
Einführung 209

HELMS, J.
Halsnasenohrenärztliche Aspekte 209

LANG, J.
Fossa cranialis anterior, mediale Bodenregion .. 210

LAUSBERG, G.
Diagnostische Faktoren aus neurochirurgischer Sicht 219

MACHTENS, E.
Diagnostik und Behandlungsablauf aus der Sicht des Mund-, Kiefer- und Gesichtschirurgen 221

NEUBAUER, H.
Ophthalmologische Aspekte 223

PIEPGRAS, U.
Neuroradiologie 227

SAMII, M.
Operative Behandlung aus neurochirurgischer Sicht 233

Sachverzeichnis 238

Walter Hoffmann-Axthelm, Freiburg i. Br.

Historische Entwicklung der radiologischen Diagnostik im Mund-Kiefer-Gesichts-Bereich

Als am 8. November 1895, also vor etwas über 90 Jahren, der Physiker an der Universität Würzburg Wilhelm Conrad Röntgen beim Experimentieren mit Kathodenstrahlen das Aufleuchten eines zufällig im Strahlenbereich liegenden Bariumplatinzyanürschirms wahrgenommen hatte, erkannte er sehr bald, daß diese Erscheinung durch eine neue Strahlenart hervorgerufen wird, welche die Fähigkeit hat, auf einem solchen Schirm Schattenbilder entsprechend der Dichte des durchstrahlten Objektes zu projizieren, und daß sich der gleiche Effekt auch auf fotografischen Platten fixieren läßt. Damit hatte er sich der Erfüllung eines uralten Traumes der Heilkunde genähert: Hindurchzuschauen durch die deckenden Gewebe, zu erkennen, was sich da drinnen am krankhaft veränderten Organ abspielt. Dieses Idealziel ist auch heute noch nicht voll erreicht, so daß fortlaufend neue, leider auch kompliziertere Verfahren entwickelt werden. Dadurch erhält dieses Fach ein so ungestümes Wachstum, daß Veranlassung gegeben ist, erstmals das Randgebiet Strahlendiagnostik in den Mittelpunkt einer Jahrestagung unseres Faches zu stellen.
Röntgen hatte bereits seine am 28. 12. 1895, also nur 7 Wochen nach der Erstbeobachtung abgeschlossene vorläufige Mitteilung „Über eine neue Art von Strahlen" neben der Aufnahme eines ausgewalzten Zinkstreifens, „dessen Inhomogenität durch die X-Strahlen bemerkbar wird", auch ein Bild der Hand seiner Frau beigefügt, das nach einer Bestrahlungszeit von 20 Min. entstanden war (Abb. **1**). In dieser am 1. Januar 1896 an Fachkollegen versandten Arbeit hatte er bereits fast vollständig die physikalischen Eigenschaften des von ihm als X-Strahlen bezeichneten Phänomens aufgeführt, hatte er erkannt, daß sie beim Auftreffen von Kathodenstrahlen auf einen Widerstand, in seinem Falle die gläserne Röhrenwand, entstehen. Am 23. Januar 1896 trug Röntgen seine Entdeckung der Würzburger „Physikalisch-medicinischen Gesellschaft" vor und machte eine Aufnahme von der Hand des den Vorsitz führenden Anatomen Albert von Koelliker, der anschließend der Versammlung vorschlug, die neuen Strahlen als „Röntgensche Strahlen" zu bezeichnen. Ihr Entdecker hat selbst aber lebenslang nur von X-Strahlen gesprochen; auch lehnte er die Patentierung des Verfahrens ab.
Wenige Tage nach dieser Demonstration wurde der menschliche Zahn Objekt der Strahlenfotografie. Der Frankfurter Physiker Walter König (1896) berichtete, daß er „am 2. Februar die ersten Aufnahmen von (seinen eigenen) Zähnen durch Einführung lichtdicht umwickelter Filmplättchen in den Mund" gemacht hat, und etwa gleichzeitig veranlaßte der damals noch in Braunschweig praktizierende Hofzahnarzt Otto Walkhoff, dazu angeregt durch die Aufnahme von Koellikers Hand, den dortigen Physiker Friedrich Giesel, „in meinem Munde die Aufnahme von Backenzähnen zu machen", die „mit Hilfe einer zurechtgeschnittenen und gegen Licht versicherten Glasplatte ... eine Expositionszeit von 25 Minuten erfordert" hat. – Es ist müßig, über eine (kaum feststellbare) Priorität von König oder Walkhoff zu streiten, denn keiner hat vom anderen gewußt, und die Differenz kann nur wenige Tage betragen haben. Beachtung verdient, daß Walkhoff auf der Jahresversammlung des Central-Vereins deutscher Zahnärzte im April 1896 neben Zahnaufnahmen bereits Röntgenbilder von Speichelsteinen ausgestellt hat.

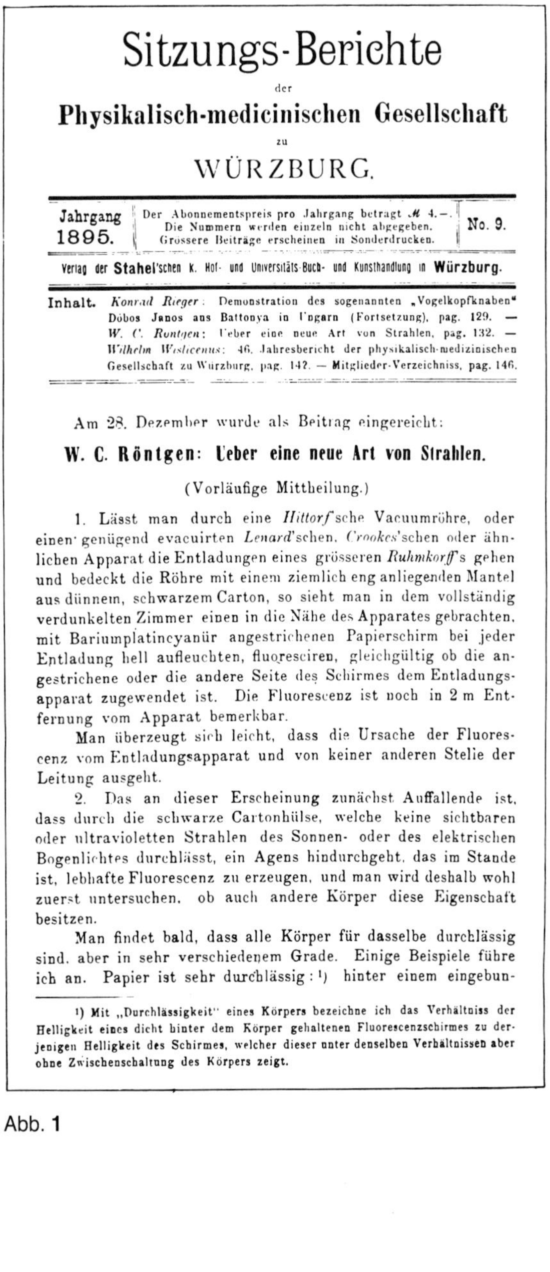

Sitzungs-Berichte

der

Physikalisch-medicinischen Gesellschaft

zu

WÜRZBURG.

Jahrgang 1895.	Der Abonnementspreis pro Jahrgang beträgt ℳ 4.–. Die Nummern werden einzeln nicht abgegeben. Grössere Beiträge erscheinen in Sonderdrucken.	No. 9.

Verlag der **Stahel**'schen K. Hof- und Universitäts-Buch- und Kunsthandlung in **Würzburg**.

Inhalt. *Konrad Rieger*: Demonstration des sogenannten „Vogelkopfknaben" Dobos Janos aus Battonya in Ungarn (Fortsetzung), pag. 129. — *W. C. Röntgen*: Ueber eine neue Art von Strahlen, pag. 132. — *Wilhelm Wislicenus*: 46. Jahresbericht der physikalisch-medizinischen Gesellschaft zu Würzburg, pag. 142. — Mitglieder-Verzeichniss, pag. 146.

Am 28. Dezember wurde als Beitrag eingereicht:

W. C. Röntgen: Ueber eine neue Art von Strahlen.

(Vorläufige Mittheilung.)

1. Lässt man durch eine *Hittorf*'sche Vacuumröhre, oder einen genügend evacuirten *Lenard*'schen, *Crookes*'schen oder ähnlichen Apparat die Entladungen eines grösseren *Ruhmkorff*'s gehen und bedeckt die Röhre mit einem ziemlich eng anliegenden Mantel aus dünnem, schwarzem Carton, so sieht man in dem vollständig verdunkelten Zimmer einen in die Nähe des Apparates gebrachten, mit Bariumplatincyanür angestrichenen Papierschirm bei jeder Entladung hell aufleuchten, fluoresciren, gleichgültig ob die angestrichene oder die andere Seite des Schirmes dem Entladungsapparat zugewendet ist. Die Fluorescenz ist noch in 2 m Entfernung vom Apparat bemerkbar.

Man überzeugt sich leicht, dass die Ursache der Fluorescenz vom Entladungsapparat und von keiner anderen Stelle der Leitung ausgeht.

2. Das an dieser Erscheinung zunächst Auffallende ist, dass durch die schwarze Cartonhülse, welche keine sichtbaren oder ultravioletten Strahlen des Sonnen- oder des elektrischen Bogenlichtes durchlässt, ein Agens hindurchgeht, das im Stande ist, lebhafte Fluorescenz zu erzeugen, und man wird deshalb wohl zuerst untersuchen, ob auch andere Körper diese Eigenschaft besitzen.

Man findet bald, dass alle Körper für dasselbe durchlässig sind, aber in sehr verschiedenem Grade. Einige Beispiele führe ich an. Papier ist sehr durchlässig:[1]) hinter einem eingebun-

[1]) Mit „Durchlässigkeit" eines Körpers bezeichne ich das Verhältniss der Helligkeit eines dicht hinter dem Körper gehaltenen Fluorescenzschirmes zu derjenigen Helligkeit des Schirmes, welcher dieser unter denselben Verhältnissen aber ohne Zwischenschaltung des Körpers zeigt.

Abb. 1

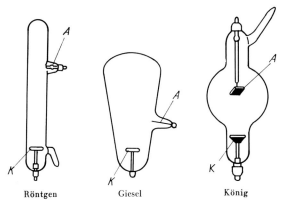

Abb. 2 Die Röhren von *Röntgen, Giesel* und *König*. A = Anode, K = Kathode (nach v. Reckow)

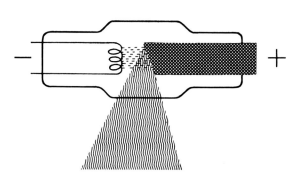

Abb. 3 Schema der Glühkathodenröhre von *Coolidge* (1913)

Die Belichtungszeit konnte von KÖNIG sehr bald auf wenige Minuten verkürzt werden durch die Konstruktion einer Röhre, bei der, wie WALKHOFF 1928 berichtete, „die Strahlen durch den Hohlspiegel der Kathode auf den Platinspiegel (= Antikathode) in Form eines Punktes vereinigt wurden." KÖNIG und GIESEL haben mit unterschiedlichen selbstkonstruierten Röhren gearbeitet (Abb. 2). Schon 3 Tage nach RÖNTGENS Publikation hatte die wie dieser im bayrischen Frankenland, in Erlangen, ansässige Firma Reiniger, Gebbert & Schall, 1925 von der Siemens AG übernommen, Kontakt mit dem Erfinder gefunden und im gleichen Jahre als erster Industriebetrieb die Produktion von Röntgenröhren aufgenommen.

Die Röntgenstrahlen fanden schnell den Weg in die Neue Welt. Bereits am 24. April 1896 sprach der Arzt WILLIAM JAMES MORTON vor der New York Odontological Society über „The X ray and its application in dentistry". In diesem in der damals international führenden Fachzeitschrift „Dental Cosmos" veröffentlichten Referat zeigte MORTON wohlgelungene intraorale „skiagraphs", aber auch sagittale Schädelaufnahmen, auf denen die Pulpakammer unterer Inzisivi deutlich erkennbar ist. Für die Mundaufnahmen verwandte er in Guttapercha verpackte Zelluloidfilme, die er strahlenempfindlicher und mit Recht leichter applizierbar als die Glasplatten fand. Als erster Zahnarzt in den USA demonstrierte am 29. Juli 1896 C. EDMUND KELLS aus New Orleans intraorale Zahnaufnahmen, die er mit Hilfe eines Filmhalters aus Aluminium ausgeführt hatte. KELLS, der sich in den Vereinigten Staaten wesentlich um die Einführung der Strahlendiagnostik bemüht hat, wurde eines ihrer vielen Opfer. Wegen eines vom Finger ausgehenden, ständig rezidivierenden Strahlenkrebses endete er 72jährig sein Leben. „He shot himself", wie der Nachruf lapidar berichtet.

Unabhängig und sehr erfolgreich arbeitete der britische Zahnarzt FRANK HARRISON, der bereits Anfang 1896 in Sheffield vorzügliche Aufnahmen zunächst mit Glasplatten, dann mit Filmen gemacht hatte. Er berichtete aber auch, wohl als erster, über eine Strahlenschädigung. Sein Assistent hatte zwischen dem 6. und 20. Mai beim gleichen Patienten stets rechtsseitig intraoral „einige Dutzend Aufnahmen von 10–40 Min. Dauer" gemacht. Dann erlosch die Röhre, aber mit einer neuen und neuer Batterie folgten nach einwöchiger Pause vier weitere Belichtungen. Am 4. Juni begann die Haut zu brennen; bei Vortrag des Manuskripts am 26. hatten sich die Haarbälge eiternd abgestoßen. Sein selbstkonstruiertes „Cryptoscope" erklärte HARRISON als noch nicht praxisreif. Ein weiterer britischer Pionier war CHARLES ALEXANDER CLARK in London, der später erster Spezialist des jungen Faches am dortigen Royal Dental Hospital (bis 1931) geworden ist.

Die frühen Röntgenröhren waren äußerst störanfällig; auch mußten für die jeweils erforderlichen Härtegrade unterschiedliche Typen bereitgehalten werden. Ihre Lebensdauer konnte mit dem Ersetzen des Platins durch das wesentlich schwerer schmelzende Wolfram als Antikathode verlängert werden. Den entscheidenden Fortschritt aber bedeutete 1913 das Erreichen einer größeren Arbeitsbreite durch den Übergang von der gashaltigen Ionenröhre zur Hochvakuum-Elektronenröhre, in der die Elektronen von einer in Glut versetzten Wolframspirale ausgesandt werden (Abb. 3). Die Konstruktion dieser Glühkathodenröhre ist im wesentlichen dem Physiker der General Electric Company in Schenectady, New York, WILLIAM DAVID COOLIDGE zu danken, der auch 1917 die besonders für zahnärztliche Apparate geeignete Winkelröhre entwickelt hat. Seine „hot cathode tube" hatte 1911 einen Vorgänger in der (nicht so perfekten) Glühkathodenröhre von LILIENFELD in Leipzig, später in den USA, die sich zunächst in Deutschland weitgehend durchgesetzt hatte, dann aber nach dem 1. Weltkrieg gegenüber der einfacheren und auch billigeren amerikanischen Röhre zurückfiel. – Seit 1898 konnte der Strom außer aus dem Akkumulator auch aus dem Netz entnommen werden: „Der Anschluß an eine Gleichstromzentrale ist, wenn erreichbar, allen anderen Möglichkeiten vorzuziehen", heißt es 1909 in einem Firmenprospekt (Abb. 4).

Allmählich erarbeitete man die Regeln für die intraoralen Aufnahmetechniken. 1907 publizierte der Pole ANTON CIESZYNSKI, damals 1. Assistent am Zahnärztlichen Universitäts-Institut in München, später Professor an der Universität Lemberg, die noch heute gültige Einstellungsregel, daß zur Erzielung verhältnisgerechter Bilder der Zentralstrahl senkrecht auf die Winkelhalbierende zwischen Zahnachse und Filmebene aufzutreffen hat. Hierfür entwickelten er und andere völlig überflüssige Einstellgeräte. Um die Ausrichtung zu erleichtern, befestigte JOHN L. GARRETSON in Buffalo 1919 die Röhre an einem schwenkbaren, den Schädel umkreisenden Bügel, an dem diese stets starr auf einen auf der Mittellinie der Okklusionsebene angenommenen Gebißmittelpunkt (Radial Center) ausgerichtet blieb, in der Vertikalen aber frei schwenkbar war. Diese Apparatur legte, wie noch gezeigt werden wird, den Grund für die ersten tastenden Versuche zur Erarbeitung einer Panoramatechnik.

1921 legte der Zahnarzt in St. Louis COLLINS A. LEMASTER palatinal zwischen obere Molaren und Film eine Watterolle, so daß Zahnachse und Film annähernd parallel liegen. Dadurch wird bei senkrecht auftreffendem Zentralstrahl der Schatten des Jochbeins weitgehend ausgeschaltet. 1925 gab HOWARD RILEY RAPER in Albuquerque, New Mexico, seine Idee des Bißflügelfilmes (bite wing film) bekannt, durch den vor allem Zahnkronen und Parodontien erfaßt werden. – Auch wurde in den zwanziger Jahren das Filmmaterial entscheidend verbessert.

Zur Verbesserung des Hochspannungsschutzes umgab die Firma Ritter die Röhre ihres Dentalapparates D 2 mit einer korbartigen Abschirmung, und die Streustrahlung schränkte man durch Röhren mit Bleiglaswandung und strahlendurchlässigem Fenster ein. Größere Sicherheit sowohl gegen Strahlen- als auch Hochspannungsschäden war aber bereits damals durch den von COOLIDGE angeregten Zusammenbau der Röhre mit dem Hochspannungs- und dem Heiztransformator (für die Glühkathode) in einem zur Isolation mit Öl gefüllten Blechkasten ermöglicht worden. Dieses erste sog. Einkesselgerät wurde 1919 in den USA und 1920 in Europa patentiert und als Dental X Ray Apparatus CDX von der der General Electric Co zugehörigen Victor X Ray Corporation angeboten (Abb. 5).

Patentrechtlich bedingt, erschienen erst 1933 Nachfolgegeräte, zuerst, mit gemeinsamem Transformator für Hochspannungs- und Heizstrom ausgestattet, der Ritter-Apparat D5, dann im gleichen Jahre die Röntgenkugel von Siemens-Reiniger. Bei diesem bald weltbekannten Gerät war es durch die Konstruktion eines völlig neuartigen, wesentlich kleineren und leichteren (gemeinsamen) Transformators und einer weiterhin verkleinerten Röhre gelungen, das ganze Aggregat in einer mit Öl gefüllten Kugel von 22 cm Durchmesser unterzubringen. Dank solcher handlicher und leicht bedienbarer Apparate, mit denen auch Unterkiefer-, Kiefergelenk- und Nebenhöhlenaufnahmen ausgeführt werden konnten, war die Strahlendiagnostik vor dem 2. Weltkrieg Allgemeingut der Praxis geworden. Mit der Einführung von Kontrastmitteln zur Darstellung von Körperhöhlen begann man bald nach der Jahrhundertwende. 1903 wurde diese Technik für die Kieferhöhle auf einer Sitzung der Wiener Laryngolo-

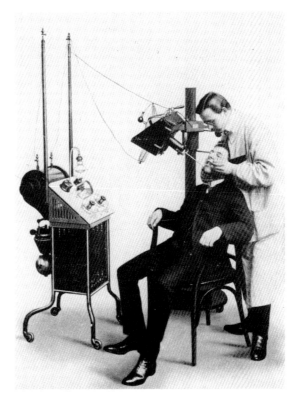

Abb. 4 Apparat der Firma Reiniger, Gebbert & Schall (1909) (Siemens-Archiv)

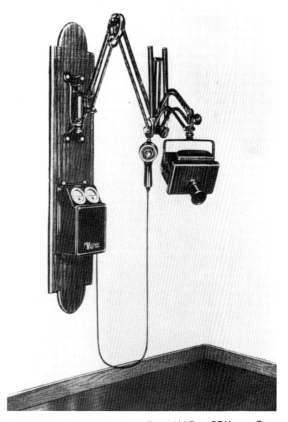

Abb. 5 Der Einkesselapparat Dental X Ray CDX von *Coolidge* (1919)

gischen Gesellschaft diskutiert, wobei CHIARI diesen Effekt als Nebenbefund bei einer Ausfüllung der Kieferhöhle mit Jodoform zu therapeutischen Zwecken bemerkt hatte, während der zweite Redner, WEIL, gezielt die Idee entwickelte, „durch Eingießen von im Röntgenlichte schattengebenden Substanzen in die Nebenhöhlen Aufschlüsse über deren Inneres zu erhalten", wobei er Wismutverbindungen verwandte. Er berichtete auch über frühere Vorschläge von HOLZKNECHT und anderen, Nebenhöhlen und Kieferzysten durch Eingießen von Quecksilber darzustellen. Erst in den zwanziger Jahren wurde diese Technik der Erkennung von Prozessen in den Speicheldrüsen dienstbar gemacht. 1921 berichteten DUCHÈNE-MORULLAZ u. ARCELIN in Lyon über die Injektion des Silberpräparates Collargol in den Ductus submandibularis zur Darstellung von Speichelsteinen. Völlig unabhängig hiervon und auch untereinander folgten 1925/26 in Budapest der HNO-Arzt BÁRSONY und in Malmö der Radiologe CARLSTEN, beide eigenartigerweise beim gleichen recht seltenen Krankheitsbild, einer „idiopathischen" Erweiterung des Ductus parotideus. 1933 gab der rumänische Chirurg JACOBOVICI dem Verfahren, das auch er seit 1926 ausgeübt hatte, den Namen „Sialographie". – Ganz allgemein wurde der Kontrast jetzt durch Jodpräparate erzeugt.

Ein weiteres Feld der Röntgendiagnostik eröffnete sich durch das 1931 gleichzeitig von HOFRATH in Düsseldorf und BROADBENT in Cleveland vorgeschlagene Fernröntgenbild. HOFRATH erleichterte sich damals die Einstellung und sicherte gegen Strahlenschäden durch einen mit Blei ausgekleideten Holztubus (Abb. 6). Das Verfahren dient vor allem der kieferorthopädischen Diagnostik, ist aber auch dem Kieferchirurgen, in zwei Ebenen angewandt, zur Lokalisation metallischer Fremdkörper im Kopfbereich unentbehrlich.

Bis über die Jahrhundertwende geht die Vorgeschichte der als Panoramavergrößerungsaufnahme bezeichneten Technik zurück. Bereits 1898 hatte LÉON BOUCHACOURT in Paris den Strahlkörper, eine modifizierte einpolige Ionenröhre („tube unipolaire"), in die Mundhöhle verlegt und das Zahnpanorama auf zwischen Alveolarfortsatz und Wange gelegtem Film aufgenommen. Trotz jahrelanger Versuche scheiterte die Idee an Isolationsproblemen und der Erhitzung der Röhre. Auch weitere Bemühungen um diese „endiascopie", so mit verbesserter Röhre des D. D. S. PAUL GUYE in Genf, der 1904 das Bild auf einem außen um den Kiefer gelegten Schirm sichtbar machte, führten wegen allzu starker Vergrößerung infolge des sehr geringen Abstandes zwischen Fokus und Objekt nicht zum Ziel.

1947 ließ sich der schweizerische Zahnarzt WALTER OTT eine Weitwinkelröhre patentieren, die zwar den Molarenbereich besser erfaßte, in der Projektion aber ähnliche Mängel aufwies wie ihre Vorgänger. Erst in Zusammenarbeit mit der Firma „Comet" in Bern und der Zürcher Technischen Hochschule gelang die Konstruktion einer Röhre mit einem „außerordentlich feinen Fokus", die befriedigende Ergebnisse zeigte. Schon 1944 hatte sich die Firma Koch & Sterzel, damals in Dresden, ein ganz ähnliches Prinzip patentieren lassen, das aber wegen der Kriegsumstände ungenutzt geblieben war (Abb. 7). Erst 1960 erschienen als erste derartige Geräte der „Panagraph" der Firma Watson & Sons in London und der „Panoramix" der nunmehr in Essen ansässigen Firma Koch & Sterzel, beide mit einer Comet-Röhre ausgestattet.

Auf Umwegen gelangte man zur Panoramaschichtaufnahme. Um mit Einzelfilmen ein panoramaartiges und gleichmäßiges Zahnbild zu erzielen, ließ der Amerikaner A. F. ZULAUF 1920 ähnlich wie 1 Jahr zuvor GARRETSON die Röhre den Kopf in einer vorgeschriebenen Ausrichtung umkreisen. Die Röhrenblende verengte er zu einem senkrechten Schlitz, durch den Einzelbilder der Zähne, einer nach dem anderen, auf einen der Zahnreihe innen anliegenden Filmstreifen projiziert wurden. Ähnliche Wege beschritt 1933 HISATSUGU NUMATA in Japan mit seiner „parabolic radiography".

Entscheidend für derartige Panoramadarstellungen der Kiefer wurde die Entwicklung des auch als Tomographie bezeichneten Schichtaufnahmeverfahrens, bei dem durch gegensinnige Kreisbewegungen, meist von Röhre und Film bei ruhendem Objekt, ein Bild in festzulegender Tiefe erzeugt wird, während sich die filmnäher bzw. -ferner gelegenen Partien verwischen. Dieses Prinzip hatte der Pariser Radiologe ANDRÉ BOCAGE 1921 ersonnen; in den zwanziger und dreißiger Jahren wurde es praktisch erprobt, Bedeutung für die Kieferregion aber erhielt es erst durch die Apparaturen des finnischen Zahnarztes YRJÖ VELI PAATERO. Zunächst war dieser 1946 grundsätzlich dem Vorgehen von ZULAUF gefolgt, jedoch wurde bei ihm der Patient an der feststehenden Schlitzblende vorbeigedreht. Da das Ergebnis nicht befriedigte, entwickelte er 1949/51 den „Pantomograph", bei dem der Patient rotiert, während ein planer Film frontal in entgegengesetzter Richtung vorbeigezogen wird – dies bei feststehender, den Schädel von hinten durchstrahlender Röhre. Als Schlußstein seines Schaffens konstruierte PAATERO 1957/59 den „Ortho(radial)pantomograph", dessen Film sich auf einer Walze entgegengesetzt zum Patienten dreht (Abb. 8). 1961, also 2 Jahre vor dem frühen Tod seines Erfinders, war dieser Apparat zur

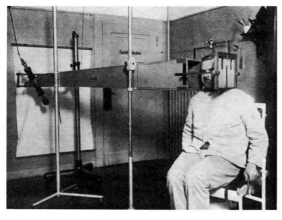

Abb. 6   Das Fernröntgengerät von *Hofrath* (1931)

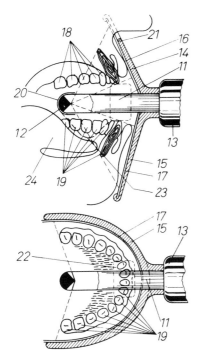

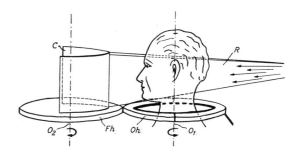

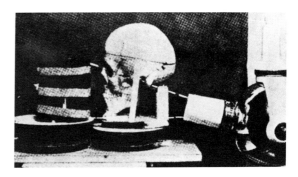

Abb. 7 Panorama-Vergrößerungsgerät „Panoramix", aus der Patentschrift der Firma Koch & Sterzel (nach *Jung*)

Abb. 8a u. b Schematische Darstellung und Modell des „Orthopantomograph", *Paatero* (1959)

Serienreife gediehen. Erst 1954 war ihm nach eigener Aussage bekanntgeworden, daß der Münchener Radiologe KARL HECKMANN das gleiche Prinzip theoretisch und als Modell entwickelt und bereits 1939 publiziert hatte.

Angeregt durch PAATERO ging man anfangs der fünfziger Jahre auch andernorts an die Konstruktion von Panoramaschichtgeräten. In London entwickelte SIDNEY BLACKMAN mit der Firma Watson den grundsätzlich PAATERO folgenden „Rotagraph", und in Washington entwarf das National Bureau of Standards den anders arbeitenden „Panorex". Bei diesem Gerät umkreisen, einander gegenüberliegend und fest verbunden, die Röhre (dorsal) und ein planer Film (fazial) den zwischen ihnen befindlichen ruhenden Schädel. In der dichten Wirbelsäulenregion schaltet die Röhre vorübergehend ab, während der Stuhl mit dem Patienten sich seitlich verschiebt. Es entsteht so auf einem Film ein zweigeteiltes Bild. – Alle drei Apparate, „Orthopantomograph", „Rotagraph" und „Panorex", kamen zu Beginn der sechziger Jahre in den Handel. Bald wurden mit wesentlich verbesserten Geräten am ruhenden Patienten ganz allgemein Panoramaschicht- und Vergrößerungsaufnahmen gewonnen, die mit nur einer Aufnahme eine Übersicht über die gesamten Gebiß- und Knochenverhältnisse der Kieferregion vermitteln.

Hier hält der Historiker inne, hat er sich doch schon allzuweit aus dem Bereich der Geschichte in den der Zeitgeschichte, in die Zeit des eigenen Erlebens, vorgewagt. Neuartige elektronische Hilfsmittel haben heute auch für die Strahlendiagnostik jene umwälzenden Fortschritte gebracht, die Themen dieses Buches bilden. Aber es ist doch sinnvoll, zurückzublicken und die Fundamente zu erkennen, auf denen das jetzt Erreichte, das zweifellos auch nur eine Entwicklungsstufe darstellt, begründet ist.

Literatur

Baldus, E. A.: Die Entwicklung der zahnärztlichen Röntgengeräte von 1896 bis 1981. Diss. Gießen 1983

Bársony, Th.: Idiopathische Stenongang-Dilatation. Klin. Wschr. 4 (1925) 2500–2501

Blackman, S.: Dental radiology, past, present and future. Brit. Dent. J. 107 (1959) 83–86

Blackman, S.: Pan-oral radiology. Dent. pract. 10 (1960) 270–273

Bouchacourt, L.: De l'exploration des organes internes. à l'aide de la lumière éclairante et non éclairante. Thèse inaugurale, Paris 1898

Bouchacourt, L.: The advantages of unipolar excitation of Crookes tubes in the application of Roentgen rays to stomatology. Dent. Cosm. 43 (1901) 133–135

Brenzinger, M., A. Janitzky, E. Wilhelmy: Physik und Technik des Röntgenverfahrens, Bd. 14. Leipzig 1930

Broadbent, B. H.: A new X-ray technique and its application to orthodontics. Angle Orthodont. 1 (1931) 45–66

Carlsten, D. B.: Lipiodolinjektion in den Ausführungsgang der Speicheldrüsen. Acta radiol. (Stockholm) 6 (1926) 221–223

Cieszynski, A.: Über die Einstellung der Röntgenröhre bei Zahnaufnahmen. Korresp.-Bl. Zahnärzte 36 (1907) 158–172

Cieszynski, A.: The position of the axis in the jaws and the exact adjustement of the chief ray in the intraoral method ... Int. J. Orthodont. 11 (1925) 742–763

Coolidge, W. D.: A powerful Roentgen ray tube with a pure electron discharge. Physical. Rev. 2 (1913) 409–428

Coolidge, W. D.: Röntgenröhre mit reiner Elektronenladung. Fortschr. Röntgenstr. 22 (1914/15) 18–29

Dieck, W.: Anatomie und Pathologie der Zähne im Röntgenbild mit bes. Berücksichtigung der Aufnahmetechnik. Fortschr. Röntgenstr., Erg. Bd. 25 (1911) 329–330

Duchène-Morullaz, Arcelin: Radiographie des calcules du canal de Wharton. Lyon Méd. 130 (1921) 1054–1056

Garretson, J. L.: A new system of dental radiography. Dent. Cosm. 61 (1919) 862–865

Grashey, R.: Röntgendiagnostische Geräte und Anlagen. In Albers-Schönberg: Röntgentechnik, 6. Aufl. Leipzig 1941

Guye, P.: Un nouveau tube pour l'endiascopie. Rev. trimestr. Suisse d'odont. In Schweiz. Mschr. Zahnheilk. 14 (1904) 189–197

Harrison, F.: The new photography and its application to dental practice. J. Brit. Dent. Ass. 17 (1896) 343–344

Harrison, F.: The „x"rays in the practice of dental surgery. J. Brit. Dent. Ass. 17 (1896) 624–628

Hauser, P.: Die Bedeutung Frankfurter Forscher für die Einführung der Röntgenologie in die Zahnheilkunde. Verh. XX. Internat. Kongr. Gesch. Medizin Berlin 1966, Hildesheim 1968 (S. 553–561)

Heckmann, K.: Die Röntgenperspektive und ihre Umwandlung durch eine neue Aufnahmetechnik. Fortschr. Röntgenstr. 60 (1939) 144–157

Hoffmann-Axthelm, W.: Die Geschichte der Zahnheilkunde. 2. Aufl., Berlin 1985 (S. 386–392)

Hofrath, H.: Die Bedeutung der Röntgenfern- und Abstandsaufnahme für die Diagnostik der Kieferanomalien. Fortschr. Orthodont. 1 (1931) 232–258

Jacobovici, J., S. Jianu: La radiographie des voies salivaires après injection de substance opaque (Sialographie). J. Radiol. Electrol. 17 (1933) 507–510

Jung, T.: Panorama-Vergrößerungs-Aufnahmen mit der Panoramix-Röhre, ... Dtsch. zahnärztl. Z. 17 (1962) 142–144

Jung, T.: Die Panorex-Aufnahme in der Kieferorthopädie. Fortschr. Kieferorthop. 23 (1962) 101–107

Jung, T.: Zur Geschichte der Panorama-Röntgenverfahren. Radiologe 6 (1966) 206–210

Kells, C. E. (Jr.): Demonstration of the Roentgen ray phenomena. Dent. Cosm. 38 (1896) 1012

Koch, F. J.: Die Röntgenröhre nach Dr. J. E. Lilienfeld. Fortschr. Röntgenstr. 23 (1915/16) 8–12

König, W.: 14 Photographien mit Röntgenstrahlen, aufgenommen im Physikal. Verein zu Frankfurt a. M., Leipzig 1896

Kumpala, J. W.: Present status of panoramic roentgenography. J. Amer. dent. Ass. 63 (1961) 194–200

LeMaster, C. A.: A modification of technic for radiographing upper molars. J. Nat. dent. Ass. 8 (1921) 328–329

Lilienfeld, J. E.; W. J. Rosenthal: Eine Röntgenröhre von beliebig und momentan einstellbarem, vom Vakuum unabhängigem Härtegrad. Fortschr. Röntgenstr. 18 (1911/12) 256–263

Lorber, C. G.: The historical development of dentomaxillo-facial radiology. Dento-maxillofacial Radiol. Suppl. 7 (1985) 92

Morton, W. J.: The X ray and its application in dentistry. Dent. Cosm. 38 (1896) 478–486

Numata, H.: A consideration on the parabolic radiography of dental examination. J. Shimizu Stud. 10 (1933) 13f.

Ott, W.: Die intraorale Röntgenröhre. Schweiz. Mschr. Zahnheilk. 62 (1952) 722–723

Ott, W.: Panorama-Röntgen. Schweiz. Mschr. Zahnheilk. 70 (1960) 822–823

Paatero, Y. V.: A new tomographical method for radiographing curved outer surfaces. Acta radiol. (Stockholm) 22 (1949) 177–184

Paatero, Y. V.: Pantomography and Orthopantomography. Oral Surg. 14 (1961) 947–953

Raper, H. R.: A new method of X-ray examination for preventive dentistry. Int. J. Orthodont. 11 (1925) 76–86, 173–181, 275–279, 370–374, 470–477, 575–577, 678–683, 764–771

Raper, H. R.: Notes on the early history radiodontia. Oral Surg. 6 (1953) 70–81

von Reckow, J. F.: Meilensteine der zahnärztl. Röntgenologie. Dtsch. zahnärztl. Z. 14 (1959) 1159–1177, 1367–1368

Röntgen, W. C.: Über eine neue Art von Strahlen. Sitzungsber. Physik.-med. Gesellschaft, Würzburg 1895

Streller, E.: Die erste Röntgenaufnahme von Zähnen. Zahnärztl. Mitt. 55 (1965) 947–949

Tammisalo, E. H.: Professor Yrjö V. Paatero – The pioneer of panoramic oral tomography. Dento-maxillofacial Radiol. 4 (1975) 53–56

Walkhoff, O.: Verh. Central-Verein dtsch. Zahnärzte. Dtsch. Mschr. Zahnheilk. 14 (1896) 279

Walkhoff, O.: Altes und Neues vom Röntgenverfahren in der Zahnheilkunde. Dtsch. Mschr. Zahnheilk. 33 (1915) 353–360

Walkhoff, O.: Die erste Anwendung der Röntgenstrahlen und des Radiums in der Zahnheilkunde. Korresp.-Bl. Zahnärzte 52 (1928) 307–310

Wiener Laryngol. Gesellschaft: Wien. klin. Wschr. 18 (1904) 60–62 (betr. Chiari u. Weil)

Klaus Ewen und Ingrid Lauber-Altmann, Düsseldorf

Somatisches Strahlenrisiko in der Diagnostik und Therapie des Schädelbereiches

Einleitung

Bei der Abschätzung des Strahlenrisikos z. B. in der Röntgendiagnostik kann man nicht von Oberflächendosen ausgehen, obwohl diese meßtechnisch leicht – auch am Patienten – erfaßbar sind. Sinnvoll sind dagegen Informationen über Organdosen, und zwar für diejenigen Organe, die strahlenbiologisch als besonders kritisch angesehen werden. Zu diesen Organen zählt die Haut in erster Linie sicherlich nicht, wohl aber zur Abschätzung des somatischen Strahlenrisikos das rote Knochenmark, die Lunge, die Schilddrüse und die weibliche Brust, zur Abschätzung des genetischen Strahlenrisikos die Hoden und die Ovarien. Die Messungen von Dosen in derartigen Organen kann nur in Phantomen gelingen, indem dort beispielsweise Thermolumineszenzdosimeter in ausreichender Zahl verteilt und dann die zur Diskussion stehenden Untersuchungen und Behandlungen simuliert werden. Wenn auf diese Art und Weise die Organdosen bestimmt worden sind, wird man versuchen, mit Hilfe eines einzelnen Zahlenwertes das somatische und genetische Strahlenrisiko für die betroffene Person oder für ein Kollektiv von Personen anzugeben, und zwar je Untersuchung bei einer bestimmten Technik bzw. je Gruppe von Untersuchungsverfahren an ganz bestimmten Körperbereichen. Größen, die derartige Angaben liefern können, werden z. B. als somatisch bzw. genetisch signifikante Äquivalentdosis, effektive Dosis oder somatisch signifikanter Dosisindex bezeichnet.

Effektive Dosis

Das in der ICRP-Publikation 26 (1977a) eingeführte sog. Additionskonzept definiert den Gesamtstrahlenschaden G als eine Summe von strahlenbiologischen Effekten l (F_l = Zahl der Effekte l), gewichtet mit deren Gefährlichkeit g_l für die betroffenen Personen, wobei g_l die Werte zwischen 0 („harmlos") und 1 („höchste Gefährlichkeit") durchläuft:

$$G = \sum_l F_l \cdot g_l \quad (1)$$

F_l kann ersetzt werden durch das Produkt aus Gesamtzahl der betroffenen Personen N und der Wahrscheinlichkeit p_l für das Eintreffen eines der Effekte l ($p_l = 0$ bis 1):

$$G = N \sum_l p_l \cdot g_l \quad (2)$$

Aufgrund von Optimierungen im Bereich des Strahlenschutzes können heutzutage nichtstochastische Schäden praktisch ausgeschlossen werden. Das trifft vor allem auf die Röntgendiagnostik zu, so daß die folgenden Überlegungen nur auf die kanzerogene Strahlenwirkung und auf genetische Schäden in der 1. und 2. Folgegeneration beschränkt bleiben können. Die Wahrscheinlichkeit für das Eintreten eines derartigen stochastischen Schadens im Gewebe T ist p_T. Sie stellt sich dar als das Produkt aus der Äquivalentdosis H_T im Gewebe T („Organdosis") und einem Risikokoeffizienten r_T für das Gewebe T je Einheit der Organdosis:

$$p_T = r_T \cdot H_T \quad (3)$$

Setzt man pessimistisch für alle stochastischen Effekte (T = l) die Gefährlichkeit $g_T = 1$ und bezieht den Schaden auf nur eine Person (N = 1), so entsteht:

$$G_{H_T,1} = \sum_T r_T \cdot H_T \quad (4)$$

Mit Einführung des stochastischen Gesamtrisikos R bei Ganzkörperexpositionen ergibt sich aus Gl. (4):

$$G_{H_T,1} = R \cdot \sum_T \frac{r_T}{R} \cdot H_T \quad (5)$$

Somit ist der stochastische Strahlenschaden für eine Person identisch mit dem Produkt aus dem Strahlenrisiko R und der Summe aus gewichteten Organdosen. Die Wichtungsfaktoren r_T/R berücksichtigen den Anteil des Risikos infolge Strahlenexposition des Gewebes T am Gesamtstrahlenrisiko R unter Annahme einer homogenen Ganzkörperexposition. Dem Strahlenrisiko schreibt man die Werte $1{,}25 \cdot 10^{-2}$ Sv^{-1} für die Krebsinduktion und $0{,}40 \cdot 10^{-2}$ Sv^{-1} für genetische Schäden zu (1977b).
Die ICRP-Publikation 26 (1977a) erlaubt die als sog. Begrenzungsprinzip bezeichnete Aussage, daß sich das stochastische Strahlenrisiko nicht verändert, wenn anstelle der gleichmäßigen Ganzkörperexposition eine beispielsweise für die Röntgendiagnostik typische Teilkörperexposition vorgenommen wird. Gl. (5) kann dann folgendermaßen verstanden werden: Bei einer gleichmäßig applizierten Ganzkörperdosis H gilt für jedes Organ $H_T = H$; der zugehörige stochastische Schaden $G_{H,1}$ hat folgende Form:

$$G_{H,1} = H \cdot R \sum_T \frac{r_T}{R} \quad (6)$$

Man definiert eine effektive Dosis H_E, die als gleichmäßig applizierte Ganzkörperdosis H zu derselben stochastischen Schädigung führt wie eine Reihe von Teilkörperdosen H_T, die von den einzelnen Organen T absorbiert werden.

Mit $H_E = H$ in Gl. (6) und $G_{H,1} = G_{H_T,1}$ ergibt sich:

$$H_E = \frac{\sum_T \frac{r_T}{R} \cdot H_T}{\sum_T \frac{r_T}{R}} \quad (7)$$

Die Faktoren r_T/R bezeichnet man als Wichtungsfaktoren w_T mit der Normierung $\sum_T w_T = 1$:

$$H_E = \sum_T w_T \cdot H_T \quad (8)$$

Die Tab. 1 enthält für die „stochastisch signifikanten" Organe T eine Aufstellung der Wichtungsfaktoren, die proportional sind zu den vorher eingeführten Risikokoeffizienten (1977a, b).

Tabelle 1 Wichtungsfaktoren w_T zur Berechnung der Effektiven Dosis H_E nach Gl. (8)

Organ	Wichtigungsfaktoren w_T
Keimdrüsen	0,25
weibliche Brust	0,15
rotes Knochenmark	0,12
Lunge	0,12
Schilddrüse	0,03
Knochenoberfläche	0,03
übrige Organe	0,30
	1,00

Da bei Anwendung ionisierender Strahlen im Schädelbereich nur die Organe weibliche Brust (B), rotes Knochenmark (KM), Lunge (L) und Schilddrüse (SCH) strahlenbiologisch von Bedeutung sind, reduziert sich Gl. (8) zu folgendem Ausdruck für die effektive Dosis H_E, die damit nur noch das somatische Strahlenrisiko beschreibt:

$$H_E = 0{,}15\, H_B + 0{,}12\, H_{KM} + 0{,}12\, H_L + 0{,}03\, H_{SCH} \quad (9)$$

Die Bestimmung der effektiven Dosis geschah in einem Alderson-Rando-Phantom, in das CaF$_2$-Thermolumineszenzdosimeter (TLD) nach folgendem Schema verteilt und ausgewertet wurden:

1. *Lunge*
   7 Dosimeter räumlich verteilt in der rechten Lunge (arithmetischer Mittelwert)
2. *Schilddrüse*
   1 Dosimeter im Organzentrum
3. *weibl. Brust*
   3 Dosimeter im Drüsenparenchym
4. *Rotes Knochenmark*

	Dosimeterzahl	Anteil des roten Knochenmarks
Kreuzbein	1	⎫
Lendenwirbelkörper	1	⎬ 30%
Brustwirbelkörper	1	⎬
Halswirbelkörper	1	⎭
Darmbeinkamm	3	35%
6. Rippe	1	8%
Brustbein	1	2,5%
Schlüsselbein	1	2,0%
Schulterblatt	1	7,5%
Schädelkalotte	2	15%
	13	100%

Ergebnisse

Die Tab. 2 gibt einen Überblick über die Größenordnung der effektiven Dosis für relevante Röntgenuntersuchungen im Schädelbereich, wobei die Tab. 3 die dentalen Röntgenuntersuchungen nochmals in Einzeluntersuchungen aufgliedert.

Diskussion

In der Tab. 4 sind die Zahl der Röntgenuntersuchungen pro Jahr in der Bundesrepublik Deutschland und ihre prozentualen Anteile an Untersuchungen im Schädelbereich zusammengefaßt. Daraus läßt sich mit Hilfe von Angaben über die effektive Dosis in der Röntgendiagnostik aus der Literatur (EWEN 1983) und der Werte aus der Tab. 2 ableiten, daß das gesamte somatische Strahlenrisiko durch Röntgendiagnostik in der Bundesrepublik bei etwa 10^4 Sv · Untersuchungszahl liegt und daß davon auf Untersuchungen im Schädelbereich $4 \cdot 10^2$ Sv · Untersuchungszahl, d.h. 4%, entfällt.
Entsprechende Zahlenwerte aus der Nuklearmedizin (ROEDLER 1982) besagen, daß, bedingt durch die im Vergleich zur Röntgendiagnostik geringeren Untersuchungszahlen, das gesamte somatische Strahlenrisiko nur bei etwa 10^3 Sv · Untersuchungszahl liegt und daß davon auf Untersuchungen im Schädelbereich (Hirnszinti./Funkt. mit 370 MBq Tc^{99m}, H_E = 1,3 mSv/Untersuchungen, 13% aller nuklearmedizinischen Unter-

Tabelle 2 Effektive Dosis H_E bei Röntgenschädeluntersuchungen (1 Sv $\triangleq$ 100 rem)

Röntgenuntersuchung	H_E (mSv)
Schädelübersicht (Mittelwert aus p.–a. und seitlich, 24 × 30 cm²)	0,055
Schädel-CT (10 Schichten à 8 mm)	0,65
konv. Schichtuntersuchung (7 × 7 cm², 3 Schichten)	0,021
zerebrale Angiographie (16 Aufnahmen)	1,17
dentale Untersuchungen	0,0094

Tabelle 3 Effektive Dosis H_E bei dentalen Röntgenuntersuchungen (1 Sv $\triangleq$ 100 rem)

Technik	H_E (mSv)	Anteil (%)
Aufbißaufnahmen	0,031	2,5
Aufnahmen mit intraoralem Film	0,0066	80
Bißflügelaufnahmen	0,0056	1,0
Panoramaschichtaufnahmen	0,0020	8,5
Fernaufnahmen	0,0015	3,5
Kiefergelenk n. Schüller	0,048	0,5
Nasennebenhöhlen	0,039	2,0
Schädelaufnahmen	0,055	2,5
	0,0094	100%

Tabelle 4 Zahl der Röntgenuntersuchungen pro Jahr in der Bundesrepublik

Röntgenuntersuchung	Zahl/a (·10^6)	Anteil an Schädeluntersuchungen
dentale Untersuchungen	8,8	100%
Röntgenaufnahmen	46	10%
CT	0,5	10%
Angiographien	0,6	5%
konv. Schichtaufnahmen	1,0	10%
Mammographien	2,3	0%
Durchleuchtungsuntersuchungen	1,2	< 2%

suchungen) 60 Sv · Untersuchungszahl, d. h. 6%, entfällt.
Die Strahlentherapie, repräsentiert durch den Elektronenlinearbeschleuniger (Linac), kann nicht wie diagnostische Methoden beurteilt werden. Die applizierten Strahlendosen (2 Gy*⁾ Einzeldosis, 50 Gy Gesamtdosis) kennzeichnen eine ganz andere Größenordnung. Die einer gesamten Bestrahlungsserie entsprechende effektive Dosis liegt für kleinvolumige Rotationshirnbestrahlungen bei 75 mSv, für großvolumige Stehfeldhirnbestrahlungen bei 3,75 Sv (NOCKEN u. Mitarb. 1983).

Zusammenfassung

Die Internationale Strahlenschutzkommission (ICRP) hat neben den Keimdrüsen für die Bemessung des genetischen Strahlenrisikos zur quantitativen Erfassung des somatischen Strahlenrisikos folgende sog. kritische Organe festgesetzt: weibliche Brust, rotes Knochenmark, Lunge und Schilddrüse. Die effektive Dosis H_E stellt eine gewichtete Summe von Dosen H_T dar, die in o. g. Organen appliziert werden: $H_E = w_T \cdot H_T$. Die Wichtungsfaktoren w_T können als Maß für die Strahlensensibilität des betreffenden Organs angesehen werden. Nachfolgend sind die effektiven Dosen für verschiedene diagnostische und therapeutische Strahlenanwendungen im Bereich des Schädels zusammengefaßt, wobei der genetisch signifikante Anteil jeweils vernachlässigbar ist.

---

*⁾ Für Photonenstrahlung gilt 1 Gy $\triangleq$ 1 Sv

Strahlenanwendung	effektive Dosis (mSv)
^{99}Tc-Hirnszintigramm u. Funktion	1,30
^{99m}Tc-Schilddrüsenszintigramm	0,35
Röntgenaufnahme Schädel	0,055
Schädel CT	0,65
Schädelschichtuntersuchung	0,021
dentale Röntgenuntersuchung	0,002–0,06
kleinvolumige Gehirnrotationsbestrahlung am Linac	75
Ganzhirnbestrahlung am Linac	3750

Literatur

ICRP-Publikation 26. Pergamon, Oxford (1977a)
ICRP-Publikation 27. Pergamon, Oxford (1977b)
Ewen, K.: Das somatische Strahlenrisiko in der Röntgendiagnostik, Strahlentherapie 12 (1983) 765
Nocken, U., K. Ewen, H. Br. Makoski: Somatisches Strahlenrisiko bei Hirnbestrahlungen. Strahlentherapie 159 (1983) 548
Roedler, H. D.: Strahlenexposition von Patienten bei diagnostischer Anwendung von Radionukliden, Strahlenschutz in Forschung und Praxis, Bd. XXIII. Thieme, Stuttgart 1982 (S. 79)

Uwe G. Schröder, Emmanuel Akuamoa-Boateng, Bochum, und Christian Will, Bocholt

Organbelastung bei Röntgenuntersuchungen im Kopf-Hals-Bereich

Nachdem im vorangegangenen Beitrag ein Überblick über die „Effektivdosen" gegeben wurde, wird hier über die Ermittlung der tatsächlichen Organbelastungen bei speziellen Untersuchungen berichtet, welche für die maxillofaziale Kieferchirurgie von Bedeutung sind (Kirsch 1960).
Hierfür wurden bei verschiedenen Untersuchungen an einem „Alderson-Menschen-Phantom" Messungen durchgeführt. Ein solches Phantom besteht bekanntlich aus einem echten menschlichen Skelett mit nachgebildeten Organen aus Kunststoff, dessen chemische und physikalische Eigenschaften denen der jeweiligen Organe sehr nahe kommen. Es besteht insgesamt aus 46 Scheiben mit einer Schichtdicke von 2 cm, von welchen hier die uns interessierenden Schichten in einer speziellen Halterung zusammengefaßt sind.

Kritische Organe

Die Organe, bei welchen die Belastung besonders interessiert, sind die Drüsen, das Myelon und die Orbita. Die genauen Meßstellen sind in den betreffenden Schichten gekennzeichnet (Abb. 1).

Meßmethode

Das Meßphantom ist zur Aufnahme von Thermolumineszenzdetektoren vorgesehen (TLD-Rods). Hierfür sind sämtliche Schichten mit einem Lochraster belegt, wobei jedes Loch ein „TLD-Rod" von 6 mm Länge und 1 mm Durchmesser aufnehmen kann (TLD 100 = LiF).

Prinzip der Thermolumineszenz

Das Verfahren der Thermolumineszenz beruht auf der Eigenschaft gewisser Halbleiterkristalle, die von ionisierender Strahlung aufgenommene Energie mittels Valenzelektronen in sog. Haftstellen zu speichern. Durch späteres Erhitzen kann dann diese Energie wieder in Form von Photonen emittiert werden. Dabei ist die Intensität dieser „Thermolumineszenz" ein Maß für die aufgenommene Energie und somit bei Kenntnis der absorbierenden Masse ebenfalls ein direktes Maß für die Energiedosis (abs. Energie pro Masse).
Zur Erhitzung gibt man die TLD-Stäbchen in sog. „Temperschälchen" in einen speziellen Aufheizofen

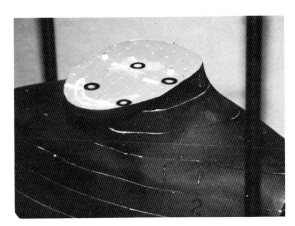

Abb. 1 Alderson-Mensch-Phantom. Ausgewählte Schicht mit Meßstellen für die Glandulae submandibularis, sublingualis und parotis sowie für das Rückenmark

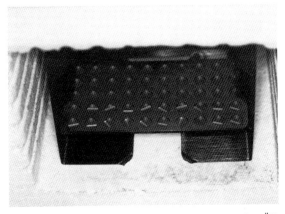

Abb. 2 Temperschälchen mit TLD-Stäbchen in der Öffnung des Aufheizofens

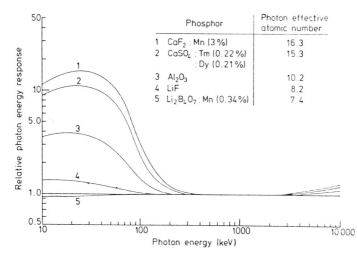

Abb. 3 Abhängigkeit der relativen Lumineszenzintensität (relativ hohe „photon energy response") von der Energie der Photonenstrahlung („photon energy")

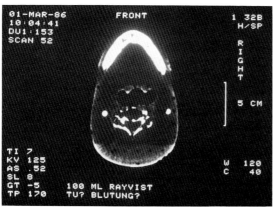

Abb. 4 Computertomogramm der ausgewählten Schicht von Abb. 1 des Phantoms

(Abb. 2), dessen Temperatur sich in vorgegebener Weise zeitlich verändern läßt, wodurch ein spezifischer Verlauf der Intensität der Thermolumineszenz erreicht wird („Glow-Kurve"), welcher einen eindeutigen Zusammenhang zur Energiedosis gewährleistet. Dabei ist zu berücksichtigen, daß dieser Zusammenhang zusätzlich in charakteristischer Weise von der Energie der Photonenstrahlen beeinflußt wird (Abb. 3). Um diesen Einfluß möglichst gering zu halten, haben wir uns für die Verwendung von LiF entschlossen, welches darüber hinaus auch in bezug auf die effektive Ordnungszahl den Gewebebedingungen sehr nahe kommt. RINDSKOUG 1985, REGULLA 1985, MANSFIELD u. SUNTHARALINGAM 1974).

Durchgeführte Untersuchungen

1. Röntgenaufnahmen mit Wandstativ und Orthopantomograph.
2. Computertomographie.

Um der tatsächlichen Belastung möglichst nahe zu kommen, haben wir bewußt keine gleichbleibende Meßeinstellung vorgenommen, sondern bei jeder Untersuchung insgesamt vier neue Einstellungen gemacht, um auch die zufälligen Unterschiede mit zu erfassen. Hierdurch wird natürlich ein relativ großer statistischer Fehler in Kauf genommen, für die Beantwortung der Strahlenbelastung ist dies jedoch völlig unerheblich.

Ergebnisse

Eine wesentliche Voraussetzung für die Beurteilung der Meßergebnisse ist die Reproduzierbarkeit der Lumineszenz der TLD-Rods bei konstanter Dosisapplikation. Die Tab. 1 zeigt den Mittelwert der Lumineszenz in willkürlichen Einheiten bei einer Dosis von 1 Gy für jeweils 10 Applikationen. Für alle verwendeten 20 Rods blieb der prozentuale Fehler immer unter 2%.

Die Abb. 4 zeigt als Beispiel das CT der in der Abb. 1 gewählten Schicht. Die Meßergebnisse der Untersu-

Tabelle 1 Lumineszenz bei 1 Gy. Mittelwert über 10 Applikationen

Nr.	Willkürliche Einheiten	σ	%
1	740	9,6	1,3
2	739	13,2	1,8
3	739	6,8	0,92
4	665	12,7	1,9
5	762	10,2	1,3
6	732	7,2	0,98
7	763	5,0	0,65
8	774	14,4	1,9
9	755	14,3	1,9
10	764	9,0	1,2
11	767	9,4	1,2
12	728	10,5	1,4
13	546	6,2	1,1
14	515	5,8	1,1
15	547	9,0	1,6
16	770	10,2	1,3
17	652	8,7	1,3
18	690	14,4	2,1
19	648	5,9	0,91
20	705	9,0	1,3

Tabelle 2 Wandstativ
Titan D-Folie, 4 Einstellungen, 5fache Belichtung, Aufnahme seitlich („hängender Unterkiefer") v ≈ 16%

Nr.	Kritisches Organ	$U = 66$ kV Belastung $\times 10^{-5}$ Gy
1	Glandula parotis	40
2	Glandula submandibularis	40
3	Glandula sublingualis	55
4	Myelon	8
5	Orbita	3

Tabelle 3 Orthopantomograph, hochverstärkende Spezialfolie, 4 Einstellungen, 10fache Belichtung, v ≈ 20%

Nr.	Kritisches Organ	65 kV 12 mC	75 kV 22,5 mC
		Belastung $\times 10^{-5}$ Gy	
1	Glandula parotis	75	70
2	Glandula submandibularis	13	13
3	Glandula sublingualis	3	3
4	Myelon	8	10
5	Orbita	2	2

Tabelle 4 Computertomograph, 125 kV, 520 mC, v ≈ 10%

Nr.	Kritisches Organ	8 mm Schichten	4 mm Schichten
		Belastung $\times 10^{-2}$ Gy	
1	Glandula parotis	4,3	5,2
2	Glandula submandibularis	4,1	4,8
3	Glandula sublingualis	4,0	4,8
4	Myelon	4,6	5,5
5	Orbita	4,3	4,9

chung sind in den Tab. 2 bis 4 zusammengestellt. Sowohl die Aufnahmen am Wandstativ als auch die mit dem Orthopantomographen führen zu keinen nennenswerten Belastungen der kritischen Organe. Bei den computertomographischen Untersuchungen liegen die Belastungen der kritischen Organe innerhalb des Bestrahlungsvolumens rund um den Faktor 100 höher. Für die außerhalb liegenden kritischen Organe wurden die Belastungen nicht gemessen; möglicherweise zeigen diese günstigere Ergebnisse als bei anderen Untersuchungstechniken.

Die Ergebnisse bei der CT-Untersuchung haben zunächst die CT-Anwender überrascht; man hatte offenbar Werte unter 1 cGy erwartet. Hier muß auf einen Irrtum hingewiesen werden, der häufig durch oberflächliche Interpretation von Werksangaben gemacht wird. Für das Somatom werden 0,85 cGy pro Schicht angegeben, allerdings bezogen auf eine insgesamt auf die Röhrenanode auftreffende Ladung von 100 mC (100 mAs). Bei den Untersuchungen werden jedoch in der Regel mehrere 100 mC (Millicoulomb) benötigt, in unserem Fall 520 mC, was mit unseren Messungen exakt vereinbar ist.

Trotz der relativ hohen Belastung ist die Computertomographie wegen des hohen Informationsgehaltes (Knochen und Weichteile sind gleichzeitig darstellbar) unverzichtbar, da vergleichbare Ergebnisse mit keinem anderen Gerät (außer der Kernspintomographie als Methode der Zukunft) erreichbar sind.

Zusammenfassung

Anhand von TLD-Messungen an einem „Alderson-Menschen-Phantom" wurde die Strahlenbelastung der Speicheldrüsen, der Orbita und des Rückenmarks bestimmt. Die Messungen haben keine nennenswerte Organbelastung nach konventionellen Röntgenaufnahmen ergeben. Die Werte waren teilweise erheblich geringer als 10^{-3} Gy pro Aufnahme ($2 \cdot 10^{-5}$ Gy). Bei den computertomographischen Untersuchungen dagegen lagen die Meßwerte der Organbelastung um den Faktor ca. 100 höher ($5 \cdot 10^{-2}$ Gy).

Literatur

Kirsch, T.: Strahlengefährdung und Strahlenschutz in der zahnärztlichen Röntgendiagnostik. Hüthig, Heidelberg 1960

Mansfield, C. M., N. Suntharalingam: Applications of TLD in clinical radiation dose measurements. Presented as workshop at annual meeting of A.S.T.R. American Society of Therapeutic Radiologists, Florida 1974

Regulla, D. F.: Eigenschaften und Einflußgrößen von TLD-Materialien. Strahlentherapie 161 (1985) 82–83

Rindskoug, B. A.: Clinical application of thermoluminical luminiscence dosimetry. Strahlentherapie 161 (1985) 91–95

Andreas Fuhrmann, Hamburg

Probleme und Fortschritte der Nativdiagnostik im dento-maxillofazialen Bereich

Die Nativdiagnostik nimmt neben den Schichtaufnahmeverfahren einen wichtigen Platz in der dentomaxillofazialen Radiologie ein: 1985 betrug ihr Anteil 46,7% aller Aufnahmen unserer Klinik. Die Zahneinzelaufnahme ist am häufigsten, gefolgt von Nasennebenhöhlen-, Schädel-p.-a. (15 Grad), Okklusal- und seitlicher Fernaufnahme (Abb. 1). Die wichtigsten Probleme und Fortschritte sollen anhand der einzelnen Aufnahmearten beschrieben werden:

Die *Zahnaufnahme* ist für viele Fragestellungen auch heute noch die Methode der Wahl: Der folienlose Film läßt sich insbesondere bei Anwendung der Paralleltechnik hinsichtlich Zeichenschärfe und Reproduzierbarkeit durch keine andere Aufnahme ersetzen

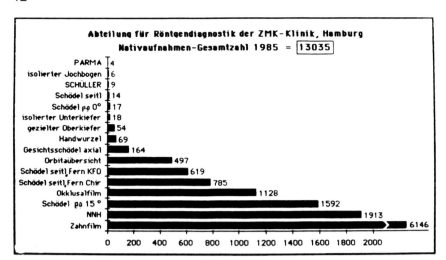

Abb. 1 Häufigkeit und Verteilung der Nativaufnahmen

(UPDEGRAVE 1951, BARR u. GRÖN 1959, VAN AKEN 1969). Der Einsatz von Filmhaltern hat dieses Verfahren in den letzten Jahren verbessert und standardisiert. Besonders in der Chirurgie ist die Reproduzierbarkeit wichtig, um Verlaufskontrollen durchführen zu können, z. B. bei Frontzahntraumen, Replantationen, Implantaten oder der Entfernung von Fremdkörpern (Abb. 2).

Die *Okklusalaufnahme* erweitert durch größeres Format und vielfältige Einsatzfähigkeit in mehreren Ebenen die Information. Sie kann andere Aufnahmen wie die Panoramaschichtaufnahme in schwierigen Regionen ergänzen und manche (Panoramavergrößerungsaufnahme) sogar ersetzen.

Im Oberkiefer wird die Okklusalaufnahme mit der Halbwinkeltechnik im Front- und Seitenzahnbereich bei größeren Osteolysen, Alveolarfortsatzfrakturen und Lippen-Kiefer-Gaumen-Spalten eingesetzt. Axiale Aufnahmen sind jedoch im Oberkiefer wegen Überlagerung kranialer Bezirke, insbesondere des Stirnbeins, und der daraus resultierenden langen Belichtungszeiten aus Strahlenschutzgründen nicht indiziert. Wenn möglich, sollte man retinierte oder verlagerte Zähne durch gezielte axiale Aufnahmen (unter Durchleuchtungskontrolle) lokalisieren.

Im Unterkiefer wird die axiale Okklusalaufnahme hauptsächlich als zweite Ebene zu seitlichen und sagittalen Projektionen eingesetzt (Abb. 3), so zur Darstellung horizontaler Frakturdislokationen und der Ausdehnung osteolytischer Prozesse. Die Mundboden-Übersichtsaufnahme – in zentrischer oder distal exzentrischer Einstellung – läßt röntgenpositive Veränderungen in Mundboden und Speicheldrüse erkennen.

Bei der *Unterkiefer-Teilprojektion* („isolierter UK") erfordert die Darstellung größerer Bereiche den Einsatz von Kassetten mit Verstärkerfolien aus Gründen der Strahlenbelastung. Obwohl die Panoramaschichtaufnahme in vielen Fällen die isolierte Unterkieferaufnahme überflüssig macht, kann durch sie bei Einsatz moderner Film-Folien-Kombinationen eine zusätzliche Aussage gemacht werden (höherer Kontrast und bessere Detailerkennbarkeit).

Die *Kiefergelenkaufnahmen* nach Schüller sowie Parma haben wegen der geringen apparativen Voraussetzungen ihre praktische Bedeutung nicht verloren (ROTTKE u. FUHRMANN 1980). Seit Einführung des allerdings sehr aufwendigen Zonarc-Panoramaschicht-Gerätes beginnt sich ein Wandel anzubahnen, indem sowohl die Schüller- als auch die Parma-Aufnahmen nahezu überflüssig werden (ROTTKE u. FUHRMANN 1984).

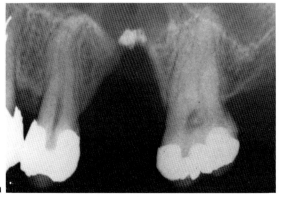 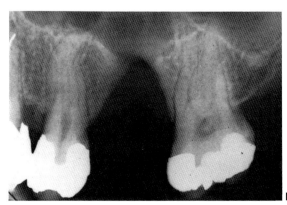

Abb. 2a u. b In Paralleltechnik angefertigte Zahnaufnahmen des linken Oberkiefers **a** vor und **b** nach Entfernung eines metalldichten Fremdkörpers

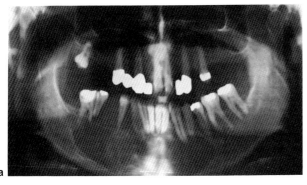
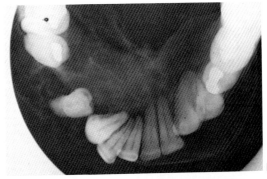
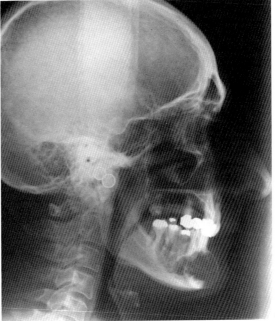

Abb. 3a–c Ameloblastom des Unterkiefers bei 45jährigem Patienten, dargestellt in drei Ebenen: **a** Panoramaschichtaufnahme, **b** axiale Unterkieferaufnahme, **c** laterale Schädelaufnahme (Fernaufnahme)

Die *Schädelaufnahmen* haben sich hinsichtlich ihrer Einstelltechnik seit CLEMENTSCHITSCH nicht verändert (CLEMENTSCHITSCH 1948). Fortschritte sind durch neue Film-Folien-Systeme gemacht worden, die zu deutlichen Qualitätsverbesserungen und Reduzierung der Strahlendosis führten: Dabei werden die Kalzium-Wolframat-Leuchtphosphore ersetzt durch Systeme auf Basis der seltenen Erden mit Gadolonium-Oxisulfid als Leuchtstoff (HAGEMANN u. Mitarb. 1976, FREYSCHMIDT u. Mitarb. 1976, FREYSCHMIDT 1981, GUANG-QIAN u. Mitarb. 1982). Eine neue Filmgeneration (KODAK T-MAT L) zeichnet sich außerdem durch flache Silberbromidkristalle aus, deren große Oberfläche stärker absorbiert als die herkömmlichen Kristalle.

Probleme treten in der Schädeldiagnostik in drei Bereichen mit großen Kontrastunterschieden zwischen Knochen und Luft auf: dem Gesichtsprofil, den Gelenkfortsätzen und den Jochbögen. Diese werden bei normaler Belichtung so stark geschwärzt, daß eine Beurteilung nicht immer möglich ist. Durch Filter und Ausgleichsfolien (MAURER u. Goos 1980) können solche Kontrastunterschiede ausgeglichen werden.

Für die Darstellung des Profils dient die seitliche Fernaufnahme schon lange in der Kieferorthopädie. Durch Verbesserung der Ausgleichsfolien hat sie in letzter Zeit vermehrt auch bei kieferchirurgischen Fragestellungen Anwendung gefunden, so bei Veränderungen im Kinn-, Nasen- und Stirnhöhlenbereich. Der Gelenkfortsatz kann mit einer neuentwickelten Ausgleichsfolie besser abgebildet werden (FUHRMANN 1983): Auf der p.-a. Schädel-Aufnahme (15 Grad) wird der Unterkiefer gleichmäßig geschwärzt und so eine Beurteilung der Gelenkköpfe möglich (Abb. 4). Statt der bisher zur axialen Darstellung von Jochbogen und Jochbein erforderlichen zwei Aufnahmen werden bei Einsatz der obigen Folie beide Regionen auf einer Aufnahme gleichmäßig geschwärzt dargestellt (FUHRMANN 1985).

Zusammenfassung

Zahnaufnahmen sollten immer mit Filmhaltern in Paralleltechnik ausgeführt werden. Der Okklusalfilm ist für eine erweiterte Abbildung in zweiter Ebene einzusetzen. Moderne Film-Folien-Kombinationen verbessern die Bildqualität und reduzieren die Strahlendosis. Der Einsatz von speziellen Ausgleichsfolien hilft durch Kontrastausgleich, schwierige Randstrukturen abzubilden.

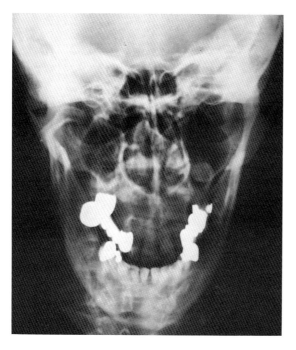

Abb. 4 Rechtsseitige Kollumfraktur, Schädelaufnahme (p.-a., 15 Grad) unter Einsatz der speziellen Ausgleichsfolie

Literatur

Barr, J., P. Grön: Palate contour as a limiting factor in intraoral X-ray technique. Oral Surg. 12 (1959) 459

Clementschitsch, F.: Röntgendarstellung des Gesichtsschädels. Urban & Schwarzenberg, Wien 1948

Freyschmidt, J., D. Saure, G. Hagemann: Neue Verstärkerfolien in der klinischen Radiologie. Teil II: Praktisch-klinische Untersuchungen. Fortschr. Röntgenstr. 125 (1976) 279

Freyschmidt, J.: Zu modernen Film-Folien-Systemen aus seltenen Erden in der klinischen Radiologie. Röntgenpraxis 34 (1981) 227

Fuhrmann, A.: Verbesserte Darstellung von Collumfrakturen durch Ausgleichsfolien. Dtsch. Zahnärztl. Z. 38 (1983) 323

Fuhrmann, A.: Verbesserung der Jochbogendarstellung durch Ausgleichsfolien. Dtsch. Z. Mund-Kiefer-Gesichts-Chir. 9 (1985) 47

Guang-Qian, H. E., D. Hoeschen, W. Mirande: Empfindlichkeitszahlen von Film-Folien-Kombinationen für die medizinische Diagnostik. Fortschr. Röntgenstr. 137 (1982) 718

Hagemann, G., D. Töllner, D. Saure, J. Freyschmidt: Neue Verstärkerfolien in der klinischen Radiologie. I. Mitteilung: Experimentelle Untersuchungen. Fortschr. Röntgenstr. 124 (1976) 483

Maurer, H.-J., F. Goos: Ausgleichsfolien, experimentelle Untersuchungen und klinische Anwendung. Fortschr. Röntgenstr. 132 (1980) 576

Rottke, B., A. Fuhrmann: Fortschritt und Probleme in der Röntgendiagnostik des Kiefergelenks. K. Schuchardt: Fortschritte der Kiefer- und Gesichts-Chirurgie, Bd. XXV. Thieme, Stuttgart 1980 (S. 21)

Rottke, B., A. Fuhrmann: Erfahrungen mit dem Panoramaschichtgerät Zonarc. Dtsch. Zahnärztl. Z. 39 (1984) 920

Updegrave, W. J.: The paralleling extension-cone technique in intraoral dental radiography. Oral Surg. 4 (1951) 1250

Van Aken, J.: Optimum conditions for intraoral roentgenograms. Oral Surg. 27 (1969) 475

Wolfgang Schlossarek, Siegfried Wunderer und Franz Frühwald, Wien

Direkte Röntgenvergrößerung und ihre Aussagekraft bei Strukturänderungen im Spongiosabereich

Einleitung

Oft kommt es in der Kiefer- und Gesichtschirurgie zu Fragestellungen, welche die Struktur der Spongiosa betreffen bzw. die Ausdehnung von Prozessen, die nur anhand von Spongiosaveränderungen diagnostizierbar sind. Konventionelle Röntgenaufnahmen können hier nicht genügend oder nicht genau genug Aufschluß geben. Kommt es beispielsweise infolge primären Hyperparathyreoidismus zu den typischen Knochenveränderungen, so lassen sich diese anhand einer Vergrößerungsaufnahme ganz exakt diagnostizieren und lokalisieren. Auch bezüglich der Knochenarrosion von malignen Erkrankungen der Mundschleimhaut kann eine exakte Aussage getroffen werden. Bei entzündlichen Erkrankungen des Unterkiefers konnten wir auf unseren Aufnahmen Details erkennen, die auf keinem Nativröntgenbild sichtbar waren. Mit Hilfe von Feinstfokusröhren ist es uns möglich, eine Abbildung des Unterkiefers, welche um den Faktor 3,5 vergrößert ist, darzustellen (DE SMET u. Mitarb. 1982, DOI u. IMHOF 1977, GOULD u. GENANT 1981, TAKAHASHI u. Mitarb. 1981, JENSEN u. Mitarb. 1981, GOWIN u. Mitarb. 1983). Ziel dieser Arbeit soll sein, aufzuzeigen, daß mittels der direkten Röntgenvergrößerung ausgezeichnete Detailstrukturbilder des Unterkiefers erzielt werden können, anhand derer eine außerordentlich gute Beurteilung der Spongiosa möglich ist.

Material und Methode

Im Laufe des letzten Jahres sind von uns 50 Patienten mit dieser Methode untersucht worden, davon 15 mit primärem Hyperparathyreoidismus, 20 Plattenepithelkarzinome des Mundbodens, 2 Sarkome des Unterkiefers, 3 Frakturen und 10 entzündliche Prozesse im Knochen (Abb. 2–5). Aus aufnahmetechnischen Gründen läßt sich nur der Unterkiefer von der Prämolarengegend bis zum Kiefergelenkköpfchen vergrößert darstellen, so wie es der Unterkieferaufnahme nach Eissler entspricht (Abb. 1). Hierfür wird der Patient in Seitenlage gebracht; unter die plattennahe Schulter wird ein Kissen gelegt, so daß der Kopf überhängt. Die Röhre befindet sich etwa 50 cm vom Unterkiefer; die Platte liegt in 1,25 m Entfernung vom

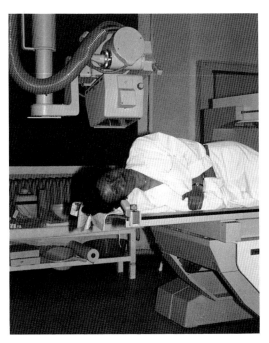

Abb. 1 Aufnahmeposition

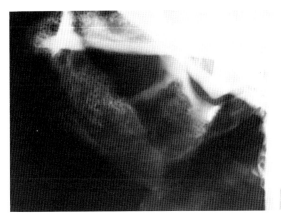

Abb. 2 Radioosteonekrose

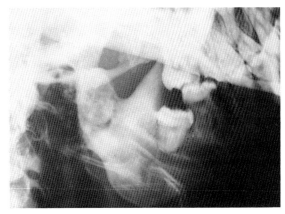

Abb. 3 Osteosarkom im Kiefergelenkköpfchen

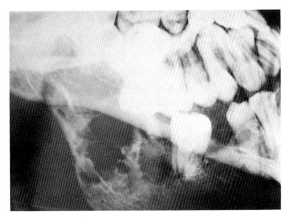

Abb. 4 Ewing-Sarkom

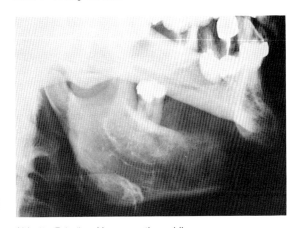

Abb. 5 Primärer Hyperparathyreoidismus

Fokus am Boden in 5 Grad Schrägstellung. Für unsere Vergrößerungsaufnahmen verwenden wir eine Super-Rotalix 03/100 mit umschaltbarem Fokus von Philips. Der Fokusdurchmesser beträgt 0,15 mm. Bei dieser Röhre entspricht die Eigenfilterung äquivalent 0,3 mm Aluminium. Die Aufnahmespannung liegt mit 65 kV und 64 mA/Sek. relativ hoch. Die Belichtungszeit beträgt 4 Sek. Unsere Filme beziehen wir von der Firma 3M, wobei wir mit den „Trimax doppelt beschichteten" Folien die besten Erfolge verzeichnen konnten. Bei allen Patienten wurden zuerst konventionelle Röntgenaufnahmen hergestellt, anhand derer dann die genaue Lokalisation für die Vergrößerungsaufnahme bestimmt werden konnte. So ergab sich auch eine gute Vergleichsmöglichkeit mit den Nativbildern. Es wurde auch versucht, auf fotografischem Weg konventionelle Röntgenaufnahmen zu vergrößern, wobei jedoch die vergrößerungsbedingte Unschärfe die Ergebnisse mit der direkten Röntgenvergrößerung nicht vergleichbar machte.

Diskussion

Die Schwierigkeit unseres Verfahrens liegt darin, daß durch die relativ lange Belichtungszeit häufig Bewegungsunschärfen entstehen – dies vor allem bei älteren Patienten, die sich in den 4 Sek., die sie in einer doch unbequemen Position verbringen müssen, leicht bewegen. Weiterhin versuchen wir, durch Verwendung von hochverstärkenden Folien (GOWIN 1983) die Strahlenbelastung der Patienten in Zukunft noch weiter zu reduzieren.

Die direkte Röntgenvergrößerung bringt in vielen Fällen eine zusätzliche Information zur Diagnosestellung von Systemerkrankungen – insbesondere bei Kalziumstoffwechselerkrankungen –, von malignen Erkrankungen und Entzündungen. Die Abbildung feinster Strukturen in der Spongiosa, welche in keinem anderen Verfahren so gut gelingt, ist mit geringem Zeitaufwand und mit der Ausrüstung der meisten kieferchirurgischen Abteilungen leicht möglich.

Zusammenfassung

In der Kieferchirurgie stellt sich oft das Problem, mit den herkömmlichen bildgebenden Verfahren die Knochenstruktur, insbesondere die Struktur der Spongiosa, nicht ausreichend genau darstellen zu können. Dies trifft speziell bei systemischen Kalziumstoffwechsel-Krankheiten, etwa beim primären Hyperparathyreoidismus, bei entzündlichen Prozessen im Knochen und bei neoplastischen Erkrankungen zu. Aus diesem Grund haben wir auf ein Verfahren zurückgegriffen, das bereits in den fünfziger Jahren getestet worden war (ZIMMER 1951), das sich jedoch mit den heutigen modernen Röntgenverfahren zu einer interessanten Bereicherung der Diagnostik entwickelt hat – die direkte Röntgenvergrößerung. Das Verfahren beruht auf dem Prinzip, den Abstand zwischen Objekt und Film möglichst groß zu wählen, während die Röhre möglichst objektnahe liegt.

Literatur

De Smet, A., F. L. Steven, A. W. Templeton: Direct radiographic magnification: Evaluation of three microfocus X-ray tubes. Amer. J. Radiol. 138 (1982) 139–142

Doi, K., H. Imhof: Noise reduction by radiographic magnification. Radiology 122 (1977) 479–487

Gould, R. G., H. K. Genant: Quantitative and qualitative comparison of two microfocus-tube imaging systems. Radiology 138 (1981) 195–201

Gowin, W., C. Viebahn, M. Friedrich: Aspekte der direkten röntgenologischen Vergrößerung bei Verwendung einer hochverstärkten Folie. Röntgenpraxis 36 (1983) 161–169

Jensen, W., A. J. Goldberg, M. S. Randall: Image resolution in dental and maxillofacial radiography with the conventional and "free focus" imaging concepts. Oral Surg. (1981)

Takahashi, M., Y. Ozawa, H. Takemoro: Focal-spot separation in stereoscopic magnification radiography. Radiology 140 (1981) 227–229

Zimmer, E. A.: Methodische Bemerkungen zur direkten Röntgenvergrößerung. Fortschr. Röntgenstr. 75 (1951) 292–302

Christian Krenkel, Salzburg

Darstellbarkeit der Kiefergelenkregion in den verschiedenen Projektionsebenen

Einleitung

Trotz moderner bildgebender Verfahren, wie die Computertomographie und die Kernspintomographie, sind konventionelle Summationsröntgenaufnahmen in mehreren Ebenen unersetzlich. Die Qualität der Röntgenbilder kann noch verbessert werden, wenn es, wie bei den Kiefergelenkröntgenaufnahmen, gelingt, diese mit Hilfe eines Zephalostaten reproduzierbar zu gestalten. Individuell geformte, starre Blenden reduzieren das Nutzstrahlenbündel auf ein Minimum und somit auch die Streustrahlung und die Strahlenbelastung für den Patienten (KRENKEL u. POISEL 1985). Indikationen für Kiefergelenkröntgenaufnahmen in mehreren Ebenen sind Verletzungen der Gelenkregion und die Kontrolle des Therapieresultates, Lagebestimmungen der Kondylen nach Osteotomien, Osteosynthesen und bei knöchernen rekonstruktiven Eingriffen.

Röntgenaufnahmetechniken

Als Röntgengeräte werden ein Schädelröntgengerät (Drehanodenröhre) mit einer Justiereinrichtung mit Zephalostat (Rayfix 70/90 Schädelröntgen-Justiergerät) und ein starker Dentalröntgenapparat (80 KV, 15 mA) mit einem Kiefergelenk-Justiergerät mit Visiereinrichtung (Rayfix 45 Kiefergelenkröntgen-Justiergerät, beide Geräte ANDRE VAUDAUX AG. Basel) verwendet (KRENKEL 1986). Mammographiefilme und Feinraster erhöhen das Auflösungsvermögen der Röntgenbilder. Der Zephalostat mit dem Patientenkopf ist um eine vertikale Achse zum Röntgenzentralstrahl drehbar und mit einer Winkelskala versehen. Der Kopf des Patienten wird im Zephalostat, wie bei Fernröntgenaufnahmen, mit Hilfe zweier Ohrlochstäbchen in Position gehalten und ist zusätzlich um diese in der Sagittalebene drehbar. Als dritten Bezugspunkt für eine reproduzierbare Kopfeinstellung dient das rechte oder linke Infraorbitale (tiefster Punkt einer Orbita). Ein um die Ohrlochstäbchenachse drehbar fixierter und mit einer Winkelskala versehener Visierpfeil wird entsprechend der gewünschten Röntgenaufnahme eingestellt und der Kopf des Patienten durch Drehen um die Ohrlochstäbchen mit seinem Infraorbitale nach diesem ausgerichtet. Um die konventionellen Patientenkopfeinstellungen für Schädelröntgenaufnahmen auf das neue Bezugssystem (äußerer Gehörgang rechts und links, ein Infraorbitale) umzurechnen, wurden bei 19 eugnathen

Probanden Bleikügelchen an der Haut fixiert (Infraorbitale, Stirne, Nasenspitze, Ohrlochstäbchenende) und damit seitliche Fernröntgenbilder mit geschlossenem und maximal geöffnetem Mund angefertigt.
In den Durchzeichnungen dieser Aufnahmen wurden die gebräuchlichen Einstellebenen und die Röntgenzentralstrahlen der im folgenden aufgezählten fünf Röntgenaufnahmen eingezeichnet und zueinander in Beziehung gesetzt:

1. Runström-IV-Röntgenaufnahme (RUNSTRÖM 1933),
2. transkranielles, schräg laterales Kiefergelenkröntgen als Nahaufnahme (Fokus-Haut-Distanz 20 cm),
3. Schädel, kranial-exzentrisch, mit maximaler Mundöffnung,
4. Schädel, kaudal-exzentrisch, mit maximaler Mundöffnung (CLEMENTSCHITSCH 1941).
5. Schädel, lateral- und kaudal-exzentrisch, transorbital (HOFRATH 1931).

Runström-IV-Röntgenaufnahme

(R-IV-Rö., axiale Schädelbasis-Röntgenaufnahme, submentovertikale Schädelübersichtsaufnahme)

Die Abb. 1a zeigt die Kopfeinstellung bei einem sitzenden Patienten mit nach dorsal überstrecktem Kopf. Der horizontale Röntgenzentralstrahl verläuft ca. 15 Grad zum dorsalen Unterkieferrand und steht im rechten Winkel zur Frankfurter Horizontalen. Die Kondylen werden ohne Überlagerung durch die Kieferwinkel dargestellt. Das Infraorbitale wird im Zephalostat von der Senkrechten 10 Grad nach dorsal überdreht.

Abb. 1b u. c: Röntgenaufnahmen einer Luxationsfraktur des linken Collum mandibulae vor und nach Zugschraubenosteosynthese. Das Nutzstrahlenbündel wurde durch eine Fixblende auf die abzubildende Region rechts und links eingeblendet. Die R-IV-Röntgenaufnahme stellt die Projektion der Kiefergelenke in die Transversalebene dar und kann für Vermessungszwecke herangezogen werden (KRENKEL u. POISEL 1985).

Transkranielles, individuell schräg laterales Kiefergelenkröntgenbild

(KRENKEL u. Mitarb. 1982, KULMER u. KRENKEL 1982, KRENKEL u. GRUNERT 1986)

Nach MAVES (1938) können eine exakte Wiedergabe der tatsächlichen Position des Kieferköpfchens und das Ausmaß einer Deformität nur dann dargestellt werden, wenn der Röntgenzentralstrahl direkt durch die Längsachse der Kiefergelenkpfanne verläuft. Diese Forderung nach einer individuellen Einstellung sowohl für Summationsröntgenaufnahmen als auch für Tomographien wurden von zahlreichen Autoren wiederholt (KUNDERT u. PALLA 1977, BENCH u. Mitarb. 1978, ROZENCWEIG u. MARTIN 1978, PALLA 1984).
Eine Beurteilung der Gelenkröntgenaufnahmen kann nicht ohne Erfahrung und ohne Wissen des klinischen, okklusalen und funktionsdiagnostischen Befundes erfolgen. Bei kondylenachsengerechter Projektion steht

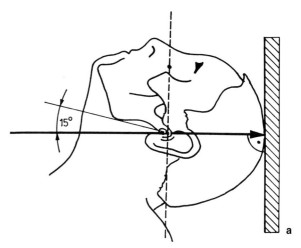
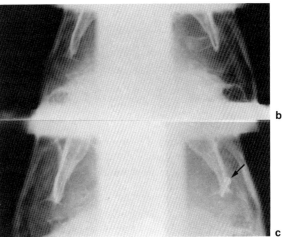

Abb. 1a–c Runström-IV-Röntgenaufnahme: **a** schematisch, Fallbeispiel (Pat. weibl. 58 J.) **b** vor und **c** nach Zugschraubenosteosynthese

der nach kaudal projizierte mediale Kondylenpol senkrecht unter dem Gelenkspalt. Bewegt sich der mediale Pol zum Porus acusticus oder weg von ihm (Pendeleffekt), ist dies ein untrügliches Zeichen, daß Projektionen des Gelenkspaltes von schräg vorn oder schräg hinten vorliegen, die zu Verzerrungen der Gelenkspaltbreite führen.
Abb. 2a u. b: Röntgenzentralstrahlrichtung in der Frontal- und Transversalebene. Abb. 2c: Luxationsfraktur des linken Collum mandibulae mit „leerer" Fossa. Abb. 2d: Capitulum in reponiertem Zustand mit Zugschraube.

Schädelübersicht, kranial-exzentrisch mit maximaler Mundöffnung

Abb. 3a: Konstruktion des Röntgenzentralstrahles nach den Angaben von CLEMENTSCHITSCH (1951). Wenn der Patient die Kondylen nicht bis auf die Höhe der Eminentia vorschiebt, werden der vordere Abhang des Tuberkulums und der Vorderrand des Kondylus samt ihrem Gelenkspalt gut abgebildet. Als Knochenfenster dient die dünne Knochenschicht der

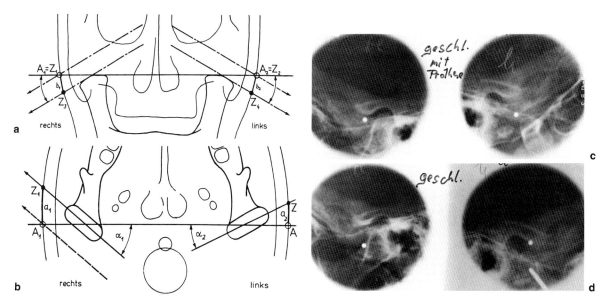

Abb. 2a–d a u. b Schematische Zeichnung des Röntgenzentralstrahles bei einem transkraniellen, individuell angefertigten seitlichen Kiefergelenkröntgenbild

c u. d Fallbeispiel (Pat. weibl. 58 J.) c vor und d nach Zugschraubenosteosynthese

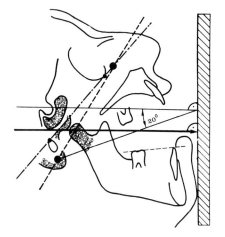

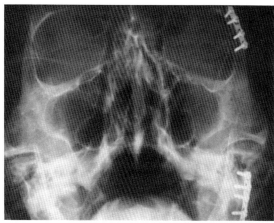

Abb. 3a u. b Schädelübersicht – kranial-exzentrisch: a schematisch, b Fallbeispiel einer verplatteten Unterkiefer-Kollumfraktur (Pat. weibl. 76 J.)

mittleren Schädelgrube. Der Zielwinkel im Zephalostat beträgt mit dem Infraorbitale 58 Grad von der Horizontalen nach kranial (KRENKEL 1986).

Abb. **3b**: Beispiel einer verplatteten Luxationsfraktur des linken Collum mandibulae mit harmonischem Gelenkspalt. Im rechten Kiefergelenk als Zufallsbefund deutliche Anzeichen einer Arthrose mit welliger Gelenkoberfläche.

Schädel, kaudal-exzentrisch mit maximaler Mundöffnung

(Kiefergelenke und Kieferäste nach CLEMENTSCHITSCH 1941)

Abb. **4a**: Konstruktion des Winkels des Röntgenzentralstrahles nach den Angaben von CLEMENTSCHITSCH. Die besondere Leistung der symmetrischen Aufnahmen liegt in der Vergleichbarkeit beider Gelenke. Sie zeigen jedoch eine leichte Schrägansicht der Kondylen durch die Schräglage der Kapitula und der Kieferäste. Der Röntgenzentralstrahl passiert kaudal der Schädelbasis. Der Zielwinkel im Zephalostat beträgt 15 Grad mit dem Infraorbitale von der Horizontalen nach kaudal.

Abb. **4b** u. **c**: Röntgenaufnahmen einer Luxationsfraktur des linken Collum mandibulae vor und nach Zugschraubenosteosynthese. Das Nutzstrahlenbündel wurde in Abb. **4c** zentral durch eine Fixblende ausgeblendet. An den Kondylen werden die dorsalen Gelenkflächen zur Ansicht gebracht.

Schädel, lateral- und kaudal-exzentrisch

(transorbitale Kiefergelenkaufnahme nach HOFRATH 1931)

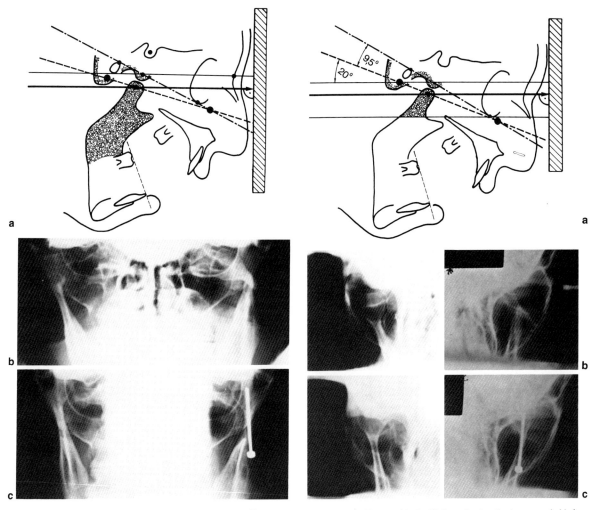

Abb. 4a–c Kiefergelenke und Kieferäste nach Clementschitsch: **a** schematisch, Fallbeispiel (Pat. weibl. 58 J.) **b** vor und **c** nach Zugschraubenosteosynthese

Abb. 5a–c Transorbitale Kiefergelenkaufnahme nach Hofrath: **a** schematisch, Fallbeispiel (Pat. weibl. 58 J.) **a** vor und **b** nach Zugschraubenosteosynthese

Abb. 5a: Konstruktion des Winkels des Röntgenzentralstrahles nach den Angaben von HAUSSER. Das Prinzip der Aufnahmetechnik ist es, das Kiefergelenk in sagittalem Strahlengang subkraniell, unterhalb des dichten Schattens der Schädelbasis durch die gleichseitige Augenhöhle frei zu projizieren (CLEMENTSCHITSCH 1963). Dazu muß das Kieferköpfchen durch weites Öffnen des Mundes unter das Tuberculum articulare gebracht werden. Die Aufnahme stellt eine gerade Durchsicht durch das Kieferköpfchen und das Collum mandibulare von rückwärts nach vorn dar und zeigt die dorsale Kondylenoberfläche.
Das Infraorbitale wird im Zephalostat 15–20 Grad von der Horizontalen nach kaudal abgesenkt und um eine vertikale Achse 20 Grad nach medial gedreht.
Abb. **5b** u. **c**: Röntgenaufnahmen einer Luxationsfraktur des linken Collum mandibulae vor und nach Zugschraubenosteosynthese. Die Röntgenaufnahmen werden im Gegensatz zu den Angaben von HOFRATH als Fernaufnahmen (95 cm) mit einem Schädelröntgengerät durchgeführt. Bei einem Vergleich der Abb. **4b** mit Abb. **5b** zeigt letztere die „wahre" Situation mit wesentlich stärkerer Verlagerung der Frakturenenden.
Ähnliche Aufnahmen wie die nach HOFRATH (1931, 1939) werden subkraniell jedoch mit einer anteriorposterioren Strahlenrichtung angefertigt und sind in der Originalliteratur als Nahaufnahmen mit 5 cm Röhren-Haut-Abstand angegeben (Aufnahmen nach ZIMMER 1941, MOFFET 1959, TVEITO 1977). Bei der Aufnahme nach ZIMMER verläuft der Röntgenzentralstrahl direkt durch die Orbita der gelenkgleichen Seite, bei der Aufnahmetechnik nach MOFFET (1959) von der Region des Foramen infraorbitale der Gegenseite zum Gelenk. Diese letztere Aufnahme bringt nur mit der Nahaufnahmentechnik gute Bilder. Diese Technik ist jedoch aus Strahlenschutzgründen (Augenlinse) bedenklich. Dieselbe Röntgeneinstellung, als Fernaufnahme unbedenklich, läßt jedoch die knöchernen Strukturen der Kiefer- und Nasenhöhlen zu deutlich hervortreten, so daß das Kapitulum und das Kollum zu stark überlagert werden. Die Aufnahmetechnik

nach HOFRATH (1931) hat hingegen auch bei den Fernaufnahmen gut verwertbare Röntgenbilder geliefert, weil die Orbita als Knochenfenster die Überlagerungen verhindert. Die Aufnahme nach HOFRATH stellt zu den übrigen Röntgenaufnahmen eine wertvolle Ergänzung dar.

Zusammenfassung

Es werden fünf Projektionen der Kiefergelenkregion einander gegenübergestellt, bei denen die Röntgenzentralstrahlen, bezogen auf die Transversalebene, auf die Frontalebene und auf die Sagittalebene unterschiedlich auftreffen. Diese Aufnahmen ermöglichen eine räumliche Vorstellung der Gelenkregion. Mit Hilfe von Patientenkopf-Justiergeräten, gekoppelt an die Röntgenröhren, werden diese Röntgenprojektionen reproduzierbar. Die Strahlenbelastung wird durch Fixblenden auf ein Minimum reduziert.

Literatur

Bench, R. W., C. F. Gugino, J. J. Hilgers: Bioprogressive therapy. J. clin. Orthop. 12 (1978) 282

Clementschitsch, F.: Mitteilung einer symmetrischen Aufnahme beider Kiefergelenke in posterior-anteriorer Richtung. Öst. Z. Stomat. 23 (1941) 877

Clementschitsch, F.: Die Röntgendarstellung des Gesichtsschädels. Urban & Schwarzenberg, Wien 1951

Clementschitsch, F.: Die Röntgendarstellung der Kiefergelenke. In O. Olssen, F. Strnad, H. Vieten, A. Zuppinger: Handbuch der Medizinischen Radiologie. Springer, Berlin 1963 (S. 819)

Hofrath, H.: Die Bedeutung der Röntgenfern- und Abstandaufnahme für die Diagnostik der Kieferanomalien. Fortschr. Orthodont. 1 (1931)

Hofrath, H.: Die Röntgenographie im Dienste der Gebiß- und Kieferorthopädie. In Bruhn: Handbuch der Zahnheilkunde IV. München 1939

Krenkel, Ch.: Darstellung von Kieferhöhlenerkrankungen mit dem Dentalröntgengerät. In G. Watzek, H. Matejka: Erkrankungen der Kieferhöhle. Springer, Wien 1986 (S. 73)

Krenkel, Ch., I. Grunert: Das individuelle, reproduzierbare Kiefergelenkröntgen. Zahnärztl. Prax. (im Druck)

Krenkel, Ch., S. Poisel: Das Foramen spinosum im Runström-IV-Röntgen als exakter Bezugspunkt zur Vermessung der Kieferköpfchen. Z. Stomat. 82 (1985) 71

Krenkel, Ch., S. Kulmer, S. Poisel: Die modifizierte Runström-IV-Röntgenaufnahme als Grundlage für ein individuell eingestelltes Kiefergelenksröntgen. Öst. Z. Stomat. 79 (1982) 4

Kulmer, S., Ch. Krenkel: Kiefergelenksröntgen treffsicher und aussagekräftig mit der Runström-IV-Röntgenaufnahme. Zahnärztl. Prax. 33 (1982) 243

Kundert, M., S. Palla: Deutung und Fehldeutung in der okklusionsdiagnostischen Kiefergelenkradiologie. Schweiz. Mschr. Zahnheilk. 87 (1977) 465

McCabe, J. B., S. E. Keller, B. C. Moffet: A new radiographic technique for diagnosing temporomandibular joint disorders. J. dent. Res. 38 (1959) 663

Maves, T. W.: Radiology of the temporomandibular articulation with correct registration of vertical dimension for reconstruction. J. Amer. dent. Ass. Cosm. 25 (1938) 585

Moffet, B.: Kiefergelenkaufnahme nach Moffet. In L. Tveito: Die transantrale Kiefergelenkprojektion – eine Ergänzung der transversalen Projektion. Dtsch. Zahnärztl. Z. 32 (1977) 583

Palla, S.: Condyle position: determinants and radiological analysis. In W. K. Solberg, G. T. Clarc: Abnormal Jaw Mechanics. Quintessence, Chicago 1984

Rozencweig, D., G. Martin: Selective tomography of the TMJ and the myofacial pain-dysfunction syndrome. J. Prosthet. Dent. 40 (1978) 67

Runström, G.: A roentgenological study of acute and chronic otitis media. Wezäta Wald. Zachrisson Boktryckeri A.–B, Göteborg 1933

Tveito, L.: Die transantrale Kiefergelenkprojektion – eine Ergänzung der transversalen Projektion. Dtsch. Zahnärztl. Z. 32 (1977) 583

Zimmer, E. A.: Die Röntgenologie des Kiefergelenkes. Schweiz. Mschr. Zahnheilk. 51 (1941) 949

Günter Sander und Ferdinand Sitzmann, Ulm

Röntgenstereophotogrammetrie zur Diagnostik im Kiefer-Gesichtsschädel

Einleitung

Während allgemein das Röntgenbild nur zur qualitativen Aussage benutzt wird, verwenden Kieferorthopäden und Kieferchirurgen die laterale Schädelröntgenaufnahme auch zur quantitativen Befunderhebung. Die metrische Beurteilung des Schädels auf einer zweidimensionalen Röntgenaufnahme löste zwangsläufig, neben anderen Abbildungs- und Auswertungsfehlern kritische Diskussionen aus (BAUMRIND 1971 a, b, RAKOSI 1979, SCHMUTH 1974, SCHMUTH u. ALTUNA 1971). Die Verwendung von Tantalimplantaten in Knochenstrukturen vermag nur einen Teilaspekt der Strukturveränderungen, z. B. während des Wachstums, zu lösen (RUNE u. Mitarb. 1975, SELVIG 1974). Neue Möglichkeiten in der Diagnostik werden durch stereoskopische Röntgenaufnahmen eröffnet. Die Raumwahrnehmung führt zu einer größeren Sicherheit bei der Interpretation von Röntgenaufnahmen (HASSELWANDER 1954, MAURER 1982).

Technik der Stereoröntgenaufnahme

Eine Stereoröntgenaufnahme, die visuell stereoskopisch betrachtet werden kann, erfolgt mit zwei nebeneinander angeordneten Rotationsanodenröhren, die unmittelbar nacheinander ausgelöst werden, um eine Bewegungsunschärfe weitgehend auszuschließen (Abb. 1). Der Film-Fokus-Abstand beträgt 140 cm. Ein Blattfilmwechsler tauscht den belichteten Röntgenfilm gegen einen unbelichteten Film innerhalb von ⅙ Sek. aus.

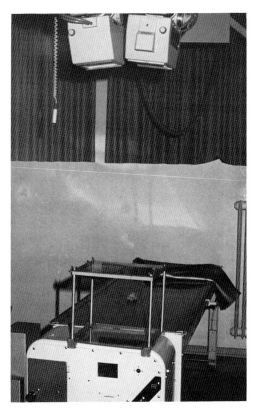

Abb. 1 Stereoröntgenanordnung. Zwei Rotationsanodenröhren mit dem entsprechenden Konvergenzwinkel, das Paßpunktsystem auf dem Blattfilmwechsler und der Tisch zur Lagerung der Patienten

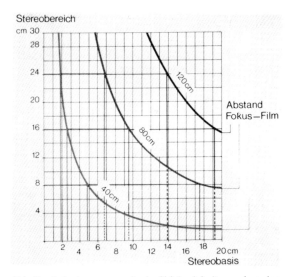

Abb. 2 Aufnahmeparameter in Abhängigkeit von dem darzustellenden Stereobereich. Die Stereobasis wird in Abhängigkeit vom Film-Fokus-Abstand dargestellt

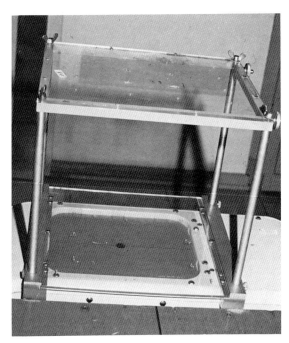

Abb. 3 Paßpunktsystem mit jeweils einer Plexiglasplatte vor und hinter dem Objekt

Räumliches Sehen der Aufnahmen

Das räumliche Sehen erfolgt durch die Verarbeitung von zwei Netzhautbildern in der Kortikalis. Dabei sieht jedes Auge einen Gegenstand aus einer anderen Perspektive. Die Größe der Horizontalparallaxe ist dabei entscheidend für das Tiefensehen. Da das menschliche Auge nur beschränkt in der Lage ist, räumlich zu sehen, muß dies bei der Aufnahmegeometrie berücksichtigt werden. Bei großen Entfernungen ist kein räumliches Sehen mehr vorhanden; es erfolgt nur noch ein Größenvergleich mit der Umgebung. Für die Positionierung der Röntgenröhren bedeutet dies, daß die Projektionsrichtung parallel bis zu einem Konvergenzwinkel von 30° variieren kann. Besonders gut ist das räumliche Sehen, wenn das Basisverhältnis, d. h. der Abstand der Röhren zur Objektentfernung, in einem Verhältnis von $1/5-1/10$ liegt (Abb. 2) (HASSELWANDER 1954, KELLNER 1971, KELLNER u. JANKE 1971). Bei einer Fokus-Objekt-Entfernung von 140 cm sollten die Röntgenröhren mindestens 14 cm, maximal 28 cm voneinander angeordnet sein. Unter diesen Bedingungen erstellte Röntgenaufnahmen lassen sich bereits qualitativ mit einem Röntgenstereoskop betrachten.

Vermessen von Stereoröntgenaufnahmen

Zur quantitativen Ausmessung sind folgende Vorbedingungen zu erfüllen:

1. Abstand der Röhren und die Entfernung der Röntgenröhren zum Film müssen bekannt sein.
2. Es müssen die Punkte auf jedem Bild vermessen werden, die eindeutig von demselben Bezugspunkt stammen.
3. Rekonstruktion der angemessenen Punkte in einem Paßpunktsystem (Abb. 3).

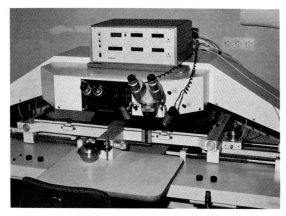

Abb. 4 Auswertegerät Römat mit dem Schlitten für die beiden Röntgenbilder und einem Zähler zur Vermessung der Koordinaten

Die quantitative Auswertung erfolgt mit einem Stereokomparator, wie er in der Photogrammetrie benutzt wird (KELLNER u. JANKE 1971). Im Durchlichtverfahren wird das linke Bild mit dem linken Auge und das rechte Bild mit dem rechten Auge betrachtet. Zusätzlich muß eine auf allen Richtungen des Raumes verschiebbare Meßmarke vorhanden sein. Mit dieser eingespiegelten Meßmarke werden die korrespondierenden Punkte aufgesucht. Bei dem von uns benutzten Gerät Römat (Firma Niebich) werden nacheinander monookular links, dann monookular rechts die Paßpunkte vermessen (Abb. 4). Mit diesen Daten kann ein an dem Römat-Gerät angeschlossener Computer die Aufnahmegeometrie errechnen. Für jeden Raumpunkt formt der Computer die Koordinaten X rechts, Y rechts, X links, Y links in eine X-Y-Z-Koordinate um. Durch eine angeschlossene Magnetplatte werden die Informationen über die X-Y-Z-Koordinate und die Patientendaten gespeichert.

Um über die Genauigkeit der stereoskopischen Vermessungen Aussagen machen zu können, wurden die Standarddeviation und der Standardfehler dieser Einheit überprüft. Zu diesem Zweck wurde ein Eichkörper erstellt, in dem Stahlkugeln von jeweils 1 mm Durchmesser eingelassen sind. Die Kugelabstände werden auf einem Kreuztisch mit einer Genauigkeit von 0,05 mm bestimmt. Bezogen auf die Mehrfachmessung beträgt die Standardabweichung ca. 0,4 mm; Einzelmessungen wiesen Abweichungen von 0,74 mm auf (Tab. 1).

Ergebnisse

Bei den Streckenmessungen am mazerierten Schädel konnten Standardabweichungen von 20,3 mm gefunden werden, während die größte Einzelabweichung mit 40,5 mm bei dem Abstand orbitale rechts zu orbitale links auftrat (Tab. 2). Auch bei den Winkelmessungen waren z. T. beträchtliche Abweichungen vorhanden. In Einzelmessungen differierten die Winkel S-N-Pog um 14,2 Grad, der Winkel S-N-A um 18,3 Grad und der Winkel S-N-B um 15,7 Grad (Tab. 3). Generell gibt es bei der Bestimmung von kephalometrischen Punkten, die keine eindeutige Begrenzung im Röntgenbild besitzen, größere Schwierigkeiten. Zwar lassen sich die Punkte S, N, A, B und Pog auf einer Normalateralisaufnahme eindeutig wiederfinden, in stereoskopischen Aufnahmen ist jedoch ihre Festlegung problematisch, weil sie sich auf einer mehr oder weniger unregelmäßig geformten Oberfläche befinden. Will man in Anlehnung an die bereits bekannten Auswertungsmethoden eine Stereoröntgenaufnahme des Kopfes erstellen, die möglichst viele bekannte Referenzpunkte enthält, so ist eine Untersuchung über die optimale Position der Aufnahmerichtung erforderlich. Zur Ermittlung der richtigen Aufnahmeposition des Kopfes kann der Schädel in drei Achsen gedreht werden:

1. die X-Achse, eine Vertikalachse, die durch die Wirbelsäule verläuft,
2. die Y-Achse, eine Sagittalachse, die durch die Spina nasalis verläuft,
3. die Z-Achse, eine Transversalachse, die durch die Porionpunkte verläuft.

Wählt man insgesamt 26 bekannte Punkte aus der Auswertung lateraler Röntgenaufnahmen aus, so erhöhen sich diese, da sie im Stereoröntgenbild teilweise paarig zu erkennen sind, auf 36 Punkte. Entsprechend der Tab. 4 ergaben sich bei einer Aufnahmerichtung, die etwa der „Norma lateralis" entsprach, unter Verwendung von zwei Stereoröntgengeräten die meisten identifizierbaren Punkte. Im optimalen Fall können insgesamt 32 von 36 Punkten angemessen werden.

Tabelle 1 Überprüfung der Grundgenauigkeit an einem Plexiglaswürfel mit an den Kanten eingelassenen Metallkugeln

		Durchschnittl. Differenz	Standardabweichung	Max. Einzelabweichung vom Durchschn.
Tiefenabweichung	(mm)	0,29	0,22	0,62
Breitenabweichung	(mm)	0,11	0,21	0,40
Höhenabweichung	(mm)	0,29	0,39	0,74
Winkelabweichung	(Grad)	0,01	0,33	0,70

Bezüglich der Genauigkeit gab es jedoch erhebliche Probleme bei der Anwendung der bisher bekannten Meßpunkte. So war insbesondere die Sella nur mit einem großen Unsicherheitsfaktor zu bestimmen, da im dreidimensionalen Bild die Sella turcica als eine walzenförmige Ausbuchtung des Schädels zu erkennen war. Die Festlegung eines Mittelpunktes stellte erhebliche Anforderungen an das räumliche Sehen des Auswerters. So bereitete auch die Festlegung der Orbitalränder für die Erstellung der Frankfurter Hori-

Tabelle 2 Vermessung von Strecken am mazerierten Schädel

Strecken (in mm)	Durchschnittl. Differenz	Standardabweichung	Max. Einzelabweichung vom Durchschn.
S-N	3,2	5,4	16,2
ORR-KOR	Strecke konnte nur auf einer Aufnahme eindeutig bestimmt werden		
ORL-KOL	25,6	20,3	25,3
N-POG	2,2	3,2	8,0
N-A	2,8	3,6	8,9
N-B	2,5	2,8	6,1
A-B	2,2	1,5	3,3
ORR-ORL	13,6	12,8	40,5
HTMR-HTML	6,4	9,3	36,6
SPA-PM	4,7	3,4	7,0

Tabelle 3 Winkelmessungen im Stereoröntgenbild am mazerierten Schädel

Winkel (in Grad)	Durchschnittl. Differenz	Standardabweichung	Max. Einzelabweichung vom Durchschn.
S-N-POG	2,3	4,5	14,2
S-N-A	3,4	5,6	18,3
S-N-B	2,5	4,9	15,7
A-N-B	1,1	1,5	1,3
(SPA-PM)-(S-N)	6,2	5,9	14,5

Tabelle 4 Kopfposition zur Optimierung der Stereoröntgenaufnahme bei der Darstellung möglichst vieler bekannter zephalometrischer Referenzpunkte

| Rangfolge | Drehungen um die Achse (in Grad) | | | Gut bestimmbare Punkte (in %) | Schlecht bestimmbare Punkte (in %) | Nicht bestimmbare Punkte (in %) |
	x	y	z			
I	0	0	0	77,1	14,3	8,6
II	−15	0	0	60,0	28,6	11,4
III	+15	0	−10	68,6	20,0	11,4
IV	+15	+10	0	68,6	11,4	20,0
V	−20	0	−20	40,0	25,7	34,3
VI	+45	0	0	20,0	25,7	54,3

zontalen allen Auswertern erhebliche Schwierigkeiten, so daß auch hier größere Fehler auftraten. Im lateralen Röntgenbild waren die Orbitalränder als Schatten relativ gut einzuzeichnen, während das Auffinden im Stereoröntgenbild bei vielen Schädeln nahezu unmöglich war. Insbesondere zeigten alle Referenzpunkte, die auf Kurvaturen lagen oder die im lateralen Bild nur als einfache Schatten dargestellt waren, Probleme, die zu der Frage führten, ob nicht neue zephalometrische Referenzpunkte für die Stereoauswertetechnik erforderlich sind.

Zusammenfassung

In der Untersuchung wurde versucht, die optimale Kopfposition für das Stereoröntgenverfahren unter Berücksichtigung der von den seitlichen Fernröntgenaufnahmen bekannten Referenzpunkte zu ermitteln. Die Anordnung der Röntgenröhre für eine „Normalateralis"-Aufnahme, die den Konvergenzwinkel einschließt, ermöglichte das Ausmessen der meisten Meßpunkte. Größere Probleme ergaben sich beim Ausmessen von Referenzpunkten, die auf einer mehr oder weniger ausgeprägten Oberfläche liegen oder nahezu parallel zur Richtung des jeweiligen Zentralstrahles sind. Als Schlußfolgerung daraus sollten neue Referenzpunkte diskutiert werden.

Die Genauigkeit des Verfahrens, einschließlich der quantitativen Auswertung, wurde mit einem Plexiglaswürfel der Kantenlänge 12,6 cm überprüft. Nach kurzer Eingewöhnung in die Meßmethodik lag der maximale Fehler bei Streckmessungen bei 0,4 mm (0,3%) und bei Winkelmessungen unter 0,3°. Eine derartige Genauigkeit ermutigt uns, das Verfahren weiter zu verfolgen und es für die Diagnostik im Kiefer-Gesichts-Bereich einzusetzen.

Literatur

Baumrind, S.: The reliability of head film measurements. 1. Landmark identification. Amer. J. Orthodont. 60 (1971a) 111

Baumrind, S.: The reliability of head film measurements. 2. Conventional angular and linear measures. Amer. J. Orthodont. 60 (1971b) 505

Hasselwander, A.: Die objektive Stereoskopie an Röntgenbildern. Thieme, Stuttgart 1954

Kellner, H.: Arbeiten zur analytischen Auswertung von Röntgenstereoaufnahmen. Diss., Göttingen 1971

Kellner, H., H. Janke: Roemat ein neues Auswertegerät für Stereo-Röntgenaufnahmen (vorläufige Mitteilung). Eigenverlag Biophotogrammetrie, Göttingen 1971

Maurer, B.: Versuche zur Ermittlung der optimalen Position bei Stereo-Röntgenaufnahmen des Kopfes. Diss., Bonn 1982

Rakosi, T.: Atlas und Anleitung zur praktischen Fernröntgenanalyse. Hanser, München 1979

Rune, B., K.-V. Sarnäs, G. Selvik: Analysis of motion of skeletal segments following surgical-orthodontic correction of maxillary retrusion. Application of a new roentgen stereophotogrammetric method. Dentomaxillofac. Radiol. 4 (1975) 90–94

Schmuth, G. P. F.: Die Problematik einer metrischen Auswertung von Röntgenaufnahmen in der Kieferorthopädie. Dtsch. zahnärztl. Z. 29 (1974) 327–330

Schmuth, G. P. F., G. Altuna: Wie genau sind röntgenkephalometrische Befunde? Öst. Z. Stomat. 68 (1971) 370–381

Selvik, G.: A Roentgen Stereophotogrammetric Method for the Kinematics of the Skeletal System. Diss., Lund (Schweden) 1974

Mostafa Farmand, Hans-Jörg Marxer, Zürich

Laterale Fernröntgenaufnahme im Tierversuch

Einleitung

Das Fernröntgenbild (FR) ist das Mittel der Wahl, um entwicklungs- und therapiebedingte Veränderungen der Schädelarchitektur in der seitlichen Ansicht zu analysieren. Das FR ist das Produkt einer streng standardisierten Projektionstechnik. Bei tierexperimentellen Untersuchungen am Knochen im Bereich des Gesichts wäre das FR eine wünschenswerte Ergänzung der Dokumentation. Die Anfertigung streng standardisierter Röntgenbilder des Schädels ist jedoch im Tierexperiment nur mit beträchtlichem Aufwand (art- oder gar rassenspezifischer Zephalostat, Implantate (DAVIS u. Mitarb. 1981) realisierbar. Zudem fehlt in vielen tierexperimentellen Laboratorien die dazu notwendige Infrastruktur, zumal mit einer recht großen Vielfalt potentieller Versuchstiere gerechnet werden muß. SCHEBITZ u. WILKENS (1968) beschrieben eine einfache Aufnahmetechnik für Hunde, jedoch ohne Angaben über die Reproduzierbarkeit der Methode.

Im Rahmen laufender Projekte ergab sich die Notwendigkeit, Operationen und Nachuntersuchungen verschiedenster Versuchstiere (Abb. 1 u. 2) in mehreren Institutionen durchzuführen. Obwohl für die Auswertung dieser Arbeiten das FR nicht absolut notwendig war, wurde dennoch ein einfacher Weg gesucht, um die Falldokumentation mit einem seitlichen Röntgenbild zu ergänzen. Deshalb wurde untersucht, inwieweit mit *einfachen* Mitteln eine genügende Reproduzierbarkeit der Aufnahmetechnik ohne Zephalostat erzielt werden kann.

Material und Methode

Der Kopf der Versuchstiere wurde auf einem Schaumstoffpolster so positioniert, daß der Zentralstrahl möglichst lotrecht auf die Mediansagittale traf. Nach Möglichkeit wurde die Einstellung im Bildverstärker kontrolliert. Die Tiere wurden zumeist in Narkose untersucht. Der Abstand Fokus – Mediansagittale betrug bei Hunden 105 cm, der Abstand Mediansagittale – Film 8 cm. Daraus resultiert für mediansagittale Strukturen ein Vergrößerungsfaktor von 7,1%. Als Maß für die Reproduzierbarkeit der Aufnahmetechnik wurde der Methodenfehler (DAHLBERG 1940, GRAVELY u. MURRAY 1974) einfacher Streckenmessungen bestimmt. Zu diesem Zweck wurden von 10 Hunden in voneinander unabhängigen Einstellungen je zwei Fernröntgenbilder hergestellt. Von den Fern-

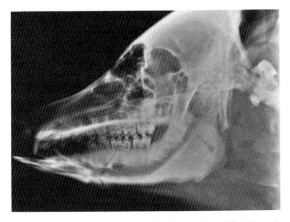

Abb. 1 Laterale Fernröntgenaufnahme eines Minipigs mit einer konsolidierten Unterkieferfraktur

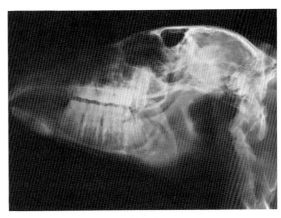

Abb. 2 Laterale Fernröntgenaufnahme eines Esels mit einer medianen Unterkieferspalte. Die Aufnahme zeigt ein normales Wachstum des Unterkiefers 6 Monate nach operativem Verschluß der Spalte

röntgenaufnahmen wurden Kontaktkopien angefertigt, auf denen zephalometrische Punkte lokalisiert und mittels Zirkelspitze durchgestochen wurden (TEUSCHER 1986). Die Punktkoordinaten wurden auf induktivem Wege registriert und auf einem PDP-11-Rechner weiterverarbeitet. Folgende Punkte (Abb. 3) wurden verwendet:

OCS Protuberantia occipitalis externa
     (occipitale superior)
OCI Condylus occipitalis (occipitale inferior)
S   Schnittpunkt zwischen der Projektion der Juga cerebralis und dem Prozessus temporalis des Jochbogens
Go   dorsalster Punkt am Prozessus angularis der Mandibula
Sd   Supradentale
Id   Infradentale

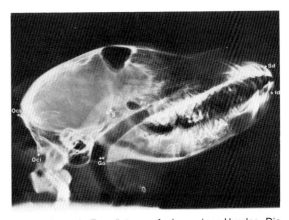

Abb. 3 Laterale Fernröntgenaufnahme eines Hundes. Die einzelnen im Text wiedergegebenen Punkte sind eingezeichnet

Daraus ergeben sich folgende Streckenmessungen:

UKT Tiefe (= Länge) des Unterkiefers: Go-Id
HGT hintere Gesichtstiefe: OCS-S
VGT vordere Gesichtstiefe: S-Sd
GGT gesamte Gesichtstiefe: OCS-Sd
HGH hintere Gesichtshöhe: OCS-OCI

Bei 26 Hunden wurden dann nach dem oben angegebenen Verfahren in einer Longitudinalstudie die Strecken am Unterkiefer berechnet und teilweise dargestellt.

Resultate

Der Methodenfehler der einzelnen Streckenmessungen liegt zwischen 0,4 und 0,7 mm (Tab. 1). Anhand der seitlichen Fernröntgenaufnahmen war es möglich, longitudinale Längenmessungen am Unterkiefer von 26 Hunden sowie die Wachstumskurve einzelner Hunde aus einem laufenden Experiment graphisch darzustellen (Abb. 4 u. 5). Die Abb. 4 zeigt trotz einer entsprechenden Variabilität ein einheitliches Wachstumsverhalten des Unterkiefers. Die Abb. 5 demon-

Tabelle 1 Methodenfehler verschiedener Streckenmessungen

	Strecke	Abstand der Punkte	Methodenfehler
sagittal			
	UKT	Go-Id	0,70 mm
	HGT	OCS-S	0,42 mm
	VGT	S-Sd	0,64 mm
	GGT	OCS-Sd	0,57 mm
vertikal			
	HGH	OCS-OCI	0,67 mm

$$MF = \sqrt{\frac{\Sigma di^2}{2n}}$$

MF = Methodenfehler,
di = Differenz der Messung einer Strecke zwischen 1. und 2. Röntgenaufnahme,
n = Anzahl der gemessenen Probanden

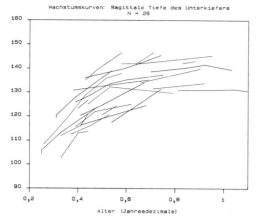

Abb. 4 Wachstumskurve: Sagittale Tiefe des Unterkiefers (UKT), n = 26 Hunde

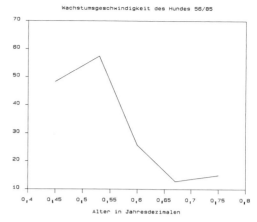

Abb. 5 Wachstumsgeschwindigkeit eines einzelnen Hundes

striert die deutliche Abnahme der Wachstumsrate des Unterkiefers eines einzelnen Hundes mit einem Alter von ca. 8 Monaten (0,68 Jahresdezimale).

Diskussion

Der in dieser Arbeit bestimmte Methodenfehler beschreibt die Gesamtvariabilität, die durch die Aufnahmetechnik, die Entwicklung, die Lokalisation der Punkte und durch das Digitalisieren verursacht wird. In der Humanzephalometrie liegt der Methodenfehler von Strecken in der Größenordnung von 0,2–0,3 mm. Die beschriebene Aufnahmetechnik schneidet wie erwartet deutlich schlechter ab als die beim Menschen angewendete Technik unter Zuhilfenahme eines Zephalostaten. Doch kann im Verhältnis zum Aufwand und in Anbetracht der Tatsache, daß keine besondere Infrastruktur oder Implantate verwendet werden, das beschriebene Prozedere als Ergänzung der Dokumentation bei operativen Eingriffen im Bereich des Gesichts empfohlen werden.

Zusammenfassung

In der vorliegenden Arbeit wird die Reproduzierbarkeit der Aufnahmetechnik von Fernröntgenbildern ohne Zephalostat am Hund untersucht. Erwartungsgemäß liegt der Methodenfehler mit 0,4–0,7 mm deutlich höher als bei Aufnahmen mit Zephalostat. Dennoch dürfte diese Genauigkeit für eine ergänzende Dokumentation von tierexperimentellen Versuchen genügen.

Literatur

Dahlberg, G.: Statistical Methods for Medical and Biological Students. Interscience, New York 1940

Davis, H., H. F. Sailer, D. Poswillo: A pilot study on the effect of alteration of the suprahyoid muscles on the growth of the marmoset monkey. Int. J. oral. Surg. 10 (1981) 292

Gravely, J. F., P. Murray: The clinical significance of tracing error in cephalometry. Brit. J. Orthod. 1: 95 (1974)

Schebitz, H., H. Wilkens: Atlas of radiographic anatomy of dog and horse. Verlag für Landwirtschaft und Veterinärmedizin, Gartenbau, Forstwesen, Jagd und Fischerei, Berlin 1968

Teuscher, U.: Quantitative Resultate einer wachstumsbezogenen Behandlungsmethode des Distalbisses bei jugendlichen Patienten. Habil.-Schrift, Zürich 1986

Volkhart Freitag, Homburg/Saar

Zur Indikation des Feinfokus-Vergrößerungspanoramaverfahrens in der Mund-Kiefer-Gesichts-Chirurgie

Leider ist dieser Beitrag ein Abgesang für eine spezielle, aber sehr nützliche Röntgentechnik. Das Feinfokus-Panoramavergrößerungsverfahren beruht auf Patenten aus den Jahren 1944 und 1947. Es dauerte noch bis 1961, bis erste Berichte über die klinische Anwendung erschienen. Die Technik hatte eine kurze Blüte; Geräte wurden von mehreren Firmen angeboten. Durch das Aufkommen des Panoramaschichtverfahrens wurde die Feinfokustechnik dann in den Hintergrund gedrängt. Hinzu kam, daß zuletzt nur noch Geräte hergestellt wurden, die eine geringe kV-Leistung boten. Inzwischen ist die Produktion mangels Nachfrage eingestellt worden. Bei der Firma Comet in Bern ist noch eine letzte Serie verfügbar.

HIELSCHER (1962) und JUNG (1962) u. a. haben die Möglichkeiten und Grenzen der Feinfokuspanoramatechnik in der zahnärztlichen Radiologie, besonders im Vergleich zum Zahnfilm, beschrieben und abgesteckt. ROTTKE hat 1972 die Indikationen, die sich jeweils für Panoramaschichtverfahren und Feinfokuspanoramaaufnahmen in der MKG-Chirurgie ergeben, diskutiert. Durch Variationen der Position der Feinfokusröhre, intra- oder extraoral (HIELSCHER 1968, DURNER 1972, FREITAG 1972), wurde die Anwendung erweitert, so daß nicht nur die Zahnreihen, sondern auch andere Regionen des Gesichtsschädels untersucht werden können. Die Darstellung des Mittelgesichtsskelettes ist möglich (v. DOMARUS 1972); die Projektion ist dabei allerdings ungewohnt und die Strukturen zuweilen schwer zu deuten (FREITAG 1967). CANIGIANI hat 1976 in einer Monographie die Möglichkeiten der Feinfokuspanoramatechnik bei der Untersuchung des Gesichtsschädels, im Vergleich zu konventionellen Schädelaufnahmen, herausgearbeitet. Letztens hat sich JENSEN (1979, 1983) bemüht, erneut die Aufmerksamkeit auf die von ihm so genannte „free-focus-radiography" zu lenken.

Es ist in der Kürze nicht möglich, Prinzipien, Anwendungen, Stärken und Schwächen des Verfahrens systematisch abzuhandeln. Hierzu sei auf die genannten Arbeiten verwiesen. Im folgenden soll diskutiert werden, bei welchen Fragestellungen der Einsatz der Feinfokustechnik in der Mund-Kiefer-Gesichts-Chirurgie heute noch nützlich erscheint.

Grundsätzlich gilt, daß das Panoramaschichtbild als Übersichtsaufnahme überlegen ist, da es auf einer Aufnahme beide Kiefer einschließlich aufsteigender Äste und Gelenke wiedergibt. Die Feinfokusaufnahme bildet jeweils nur Teilabschnitte der Kiefer ab; unterschiedliche Fokus-Objekt-Abstände innerhalb einer Aufnahme führen zu unterschiedlichen Vergrößerungen und damit zu Verzerrungen (SCHILLI u. WITT 1963). Andererseits sind mit der Feinfokustechnik bei enoraler Röhre auf folienlosen Filmen von der Frontzahnregion der Kiefer gute Darstellungen mit hoher Detailgenauigkeit zu erzielen, d. h. in einer Region, die auf Panoramaschichtaufnahmen oft unbefriedigend wiedergegeben wird. Es ist deshalb von Vorteil, zur Darstellung von pathologischen Prozessen im Frontzahnbereich das Feinfokusverfahren einzusetzen (Abb. 1). Als Beispiele seien Zysten, Mesiodentes, Odontome und osteolytische Tumoren genannt. Bei der Wertung der Befunde ist die Überlagerung mit dem Knorpelskelett der Nase zu berücksichtigen (SCHULZ 1981). Die übersichtliche Darstellung der Verhältnisse von Kiefersegmenten und Zahnanlagen bei Lippen-Kiefer-Gaumen-Spalten (STELLMACH u. PELSER 1967), die sich mit keinem anderen Verfahren so gut erzielen läßt, ist besonders hervorzuheben (Abb. 2).

Bei multiplen dentoalveolären Befunden im Frontzahnbereich läßt sich der Panoramaeffekt zur detailgenauen Darstellung auf einer Aufnahme, anstatt auf mehreren Zahnfilmen, ausnützen. Das hat Vorzüge für eine rationale Verlaufsbeobachtung. Bei Verwendung der exzentrischen enoralen Röhrenposition (HIELSCHER 1962) läßt sich eine entsprechende Übersicht, ohne Verzerrung, auch im Seitenzahngebiet erzielen. Allerdings wird dabei nur die Hälfte eines Kiefers dargestellt, und die Detailzeichnung ist dem Panoramaschichtbild nicht immer eindeutig überlegen.

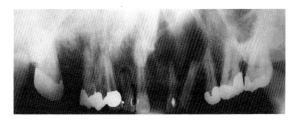

Abb. 1 Feinfokus-Panoramaaufnahme des Oberkiefers: übersichtliche Darstellung einer Zyste im Frontzahnbereich. Der Schatten des Knorpelskeletts der Nase, der sich in die Zyste projiziert, kann zu Fehldeutungen Anlaß geben

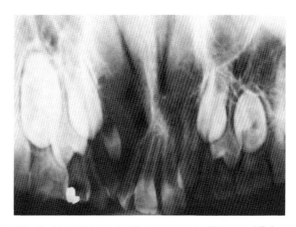

Abb. 2 Verhältnisse der Kiefersegmente, Zähne und Zahnanlagen am Spalt bei LKG-Patienten wird mit keinem anderen Röntgenverfahren so instruktiv wiedergegeben wie mit der Feinfokus-Panorama-Technik

Die Kieferwinkelregion und die Kiefergelenke lassen sich durch exzentrische Position der Feinfokusröhre enoral oder extraoral wiedergeben. Bei diesen Aufnahmen müssen, wenn man zu akzeptablen Belichtungszeiten kommen will, Film-Folien-Kombinationen verwendet werden, so daß die Detailauflösung entsprechend begrenzt ist. Für die Routine haben sich diese Modifikationen und Erweiterungen der Anwendung des Feinfokusverfahrens nicht durchsetzen können. Im allgemeinen bieten Panoramaschichtaufnahmen in der Information gleichwertige, im Umfang aber weitergehende Übersichten auf praktikablere Weise. Eine Ausnahme ist die Darstellung des Muskelfortsatzes, die sich so gut wie auf Feinfokusaufnahmen mit keiner anderen Technik erzielen läßt (MÜLLER-JUNGHANS 1967).

In der Traumatologie bietet das Feinfokusverfahren eine unübertroffene Wiedergabe von Alveolarfortsatzfrakturen und/oder multiplen Zahnschäden im Frontzahnbereich. Auch mediane oder paramediane Unterkieferfrakturen lassen sich in manchen Fällen besser abbilden als auf Panoramaschichtaufnahmen. Bei den oft schwierigen Darstellungen der Frakturlinien im lateralen Orbitarand bei Mittelgesichtsfrakturen kann die Feinfokustechnik, wie v. DOMARUS

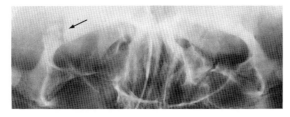

Abb. 3 In Zweifelsfällen, insbesondere beim Schwerverletzten, hilft die Feinfokusaufnahme bei der Fragestellung, ob der laterale Orbitarand bei einer Mittelgesichtsfraktur beteiligt ist. In diesem Fall u. a. klaffende Fraktur im lateralen Orbitarand rechts (Pfeil)

Es sei schließlich noch der Einsatz der Feinfokustechnik bei der Sialographie der Parotis, wie ihn u. a. 1966 GUTTMANN u. FASSBENDER geschildert haben, erwähnt. Die bei anderen Projektionen störende Überlagerung des kontrastmittelgefüllten Gangsystems mit der Wirbelsäule wird weitgehend vermieden; die Detailzeichnung ist allerdings bei konventioneller Technik besser.

Es läßt sich also feststellen, daß die Feinfokuspanoramatechnik trotz aller Modifikationen und Verfeinerungen lediglich als ergänzende Untersuchung, zusätzlich zu anderen Verfahren, einzustufen ist, daß sie aber nach wie vor bei ausgewählten Fragestellungen

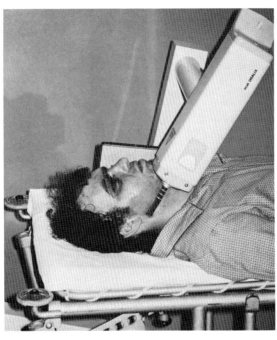

Abb. 4 Röntgenuntersuchung des Kiefergelenks mit extraoral angelegter Feinfokusröhre im Liegen beim Schwerverletzten (Gerät: StatOralix von Philips)

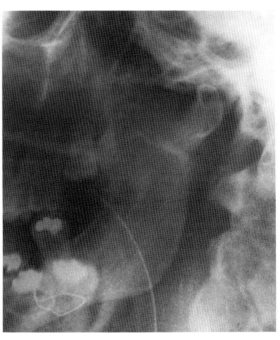

Abb. 5 Nachweis einer Kollumfraktur bei einem polytraumatisierten Patienten mit der in Abb.4 gezeigten Technik

(1974) gezeigt hat, eine Hilfe sein (Abb. 3). Das gleiche gilt nach CANIGIANI (1976) für Frakturen des Nasenbeins und der Vorderwand der Kieferhöhle in der Fossa canina.

Eine spezielle Indikation zur Anwendung des Feinfokusverfahrens sehen wir bei schwer verletzten Patienten, die nicht in konventionellen Panoramaschichtgeräten geröntgt werden können. Am liegenden Patienten lassen sich einfach und schnell, wie schon ROTTKE (1971) gezeigt hat, der Unterkieferkörper – bei enoraler Röhrenposition – wie auch Kieferwinkel, aufsteigender Ast und Kiefergelenk – bei extraoral exzentrischer Röhrenposition – darstellen (Abb. 4 u. 5). Diese Anwendungen der Feinfokustechnik werden allerdings in Zukunft entbehrlich, wenn ein großes, programmierbares Schichtgerät für Aufnahmen am liegenden Patienten (ZONARC) verfügbar ist.

sehr nutzbringend sein kann. Aus Sicht des Autors ergeben sich die in der Tab. 1 zusammengestellten Indikationen. Wie schon eingangs gesagt, wäre es bedauerlich, wenn diese Technik ausstürbe.

Zusammenfassung

Das Panoramafeinfokusverfahren ist vom Panoramaschichtverfahren weitestgehend verdrängt worden, weil es im Vergleich in der täglichen Routine Nachteile zeigt. Dem stehen aber Vorteile bei speziellen Fragestellungen gegenüber, insbesondere wenn modifizierte Einstelltechniken gebraucht werden. Das Feinfokusverfahren bleibt eine wertvolle, ergänzende Röntgentechnik bei pathologischen Prozessen im Frontzahnbereich der Kiefer, bei LKG-Spalten, zur Darstellung des Muskelfortsatzes, bei vorderen Alveolarfortsatzfrakturen, bei medianen/paramedianen Unterkieferfrakturen und zur Darstellung von Frakturen des Gelenkfortsatzes bei Schwerverletzten.

Tabelle 1 Indikation zu Feinfokus-Panoramavergrößerungsaufnahmen

	Röhrenposition median	Röhrenposition exzentrisch
detailgenaue Darstellung von pathologischen Prozessen im Frontzahnbereich, z. B. Zysten, überzählige Zahnkeime, Odontome, osteolytische Tumoren	X	
rationale Übersicht bei multiplen dentoalveolären Befunden im Frontzahnbereich, insbesondere zur Verlaufsbeobachtung	X	
Darstellung von Kieferstümpfen, Zähnen und Zahnanlagen im Spaltkiefer, einschließlich Verlaufsbeobachtung	X	
Darstellung des Muskelfortsatzes		X
Darstellung von Alveolarfortsatzfrakturen im Frontzahnbereich	X	
Darstellung von medianen und paramedianen Unterkieferfrakturen in Zweifelsfällen	X	
Darstellung von Frakturen des lateralen Orbitarandes in Zweifelsfällen	X	
Darstellung von Frakturen des seitlichen Unterkiefers einschließlich Gelenkfortsatz beim Schwerverletzten		X

Literatur

Canigiani, G.: Das Panorama-Aufnahmeverfahren. Thieme, Stuttgart 1976

v. Domarus, H.: Die Röntgen-Panorama-Darstellung des Mittelgesichts mit zentralem Fokus. Fortschr. Röntgenstr. 116 (1972) 205

v. Domarus, H.: Die Panoramaaufnahme des Mittelgesichts mit dem Status X. Electromedica 42 (1974) 22

Durner, H.: Erfahrungen mit dem Status-X-Gerät in der zahnärztlichen Praxis. Dtsch. Zahnärztl. Z. 27 (1972) 1010

Freitag, V.: Die Darstellung der knöchernen Augenhöhle auf Oberkiefer-Panoramixaufnahmen. Dtsch. Zahn-Mund-Kieferheilk. 48 (1967) 452

Freitag, V.: Radiographic survey of the viscerocranium with the extraorally positioned fine-focus tube. Dent. max.-fac. Radiol. 1 (1972) 1

Guttmann, K. E., C. W. Fassbender: Die Sialographie der Glandula parotis in neuer Röntgenaufnahmetechnik. Fortschr. Röntgenstr. 105 (1966) 764

Hielscher, W.: Röntgenologische Gesamtdarstellungen der Kiefer mit dem Spezial-Röntgenapparat Panoramix. Dtsch. Zahnärztl. Z. 17 (1962) 811

Hielscher, W.: Anfertigung, Indikationen und Interpretationen der Panorama-Röntgenaufnahmen mit dem Status-X-Gerät. Electromedica 36 (1968) 99

Jensen, T. W.: The free focus concept in dental and maxillofacial radiography. Oral Surg. 47 (1979) 282

Jensen, T. W.: Free focus radiography with miniaturized dental x-ray machines: A comparison of „midline" and „lateral" techniques Oral Surg. 56 (1983) 215

Jung, T.: Die Panorama-Röntgenvergrößerungsaufnahme der Zähne und Kiefer. Dtsch. Zahnärztl. Z. 17 (1962) 568

Müller-Junghans, G.: Systematische Untersuchungen über das Panorama-Röntgenaufnahmeverfahren mit dem neuen Status-X-Gerät. Med.-Diss., Berlin 1967

Rottke, B.: Die Bedeutung der Panoramadarstellung in der Kieferchirurgie. Dtsch. Zahnärztl. Z. 27 (1972) 961

Schilli, W., E. Witt: Über Möglichkeiten und Grenzen der neuen Röntgenaufnahme der Kiefer und Zähne mit dem Panoramixgerät. Zahnärztl. Welt 64 (1963) 307

Schulz, P.: Panorama-Vergrößerungsaufnahme, Fehlinterpretationen im Oberkieferfrontzahnbereich. Zahnärztl. Welt. 90 (1981) 30

Stellmach, R., M. Pelser: Die Röntgendokumentation bei Lippen-Kiefer-Gaumenspalten unter Berücksichtigung von Panoramaaufnahmen. Dtsch. Zahnärztl. Z. 22 (1967) 259

Hermann Franz Sailer, Hans-Peter Delnon und Hans-Jörg Marxer, Zürich

Anwendung der Kongruenzorthopantomographie (D-Kongruator) in der Mund-Kiefer-Gesichts-Chirurgie

Einleitung

Die Kongruenzorthopantomographie nach DELNON (1985, 1986) stellt eine Weiterentwicklung der konventionellen Orthopantomographie dar, deren Nachteile in der Überprojektion der Halswirbelsäule und unterschiedlichen Verzerrungen in den einzelnen Bildregionen bestehen.

Wegen dieser mangelhaften Reproduzierbarkeit waren longitudinale Studien unter Zuhilfenahme der bisherigen Orthopantomographie nicht möglich. Die Kongruenzorthopantomographie eliminiert diese Nachteile und eröffnet damit speziell in der Mund-Kiefer-Gesichts-Chirurgie, aber auch in der Orthodontie neue Möglichkeiten. Erstmals wird in der vorliegenden Arbeit die Anwendung in der Mund-Kiefer-Gesichts-Chirurgie beschrieben und die Genauigkeit der Methode untersucht.

Technik und Genauigkeit der Kongruenzorthopantomographie

Das von DELNON (1985, 1986) entwickelte Zusatzgerät gestattet es, herkömmliche OPT-Geräte aller Marken problemlos in Kongruenzorthopantomographen umzuwandeln.

Zur Herstellung kongruenter Orthopantomogramme ist eine totale Immobilisierung des Patienten erforderlich. Dies gelingt durch eine Kopffixation und zusätzlich durch eine spezielle Fußfixation. Der Kopf wird nach Einbiß in eine Spezialbißgabel in maximale Flexion im Atlantookzipitalgelenk geführt, während die unbeschuhten Füße in einer elektronisch auf Zehenkontakt arbeitenden Fußhalterung fixiert sind. Dabei verläuft die Frankfurter Horizontale parallel zur Fußplatte. Die Bein-Körper-Achse befindet sich dann in einem Winkel von optimal 20 Grad zur OPT-Säule. Der Abstand zwischen Bißgabelhöhe und Fußplatte, die sog. Bißgabel-Säulenmeter-Relation, wird am OPT-Säulenmeter abgelesen und bei Folgeaufnahmen wieder eingestellt.

Die Genauigkeit der Kongruenzorthopantomographie wurde anhand von 16 Bildpaaren ermittelt mit einem mittleren Zeitintervall von 0,22 Jahren. Entsprechend dem Vorgehen Teuschers (1986) wurden auf Kontaktkopien auf Kodak-X-OMAT-Filmen die Meßpunkte lokalisiert und mit einer Zirkelspitze durchstochen. Die Koordinaten der Punkte wurden auf induktivem Wege erfaßt und auf einem PDP/11-Rechner verarbeitet. Als Maß für die Reproduzierbarkeit wurde der Methodenfehler der einzelnen Meßstrecken, entsprechend dem Vorgehen von Dahlberg (1940) und Gravely u. Murray (1974), eruiert. Der Methodenfehler wurde dabei für die verschiedenen dentalen und skelettalen Bereiche einzeln bestimmt. In den dentalen Abschnitten liegt er bei 0,3–0,4, in den skelettalen bei ca. 0,5. Diese Werte sind mit der Genauigkeit von Routinefernröntgenbildern vergleichbar.

Ergebnisse der klinischen Anwendung

Zwischen 1982 und einschließlich 1985 wurden bei 142 Patienten mit dentalen und skelettalen Prozessen jeweils mindestens zwei Kongruenzorthopantomo-

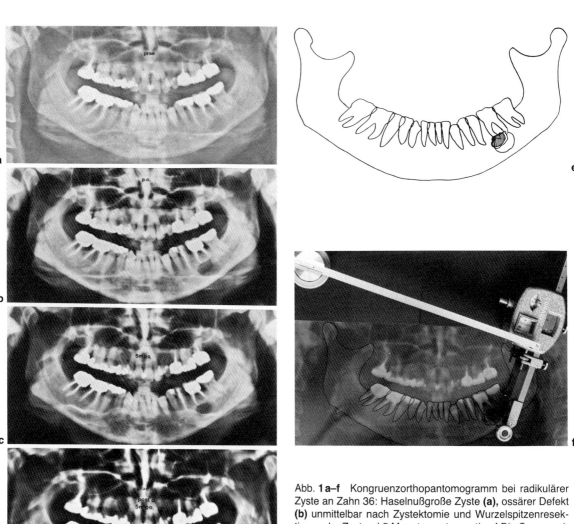

Abb. 1 a–f Kongruenzorthopantomogramm bei radikulärer Zyste an Zahn 36: Haselnußgroße Zyste (a), ossärer Defekt (b) unmittelbar nach Zystektomie und Wurzelspitzenresektion und c Zustand 5 Monate postoperativ. d Die Superposition der Bilder a–c zeigt die gute Kongruenz und speziell die Genauigkeit im dentalen Bereich anhand der Füllungen und Kronen. Mittels Durchzeichnungen (e) oder auch direkt auf dem Kongruenzorthopantomogramm oder einer Kopie können exakte planimetrische Ausmessungen (f) vorgenommen werden

gramme in unterschiedlichen Zeitintervallen hergestellt. Diese ersten klinischen Erfahrungen lassen sich wie folgt umreißen:
Ein wesentliches Ergebnis ist die beeindruckende Qualitätsverbesserung der Kongruenzorthopantomogramme gegenüber den konventionellen Aufnahmen. Durchwegs sind die Bilder in den mittleren Abschnitten sehr gut bewertbar, da die Überprojektion der Wirbelsäule eliminiert ist. Auf Zusatzaufnahmen wie Zahnröntgenbildern, Schädelaufnahmen oder Unterkieferübersichten im p.-a. Strahlengang und Kinnaufnahmen konnte daher verzichtet werden. Die hervorragende Paßgenauigkeit bei Superposition der Bilder erlaubte präzise Aussagen bezüglich der Dynamik pathologischer und physiologischer Prozesse, sei es nun bei der Kontrolle der reparativen Vorgänge nach Zystenentfernungen (Abb. 1), nach Dekortikation, nach Verpflanzung von zahnärztlichen Implantaten oder nach Tumorresektionen.
Von besonderer Bedeutung ist die Kongruenzorthopantomographie bei pathologischen, asymmetrischen Wachstumsprozessen der Kiefer; aufgrund des geringen Methodenfehlers läßt sich durch Superposition der jeweils am stärksten wachsende Skelettabschnitt exakt ermitteln.
Erstmals ist mit der Orthopantomographie eine direkte vergleichende planimetrische Ausmessung mehrerer Bilder möglich ohne prozentuale Umrechnung wie bisher (Abb. 1f).
Mittels einer speziellen Bißgabel, der sog. Palatinalstütze, sind erstmals auch kongruente Orthopantomogramme beim zahnlosen Patienten möglich. Es handelt sich bei dieser Methode um eine weitere Neuheit. Damit lassen sich Abbau- und Umbauvorgänge nach Knochentransplantationen bei Oberkiefer- und Unterkieferatrophie exakt bestimmen.
Eine große Hilfe stellt die Kongruenzorthopantomographie beim Einsetzen zahnärztlicher Implantate dar (DELNON 1985). Da der Verzerrungsfaktor von Bild zu Bild immer identisch ist, lassen sich zuverlässige Aussagen betreffend Lage des Mandibularkanals oder des Kieferhöhlenbodens machen.

Der Kongruenzorthopantomographie kommt eine große wissenschaftliche Bedeutung zu, können doch Orthopantomogramme für prospektive Studien aller Art, beispielsweise nach kieferchirurgischen Operationen, verwendet werden.
Die Kongruenzorthopantomographie stellt auch für die Kieferorthopäden ein neues Instrument für Planung, Messung und Verlaufsbeobachtung dar, zumal speziell im dentalen Bereich eine Reproduzierbarkeit wie beim Fernröntgenbild erreicht wird. Zusammen mit dem Fernröntgenbild ist praktisch eine dreidimensionale Beurteilung möglich.
Zusammenfassend läßt sich sagen, daß sich das Kongruenzorthopantomogramm zum herkömmlichen Orthopantomogramm so verhält wie das Fernröntgenbild zum seitlichen Schädelbild.

Zusammenfassung

Das von DELNON (1985, 1986) entwickelte Gerät erlaubt die problemlose Umwandlung herkömmlicher Orthopantomogrammgeräte in Kongruenzorthopantomographen. Die Reproduzierbarkeit der Aufnahmetechnik entspricht derjenigen des Fernröntgenbildes. Es wird eine bedeutende Qualitätsverbesserung des Einzelbildes durch Eliminierung des Wirbelsäulenschattens erzielt. Die Reproduzierbarkeit der Bilder nach beliebig langen Zeitintervallen hat speziell für die Mund-Kiefer-Gesichts-Chirurgie, wie anhand von 142 Patienten mit unterschiedlichen pathologischen Prozessen eruiert wurde, große Bedeutung. Eine Spezialbißgabel erlaubt es zudem, reproduzierbare Bilder auch beim zahnlosen Patienten anzufertigen. Die Kongruenzorthopantomographie eröffnet der Kieferorthopädie eine neue Dimension.

Literatur

Dahlberg, G.: Statistical Methods for Medical and Biological Students. Interscience, New York 1940
Delnon, H. P.: Die Technik der Kongruenz-Orthopantomographie. Quintessenz 5 (1986) 891
Delnon, H. P.: Dokumentation der enossalen Implantate aus der Sicht des Praktikers. Swiss. Dent. 6 (1985) 48–50
Gravely, J. F., P. Murray: The clinical significance of tracing error in cephalometry. Brit. J. Orthod. 1 (1974) 95
Teuscher, U.: Quantitative Resultate einer wachstumsbezogenen Behandlungsmethode des Distalbisses bei jugendlichen Patienten. Habil.-Schrift, Zürich 1986

Alexander Hemprich, Fouad Khoury und Christoph Kochen, Münster

Ein neues einfaches Verfahren zur Herstellung reproduzierbarer Panoramaschichtaufnahmen

Zur Kontrolle des Therapieerfolges einer Reihe von zahnärztlich-chirurgischen und kieferchirurgischen Maßnahmen ist es notwendig, weitgehend reproduzierbare Röntgenaufnahmen der verschiedensten Regionen von Ober- und Unterkiefer herzustellen. Gleichbleibende Stromspannung und Stromstärke bei den verschiedenen Aufnahmen sowie sorgsame Dunkelkammerverarbeitung sind grundsätzliche Voraussetzungen. Schwieriger ist es, die Lage des Kopfes des

Patienten dreidimensional so genau festzulegen, daß auch nach variablen Zeiträumen eine möglichst exakte Wiederholung der Röntgenaufnahme der gewünschten Region erreicht werden kann. Bemühungen, dies Problem bei der intraoralen Röntgentechnik zu lösen, reichen bis zur Jahrhundertwende zurück (SCHEUTZEL 1986).
ADOLF u. Mitarb. sowie LICHTENAU u. BOLLINGER haben 1975 die Möglichkeit angegeben, mit Hilfe von

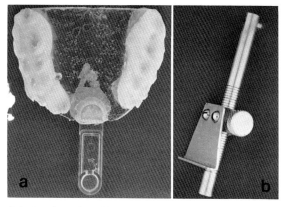
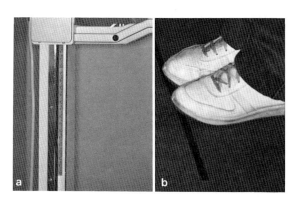

Abb. 1a u. b a Individuell hergestellte Einbißplatte mit Verbindungsstück, b kalibrierter Stützstift

Abb. 2a u. b a Meßskala am Röntgengerät zur Festlegung der Einstellhöhe, b Fußmarkierung am Boden

autopolymerisierendem Kunststoff Einbißblöcke zu schaffen und in definierter Weise am Röntgengerät zu befestigen, so daß die reproduzierbare Aufnahme einzelner Zähne gelingen kann. Für die Auswertung benutzten sie allerdings Datenverarbeitungsanlagen, wodurch das Verfahren kompliziert wird. Wir verwenden seit mehreren Jahren ein von RITTER modifiziertes Verfahren mit gutem Erfolg. Unter Verwendung eines individuellen Aufbißblockes, der mit der Visiereinrichtung des Langtubus verbunden wird und durch zwei ausgefräste Ringe aus dem Rinnsystem besondere Stabilität erhält, lassen sich sehr gut vergleichbare Aufnahmen vom selben Patienten herstellen.

Ausgehend von dieser Grundidee erarbeiteten wir eine Methode, bei der diese Prinzipien auch für das Panorama-Schichtaufnahmeverfahren angewendet werden können. ZÄSCHKE u. SCHOPF hatten 1975 mittels eines Einbißstiftes an der Kinnstütze versucht, vergleichbare Übersichtsröntgenbilder eines Patienten zu erlangen. Sie kamen zu dem Ergebnis, daß eine Standardisierung nicht möglich sei.

Mit Hilfe der folgenden Verbesserungen gelang es uns, befriedigend reproduzierbare Panoramaschichtaufnahmen von bezahnten Patienten anzufertigen: Dies gelingt:

1. unter Verwendung eines Einbißstiftes mit definierter Kalibrierung (Abb. **1b**),
2. mit individuell gefertigter Einbißplatte für jeden Patienten mit starrer Verbindung zum Aufbißstück (Abb. **1a**),
3. bei Festlegung und Dokumentation der genauen Einstellhöhe (Abb. **2a**) und des Fußabstandes vom Gerät (Abb. **2b**).

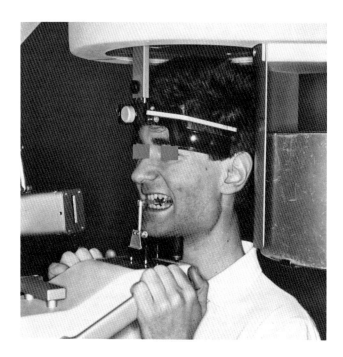

Abb. 3 Einstellung des Patienten im Röntgengerät mit Einbißschiene und Stützstift

Die Einbißschiene wird mit Hilfe einer einfachen, industriell gefertigten Kunststoffplatte vorbereitet, die, mit etwas Autopolymerisat im Bereich der Zähne beschickt, dem Patienten eingesetzt wird. Hierbei muß man darauf achten, daß nur die Höckerspitzenimpressionen deutlich sichtbar werden. Das mit einer Nut versehene Aufbißstück (Abb. 1) wird ebenfalls mit Autopolymerisat an der Platte befestigt. Wenn der Patient seine Position im Panoramaschichtgerät eingenommen hat, erwärmen wir den Ansatz zwischen Platte und Aufbißstück und können somit die optimale Einstellung des Kopfes zum Röntgengerät erreichen (Abb. 3). Abschließend wird noch die genaue Höhe der Kalibrierung am Einbißstift abgelesen und dokumentiert. Ebenso verfährt man mit dem Fußabstand des Patienten vom Gerät und der Höhe des Gerätes vom Boden. Ist die Verbindung zwischen Einbißstück und Platte erhärtet, kann der Film exponiert werden.

Mit Hilfe dieser Methode war es uns ohne größere Schwierigkeiten möglich, im Rahmen einer Studie zur Füllung von Knochenzysten bei bisher 11 Patienten gut vergleichbare Orthopantogramme herzustellen (Abb. 4 u. 5). Wir mußten beim Einsatz unseres Verfahrens jedoch erkennen, daß ihm auch Grenzen gesetzt sind. Vor allem bei großen (über 1,90 m) oder bei verkrampften Patienten, die sich übermäßig stark noch nach der Einstellung bewegen, wird die Methode versagen. Es treten außerdem Schwierigkeiten auf, wenn innerhalb des Gebisses zwischen zwei Aufnahmen größere Änderungen, z. B. Kronen- und Brückenersatz, vorgenommen werden. Hierbei ist man gezwungen, die entsprechenden Zahnanteile am Aufbißblock auszuschleifen und auf dem restlichen Zahnbestand für eine genügende Abstützung zu sorgen. Schließlich muß gewährleistet sein, daß die Patienten bei jeder neuen Aufnahme dasselbe Schuhwerk tragen. Besser wäre es jedoch, die Einstellung ohne Schuhe vorzunehmen.

Bei zahnlosen Patienten sahen wir uns bisher ebenfalls noch nicht in der Lage, „deckungsgleiche" Panoramaschichtaufnahmen herzustellen.

Zusammenfassung

Es wird eine einfache Methode vorgestellt, mit deren Hilfe es möglich ist, reproduzierbare Panoramaschichtaufnahmen bei bezahnten Patienten zu erhalten. Hierzu muß eine individuell gefertigte Einbißplatte aus Kunststoff mit einem speziell kalibrierten Führungsstab über ein gefrästes Zwischenstück verbunden werden, um die Festlegung des Kopfes in den drei Ebenen des Raumes zu gewährleisten. Das Verfahren hat sich bereits bei der Nachuntersuchung von zystischen Prozessen am Unterkiefer vielfach bewährt.

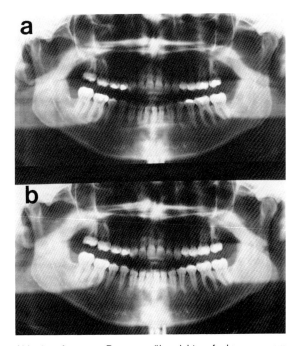

Abb. 4a u. b a Panoramaübersichtsaufnahme vom 22.3.85. Zustand nach operativer Entfernung von 38 mit follikulärer Zyste, b Röntgenaufnahme vom 17.12.85; es hat eine gute knöcherne Regeneration stattgefunden

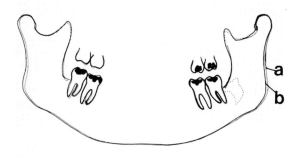

Abb. 5 Durchzeichnung der beiden in Abb. 4 dargestellten Aufnahmen. Im bezahnten Bereich besteht völlige Kongruenz: a = Aufnahme vom 22.3.85, b = Aufnahme vom 17.12.85

Literatur

Adolph, W., L. Lichtenau, E. Epple: Herstellung von reproduzierbaren und deckungsgleichen Röntgenbildern bei Knochenstrukturuntersuchungen. Dtsch. zahnärztl. Z. 30 (1975) 765–770

Lichtenau, L., K. Bollinger: Herstellung von Röntgenaufnahmen des menschlichen Unterkiefers – Methode und Nachweis der Genauigkeit der Reproduzierbarkeit des Ortes. Dtsch. zahnärztl. Z. 30 (1975) 392–395

Scheutzel, P.: Geschichte der zahnärztlichen Röntgenologie. Med. Diss., Münster 1986

Zäschke, C., P. M. Schopf: Zur metrischen Analyse von Panorama-Röntgenbildern. Fortschr. Kieferorthop. 36 (1975) 231–243

Herbert Rixecker, Jörg-Elard Otten und Wilfried Schilli, Freiburg

Morphometrische Auswertung von Orthopantomogrammen bei Kieferzysten

Einleitung

Die standardisierte Auswertung von Röntgenbildern, insbesondere die des Orthopantomogramms, stößt infolge der Vielzahl von beeinflussenden Faktoren bei der Aufnahme auf erhebliche Schwierigkeiten. So ist zur Beurteilung der Veränderung von knöchernen Defekten im Röntgenbild zusätzlich immer noch vor allem der klinische Lokalbefund von entscheidender Notwendigkeit.

Neuere Untersuchungen, wie die von LEHNERT u. Mitarb. (1983) durchgeführte Flächenintegration von Defekten auf Röntgenbildern mit Angabe der Defektgröße in Quadratmillimetern, versuchen den Zeichenfehler des Orthopantomogramms mit einem definierten Vergleichsquadrat auszugleichen (LEHNERT u. Mitarb. 1983).

Mit morphometrischen Methoden (RIXECKER u. TETSCH 1985) lassen sich diese Defekte vermessen. Im Gegensatz zu LEHNERT u. Mitarb. (1983) wird hierbei als Referenzgröße eine auf demselben Röntgenbild gelegene anatomische Struktur herangezogen. Mit dieser modifizierten Methode soll in der vorliegenden Arbeit die Knochenregeneration nach Zystenoperationen im Verlauf beobachtet werden.

Material und Methode

Mit Hilfe eines maschinell auszuwertenden Fragebogens wurden die Krankengeschichten von 128 Patienten, die stationär wegen einer Kieferzyste behandelt wurden, ausgewertet. Gleichzeitig erfolgte die Vermessung der im Laufe der Behandlung und klinischer Nachkontrollen erstellten Orthopantomogramme dieser Patienten mit Hilfe eines Videoplangerätes. Hierbei wurden die Defekte mit dem Cursorstift umfahren und die dabei aufgezeichneten morphometrischen Daten in einem angeschlossenen Rechner festgehalten. Da infolge der Verzerrung des Orthopantomogramms eine Vergleichbarkeit dieser Daten bei verschiedenen Aufnahmen nur mit großen Ungenauigkeiten möglich ist, wurde gleichzeitig eine in der gleichen Projektionsebene liegende Fläche in enger topographischer Beziehung zum Defekt vermessen, so daß beide Daten in bezug zueinander gesetzt werden konnten. Meist war dies ein in der Nähe des Defektes liegender Zahn, so daß aus der Länge dieses Zahnes und dem Defektumfang sich ein Verhältnis ergibt (Abb. 1 u. 2). Der angeschlossene Rechner bildet zusätzlich zu diesem Verhältnis von Strecken mit einem geeigneten mathematischen Verfahren das Verhältnis Referenzfläche (Referenzzahn) zu Defektfläche.

Die Angabe der ossären Regeneration erfolgte in Prozent der Ausgangsfläche innerhalb eines bestimmten Beobachtungszeitraumes. Die klinischen Daten aus den Erhebungsbögen wurden den gefundenen morphologisch-morphometrischen Daten gegenübergestellt. Alle vermessenen Zysten hatten auf dem präoperativen Orthopantomogramm einen Mindestdurchmesser von 2,5 cm.

Ergebnisse

Abhängigkeit der Knochenregeneration vom Alter des Patienten

Bei der Aufschlüsselung der Knochenregenerationsraten innerhalb der ersten 24 Monate bezüglich der verschiedenen Altersklassen zeigt sich, daß vor allem im jugendlichen Alter, also zwischen 0 und 19 Jahre, ein deutlich besseres Regenerationspotential vorliegt als in den höheren Altersgruppierungen über 40 Jahre (Abb. 3).

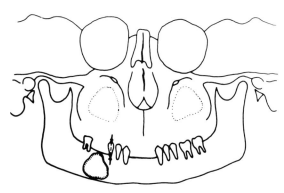

Abb. 1 Schematische Darstellung des Vermessungsverfahrens. Verhältnis: aus Länge des Referenzzahnes zu Umfang des Defektes

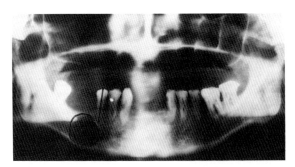

Abb. 2 Referenzzahn und zystischer Defekt im Orthopantomogramm

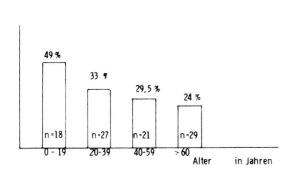

Abb. 3 Abhängigkeit der Knochenregeneration vom Alter des Patienten in Prozent der Ausgangsfläche

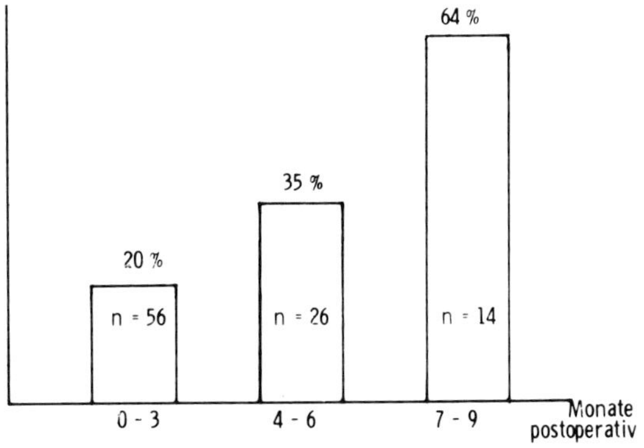

Abb. 4 Abhängigkeit der Knochenregeneration von der Zeit in Prozent der Ausgangsfläche

Abhängigkeit der ossären Regeneration von der Lokalisation der entsprechenden Zyste

Die Regenerationsraten unterscheiden sich in den verschiedenen Regionen nicht signifikant, wenn auch die Anzahl der Defekte in verschiedenen Regionen sehr variiert und somit signifikante Aussagen zusätzlich erschwert sind (Tab. 1).

Abhängigkeit der ossären Regeneration von der Zeit

Die ossäre Regeneration wurde hierbei innerhalb der ersten 9 Monate postoperativ beobachtet, wobei unterschiedliche Zeitintervalle betrachtet wurden. Es fällt auf, daß in den ersten 3 Monaten nur ca. 20% der Defektflächen insgesamt regeneriert waren, und erst im Laufe der nächsten Monate eine zunehmende ossäre Regeneration eintrat. So war die Regenerationsrate vom 7.–9. Monat mit 64% am höchsten (Abb. 4).

Diskussion

Die Ergebnisse in bezug auf das Regenerationsverhalten in verschiedenen Altersklassen und denen bei Mann und Frau entsprechen denen der bereits in der Literatur beschriebenen (LEHNERT u. Mitarb. 1983). Wenn auch die Fallzahl bei den verschiedenen Lokalisationen relativ gering war, kann tendenziell davon ausgegangen werden, daß die knöcherne Regeneration bezüglich der Lokalisationen im Kiefer annähernd gleich war. Bessere Regenerationstendenzen im aufsteigenden Unterkieferast (SCHULTE 1965) zeigten sich nicht.
Die Ergebnisse bei der Betrachtung des Regenerationsverhaltens in dem ersten postoperativen Verlauf scheinen die Theorie zu bestätigen, daß zunächst eine ausreichende und geeignete organische Matrix zur Verfügung stehen muß, bis eine Mineralisation wirksam eintreten kann. Dies steht im Gegensatz zu dem von anderen Autoren beschriebenen primär beschleunigten Ersatzwachstum innerhalb der ersten postoperativen Phase (SCHULTE 1965, LEHNERT u. Mitarb. 1983).

Tabelle 1 Knöcherne Regeneration in Prozent der Ausgangsfläche bei verschiedenen Lokalisationen nach 24 Monaten

	Lokalisation	Anzahl	%
Oberkiefer	Region 15–25	59	66,1
	Region 16–18	13	63,7
	Region 26–28		
Unterkiefer	Region 45–35	15	61,7
	Region 36–38	10	62,8
	Region 46–48		

Zusammenfassung

Bei 128 Zysten wurde das postoperative ossäre Regenerationsverhalten anhand von Orthopantomogrammen morphometrisch beobachtet. Das Regenerationsergebnis wird hierbei in Prozent der Ausgangsfläche angegeben. In den ersten 3 Monaten postoperativ waren nur etwa 20% der Defektflächen insgesamt regeneriert, und erst im Laufe der nächsten Monate trat eine zunehmende ossäre Regeneration ein. So war die Regenerationsrate vom 7.–9. Monat mit 64% am höchsten.

Literatur

Lehnert, S., G. Wahl, J. Jewan: Zur Füllung von Knochendefekten mit Kollagenvlies. Eine Studie zur Knochenregeneration mit dem Bildpunktrechner. Dtsch. Z. Mund-Kiefer-Gesichts-Chir. 7 (1983) 49

Rixecker, H., P. Tesch: Morphometrische Untersuchungen bei Kieferzysten. Dtsch. Z. Mund-Kiefer-Gesichts-Chir. 9 (1985) 213

Schulte, W.: Die Knochenregeneration nach der Ausschälung großer Kieferzysten und ihre Konsequenzen für die Operationstechnik. Dtsch. Zahn-Mund-Kieferheilk. 45 (1965) 177

Wilfried Stursberg, Köln

Möglichkeiten und Grenzen der Kiefergelenkdarstellung im Panoramaschichtverfahren

Bei einem Drittel der Patienten, die täglich unsere Praxen und Polikliniken aufsuchen, sind Abweichungen im stomatognathen System mit Kiefergelenkbeschwerden festzustellen (DRÜCKE u. KLEMT 1980, GEERING 1978, ROTTKE u. BUCHMANN 1977, HANEL 1977). Diese Atypien sind allein durch klinische Befunderhebung und apparative Funktionsanalyse nicht zu differenzieren. In den meisten Fällen ist die Röntgenaufnahme als diagnostisches Hilfsmittel unersetzlich (HANEL 1974). Die Vielzahl der angewandten und beschriebenen Methoden macht jedoch deutlich, daß eine für alle Belange befriedigende Standardmethode nicht existiert (FREITAG u. OESER 1977, RITTER 1972). Die komplizierten anatomischen und topographischen Verhältnisse der Kiefergelenke machen ihre Darstellung im Röntgenbild nicht leicht, da insbesondere

- die Vielgestalt der Kondylusformen,
- die Wurzel des Processus zygomaticus, die den Kondylus von lateral umgreifen kann,
- und nicht zuletzt die Schädelbasis mit den vielgestalten Formen der Pars petrosa ossis temporalis

die saubere röntgenologische Darstellung verhindern können (GABKA 1977, GRASHEY u. BIRKNER 1964, BLAIR 1973).
Neben den Überlagerungen ist nach SONNABEND u. JUNG eine hohe Strahlenbelastung mit großer Hautbelastung zu beklagen.
Ein weiterer wichtiger Gesichtspunkt für die röntgenologische Darstellung des paarigen Gelenkes ist die exzentrische Lage des Kondylus und der Gelenkspalten (Abb. 1) (TVEITO 1977, RITTER 1972, JACOBS 1977, ROTTKE u. BUCHMANN 1977).

Diesen Gesichtspunkten wurde in der Aufnahmetechnik nach Schüller oder vergleichbaren Methoden mit Vorrichtungen zur besseren Standardisierung und Reproduzierbarkeit Rechnung getragen (GRASHEY u. BIRKNER 1964, GABKA 1977).
Eine vollständige Tomographie beider Gelenkkörper – oder in neuerer Zeit die Computertomographie – geben zwar eine optimale Darstellung, wegen des enormen apparativen Aufwandes und der massiven Strahlenbelastung kann jedoch eine Indikation für die tägliche Praxis nicht attestiert werden.
In der Bremer Klinik wurden von Herrn Prof. KRIENS Versuche unternommen, mit dem Panorex-Gerät die erstmals von UPDEGRAVE (1971) beschriebene Methode der Kiefergelenkdarstellung mit Hilfe des Panoramaschichtverfahrens zu vervollkommnen.
Diesem Gedankengang folgend wurde versucht, mit dem Orthopantomographen Orth-Oralix der Fa. C. H. F. Müller eine bessere Kiefergelenkdarstellung zu erreichen, da bekanntlich bei den üblichen Panoramaaufnahmen die Gelenkkörper diagonal vom Zentralstrahl getroffen werden und nur verzerrt zur Darstellung kommen.
Von Vorteil bei dem Gerät der Fa. Müller ist, daß die Möglichkeit besteht, den Umlauf des Gerätes zu stoppen und wahlweise mit und ohne Strahlung zu arbeiten.
Durch Drehung des Kopfes um etwa 10–20 Grad kommt der Gelenkbereich in eine Position, die orthograd vom Zentralstrahl passiert würde (UPDEGRAVE 1971, RITTER 1972). Bei gleichzeitiger Kippung des Kopfes um 15 Grad wird der Anatomie Rechnung

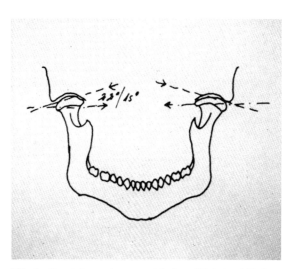

Abb. 1 Darstellung der exzentrischen Winkelverhältnisse des Kiefergelenks und der Gelenkspalten

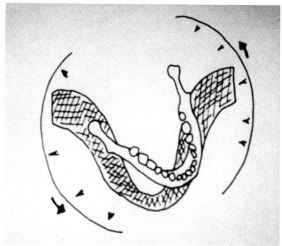

Abb. 2 Durch Drehung des Kopfes um 10–20 Grad sowie gleichzeitiger Kippung um 15 Grad wird das Kiefergelenk in die optimale Schichtposition des Dentaltomographen gestellt

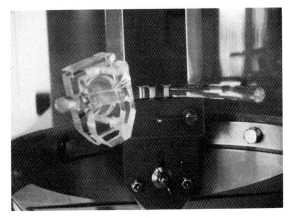

Abb. 3 Im Röntgengerät angebrachte Vorrichtung mit Einbiß für den Patienten zur Fixation des Kopfes in gekippter und gedrehter Haltung

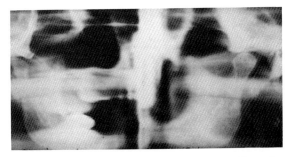

Abb. 4 Beispiel der überlagerungsfreien Darstellung der Gelenkköpfe und Gelenkpfannen mit deutlicher Deformierung des Gelenkkopfes rechts

getragen und eine überlagerungsfreie Darstellung auch des Gelenkspaltes möglich (Abb. 2).

Die Rotation und die Kippung des Kopfes konnten nach Anfertigung einer auf einem Bogen fixierten Einbißschiene fixiert werden. Die verschraubten Teile sind wie die üblichen vom Hersteller gelieferten Einbiß- oder Kinnstützen am Gerät fixiert (Abb. 3). Auf diese Weise kann eine relativ überlagerungsfreie Darstellung der Kiefergelenke erfolgen (Abb. 4).

Durch technische Optimierung der hier dargestellten Vorrichtung erscheint eine einfache, problemlose Handhabung in der täglichen Praxis möglich. Auch die für die Funktionsdiagnostik wichtige Reproduzierbarkeit der Aufnahmen ist bei Anbringen einer Gradeinteilung oder eines Rasters gegeben.

Zusammengefaßt erscheinen folgende Perspektiven möglich:

1. Da in jeder Praxis oder Poliklinik ein Panoramagerät vorhanden ist und nur geringfügige zusätzliche technische Vorrichtungen notwendig sind, besteht kein großer apparativer Aufwand.
2. Im Vergleich zu den häufig praktizierten Aufnahmen nach Parma, Schüller oder den Modifikationen mit Registrierbögen ist für den Patienten eine deutlich geringere Strahlenbelastung zu erwarten.
3. Das mit dem Panoramaschichtaufnahme-Gerät gefertigte Röntgenbild gibt eine ausreichende Information über Gelenkkopf und -pfanne sowie die benachbarten Strukturen.
4. Die dargestellte Methodik kann einen Ausweg für die durch die neue Röntgenverordnung auferlegten apparativen Einschränkungen darstellen.
5. Für die Praxisreife und die Reproduzierbarkeit muß noch eine technische Optimierung erfolgen, doch erscheinen diese Probleme lösbar.

Zusammenfassung

Durch Anfertigung einer zusätzlichen apparativen Einrichtung wird die Möglichkeit geschaffen, mit einem Dentaltomographen der Fa. C. H. F. Müller Schichtaufnahmen der Kiefergelenke anzufertigen. Bei deutlich geringerer Strahlenbelastung und nur geringfügiger zusätzlicher technischer Vorrichtungen wurden Röntgenbilder hergestellt, die eine ausreichende Information über Gelenkkopf und -pfanne sowie die benachbarten Strukturen vermitteln. Durch diese Technik wurde eine praxisgerechte, technisch und in der Handhabung einfache, jederzeit reproduzierbare Möglichkeit entwickelt, in der täglichen Praxis die Kiefergelenkdiagnostik zu erleichtern.

Literatur

Blair, G. S., u. a.: Circular tomography of the temporomandibular joint, Oral Surg. 35 (1973)
Drücke, W., B. Klemt: Kiefergelenk und Occlusion, Quintessenz, Berlin 1980
Freitag, V., M. Oeser: Die Darstellung der Kiefergelenke auf Panoramaübersichtsaufnahmen. Dtsch. zahnärztl. Z. 32 (1977) 537
Gabka, J., u. a.: Röntgenatlas des Kiefer- und Gesichtsschädelbereiches. Quintessenz, Berlin 1977
Geering, H.: Das Kiefergelenk im zahnärztl. prothetischen Fall, Karger, Basel 1978
Grashey, R., R. Birkner: Atlas typischer Röntgenbilder vom normalen Menschen. Urban & Schwarzenberg, München 1964
Hanel, G.: Eine für die Praxis geeignete reproduzierbare Kiefergelenkröntgenaufnahmetechnik. Dtsch. zahnärztl. Z. 29 (1974) 564
Hanel, G.: Funktionsanalyse und reproduzierbare Kiefergelenk-Röntgenaufnahmetechnik. Dtsch. zahnärztl. Z. 32 (1977) 99
Jacobs, H. G.: Die exzentrische Orthopantomographie der Kiefergelenksregion als zusätzliche Orientierungsmöglichkeit in der Traumatologie. Dtsch. zahnärztl. Z. 32 (1977) 391
Ritter, W.: Die Darstellung des Kiefergelenkes mit Hilfe der Panoramaaufnahmeverfahren. Dtsch. zahnärztl. Z. 27 (1972) 978
Rottke, B., F. Buchmann: Apparative Voraussetzung zur Anfertigung von Nativ-Aufnahmen der Kiefergelenke. Dtsch. zahnärztl. Z. 32 (1977) 325
Tveito, L.: Die transantrale Kiefergelenksprojektion. Dtsch. zahnärztl. Z. 32 (1977) 583–587
Updegrave, W. J.: Visualizing the mandibular ramus in panoramic radiography. Oral Surg. 31 (1971)

Walter Hochban und Karl Heinz Austermann, Marburg

Vergleichende Untersuchungen zum Stellenwert von Fernröntgenbild und Orthopantomogramm in der Prognose des Weisheitszahn-Durchbruchs

Platzmangel ist die häufigste Ursache für einen erschwerten Weisheitszahn-Durchbruch mit den bekannten Komplikationen. Ziel der folgenden Untersuchungen war die Ermittlung eines möglichst einfachen metrisch faßbaren Parameters zur Bestimmung des zukünftigen Platzangebots für die Weisheitszähne. Versucht wurde, ein Screeningverfahren zu entwickeln, um bei geringer Durchbruchswahrscheinlichkeit bei wenig Platz die frühzeitige Indikation zur prophylaktischen Weisheitszahn-Entfernung stellen zu können.

Hierzu bietet sich in erster Linie das Orthopantomogramm (OPG) an, das als Übersichtsaufnahme fast immer angewandt wird. Durch Untersuchungen anderer Autoren (WANGERIN u. LAMPRECHT 1983, WELANDER u. Mitarb. 1982) ist jedoch bekannt, daß absolute metrische Messungen am OPG aufgrund verzerrungsbedingter Ungenauigkeiten nicht möglich sind. OLIVE u. BASFORD (1981) beschrieben erstmalig eine Methode, die metrische Messungen am OPG durch Relativierung mittels Quotientenbildung zwischen zwei Strecken im gleichen Kiefersegment ermöglicht (Abb. 1). Hierbei wird die Distanz vom distalen Kronenrand der zweiten Molaren entlang der Okklusionsebene bis zum Schnittpunkt mit dem knöchernen Vorderrand des aufsteigenden Unterkieferastes bestimmt und zur Relativierung durch den mesiodistalen Kronendurchmesser der Weisheitszähne im jeweiligen Quadranten dividiert. Untersucht wurden Reliabilität, Reproduzierbarkeit und Validität der beschriebenen Methode.

Reliabilität

Zur Überprüfung der Reliabilität wurde bei 75 Patienten zunächst ein Vergleich zwischen OPG und Modell durchgeführt, wobei an OPG und Modell jeweils der mesiodistale Durchmesser des ersten und zweiten Molaren gemessen und der Quotient Q 1 gebildet wurde:

$$Q\,2 = \frac{\text{mesiodistaler Kronendurchmesser dritter Molar}}{\text{mesiodistaler Kronendurchmesser zweiter Molar}}$$

Für diesen Quotienten wurde der Korrelationskoeffizient (r) zwischen OPG und Modell in jedem Quadranten bestimmt (Tab. 1). Wie die hohen Korrela-

Tabelle 1 Korrelation r der Quotienten Q 1 zwischen OPG und Modell

Quadrant	n	r	p
Q 1 (re. OK)	61	0,52	0,001
Q 1 (li. OK)	58	0,52	0,001
Q 1 (re. UK)	52	0,61	0,001
Q 1 (li. UK)	59	0,44	0,001

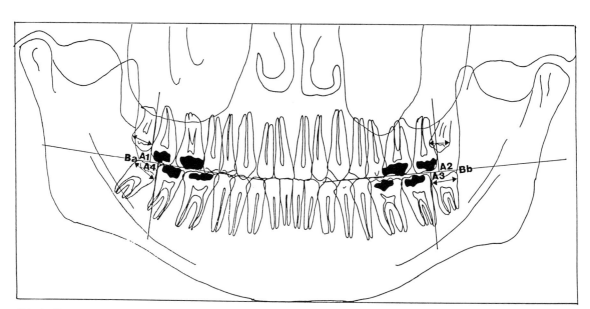

Abb. 1 Prognose des Weisheitszahndurchbruchs anhand des OPG nach der Methode von *Olive* u. *Basford* (modifiziert) durch Quotientenbildung zwischen der Distanz AB und dem mesiodistalen Kronendurchmesser des Weisheitszahns

tionskoeffizienten bei geringer Irrtumswahrscheinlichkeit zeigen, scheint es möglich, auf diesem Wege verzerrungsbedingte Ungenauigkeiten am OPG zumindest im Seitenzahnbereich weitgehend zu eliminieren und so eine metrische Bewertung vorzunehmen.

Reproduzierbarkeit

Zum Nachweis der Reproduzierbarkeit der Quotienten im Seitenzahnbereich wurden zwei verschiedene OPG eines jeden Patienten miteinander verglichen. Neben dem Quotienten 1 zwischen erstem und zweitem Molar wurde zur Erhöhung der Sicherheit ein zweiter Quotient zwischen zweitem und drittem Molaren gebildet; bestimmt wurde für beide Quotienten der Korrelationskoeffizient (r):

$$Q\,1 = \frac{\text{mesiodistaler Kronendurchmesser zweiter Molar}}{\text{mesiodistaler Kronendurchmesser erster Molar}}$$

Auch hier (Tab. 2) läßt sich bei geringer Irrtumswahrscheinlichkeit ein hoher Korrelationskoeffizient für alle Quadranten nachweisen, was neben guter Reliabilität auch auf eine gute Reproduzierbarkeit hindeutet.

Validität

Zur Sicherung der Validität wurde schließlich die Prognose des Weisheitszahndurchbruchs nach der von RICKETTS (1972) und SCHULHOF (1976) beschriebenen Methode anhand des seitlichen Fernröntgenbildes (Abb. 2) mit der nach OLIVE u. BASFORD (1981) modifizierten Methode am OPG (Abb. 1) verglichen. Bei dem Verfahren nach RICKETTS wird im Oberkiefer die Distanz vom distalen Kronenrand der ersten Molaren zur Pterygoidvertikalen (PTV) und im Unterkiefer die Distanz vom distalen Kronenrand der unteren zweiten Molaren zum Punkt Xi bestimmt. Die Länge der Distanz ist das Maß für die spätere Durchbruchswahrscheinlichkeit der Weisheitszähne und kann mittels „visual treatment objective" (VTO) beim Jugendlichen für einen späteren Zeitpunkt annähernd vorhergesagt werden.
Die Tab. 3 zeigt die hohe Korrelation zwischen OPG und Fernröntgenaufnahme im Hinblick auf die Durchbruchswahrscheinlichkeit als Ausdruck des Platzangebots für den Weisheitszahn. Dies läßt auf gute Validität der Messungen am OPG schließen, legt man Gültigkeit und Aussagekraft der von RICKETTS (1972) und SCHULHOF (1976) entwickelten Methode zugrunde.

Zusammenfassung

Wie die dargestellten Untersuchungen zeigen, haben wir somit eine Methode, das momentane Platzangebot in jeder Phase des Weisheitszahn-Durchbruchs metrisch zu bestimmen. Gleichzeitig haben wir bei weit weniger Aufwand eine enge Korrelation zur Bestimmung des Weisheitszahn-Platzangebots nach RICKETTS. Eine Prognose des Weisheitszahndurchbruchs bzw. der Retention aufgrund mangelnden Platzangebots scheint daher mit dieser Methode anhand des OPG zumindest als Screeningverfahren prinzipiell möglich zu sein.

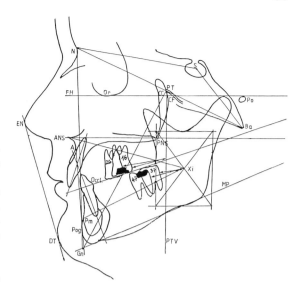

Abb. 2 Prognose des Weisheitszahndurchbruchs anhand des seitlichen Fernröntgenbildes nach der Methode von *Ricketts* (1972) und *Schulhof* (1976)
OK: Bestimmung der Distanz vom 1. Molaren zur Pterygoidvertikalen (PTV),
UK: Bestimmung der Distanz vom 2. Molaren zum Punkt Xi

Tabelle 2   Korrelation r der Quotienten Q 1 und Q 2 zwischen OPG 1 und 2

Quadrant	n	r	p
Q 1 (re. OK)	62	0,69	0,001
Q 2 (re. OK)	58	0,53	0,001
Q 1 (li. OK)	59	0,73	0,001
Q 2 (li. OK)	56	0,73	0,001
Q 1 (re. UK)	55	0,67	0,001
Q 2 (re. UK)	64	0,64	0,001
Q 1 (li. UK)	62	0,67	0,001
Q 2 (li. UK)	58	0,56	0,001

Tabelle 3   Korrelation des Weisheitszahn-Platzangebots zwischen OPG und FRS

Quadrant	n	r	p
re. OK	67	0,44	0,0001
li. OK	68	0,31	0,005
re. UK	70	0,47	0,00005
li. UK	69	0,62	0,00001

Literatur

Olive, R., K. Basford: Reliability and validity of lower third molar space assessment techniques. Amer. J. Orthod. 79 (1981) 45–53

Ricketts, R. M.: A principle of arcial growth of the mandible. Angle Orthodont. 42 (1972) 368–386

Schulhof, R. J.: Third molars and orthodontic diagnosis. J. Clin. Res. 10 (1976) 272–281

Wangerin, K., J. T. Lamprecht: Die Entzerrung der Panorama-Schichtaufnahme. Dtsch. Zahnärztl. Z. 38 (1983) 317–319

Welander, U., W. McDavid, G. Tronje: Theory of rotational panoramic radiography. In Langland, O. E., R. P. Langlais, C. R. Morris: Principles and Practice of Panoramic Radiology. Philadelphia 1982 (S. 37–54)

Bernhard Rottke und Andreas Fuhrmann, Hamburg

Indikation und Informationsgehalt der mehrdimensionalen Tomographie

Obwohl das wissenschaftliche Interesse derzeit den neuen bildgebenden Verfahren (CT, NMR) gilt, sollte man nach FRIEDMANN „Vorhandenes nicht in Vergessenheit geraten lassen".

Dies gilt insbesondere für die herkömmliche Tomographie, welche wir dem französischen Dermatologen BOCAGE verdanken, der dafür 1922 ein Patent erhielt. Auch die von PARMA (1932) angegebene Nahaufnahme ist eigentlich eine Tomographie: Er benutzte nur anstelle der Bewegung die geometrische Unschärfe. Erst die im Laufe der 60er Jahre entwickelten Spezialgeräte haben es durch mehrdimensionale Verwischungsfiguren ermöglicht, Bilder von so hoher Qualität zu erzeugen, wie sie die feinen Strukturen des Gesichtsskeletts erfordern (ROTTKE 1971, BUCHMANN 1986). Größere kieferchirurgische Abteilungen haben in der Regel ein Schichtgerät. Durch Einsatz von Ausgleichsfolien kann man die Wiedergabe insbesondere in Randbereichen erhöhen (FUHRMANN u. Mitarb. 1986).

Welche Indikationen gibt es heute für die Tomographie auf unserem Fachgebiet? Dies soll anhand unserer in den letzten 17 Jahren gesammelten Erfahrungen erörtert werden:

Durch Initiative SCHUCHARDTS bekamen wir mit Unterstützung durch die Stiftung Volkswagenwerk im Jahre 1968 ein POLYTOME (Philips/Massiot). Von den damit möglichen Ablaufbahnen erwies sich die hypozykloidale als optimal. In dem zurückliegenden Zeitraum wurden bei insgesamt 8074 Patienten Schichtaufnahmen angefertigt. Die jährliche Verteilung betrug zunächst bis zu 5% der Jahrespatienten, pendelte sich dann aber bei etwa 3% ein, z. T. durch Verbesserung der Nativdiagnostik. Die Aufnahmezahl pro Patient liegt bei etwa 8 Aufnahmen.

Als dargestellte Region dominiert zunächst (1970) mit etwa zwei Dritteln (69%) das Mittelgesicht, nur ein Drittel (30%) betrifft den Unterkiefer. Diese Werte haben sich 1985 etwas zugunsten des Unterkiefers verschoben.

Bei den *Indikationen* zeigt sich eine hohe Beteiligung der Frakturen (28%), die auch im Laufe der Jahre nur geringfügig zurückgeht (25%). Dagegen ist die Zahl der Patienten, die wegen eines Tumors untersucht werden, von 26% auf 10% gesunken. Hier deutet sich die höhere Aussagefähigkeit der neuen Verfahren in der Weichteildarstellung an.

Einige Beispiele sollen dies erläutern:

Bei den Frakturen des Orbitabodens können feine Weichteilveränderungen sowie Verlagerungen der knöchernen Anteile dargestellt werden (Abb. **1a**), desgleichen ausgedehntere Frakturen des Gesichtsskeletts. Bei dieser Gelegenheit sei erwähnt, daß die herkömmliche Verwischungstomographie an den Patienten kaum Anforderungen stellt und somit auch in der primären Unfalldiagnostik einsetzbar ist.

Eine häufige Indikation ist die Abklärung etwaiger Abkammerungen im Bereich der Kieferhöhle in voroperierten Fällen, aber auch bei Zysten (Abb. **1b**), die sich insbesondere hinsichtlich ihrer Ausdehnung in den harten Gaumen und die laterale Kieferhöhlenwand auf den Tomographien sehr gut beurteilen lassen. Dies gilt auch für Recessus alveolaris und Tuber maxillae.

Außer den Zysten haben im Beobachtungszeitraum auch die Kiefergelenke und insbesondere verlagerte Zähne als Indikation zugenommen (Abb. **2**). Bei letzteren handelt es sich vorwiegend um Abklärung des operativen Zuganges oder der Lage zum Nervenkanal (Abb. **3**). Im Kiefergelenk ermöglicht erst das Tomo-

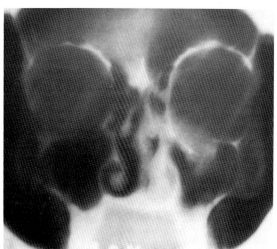
a

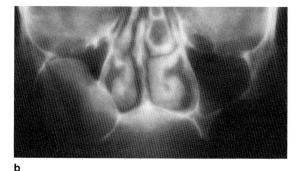
b

Abb. **1a** u. **b** Schichtaufnahmen des Mittelgesichtes in sagittalem Strahlengang zeigen eine linksseitige Orbitabodenfraktur sowie **b** eine rechtsseitige Zyste

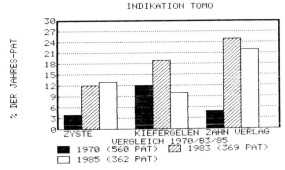

Abb. 2 Indikation zur Tomographie von Kiefergelenken, verlagerten Zähnen und Zysten im Vergleich der Jahre 1970, 1983 und 1985

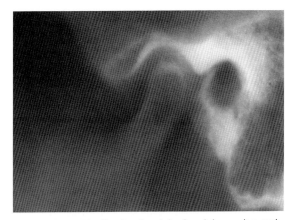

Abb. 4 Pyramidenförmige kraniale Ausziehung des rechten Kapitulums

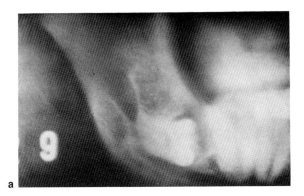

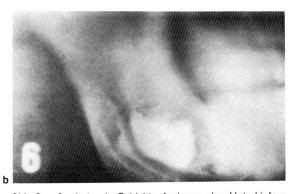

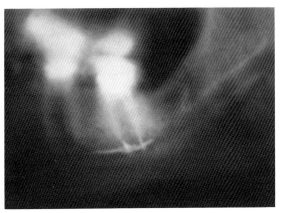

Abb. 5 Laterale Schichtaufnahme: metalldichte Verschattung im Nervenkanal durch überstopftes Füllmaterial

Abb. 3a u. b Laterale Schichtaufnahmen des Unterkiefers zeigen einen verlagerten 38, dessen Wurzel den Nervenkanal umfaßt

gramm die Darstellung einer Ankylose. Darüber hinaus sind Aussagen über die knöcherne Begrenzung der Kapitula möglich: Die Abb. 4 zeigt eine kraniale pyramidenförmige Ausziehung des Gelenkkopfes. Auch der Muskelfortsatz ist gut darstellbar. Man kann erkennen, ob seine Vergrößerung eine Mundöffnungsbehinderung bewirkt. Veränderungen im aufsteigenden Ast, häufig überdeckt vom Luftschlauch des Pharynx, lassen sich ebenfalls sichtbar machen. Bei der Lokalisation von Fremdkörpern leistet die Tomographie hervorragende Dienste: Die Abb. 5 zeigt Füllungsmaterial im Nervenkanal.

Besonders zu begrüßen ist, wenn teure röntgendiagnostische Verfahren, in vereinfachter Form angeboten, auch für den Praktiker erschwinglich werden. Wir haben dies mit dem Panoramaschichtverfahren erlebt. Es besteht der Trend zur Entwicklung weiterer Ablaufbahnen und Schichtformen, angepaßt an spezielle Fragestellungen oder darzustellende Regionen. Ein Schritt in diese Richtung ist das Panoramaschichtgerät ZONARC (Palomex). Hiermit wird es möglich, am liegenden Patienten eine spezielle Kiefergelenk-Schichtaufnahme anzufertigen und den kranialen Gelenkspalt wiederzugeben. Besonders vorteilhaft ist, daß man durch Knopfdruck die Ebene wechseln und zwei aufeinander senkrecht stehende Projektionen erhalten kann (ROTTKE u. FUHRMANN 1984).
Auch im Mittelgesicht haben wir eine zusätzliche Aussage gegenüber der NNH-Aufnahme mit besonderer Darstellung der unteren Anteile des Sinus maxillaris. Diese Beispiele zeigen, daß trotz der neuen bildgebenden Verfahren die herkömmliche Tomographie für die maxillofaziale Röntgenologie unentbehrlich ist, weil viele Erkrankungen nur durch sie kosten- und zeitgünstig abgeklärt werden können.

Zusammenfassung

In den vergangenen 17 Jahren wurden bei 8074 Patienten Schichtaufnahmen durchgeführt. Dies entspricht etwa 3–5% der Jahrespatienten. Bevorzugte Region ist das Mittelgesicht (⅔), nur zu einem Drittel der Unterkiefer. Als Indikationen blieben die Frakturen (28%) in etwa gleich; Tumoren nahmen stark ab, Kiefergelenk, verlagerte Zähne und Zysten zu. Die mehrdimensionale Tomographie bleibt unerläßlicher Bestandteil der Röntgendiagnostik unseres Faches.

Literatur

Bocage, A. E. M.: Procede et dispositifs de radiographie sur plaque on movement. Französ. Patentschrift 536464, 1922

Buchmann, F.: Verwischungstomographie heute – Stand der Technik. Röntgenstrahlen 54 (1986) 30

Fuhrmann, A., B. Rottke, I. Rudzit: Die Manifestation von Kieferzysten im Röntgenbild. Quintessenz 2 (1986) 273

Parma, C.: Die Röntgendiagnostik der Kiefergelenke. Röntgenpraxis 4 (1932) 633

Rottke, B.: Die Bedeutung der Röntgenschichtuntersuchung für die Zahn-, Mund- und Kieferheilkunde. In: Deutscher Zahnärztekalender, Hanser, München 1971 (S. 101)

Rottke, B., A. Fuhrmann: Erfahrungen mit dem Panoramaschichtgerät ZONARC. Dtsch. Zahnärztl. Z. 39 (1984) 920

Rudolf H. Reich, Hannover

Möglichkeiten und Grenzen der Arthrotomographie des Kiefergelenks

Einleitung

Zunehmend differenzierte Therapieverfahren bei Kiefergelenkerkrankungen haben die Forderung nach einer intraartikulären Weichgewebediagnostik mit sich gebracht. Die Kontrastdarstellung des Kiefergelenks ist seit ihrer Einführung durch ZIMMER (1941) stetig weiterentwickelt worden (NØRGAARD 1947, FRENKEL 1965, ARNAUDOW u. Mitarb. 1968, WESTESSON 1982). Unter verschiedenen Blickwinkeln wurden bereits Hinweise zu ihrer Indikation und diagnostischen Verläßlichkeit mitgeteilt (STEINHARDT 1955, ISBERG-HOLM 1980, KATZBERG u. Mitarb. 1980, REICH u. LIEBSCHNER 1985, REICH 1986). Es bleibt jedoch angesichts neuer darstellender Verfahren wie der Computertomographie (HÜLS u. Mitarb. 1981) oder der Kernspintomographie (ROBERTS u. Mitarb. 1985) die Frage, welche Fehler der Durchführung und der Interpretation ihre Aussage einschränken können. Anhand einer klinischen Studie sollten darüber hinaus die Möglichkeiten und Grenzen der Arthrotomographie im Hinblick auf die derzeitigen konservativen und chirurgischen Behandlungsmethoden aufgezeigt werden.

Material und Methode

Bei 99 Patienten (18–63 Jahre, 61 weiblich, 38 männlich) wurden Kontrastdarstellungen von 107 Kiefergelenken durchgeführt. Die Auswahl der Patienten, bei denen therapieresistente Schmerzen und Funktionsbehinderungen vorlagen, erfolgte entsprechend früher dargestellten Kriterien nach der klinischen und konventionell-röntgenologischen Diagnostik (REICH u. DOLWICK 1984, REICH 1986). Es hatten sich vor der Arthrographie folgende Verdachtsdiagnosen ergeben:

1. Diskusverlagerung nach anterior mit Reposition bei der Mundöffnung (n = 28),
2. Diskusverlagerung ohne Reposition bei der Mundöffnung (n = 28),
3. Perforation des Diskus oder seiner Aufhängungsbänder (n = 12),
4. schmerzhafte Hyperaktivität der Kaumuskulatur mit fraglicher Diskusbeteiligung (n = 18),
5. unklare Kieferklemme (n = 12),
6. atypischer Gesichtsschmerz mit fraglicher intraartikulärer Normabweichung (n = 9).

Aufgrund von Voruntersuchungen, die eine nur unwesentliche Informationsverbesserung durch routinemäßige Kontrastinjektion beider Gelenkspalte ergeben hatte, wählten wir in der Regel die alleinige Kontrastfüllung des unteren Gelenkspaltes unter Durchleuchtung (REICH 1986). Die Punktion erfolgte in der Regel von präaurikulär, nur in 6 Fällen vom Gehörgang aus (ZETZ u. Mitarb. 1982). Nach der Injektion von 0,3–0,5 ml CONRAY 70 in den unteren Gelenkspalt wurden im Abstand von 2–3 mm laterale Tomographien bei geschlossenen Zahnreihen und bei maximal geöffnetem Mund angefertigt.

In 30 Fällen konnte der Arthrographiebefund nachträglich im Operationssitus direkt überprüft werden.

Ergebnisse

Eindeutige Befunde

Mit Hilfe der von uns gewählten Arthrographiemethode ließen sich in 86 Fällen eindeutige Befunde über die grobe Lage und Funktion des Discus articularis und seiner Aufhängungsbänder gewinnen. Die Bandbreite der Befunde reichte dabei von Normalbefunden, von der anterioren Diskusverlagerung mit oder ohne Reposition bei der Mundöffnung über die Diskusperforation bis zum Sonderfall eines freien Gelenkkörpers bei einer Arthrose. Die diesbezüglichen Befunde haben wir prinzipiell bereits mitgeteilt (REICH 1986, REICH u. LIEBSCHNER 1985).

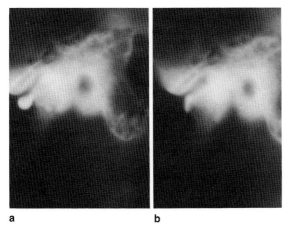

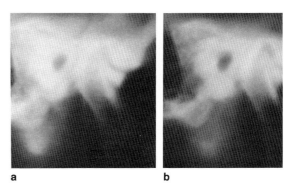

a   **b**

Abb. 1a u. b Beispiel für Überfüllung des unteren Gelenkspaltes mit mehr als 0,9 ml Kontrastflüssigkeit. **a** Bei geschlossener Zahnreihe scharf kontrastierte, tropfenförmige Kontrastansammlung vor dem Kondylus. **b** Nach maximaler Mundöffnung verbleibt ein überpreßter Teil des Kontrastmittels vor dem Kondylus. Nur an der Form der verbleibenden Kontrastmittelansammlung ist zu erkennen, daß es sich nicht um eine Diskusverlagerung ohne Reposition handelt

a   **b**

Abb. 2a u. b Beispiel für die Möglichkeit der Fehlinterpretation bei muskulär bedingter Translationshemmung des linken Kondylus. **a** Bei geschlossener Zahnreihe längliche Kontrastmittelansammlung im vorderen unteren Gelenkspalt. **b** Bei maximaler Mundöffnung (26 mm) kaum Veränderungen des Kontrastschattens. Von der Diskusverlagerung ohne Reposition ist der Befund nur zu unterscheiden, wenn beachtet wird, daß durch eine vollständig fehlende Translation des Kondylus das Kontrastmittel auch nicht teilweise ausgepreßt wird

Fehlermöglichkeiten bei der Durchführung der Untersuchung:

1. Versehentliche Punktion beider Gelenkspalte, dadurch Gefahr der Fehlinterpretation als Perforation (n = 2);
2. Überfüllung des Gelenkraumes mit mehr als 0,8 ml Kontrastflüssigkeit, dadurch Gefahr der Vortäuschung einer anterioren Diskusverlagerung (n = 4) (Abb. **1**);
3. Benutzung einer mit 25 mm zu kurzen Kanüle bei sehr breiten oder adipösen Schädeln, dadurch fehlende Auffüllung des unteren Gelenkspaltes (n = 2).

Fehlermöglichkeiten bei der Interpretation der Arthrographiebefunde

1. Kontrastdarstellung des unteren Gelenkraumes nicht möglich (n = 13). Als Ursachen fanden wir einen weit überhängenden Jochbogen bei tiefer Fossa articularis (n = 2) und Adhäsionen im unteren Gelenkspalt (n = 2). Nicht aufklärbar blieb die Ursache in 7 Fällen unklarer Kieferklemme, bei Verdacht auf muskuläre Hyperaktivität oder bei atypischer Gesichtsneuralgie. Die Punktion des hinteren unteren Gelenkspaltes kann bei mangelnder Entfaltung durch eingeschränkte Translation des Kondylus erschwert sein, gleichgültig, wodurch die Translationseinschränkung ausgelöst ist. Dies ist bei einer mangelnden Mundöffnung unter 25 mm maximaler SKD oft der Fall.
2. Mangelnde Verschiebung des Kontrastmittels bei der maximalen Mundöffnung. In der Regel ist dies als Zeichen einer Diskusverlagerung ohne Reposi-

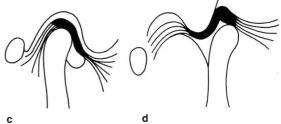

a   **b**

c   **d**

Abb. 3a–d Beispiel für die Ausweitung des unteren Gelenkraumes bei Hypermobilität des linken Kondylus. **a** Sichelförmige Kontrastmittelansammlung anterior des Gelenkköpfchens bei geschlossener Zahnreihe. **b** Deutliche Verschiebung des Kontrastmittels in den hinteren unteren Gelenkraum bei Subluxation des Kondylus (SKD 43 mm). Wie an der oberen Kontur des Kontrastschattens erkennbar, wird bei der weiten Mundöffnung der Diskus nach anterior mitgenommen, dabei wird das hintere Aufhängungsband über das Tuberculum articulare gestrafft, was Schmerzen auslösen kann (schmerzhafte Hypermobilität). **c** u. **d** Durchzeichnung zu **a** u. **b**

tion aufzufassen. Die Kontrastverschiebung vom vorderen in den hinteren Gelenkraum hängt nach unseren Befunden jedoch wesentlich von der Gleitbewegung des Kondylus nach anterior bei der weiteren Mundöffnung ab. Dadurch kann es in allen Fällen eingeschränkter Mundöffnung, sei es aus mangelnder Kooperation oder bei der muskulären Kieferklemme, zur fehlerhaften Annahme einer Diskusverlagerung ohne Reposition kommen (Abb. 2).
3. Ausweitung des Gelenkraumes bei der Hypermobilität des Kondylus. Hier besteht die Gefahr der Fehlinterpretation eines Normalbefundes als Diskusverlagerung, zumal offenbar Normvarianzen der Diskusform nicht selten sind (Abb. 3).
4. Mangelnde Feinbestimmung der Verlagerungsrichtung des Diskus, insbesondere bei der Querverlagerung. In 4 klinisch eindeutigen Fällen mit seitlicher Nonokklusion gelang die Darstellung nicht; wegen möglicher struktureller Normvarianzen erschien uns auch bei der Anteromedialverlagerung eine genaue Information über die Verlagerungsrichtung oft nicht möglich.
5. Mangelnde Lagebestimmung einer Perforation. Nur bei 1 von 6 zuvor arthrographierten, später operierten Perforationen war eine annähernde Lagebestimmung der Perforation möglich (Abb. 4).

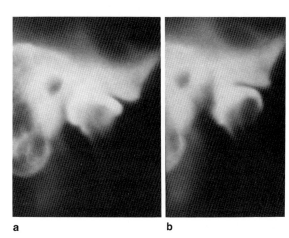

a   **b**

Abb. 4a u. b Ausnahmefall bei der einfachen Arthrotomographie. Eine kleine Perforation, erkennbar durch Auffüllung beider Gelenkspalte bei alleiniger Punktion des unteren Gelenkspaltes ist annähernd zu lokalisieren. **a** Mund geschlossen, **b** Mund offen. Die Perforation befindet sich am Übergang des Diskus in das hintere Aufhängungsband

Therapierelevanz der Arthrographiebefunde

Wie aus Tab. 1 ersichtlich, konnten die verschiedenen vermuteten Gelenkveränderungen entweder bestätigt, präzisiert oder ausgeschlossen werden. In jedem Falle mußte wegen der Problematik ähnlicher myogener Symptomatik nach der Arthrographie erneut überdacht werden, ob die Beschwerden mit dem intraartikulären Befund in Einklang standen. In 3 Fällen wurden trotz der entsprechenden Symptome einer Diskusverlagerung ohne Reposition bei der Arthrographie Normalbefunde erhoben. Hier mußte eine rein muskuläre Verursachung angenommen werden. Bei der unklaren Kieferklemme führte die Kontrastdarstellung 3mal zur Aufdeckung einer Diskusverlagerung ohne Reposition als Ursache. Dieses konnte nicht ohne Auswirkungen auf das Therapiekonzept für diese Patienten bleiben.

Tabelle 1 Arthographiebefunde

Verdachtsdiagnosen	Diskusverlagerung mit Reposition	Diskusverlagerung ohne Reposition	Perforation	Formveränderung	Normalbefund	Freier Gelenkkörper	nicht auffüllbar	Summe
Diskusverlagerung mit Reposition	21				6		1	28
Diskusverlagerung ohne Reposition		20	1	1	3		3	28
Perforation			9			1	2	12
schmerzhafte muskuläre Hyperaktivität	2	5	3		5		3	18
unklare Kieferklemme		3			6		3	12
atypischer Gesichtsschmerz	1	1	2	1	3		1	9
Summe	24	29	15	2	23	1	13	107

In der Patientengruppe, bei der mit diffusen, z. T. zyklischen Schmerzen und Schliffacetten Hinweise für eine muskuläre Hyperaktivität im Kiefer- und Gesichtsbereich vorlagen, konnten zwar ebenfalls Diskusverlagerungen (n = 7) und Perforationen (n = 3) gefunden werden, allerdings blieb in vielen Fällen die Frage bestehen, inwieweit die Hauptbeschwerden muskulär oder gelenkbedingt waren. Zudem ist das therapeutische Spektrum gerade bei diesen Patienten durch eine eingeschränkte Indikation zu operativen Maßnahmen eingeengt (MARCIANI u. ZIEGLER 1983, REICH u. LIEBSCHNER 1985). Zurückhaltung ist z. Z. sicherlich noch bei der Wertung der von uns gefundenen intraartikulären Veränderungen (n = 9) für die Therapie atypischer Gesichtsschmerzen geboten.

Komplikationen

Bei 15% der Untersuchten trat durch die Lokalanästhesie eine 2–3 Std. anhaltende partielle Fazialisparese auf. Mäßige, funktionsabhängige Schmerzen im untersuchten Gelenk in der Regel für 2 Tage wurden von 60% der Patienten, stärkere Schmerzen für 4–5 Tage von 4 Patienten angegeben. Die Beschwerden waren mit feuchten Umschlägen, oralen Analgetika und Antiphlogistika leicht beherrschbar.

Diskussion

Obwohl die Arthrographie als zuverlässige Methode für die Darstellung intraartikulärer Weichgewebeveränderungen gilt (KATZBERG u. Mitarb. 1980), muß auf einige Fehlermöglichkeiten der Technik und der Interpretation hingewiesen werden (s. auch CAMPBELL u. ALEXANDER 1983). Für eine fehlende Auffüllungsmöglichkeit des unteren Gelenkspaltes können – außer pathologische Veränderungen – eine abweichende Anatomie oder allein die mangelnde Translation des Kondylus ursächlich sein. In den meisten dieser Fälle kann dann aber die einfachere Kontrastdarstellung des oberen Gelenkspaltes noch eine eingeschränkte Information liefern.

Strukturelle Normvarianzen der Gelenkspaltweite und der Diskusform und eine Hypermobilität mit Ausweitung des unteren Gelenkspaltes müssen in die Interpretation der Arthrographiebefunde einbezogen werden, wenn Fehldiagnosen vermieden werden sollen (s. auch STEINHARDT 1955). Dies bestätigt diese Technik als Zusatzdiagnostik nach der klinischen und konventionell-röntgenologischen Untersuchung (REICH 1986).

Bei derzeitigen Therapiekonzepten führt die Konstatierung von intraartikulären Veränderungen bei Patienten mit Parafunktionen und schmerzhafter muskulärer Hyperaktivität kaum zu einer Änderung des konservativen Therapiekonzeptes. Mit zunehmender Verfeinerung der Therapie könnten sich aber in Zukunft neue Indikationen ergeben (SCHÖTTL 1980, KLETT 1986). Bei Patienten mit Diskusveränderungen, bei denen die Symptomatik relativ sicher gelenkbedingt erscheint, sowie bei einigen Fällen der unklaren Kieferklemme ermöglicht die Arthrographie die Auswahl zugeschnittener konservativer und chirurgischer Therapieverfahren.

Die Grenzen der Schichtkontrastdarstellung des Kiefergelenks werden dann erreicht, wenn von ihr eine Aussage über Dimensionen verlangt wird, die an ihr Auflösungsvermögen heranreicht. So konnte in klinisch sicheren Fällen einer Querverlagerung des Diskus der Grad der Verschiebung nicht ermittelt werden. Nach den Feststellungen von HANSSON u. Mitarb. (1977) beträgt schon die Dicke des normalen Diskus z. T. nur 0,5 mm; nach unseren operativen Erfahrungen kann u. U. eine geringe Verlagerung von 1 mm erhebliche Symptome auslösen. Die sichere Beurteilung dieser Dimensionen kann jedoch allein schon durch den Verwischungseffekt der Tomographie begrenzt werden. In diesem Zusammenhang ist auch fraglich, ob die von STEINHARDT (1955) geforderte posteriore und die von KLETT (1986) neuerdings postulierte exzentrische Verlagerung des Diskus überhaupt arthrographisch darstellbar sind.

Auch die u. a. von KATZBERG u. Mitarb. (1980) angegebene Diagnose von Adhäsionen im Gelenkspalt konnte von uns in keinem Fall mit ausreichender Sicherheit gestellt werden. Die Lokalisation und die Ausdehnung einer Perforation sind im Regelfall mit der einfachen Kontrastdarstellung ebenfalls nicht eruierbar. Eine Verbesserung kann hier durch die Doppelkontrastmethode erreicht werden (ARNAUDOW u. Mitarb. 1968, WESTESSON 1982). Allerdings ist eine Entscheidung zwischen den möglichen Operationsverfahren (REICH u. DOLWICK 1984) in diesen Fällen erst zu treffen, wenn nach Eröffnung des Gelenks auch der Zustand der Weichgewebe in Augenschein genommen werden kann. Daher reicht in der präoperativen Diagnostik der Nachweis einer Perforation mit der einfachen Arthrographie aus. Weitere Fortschritte bei dieser Methode könnten sich mit der Digitalen Lumineszenzradiographie (DOEHRING 1986) ergeben; einen Beitrag zur Operationsplanung bei Perforationen könnte sich auch aus der Weiterentwicklung der Arthroskopie ergeben (HELLSING u. Mitarb. 1984).

Wegen der Frage des Auflösungsvermögens und der Schichtdicke muß gerade im Bereich der Feindiagnostik von Querverlagerungen und Perforationen fraglich bleiben, welchen Beitrag die Computertomographie (HÜLS u. Mitarb. 1980) und die Kernspintomographie (ROBERTS u. Mitarb. 1985) leisten können.

Nach unseren operativen Befunden erübrigt sich die Arthrographie bei der schmerzhaften Krepitation, wenn röntgenologisch degenerative knöcherne Veränderungen gefunden werden. In allen operierten Fällen einer Arthrosis deformans (n = 11) waren ohnehin große Perforationen der intraartikulären Weichgewebe anzutreffen. Die Feststellung einer Perforation durch die Arthrographie scheint also nur in Fällen ohne nachweisbare knöcherne Veränderungen im Vorfeld der operativen Therapie sinnvoll.

Die Kontrastdarstellung des Kiefergelenks sollte kritisch eingesetzt werden, um bei therapieresistenten, schmerzhaften und funktionsbehindernden Kiefergelenkstörungen eine objektive Grundlage für die gezielte Therapie zu gewinnen. Ihre Indikation ist damit auch von der Leistungsfähigkeit der Therapie abhängig. Die beste Verwertungsmöglichkeit ergibt sich daher im Rahmen eines interdisziplinären Behandlungskonzeptes, in dem die vielfältigen, sich z. Z. ständig erweiternden konservativen und chirurgischen Behandlungsmöglichkeiten koordiniert werden.

Zusammenfassung

In einer klinischen Studie wurden bei 99 Patienten mit therapieresistenten, fraglichen Kiefergelenkbeschwerden Arthrotomographien ausgeführt, um ihren Wert für die Planung der konservativen und chirurgischen Therapie festzustellen. Es wurden Fehlermöglichkeiten der Durchführung gefunden, die teilweise in der Technik oder in der Anatomie des Kiefergelenks begründet sind. Bei der Interpretation der Arthrographiebefunde sind Fehler möglich, wenn strukturelle Normvarianzen und klinische Befunde vernachlässigt werden. Dieses gilt insbesondere für das Syndrom der schmerzhaften Hyperaktivität der Kaumuskulatur. Die Möglichkeiten der Methode liegen in dem Ausschluß von Gelenkveränderungen in fraglichen Fällen und der Begründung speziell zugeschnittener Therapieverfahren, wenn die Verdachtsdiagnose bestätigt oder präzisiert wird. Die Grenzen der Arthrotomographie werden erreicht, wenn Strukturen und Dimensionen dargestellt werden sollen, die an das Auflösungsvermögen der Tomographie reichen, z. B. bei der Feindiagnostik der queren Diskusverlagerung und der Perforation.

Literatur

Arnaudow, M., H. Haage, J. Pflaum: Die Doppelkontrastarthrographie des Kiefergelenkes. Dtsch. Zahnärztl. Z. 23 (1968) 390
Campbell, R. L., J. M. Alexander: Temporomandibular joint arthrography: negative pressure, nontomographic techniques. Oral Surg. 55 (1983) 121
Frenkel, G.: Untersuchungen mit der Kombination Arthrographie und Tomographie zur Darstellung des Discus articularis beim Menschen. Dtsch. Zahnärztl. Z. 11 (1965) 1261
Hansson, T., T. Oberg, G. E. Carlsson, S. Kopp: Thickness of the soft tissue layers and the articular disc in the temporomandibular joint. Acta odont. scand. 35 (1977) 77
Hellsing, G., A. Holmlund, A. Nordenram, T. Wredmark: Arthroscopy of the temporomandibular joint. Int. J. oral Surg. 13 (1984) 69
Hüls, A., W. Schulte, K. Voigt: Neue Aspekte der Myoarthropathien durch die Computertomographie. Dtsch. Zahnärztl. Z. 36 (1981) 776
Isberg-Holm, A.: Temporomandibular joint clicking. Diss. Stockholm 1980
Katzberg, R. W., M. F. Dolwick, C. A. Helms, T. Hopens, D. J. Bales, G. C. Coggs: Arthrotomography of the temporomandibular joint. Amer. J. Roentgenol. 134 (1980) 995
Klett, R.: Zur Biomechanik des Kiefergelenkknackens. III. Aetiologie der exzentrischen und zentrischen Diskusluxation. Dtsch. Zahnärztl. Z. 41 (1986)
Marciani, R. D., R. C. Ziegler: Temporomandibular joint surgery: a review of fifty-one operations. Oral Surg. 56 (1983) 472
Nørgaard, F.: Temporomandibular Arthrography, Diss. Kopenhagen 1947
Reich, R. H.: Zur Indikation der Arthrographie des Kiefergelenkes. Dtsch. Zahnärztl. Z. 41 (1986) 36
Reich, R. H., M. F. Dolwick: Kiefergelenkbeschwerden bei Patienten mit Form- und Lageveränderungen des Discus articularis. Dtsch. Z. Mund-, Kiefer-, Gesichtschir. 8 (1984) 317
Reich, R. H., S. Liebschner: Die Bedeutung der Arthrographie und der integrierenden Elektromyographie für die Indikationsstellung in der Kiefergelenkchirurgie. In G. Pfeifer, N. Schwenzer: Fortschritte der Kiefer- und Gesichts-Chirurgie, Bd. XXX. Thieme, Stuttgart 1985 (S. 154)
Roberts, D., J. Schenck, P. Joseph, T. Foster, H. Hart, J. Pettigrew, H. L. Kundel, W. Edelstein, B. Haber: Temporomandibular joint: magnetic resonance imaging. Radiology 154 (1985) 829
Schöttl, W.: Gezielte und kontrollierte Vorbehandlung bei Myoarthropathien. Dtsch. Zahnärztl. Z. 35 (1980) 666
Steinhardt, G.: Die praktische Bedeutung der Röntgenaufnahmen des Kiefergelenkbereiches. Dtsch. Zahnärztl. Z. 10 (1955) 349
Westesson, P. L.: Double-contrast arthrography and internal derangement of the temporomandibular joint. Swed. dent. J. 13 (1982)
Zetz, M. R., W. B. Irby, L. R. Doles: A simplified method for injection or aspiration of the temporomandibular joint. J. Amer. dent. Ass. 104 (1982) 855
Zimmer, E. A.: Die Röntgenologie des Kiefergelenks: Schweiz. Mschr. Zahnheilk. 51 (1941) 944

Axel Pomaroli, Gabriel Röthler, Burghard Norer und Ernst Waldhart, Innsbruck

Endoskopische Darstellung gesunder und veränderter Strukturen der Articulatio temporomandibularis

Einleitung und Methodik

Zur Diagnostik der Kiefergelenkerkrankungen bedient man sich einer Reihe von gnathologischen und röntgenologischen Explorationen. Dennoch lassen sich auch mit diesen Methoden bestimmte krankhafte Veränderungen der A. temporomandibularis wie Verwachsungen, Knorpel- und Diskusschäden nicht ausreichend nachweisen (OHNISHI 1975, LUTZ u. Mitarb. 1981). OHNISHI berichtete über 30 komplikationslos durchgeführte Kiefergelenkarthroskopien an Patienten und hob den hohen Informationswert dieses Verfahrens hervor. 1980 stellten wir uns die Aufgabe, zunächst die normalen anatomischen Kiefergelenkstrukturen an Leichen umfassend endofotografisch zu dokumentieren. Darauf aufbauend, wurden in einer weiteren Studie die pathologischen Veränderungen der Kiefergelenke erfaßt. Die dabei gesammelten Erfahrungen sollten einerseits das schonende Vorgehen bei der Arthroskopie an Patienten gestatten, andererseits die objektive Interpretation der dabei erhobenen Befunde ermöglichen.

Insgesamt wurden 236 Kiefergelenke von 4 frischen und von 114 mit Formalin-Karbol-Lösung fixierten Leichen unterschiedlichen Alters (29 bis 98 Jahre) untersucht. Zur Verwendung kamen verschieden dimensionierte Hopkins-Optiken (Karl Storz KG, Tuttlingen) mit einem Durchmesser von 4,0 mm, 2,7 mm und 2,4 mm sowie einem Blickwinkel von jeweils 30°. Nach präaurikulärer Hautinzision und Durchbohren der lateralen Kiefergelenkkapsel wurde das Innenrelief der oberen und unteren Kammer ventral und dorsal systematisch gemustert.

Ergebnisse der experimentell-anatomischen Untersuchung

Bei der endoskopischen Betrachtung gesunder Kiefergelenke lassen sich im dorsalen Anteil der Cavitas articularis superior die rückseitige Umschlagfalte als Übergang der Membrana synovialis zur Fossa mandibularis und der bilaminäre Bereich des Discus articularis erkennen. Im ventralen Abschnitt der oberen Kammer kommt der Raum zwischen der pfannenartig gehöhlten Diskusoberseite und dem Tuberculum articulare zur Darstellung. Nach ventral öffnet sich der Blick in den Recessus triangularis. Die Cavitas articularis inferior imponiert sowohl von ventral als auch von dorsal gesehen als langer tunnelförmiger Raum, dessen Boden vom Caput mandibulae und dessen Dach von der Unterseite des Discus articularis gebildet wird.

In dem von uns untersuchten Material fanden sich in der oberen Kammer funktionsbedingte Bildungen am Discus articularis und an der Membrana synovialis, Degenerationszeichen an den Gelenkoberflächen, vermehrt gegen das Zentrum des Diskus einsprossende Gefäße und die Gelenkräume querende Gewebestränge.

Zu den funktionsbedingten Bildungen am gesunden Diskus zählen transversale Falten der oberen Lamelle seiner bilaminären Zone. Sie sind Ausdruck der Druck- und Zugbeanspruchung des Diskus bei den Protrusions- und Laterotrusionsbewegungen des Unterkiefers. Bei Überlastung kommt es zu einer kompensatorischen Hypertrophie, die sich als Kammbildung am Übergang zum faserknorpeligen Anteil des Diskus manifestiert. Die Inkongruenz der Gelenkkörper wird normalerweise durch scharfrandige Plicae synoviales ventromedial und ventrolateral ausgeglichen. Treten sie wulstartig verdickt auf, müssen sie als pathologisch verändert angesehen werden (LANG u. THURNER 1962).

Degenerationszeichen am Diskus fanden sich ausschließlich ventrolateral, lateral am dorsoventralen Übergang und im Zentrum der bilaminären Zone. Ventrolateral und am dorsoventralen Übergang beeindruckten Fibrillationen, Aufrauhung und Verdünnung bis zur Dehiszenz infolge tangentialer Scherkräfte (Abb. 1) (MEACHIM 1975, FASSBENDER 1984). Diese entfalten sich bei Protrusions- und Laterotrusionsbewegungen, wenn durch Malokklusion das Caput mandibulae gegen den dorsalen Abhang des Tuberculum articulare gepreßt wird. Hingegen führt im Zentrum der bilaminären Zone die Überdehnung der oberen Lamelle zur Bildung verschieden großer Hohlräume zwischen beiden Lamellen, wobei die Dicke der kranialen Lamelle bis zur Dehiszenz abnimmt. Die dorsale Verdünnung unterscheidet sich damit essentiell von jener im ventralen Bereich (LANG u. THURNER 1962, NORER u. Mitarb. 1986). Die degenerativen Veränderungen am Diskus sind häufig mit arthrotischen Umbauvorgängen an den Gelenkkörperoberflächen vergesellschaftet. Es treten Aufrauhung der Knorpeloberfläche mit Schliffurchen und anschließender Eburnisation auf.

Kapillaren ließen sich arthroskopisch an allen Diskusrändern der oberen Kammer nachweisen. Besonders deutlich erscheinen sie im Bereich des dorsalen Diskusabschnittes, von wo sie im Entzündungsfall über die Kuppe in den zentralen fibrösen Abschnitt vordringen (BAECKER 1931, BAUER 1932). Daneben findet sich als typisches Arthritiszeichen eine vermehrte Gefäßinjektion sowie verdickte und trübe Synovia.

Überraschend häufig zeigten sich Gewebestränge ventral und dorsal des Recessus medialis (LANG u. NIEDERFEILNER 1977). Ihre Mächtigkeit reicht von dünnen, fadenförmigen Gebilden bis zu breiten Zügeln (Abb. 2). An einem Gelenk erfüllten dünne Fäden in

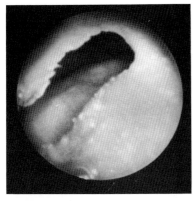

Abb. 1 Ventraler Bereich der linken oberen Gelenkkammer. Diskusdehiszenz; in der Tiefe ist die Knorpeloberfläche des Kieferköpfchens sichtbar

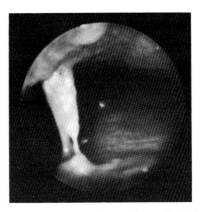

Abb. 2 Gewebestrang in der linken oberen Gelenkkammer

dichter Zahl die obere Kammer, so daß man von einer syndesmotischen Umwandlung sprechen kann.

Bei der Betrachtung der unteren Kammer dominierten die Knorpelschäden am Kieferköpfchen.

Von den geschilderten Strukturveränderungen wurden an den endoskopierten Kiefergelenken überwiegend Degenerationszeichen am Discus articularis und am Caput mandibulae registriert.

Klinische Anwendung der Kiefergelenkarthroskopie

An der Abteilung für Kieferchirurgie in Innsbruck wurden bisher 6 Patienten arthroskopisch untersucht. In 5 Fällen bestand eine ausgeprägte seitenbetone Kiefergelenkarthrose bei unklarem radiologischem Befund. Bei 1 Patientin wurde wegen einer chronischen Osteomyelitis des Unterkiefers mit gelenkfortsatznaher Lokalisation die Indikation zur endoskopischen Exploration gestellt.

Nach einem präaurikulären, vertikalen, bis zu 15 mm langen Hautschnitt wird die Lage des Kieferköpfchens palpatorisch bestimmt und unter gleichzeitiger Distraktion des Kiefergelenks die laterale Kapselwand im Bereich der oberen Kammer mit dem Trokar punktiert. Nach stumpfer Dilatation des Zugangsweges erfolgt die endoskopische Inspektion der kranialen Kammer und nach Durchstechen der Kapsel unterhalb des Diskus die Betrachtung des kaudalen Gelenkspaltes (Abb. 3) (RÖTHLER u. WALDHART 1981).

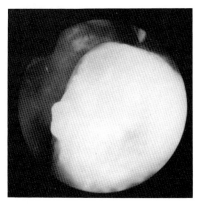

Abb. 4 Pat. G. J., 38 J.: Ventraler Abschnitt der linken unteren Gelenkkammer. Knorpelschäden am Caput mandibulae

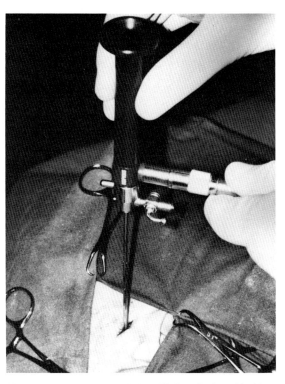

Abb. 3 Arthroskopie des linken Kiefergelenkes. Hopkins-Optik, 30°, 2,4 mm Durchmesser, Trokarhülse mit Ventil für Spülung

Die Kiefergelenke der Patienten mit arthrotischen Beschwerden ließen Knorpelschäden am Caput mandibulae erkennen (Abb. 4). Bei der Patientin mit der Osteomyelitis des Unterkiefers erschien die Oberfläche des Kieferköpfchens endoskopisch unauffällig, während der Discus articularis eine starke Gefäßinjektion aufwies.

Die direkte Beobachtung des Innenreliefs mit Hilfe der Arthroskopie gestattet die Aufdeckung von Schäden, die mit anderen diagnostischen Verfahren nicht zur Darstellung kommen (OHNISHI 1985, LUTZ u. Mitarb. 1981). WILLIAMS u. LASKIN (1980) vermochten schon geringfügige Läsionen an experimentell geschädigten Kiefergelenken bei Kaninchen endoskopisch nachzuweisen.

Unter Beachtung der anatomischen Gegebenheiten dieser Region (POMAROLI u. NORER 1985) und bei kritischer Indikationsstellung erscheint die Kiefergelenkarthroskopie klinisch einsetzbar. Optiken mit einem Durchmesser von weniger als 2 mm und einem Bildwinkel von 30° würden die Untersuchungstechnik verfeinern und gleichzeitig die übersichtliche fotografische Dokumentation erlauben.

Zusammenfassung

Zur endophotographischen Darstellung gesunder und veränderter Strukturen der Articulatio temporomandibularis wurden 236 Kiefergelenke an Leichen untersucht. Dabei wurden neben funktionsbedingten Bildungen am Discus articularis und an der Membrana synovialis degenerative Veränderungen an den Oberflächen des Diskus und des Kieferköpfchens nachgewiesen. Häufig ließen sich auch Gewebestränge und Gefäßeinsprossungen demonstrieren. Die klinische Anwendung dieser Untersuchung erscheint indiziert, wenn pathologische Prozesse der Kiefergelenke mit anderen diagnostischen Verfahren nicht erfaßt werden können. An der Abteilung für Kieferchirurgie in Innsbruck wurde bisher bei 6 Patienten die Kiefergelenkarthroskopie vorgenommen.

Literatur

Baecker, R.: Zur Histologie des Kiefergelenkmeniskus des Menschen und der Säuger. Z. mikroskop.-anat. Forschung 26 (1931) 223–268

Bauer, W.: Anatomische und mikroskopische Untersuchungen über das Kiefergelenk mit besonderer Berücksichtigung der Veränderungen bei Osteoarthritis deformans. Z. Stomatol. 18 (1932) 1136; 19, 1273; 20, 1334

Fassbender, H. G.: Pathomechanismen der Osteoarthrose. Akt. Rheumatol. 9 (1984) 91–98

Lang, F. J., J. Thurner: Erkrankungen der Gelenke. In E. Kaufmann: Lehrbuch der speziellen pathologischen Anatomie, Bd. 2, Teil 4. de Gruyter, Berlin 1962

Lang, J., J. Niederfeilner: Über Flächenwerte der Kiefergelenksspalte. Anat. Anz. 141 (1977) 398–400

Lutz, D., V. Schwipper, C. U. Fritzemeier: Die Endoskopie des Kiefergelenkes – eine neue Untersuchungsmethode. Dtsch. zahnärztl. Z. 36 (1981) 183–186

Meachim, G.: Cartilage fibrillation at the ankle joint in Liverpool necropsies. J. Anat. 119 (1975) 601–610

Norer, B., A. Pomaroli, G. Röthler: Die Kiefergelenksarthroskopie – Ein Diagnoseverfahren zur Deutung der Funktion des Discus articularis. In: Kongreßband der deutschsprachigen Arbeitsgemeinschaft für Arthroskopie, Basel 1986

Ohnishi, M.: Arthroskopische Beobachtungen der Kiefergelenkhöhle. IV. Symposium der Internationalen Gesellschaft für Kiefer-Gesichts-Chirurgie. Budapest 1975

Pomaroli, A., B. Norer: Anatomische Grundlagen der Kiefergelenksarthroskopie. Anat. Anz. (im Druck)

Röthler, G., E. Waldhart: Die Arthroskopie des Kiefergelenkes. Dtsch. Z. Mund-Kiefer-Gesichts-Chir. 5 (1981) 107–111

Williams, R. A., D. M. Laskin: Arthroscopic examination of experimentally induced pathologic conditions of the rabbit temporomandibular joint. J. oral Surg. 38 (1980) 652

Werner Engelke, Zürich

Feinnadel-Arthroskopiebefunde bei pathologischen Veränderungen des Kiefergelenks

Einleitung

Obwohl die Methodik der Arthroskopie bei der Diagnostik pathologischer Veränderung größerer Gelenke, insbesondere der Kniegelenke (HAAGE u. WATANABE 1973), zu einem Standardeingriff herangereift ist, ist die endoskopische Untersuchung des Kiefergelenks wegen der besonders schwierigen anatomischen Form und Lage in unserem Fachbereich erstmals durch OHNISHI (1975) vorgestellt worden. Im Jahre 1978 berichten HILSABECK u. LASKIN über Ergebnisse bei der Kiefergelenkarthroskopie bei 18 Kaninchen. Die besonders schwierige Untersuchung erklärt auch die deutliche Zurückhaltung der Endoskopie des Kiefergelenks und die spärlichen Publikationen. 1981 berichten aus der Hamburger Universitätsklinik für Kieferchirurgie LUTZ u. Mitarb. über eine neue Untersuchungsform der Endoskopie an menschlichen Leichen. Erstmals über die Arthroskopie bei 2 Patienten mit ungeklärten Mundöffnungsbehinderungen und dem Verdacht einer Diskusverlagerung berichten HELLSING u. Mitarb. (1984) aus dem Krankengut der Karolinska Institutet, Huddinge, Sweden.
Zweck unserer endoskopischen Untersuchungsmethode bei Patienten mit diversen Kiefergelenkbeschwerden war es, durch die Endoskopie als diagnostische Möglichkeit mehr Aufschluß über pathologische Veränderungen zu erhalten.

Methode und Material

Im Zeitraum von 1½ Jahren wurden an der Zürcher Universitätsklinik für Kieferchirurgie 20 Endoskopien des Kiefergelenks, sowohl des oberen als auch des unteren Gelenkspaltes, bei Patienten mit ungeklärten Kiefergelenkbeschwerden durchgeführt.
Wir verwendeten die Nadelarthroskope der Firma Olympus mit einer Geradeaus- und Winkeloptik vom Typ Selfoskop in Verbindung mit einer Kaltlichtquelle und Blitzautomatik. Die Fotodokumentation erfolgte mit einer Olympus OM1 in Kombination mit einem 400 ASA Ektachromfilm der Firma Kodak. Gleichzeitig wurde eine Videodokumentation mit einer speziellen Endoskopiekamera OTV der Firma Olympus angeschlossen. Die Endoskopien erfolgten in Bereitschaft zur operativen Intervention.
In einer von OBWEGESER (1985) angegebenen modifizierten Schnittführung am Tragusinnenrand von ca. 2 cm Länge wurde der Zugang zum unteren Gelenkspalt gewählt (Abb. 1).
Der untere Gelenkspalt wurde nach Distraktion mit physiologischer gewärmter Kochsalzlösung aufgefüllt und vorsichtig mit dem Trocar punktiert. Die Endoskopie des oberen Gelenkspaltes erfolgte transkutan durch eine Stichinzision 5 mm vor dem Tragusvorderrand in gleicher Weise.
Von den insgesamt 20 Patienten mit einer Kiefergelenkendoskopie wird über 5 Patienten berichtet.

Fall 1

Eine 56jährige Patientin mit multipler Sklerose und genereller Muskelatrophie luxierte mehrfach den Unterkiefer beim Gähnen; außerdem klagte sie über Schmerzen in beiden Kiefergelenken. Die radiologische Kiefergelenkdiagnostik ergab intakte Strukturen der Pfanne und des Köpfchens, ohne Anhaltspunkte für arthrotische Veränderungen.
Bei der Endoskopie des unteren Gelenkspaltes (Abb. 2) waren degenerative Veränderungen des Knorpels deutlich sichtbar, jedoch schien am Boden des degenerativen Prozesses die Restknorpelschicht intakt. In gleicher Sitzung wurde auch das obere Gelenk endoskopiert. Auch dieses zeigte im Bereich der Tuberkulumhinterkante eine degenerative Veränderung des Knorpels, so daß angenommen werden muß-

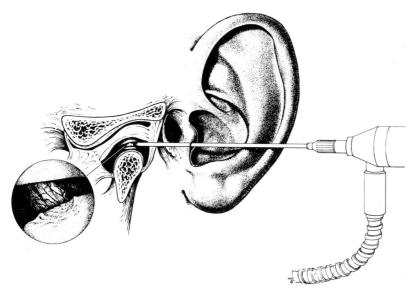

Abb. 1 Schematische Darstellung des Zuganges zum unteren Gelenkspalt des Kiefergelenkes durch eine von *Obwegeser* angegebene Tragus-Innenrand-Schnittführung

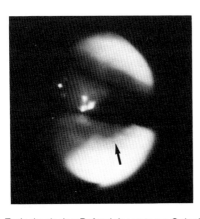

Abb. 2 Endoskopischer Befund des unteren Gelenkspaltes mit einer zentralen degenerativen Veränderung des Gelenkknorpels (Pfeil) bei einer Patientin mit rezidivierenden Kiefergelenkluxationen

te, daß es durch die mechanischen Reize, die wir bei der anterioren Kondylusluxation haben, zu einer Schädigung der Knorpelschicht sowohl im oberen als auch im unteren Gelenk gekommen sein mußte. Der Diskus war intakt und nicht perforiert.

Fall 2

Eine 40jährige Patientin hatte schon als junges Mädchen mehrmalige Kiefergelenkluxationen. Seit dieser Zeit hatte sie bisweilen akute Schmerzen im Bereich des rechten Kiefergelenks, besonders beim Kauen. Bei der klinischen Untersuchung fällt ein stark eingeschränkter Vorschub des rechten Kiefergelenks auf. Die Mundöffnung selbst ist mit 33 mm Schneidekantenabstand vermindert. Bei der radiologischen Untersuchung ist eine deutliche arthrotische Veränderung des Kiefergelenks im Sinne einer Arthrosis deformans sichtbar.

Der untere Gelenkspalt wurde vom dorsalen Anteil her endoskopiert, und es zeigten sich im ganzen Gelenk eine massiv aufgerauhte Oberfläche und eine massive Gefäßzeichnung sowohl auf dem Kondylus als auch auf der Unterseite des Diskus (Abb. 3). Zentral zeigte der Diskus eine kleine Perforation. Die histologische Untersuchung des Kiefergelenkköpfchens ergab massive Knorpelschäden und Usuren im Sinne einer fortgeschrittenen Arthrosis deformans.

Fall 3

Eine 25jährige Patientin klagte über rezidivierende Kiefergelenkluxationen seit 1 Jahr. Bei der Untersuchung zeigte sie ein reziprokes Knacken über dem rechten Gelenk. Auf den axialkorrigierten Arthrotomogrammen in Doppelkontrastmethode sieht man im anterioren Rezessus des oberen Gelenkspaltes einen Füllungsdefekt und ein anteriores Dysplacement des Diskus. Der endoskopische Befund (Abb. 4) zeigte einen freien Gelenkkörper. Dieser wurde während der Endoskopie entfernt.

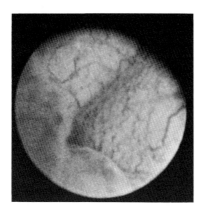

Abb. 3 Endoskopischer Befund des unteren Gelenkspaltes mit massiven Gefäßinjektionen sowohl auf dem Kiefergelenkköpfchen als auch an der Unterseite des Diskus articularis bei einer fortgeschrittenen Arthrosis deformans

Fall 4

Eine 30jährige Patientin wurde mit Kiefergelenkschmerzen seit ca. 2 Jahren bei sonst physiologischen Gelenkbewegungen überwiesen (SKA 40 mm, Vor- und Seitschub nicht eingeschränkt). Im Bereich des rechten Kiefergelenks kommt bei der hyperzykloidalen Tomographie eine kleine Exostose auf dem Kieferköpfchen zur Darstellung. Die anschließend durchgeführte Endoskopie des unteren Gelenkspaltes bestätigte diesen Befund. Die Exostose des Kiefergelenkköpfchens war vollständig mit Knorpel überzogen. Die Unterseite des Discus articularis zeigte jedoch als Ausdruck einer Diskustraumatisierung eine Gefäßinjektion. Die Exostose wurde abgetragen; die Patientin war nach dem Eingriff völlig beschwerdefrei.

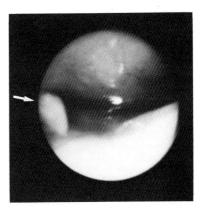

Abb. 4 Endoskopischer Befund des oberen Gelenkspaltes mit einem freien Gelenkkörper (Pfeil) und Gefäßinjektionen an der Knorpelfläche des Tuberculum articulare

Fall 5

Bei einer 34jährigen Patientin mit unilateraler kondylärer Hyperplasie und funktionellen Kiefergelenkbeschwerden mit ausgeprägtem Kiefergelenkknacken bei einer leicht vergrößerten Mundöffnung von SKA 53 mm und einer deutlichen Mittellinienverschiebung nach rechts erfolgte in der Universitätsklinik für Nuklearmedizin Zürich eine Single-Photone-Emission-CT. Diese ergab eine Anreicherung über dem linken Kiefergelenk als Ausdruck nicht abgeschlossenen Wachstums. Die durchgeführte Doppelkontrastarthrotomographie zeigte eine physiologische Lage des Diskus mit einer zentralen Perforation. Die anschließende endoskopische Untersuchung des unteren Gelenkspaltes zeigte intakte Strukturen des Gelenkknorpels, jedoch mit der Winkeloptik deutlich sichtbar die zentrale Perforation des Diskus (Abb. 5).

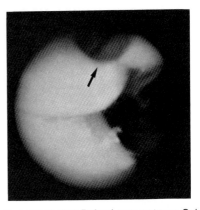

Abb. 5 Endoskopischer Befund vom unteren Gelenkspalt durch die Diskusperforation (Pfeil) in das obere Gelenkspatium mittels einer Winkeloptik

Diskussion

Zur Erklärung der geschilderten Beschwerden konnte bei den 5 demonstrierten Kiefergelenkendoskopien in allen Fällen eine pathologische Veränderung innerhalb des Kiefergelenks festgestellt werden. Auch OHNISHI (1975) berichtete über recht gute diagnostische Aussagen bei der Kiefergelenkendoskopie. In neuerer Zeit wird auch von HOLMLUND u. HELLSING (1985, 1986), und HELLSING u. Mitarb. (1984) über gute diagnostische Aussagen durch die Endoskopie des Kiefergelenks sowohl im Tierversuch am Kaninchen als auch am Patienten und an der Leiche berichtet. So gibt er eine diagnostische Aussagekraft zwischen 57 und 100% an. Aus der Hamburger Universitätsklinik für Kieferchirurgie berichteten im Jahre 1981 LUTZ u. Mitarb. über Erfahrungen der Endoskopie des Kiefergelenks an der menschlichen Leiche. Dabei stellten sie häufig Verletzungen des Knorpels oder anderer Gelenkstrukturen fest. Wir konnten bei unseren Untersuchungen keine Verletzung aufgrund der endoskopischen Manipulation im Gelenk feststellen. Höchstwahrscheinlich ist die Verwendung einer dickeren Optik von 3,5 mm eine Erklärung für die von LUTZ u. Mitarb. beschriebene Verletzung des Knorpels. Weder OHNISHI (1975, 1976, 1980) noch HOLMLUND u. HELLSING (1985, 1986) berichten über Verletzung von Kiefergelenkanteilen aufgrund der durchgeführten Endoskopie. Einen großen Vorteil im Bereich der Kiefergelenkdiagnostik sehen wir bei der Endoskopie des Kiefergelenks in der direkten Einsichtnahme beider Gelenkhöhlen mit der Möglichkeit der Biopsieentnahme im zeitlich vertretbaren Rahmen. Die postoperativen Beschwerden im Sinne einer Mundöffnungsbehinderung aufgrund eines intraartikulären Ödems waren nach ca. 2 Tagen abgeklungen.

Zusammenfassung

Es wird aus dem Krankengut des Kieferchirurgischen Universitätsspitales Zürich über die diagnostische Möglichkeit der Kiefergelenkendoskopie und deren Aussage anhand von 5 Patienten mit unklaren Kiefergelenkbeschwerden berichtet. In allen Fällen konnte neben den radiologischen und klinischen Befunden durch die Endoskopie auch eine zusätzliche diagnostische Aussage getroffen werden. Trotz der schwierigen Technik und speziellen anatomischen Verhältnisse kam es in keinem Fall zu einer endoskopiebedingten Schädigung des Gelenks.

Literatur

Haage, H., M. Watanabe: Arthrographie und Arthroskopie, Betrachtungen über die Wertigkeit der Methoden. Z. Orthop. 111 (1973) 178–183

Hellsing, G., A. Holmlund, A. Nordenram, T. Wredmark: Arthroscopy of the temporomandibular joint, Examination of 2 patients with suspected disk derangement. Int. J. oral Surg. 13 (1984) 69–74

Hilsabeck, R. B., D. M. Laskin: Arthroscopy of the temporomandibular joint of the rabbit. J. oral Surg. 36 (1978) 938–943

Holmlund, A., G. Hellsing: Arthroscopy of the temporomandibular joint, An autopsy study. Int. J. oral Surg. 14 (1985) 169–175

Holmlund, A., G. Hellsing: Arthroscopy of the rabbit temporomandibular joint. Int. J. oral max.-fac. Surg. 15 (1986) 170–175

Lutz, D., V. Schwipper, C. U. Fritzemeier: Die Endoskopie des Kiefergelenkes – eine neue Untersuchungsmethode. Dtsch. zahnärztliche Z. 36 (1981) 183–186

Obwegeser, H. L.: Temporal approach to the tmj, the orbit, and the retromaxillary – infracranial region. Head & Neck Surg. 7 (1985) 185–199

Ohnishi, M.: Arthroskopische Betrachtungen der Kiefergelenkshöhle. Paper presented at IX Symposium of International Association for Maxillo-Facial Surgery, Budapest 1975

Ohnishi, M.: Diagnostic application of arthroscope to ankylosis of the temporomandibular joint. Jap. J. oral Surg. 22 (1976) 436–442

Ohnishi, M.: Clinical application of arthroscopy in the temporomandibular joint diseases. Bull. Tokyo Med. Dent. Univ. 27 (1980) 141–150

Bernd Klesper, Benno Kummer, Hans-Dieter Pape, Köln

Möglichkeiten der Computerdensitometrie am Beispiel des menschlichen Kiefergelenks

1967 wurde erstmals von KNIEF eine densitometrische Methode zur Untersuchung von Knochenschnitten beschrieben. Diese Methode wurde in den letzten 5 Jahren im Anatomischen Institut der Universität Köln, insbesondere zur Untersuchung von Gelenken, weiterentwickelt. Die Dichteverteilung in Knochenschnitten wird dabei nach folgender Methode vermessen.

Ein Röntgenbild des zu untersuchenden Knochenschnittes wird auf dem Kreuztisch eines Densitometers orientiert. Die Bewegungen in Richtung der X- und Y-Achse werden von Schnittmotoren ausgeführt, die vom angeschlossenen Personalcomputer über ein spezielles Programm gesteuert werden. Vor Beginn der Meßprozedur wird der Grauwert des Hintergrundes an vier gegenüberliegenden Punkten des Röntgenbildes ermittelt, um die im Objekt vorkommenden Graustufen von der Hintergrundschwärzung zu trennen.

Im Densitometer wird der originale Meßlichtstrahl durch Graukeilverschiebung auf die Lichtstärke des durch das Objekt laufenden Lichtstrahles gebracht. Die Verschiebestrecke des Graukeiles dient dem Rechner als Basis für die Berechnung der Extension. Als Eichmaß wird auf dem gleichen Röntgenbild ein Aluminiumstufenkeil aufgenommen. Die Dichte wird daher in Äquivalenten von „mm Aluminiumdicke" angegeben. Die Röntgenaufnahmen aller Objekte werden in 0,5 mm breiten Streifen mit einer Schnittweite von ebenfalls 0,5 mm linear gescannt. Demnach beträgt die Meßfeldgröße 0,25 mm^2. Damit liegt eine genügend große Integration an Dichtewerten vor, um zufällige Inhomogenitäten im Filmmaterial auszugleichen.

Die gemessenen Dichtewerte werden über die vom Computer ermittelte Eichkurve des Referenzkeiles in das entsprechende Äquivalent Aluminiumstärke umgesetzt und in einer Datenmatrix abgespeichert. Der Gesamtumfang der Dichtewerte innerhalb eines Knochenschnittes wird in 10 Stufen unterteilt, um das Objekt auf einem Monitor darzustellen, und zwar in einer Folge von 10 Farben, die den einzelnen Dichtestufen zugeordnet sind. Dabei kennzeichnet schwarz die höchsten und blaßrosa die geringsten Dichtewerte. Der Hintergrund ist stets tiefblau abgebildet. Das Verteilungsbild kann auch mittels eines Flachbettplotters in schwarz-weißen Symbolen abgebildet werden. Mit Hilfe der beschriebenen Untersuchungsmethode wurden Densitogramme von 4 mm starken sagittalen Knochenschnitten menschlicher Kiefergelenke erstellt. Aus der Verteilung der Knochenverdichtungszonen können Rückschlüsse auf die Belastungsverhältnisse bzw. Lage und Ausdehnung der Tragflächen in dieser Region gezogen werden (Abb. **1** u. **2**).

Bei insgesamt 65 untersuchten Objekten wurden im temporalen Gelenkanteil zu 75,3% grazil strukturierte Pfannendächer beobachtet und mit einer Stärke von 0,16–1,92 mm im Zenit gemessen. An der Köpfchenkortikalis lag bei 98,5% jeweils rostral eine deutliche Verdichtungszone vor, die mit einer am rückwärtigen Abhang des Tuberculum articulare liegenden Verdichtungszone korrespondierte, so daß beide als artikulierende und kraftübertragende Strukturen anzusehen sind. Diese Befunde weisen gleichfalls auf die Lastfreiheit im Pfannenzenit des Kiefergelenks hin.

Zusammenfassung

Es wird die von KNIEF beschriebene und am Anatomischen Institut der Universität Köln weiterentwickelte Computerdensitometrie von Knochenschnitten beschrieben und am Beispiel von Kiefergelenkuntersuchungen demonstriert. Es wurden 4 mm starke Schnittscheiben von 65 formalinfixierten

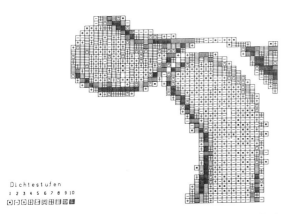

Abb. 1 72 Jahre männlich. Pfannenstärke im Zenit 0,16 mm. Der äußerst grazil strukturierte Pfannenzenit läßt auf eine Lastfreiheit beim Artikulationsvorgang schließen

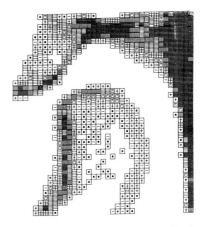

Abb. 2 66 Jahre männlich. Pfannenstärke im Zenit 3,56 mm. Die Kieferköpfchenkortikalis zeigt die höchsten Dichtestufen eindeutig im rostralen Abschnitt

menschlichen Kiefergelenken angefertigt. Aufgrund der Verteilung des Knochenmaterials und der Dichteverhältnisse im Kieferköpfchen und in der Pfanne lassen sich der rostrale Abschnitt der Köpfchenkortikalis und der rückwärtige Abhang des Tuberculum articulare als Tragflächen dieser Region identifizieren bei gleichzeitiger Lastfreiheit des Pfannenzenits.

Literatur

Knief, J. J.: Quantitative Untersuchung der Verteilung der Hartsubstanzen im Knochen in ihrer Beziehung zur lokalen mechanischen Beanspruchung. Z. Anat. Entwickl.-Gesch. 126 (1967a) 55–80

Knief, J. J.: Materialverteilung und Beanspruchungsverteilung im coxalen Femurende. Z. Anat. Entwickl.-Gesch. 126 (1967b) 81–116

Klaus Pfeiffer, Bielefeld

Heutiger Stand und Stellenwert der Sialographie, ihre Möglichkeiten und Grenzen

Alle röntgendiagnostischen Bemühungen basieren auf der exakten anatomischen Darstellung von Körperregionen und der zugehörigen Organsysteme. Die im Kopf-Hals-Gebiet angesiedelten großen Speicheldrüsen stellen sich im üblichen Röntgenbild des Schädels und Halses (Nativbild) nicht dar. Allein aszendierend in das Gangsystem eingebrachte Kontrastsubstanzen lassen die Speicheldrüsen im Röntgenbild sichtbar werden; szintigraphisch gelingt eine summarische Drüsenabbildung durch parenteral verabfolgte Radiopharmaka, die über die Drüse ausgeschieden werden. Grundlegende anatomische Erkenntnisse verdanken wir der Entdeckung zweier namhafter Gelehrter des 17. Jahrhunderts: THOMAS WHARTON (1614–73), Anatom in London, nach ihm wird der Ausführungsgang der Glandula submandibularis benannt, und NIELS STENSEN, 1638–86. In seiner Disputation von 1661 „Über die Drüsen des Mundes und die bisher unbekannten davon ausgehenden Speichelgänge" hat STENSEN erstmalig auch heute noch gültige Beobachtungen über die Morphologie und Drüsenfunktion niedergelegt. Der Ausführungsgang der Glandula parotis wird allgemein Stensonscher Gang genannt. Der Universalgelehrte STENSEN wandte sich später ganz der Theologie zu und wirkte von 1680–83 als Weihbischof und Nachfolger des CHRISTOPH BERNHARD VON GALEN in Münster.

5 Jahre nach Entdeckung der Röntgenstrahlen ist im französischen Anatomielehrbuch von POIRIER u. CHARPY ein Sialogramm (Leichenpräparat) veröffentlicht; als Kontrastmittel diente eine Verreibung von Quecksilber-Lanolin.

Erste Mitteilungen über die klinische Anwendung der Sialographie sind 25 Jahre später publiziert (1925 WISKOWSKY, Prag, ebenso 1925 BÁRSONI, Ungarn, und USLENGHI, Argentinien, 1926 CARLSTEN, Schweden). In den Jahren danach folgen französische, amerikanische und englische Arbeiten.

In Deutschland faßte die Methode nur zögernd Fuß. Der Mindener Urologe SIMON berichtet 1934 auf dem 4. Internationalen Radiologenkongreß über seine Technik der Sialographie. Der Königsberger Chirurg HETZAR faßte ausführliche sialographische Studien der späten 30er Jahre in einer Monographie zusammen. Durch die Wirren des Krieges war es ihm nicht vergönnt, die Erfolge seiner Arbeit und dadurch ausgelö-

ste Weiterentwicklungen zu erleben. 1945 ist er in Königsberg gefallen (Graf von Lehndorf 1967).
Erst in den 50er Jahren gewinnen die Speicheldrüsenerkrankungen zunehmend an klinischem Interesse (1951 in Frankreich Speicheldrüsensymposion unter der Regie des Stomatologen DECHAUME; 1959 veröffentlicht der Otologe RAUCH seine umfassende Monographie über die Speicheldrüsenerkrankungen und referiert hierüber 1959 in Düsseldorf. Seit 1951 beschäftigt sich der Autor mit der Sialographie und hat seine Ergebnisse im Handbuch der Radiologie zusammengefaßt (PFEIFFER 1968).
Die rasante apparative Entwicklung in der Röntgenologie hat ohne Zweifel auch die Speicheldrüsendiagnostik nachhaltig beeinflußt und eine Anpassung der Untersuchungstechnik bewirkt. Die bahnbrechende Verbesserung der Röntgenzielgeräte durch Ausrüstung mit elektronischer Bildverstärkung, der Möglichkeit der elektronischen Bildvergrößerung und Bildbandaufzeichnung, Entwicklung von Hochleistungsröhren mit sehr kleinem Brennfleck und die Weiterentwicklung der Film-Folien-Kombinationen erleichtern die Untersuchung und verbessern die Bildqualität. Mühelos können am sitzenden und notfalls auch liegenden Patienten bei verringerter Strahlenbelastung Zielaufnahmen in optimaler Position angefertigt werden. Bewegungsabläufe können direkt mit Bildbandaufzeichnung festgehalten werden und ersetzen die kostenaufwendigere Kinematographie und die veraltete Kymographie. Aus Gründen der Strahlenbelastung ist die Sialographie in Kontakttechnik in Anlehnung an die Kieferköpfchenaufnahme nach Parma nicht mehr statthaft, Aufnahmen in Panoramatechnik haben sich für die Sialographie nicht durchsetzen können, ebenfalls nicht die Xeroradiographie trotz der wünschenswerten Erweiterung des Bildumfanges mit gleichzeitiger Weichteildarstellung. Nuklearmedizinisch hat die Anwendung von Radiopharmaka besonders für die Funktionsbeurteilung Bedeutung gewonnen, weniger dagegen das szintigraphisch gewonnene statische Summationsbild wegen der wesentlich schlechteren Detailerkennbarkeit gegenüber der konventionellen Röntgensialographie.
Eine neue Dimension auch in der Speicheldrüsenabbildung verdanken wir der Röntgen-CT-Entwicklung vor allem hinsichtlich der Tumordiagnostik, worauf im einzelnen in diesem Referat nicht eingegangen werden kann, ebensowenig auf die Möglichkeiten der Speicheldrüsendiagnostik durch Magnetresonanz.

Untersuchungstechnik

Das Ziel einer optimalen Kontrastfüllung des Gangsystems wird durch ein sog. geschlossenes System erreicht: fester Sitz eines geeigneten Katheters im Gangostium und der Kontrastspritze am Katheter. Letzterer läßt sich leicht als schräg angeschnittenes, 8–12 cm langes Teilstück aus einem Ureterenkatheter (Charrière 3 mit einer 17er Kanüle versehen), sterilisierbar und in Detergentienlösung zu lagern, herstellen. Dieses System ist den kostenintensiveren konfektionierten PVC-Sets überlegen.

Kontrovers diskutiert wird die Frage der Kontrastmittelwahl. Wasserlösliche Kontrastmittel setzen sich mehr und mehr durch. Sie sollen vorrangig bei eingeschränkter Drüsenfunktion angewandt werden, verursachen keine Fremdkörperreaktionen; Paravasate werden nach kurzer Zeit resorbiert. Die rasche Resorption gestattet jedoch keine Aufnahmen in konstantem Füllungszustand und führt leicht zur Überspritzung und Parenchymdarstellung, evtl. zur osmotischen Reizung. Funktionsstudien zur Prüfung der Kontrastmittelausschwemmung sind unmöglich; Kontrast- und Zeichenschärfe sind gegenüber öligen Kontrastmitteln unterlegen, bedingt durch die Verwischung an der Grenze wäßrige Phase Kontrastmittel/ wäßrige Phase Speichel. Die durch Seitenkettenmethylierung verbesserten öligen Kontrastmittel wie Lipiodol ultra fluid und Pantopaque zeichnen sich dem gegenüber durch hervorragende Kontrasteigenschaften, Konstanz des Füllungszustandes und gute Prüfbarkeit der Ausschwemmfunktion nach stimulierter Speichelsekretion aus. Überspritzungen und Extravasate müssen allerdings sorgsam vermieden werden: Eine optimale Kanülen- bzw. Katheterlage ist die absolute Voraussetzung hierfür. Tropfige Entmischungen können in Speichelzisternen oder stark erweiterten Drüsengängen beobachtet werden. Deswegen empfiehlt sich evtl. die fraktionierte (PFEIFFER) und auf jeden Fall die dl-kontrollierte Füllung. Aus dem eigenen Krankengut von weit über 5000 Patienten sind uns Komplikationen bei Verwendung öligen Kontrastmittels nicht bekanntgeworden, anderen Ortes aber Fremdkörperreaktionen beschrieben worden. Gerade in der Tumordiagnostik sind ölige Kontrastmittel nach unserer Erfahrung den wäßrigen deutlich überlegen. Bei der Speichelsteindiagnostik können kleinste Konkremente durch pralle Gangfüllung zwar überdeckt, aber im Rahmen der Funktionsprüfung um so besser erkannt werden. Spontane Steinabgänge werden durch ölige Kontrastmittel begünstigt.

Prinzipiell werden Aufnahmen in zwei und mehr Ebenen angefertigt, wobei Ziel jeder Einstellung die optimale Freiprojektion der Drüse ist. Neben zwei senkrecht aufeinanderstehenden Ebenen (sagittaler und frontaler Strahlengang) ermöglicht die 45-Grad-Einstellung des Schädels (STENVERS) eine fast skelettfreie Projektion der Parotis unterhalb des Warzenfortsatzes und lateral des aufsteigenden Unterkieferastes. Eine zusätzliche Ebene im submento-parietalen Strahlengang die Freiprojektion des Stenon-Ganges, die Beurteilung des oralen Gangdrittels und vor allem des tiefen Parotisfortsatzes in den parapharyngealen Raum. Die Glandula submandibularis und ihr Ausführungsgang sind neben der streng seitlichen Aufnahme in der Schrägprojektion des horizontalen Unterkiefers gut sichtbar, desgleichen im sagittalen Strahlengang, evtl. durch geöffneten Mund bei Ventralflexion des Kopfes.

Die Auswertung der Sialogramme setzt eine exakte Bildanalyse voraus. Charakteristische und häufig wiederkehrende Befunde haben wir nach morphologischen Gesichtspunkten in einem Schema alphabetisch klassifiziert, dessen praktische Anwendbarkeit an über 1000 Sialogrammen kritisch überprüft im Handbuchartikel niedergelegt ist und sich auch bei der Beurteilung des Krankengutes der folgenden 20 Jahre 1965–85 sehr bewährt hat, wie der hohe Prozentsatz an Übereinstimmung mit Operationsbefund und histologischem Ergebnis im einzelnen belegt. Alle Sialogramme wurden präoperativ bzw. vor Einleitung einer gezielten Behandlung meistens auf Überweisung von Kieferchirurgen, HNO-Ärzten, Internisten und gelegentlich Ärzten für Allgemeinmedizin vorwiegend ambulant durchgeführt.

Am Beispiel folgender Patientengruppen soll der heutige Stellenwert der Sialographie veranschaulicht werden. Es handelt sich hierbei um die am häufigsten auftretenden Erkrankungen, als deren gemeinsames Symptom eine mehr oder minder schmerzhafte, meist längere Zeit anhaltende Schwellung der Speicheldrüsenregion imponierte.

In unserem gesamten Krankengut fanden sich:
entzündliche Erkrankungen in ca. 35%,
Steinerkrankungen in ca. 10%,
Geschwulsterkrankungen in ca. 15% (PATZOLD 1985).
In einem hohen Prozentsatz wurden die Röntgenbefunde der Speichelsteinpatienten operativ und histologisch kontrolliert. Es ergab sich eine Befundübereinstimmung in ca. 98% der Fälle.

Entzündliche, nicht steinbedingte Erkrankungen der Speicheldrüsen zeigen im Sialogramm so charakteristische Veränderungen (s. Handbuchbeitrag), daß Fehlinterpretationen höchst selten zu verzeichnen waren. Hierzu gehören falsch negative Befunde (normales Röntgenbild, jedoch pathologisch-histologisch Nachweis entzündlicher Parenchyminfiltrate) oder schwer einzuordnende Veränderungen, die eine Neoplasie vortäuschten und dann auch im pathologisch-anatomischen Präparat sehr selten vorkommende Veränderungen aufdeckten, z. B. Speicheldrüseninfarkt. Unterschiedliche Ergebnisse in Röntgenbefunden gegenüber pathologisch-anatomischen Befunden ergaben sich in Einzelfällen bei längeren Zeitintervallen zwischen Röntgendiagnostik und operativer Behandlung.

Da nicht steinbedingte entzündliche Erkrankungen in der Mehrzahl nicht histologisch abgeklärt wurden, galt der klinische Verlauf mit Rückbildung von Schmerzen und Schwellung in der Regel unter Antibiotikatherapie als hinreichende Sicherung einer zutreffenden Röntgendiagnose (92–95% des gesamten Krankengutes). Für Steinerkrankungen und nicht steinbedingte entzündliche Erkrankungen liegt die Sensitivität der Sialographie über 95% und unterstreicht somit den Wert der Methode, mit deren Hilfe darüber hinaus Differenzierungen der einzelnen Entzündungsformen möglich sind (obstruktive, nicht obstruktive).

Für Geschwulsterkrankungen wird der Stellenwert der Sialographie heute unterschiedlich bis kontrovers beurteilt (SEIFERT u. Mitarb. 1984). Eine Relativierung der Standpunkte scheint hier notwendig zu sein, besonders auch im Interesse der Patienten. Lange Zeit wurde ja überhaupt angezweifelt, ob sialographisch Geschwulsterkrankungen von anderen Erkrankungen der Speicheldrüse abgrenzbar seien. Dies ist auf jeden Fall in einem hohen Maße zu bejahen.

Symptome einer Raumforderung sind im Sialogramm vorwiegend am Gangsystem diagnostizierbar (PFEIFFER 1968):

„i" 1–3
- bogige Abdrängungen
- Aufspreizungen
- Kaliberverjüngungen durch Kompression

„k" 1–3
- Gangabbruch, solitär
- Gangabbrüche, multipel (Fragmentationen)
- schwadenförmige, seeartige Kontrastmittelübertritte in das Parenchym
- Defektzonen im Drüsenparenchym

Graduelle Unterschiede ergeben sich aus der Größe der Raumforderung und ihrer Wachstumstendenz, die entweder umschriebene Bezirke, größere Areale oder die gesamte Drüse betreffen. Die räumliche Zuordnung der Veränderungen ist durch das in mehreren Ebenen angefertigte Sialogramm bestimmbar (Zuordnung zur Ebene des Hauptganges, Befall des tiefen Lappens, subkapsuläre Lokalisation etc.).

Es bestätigt sich, daß die unter „i" genannten Veränderungen überwiegend durch benigne, meistens expansiv wachsende Gebilde, die unter „k" zusammengefaßten Befunde vorwiegend durch maligne, infiltrativ wachsende Raumforderungen ausgelöst werden. Natürlich kann es sich hier nur um eine makroskopische Klassifizierung handeln, ebenso wie bei jeder anderen Röntgendiagnostik, die keinesfalls den Anspruch erheben kann, einen feingeweblichen Befund zu liefern oder gar eine histologische Diagnose zu ersetzen. Vergleichende Gegenüberstellungen des primären Röntgenbefundes mit anschließend erhobenem pathologisch-anatomischem Befund bestätigen Möglichkeiten und Grenzen der Methode, mit deren Hilfe wir bei fast 500 histologisch kontrollierten Geschwulstbefunden in 76% der Fälle eine übereinstimmende Diagnose stellen konnten. Diskrepante Befunde ergaben sich für die Gruppe der „i"-Symptome (expansives Wachstum) beispielsweise bei solitären Zysten oder entzündlich, aber auch metastatisch bedingten solitären Lymphknoten, die sialographisch nicht differenzierbar sind, und für die „k"-Befunde, wenn durch seltene Entzündungsformen – s. oben – oder besondere makroskopische Eigenheiten des Geschwulstaufbaues eine Malignität vorgetäuscht wurde. Dies scheint besonders bei Zystadenolymphomen der Fall zu sein. Unter den Fällen, die röntgenologisch als „i"-Symptom keine Malignitätskriterien zeigten, sich aber histologisch als höchst maligne erwiesen, sind vor allem die Zylindrome zu erwähnen. Falsch negative und falsch positive Befunde der Tumordiagnostik betragen in unserem großen Krankengut jeweils ca. 12–15%. Wir verfügen aber über eine Reihe von Beobachtungen mit frühzeitig röntgenologisch gestellter Diagnose eines maligne infiltrativ wachsenden Tumors, die leider nicht zur konsequenten Radikalbehandlung der Patienten führte, sondern erst nach Jahresfrist zur Strahlenbehandlung bei inzwischen eingetretener Inoperabilität.

Während Tumorgröße, intraglanduläre Ausbreitung und Lokalisation sich also im Sialogramm bestimmen lassen – Kriterien, die im Tumorstaging bedeutsam sind –, läßt sich für den regionären Lymphknotenbefall naturgemäß durch das Röntgensialogramm keine Auskunft geben.

Nach unserem Krankengut liegt für Raumforderungen der Speicheldrüsen die Sensitivität der Sialographie, eine Tumorgröße über 5 mm Durchmesser vorausgesetzt, zwischen 80 und 90%, die Spezifität für Speicheldrüsentumoren zwischen 75 und 80%.

Abschließend sind periglanduläre Erkrankungen zu erwähnen. Unterschiedliche Gewebe der Speicheldrüsenumgebung können Ausgangspunkt sowohl entzündlicher wie neoplastischer Veränderungen sein, die klinisch vom Bild einer Speicheldrüsenerkrankung sui generis mittels Inspektion und Palpation oft nicht unterschieden werden können. Im Sialogramm läßt sich dies in den meisten Fällen differenzieren anhand von Pelottenphänomenen („I"$_{1-3}$, PFEIFFER 1968), die als extraglanduläre Hauptgangabdrängung oder Einwölbung gegen die Drüse selbst zur Darstellung kommen. Bereits die Analyse des Nativbildes kann wichtige Aufschlüsse durch Beobachtung des Skelettes, Ober- und Unterkiefers, des Zahnapparates und der HWS ergeben (periostale Verknöcherungssäume, Verletzungsfolgen, Destruktionen etc.) desgleichen durch die Beurteilung der Weichteile (Fremdkörpereinschlüsse, Verkalkungen, Phlebolithen etc.). Schließlich erleichtert eine äußere Drahtringmarkierung der Schwellung oft ihre topographische Zuordnung. Von über 260 derartigen Schwellungen konnten in unserem Krankengut 137 operativ geklärt und die röntgenologisch vermutete Diagnose in vielen Fällen bestätigt werden. Zusätzliche Untersuchungsmethoden wie Tomographie, Sonographie, Sialo-CT, selektive Angiographie sind je nach Lage des Befundes dann einzusetzen und werden unzweifelhaft wichtige Ergänzungen der Befunde ermöglichen.

Zusammenfassung

Im Mosaik der diagnostischen Möglichkeiten zur Differenzierung von Speicheldrüsenerkrankungen ist der Sialographie ein hoher Stellenwert beizumessen. Sie ist bei geeigneter Technik für den Patienten gefahrlos, ohne großen Zeit- und Kostenaufwand durchführbar.

Die Sialographie ermöglicht wie kein anderes Verfahren die Wiedergabe des Speichelgangsystems bis in das feinste makroskopische Detail, darüber hinaus eine Parenchymbeurteilung. Form, Lage und Größe der Speicheldrüsen und ihrer pathologischer Veränderungen lassen sich weitgehend differenzieren und Hinweise zur Drüsenfunktion gewinnen.

Uneingeschränkte Anwendung empfehlen wir bei Steinerkrankungen und entzündlichen Erkrankungen, ausgenommen akute Entzündungen und akute Verletzungen.

Geschwulsterkrankungen lassen sich hinsichtlich Lage, Größe und Ausbreitungstendenz klassifizieren, in vielen Fällen Hinweise zu Benignität/Malignität ableiten. Eine histologische Beurteilung ist durch die Sialographie wie bei anderen Röntgenuntersuchungen nicht zu erwarten.

Ein Tumorstaging ist nur bedingt möglich, da die Situation der regionalen Lymphknoten sialographisch nicht erfaßbar ist.

Die Sialographie erlaubt Hinweise zur Abgrenzung periglandulärer Erkrankungen.

Als Ergänzung zur zeitlich voranzustellenden sonographischen Screeninguntersuchung ist sie gut geeignet, ebenfalls als Basis für kostenintensivere Spezialuntersuchungen.

Literatur

Barsony, T.: Idiopathische Stenongang-Dilatation. Klin. Wschr. (1925) 2500

Carlsten, D. B.: Lipiodolinjektion in den Ausführungsgang der Speicheldrüsen. Acta radiol. (Stockh.) 6 (1926) 221–223

Dechaume, M., M. Bonneau: La Sialographie. Presse med. 28 (1951) 251–564

Hetzar, W.: Die Sialographie. Thieme, Leipzig 1942

Graf von Lehndorff, H.: Ostpreußisches Tagebuch. Deutscher Taschenbuch Verlag, München 1967

Patzold, G.: Epikritische Analyse röntgenologischer Speicheldrüsenbefunde der Jahre 1969–1981, erhoben in der Röntgen- und Strahlenklinik der Städtischen Krankenanstalten Bielefeld Mitte. Diss., Münster 1985

Pfeiffer, K.: Röntgendiagnostik der Speicheldrüsen und ihrer Ausführungsgänge. In Handbuch der Medizinischen Radiologie, Bd. VIII. Springer, Berlin 1968

Poirier, P., A. Charpy: Anatomie Humaine, tome 4, 678. Masson Paris 1900

Rauch, S.: Die Speicheldrüsen des Menschen. Thieme, Stuttgart 1959

Scherz, G.: Niels Stensen, Bildbuch. Echter, Würzburg 1962

Seifert, G., A. Miehlke, J. Haubrich, R. Chilla: Speicheldrüsenkrankheiten. Thieme, Stuttgart 1984

Simon, E.: Meine Technik der Sialographie. Röntgenpraxis 6 (1934a) 471

Simon, E.: Erkrankungen der Ohrspeicheldrüse im Röntgenbild. Chirurg 6 (1934b) 404–412

Stensen, N., zit. nach Scherz 1964

Uslenghi, J. P.: Nueva tecnica para investigacion radiologica de las glandulas salivales. Sem. med. (B. Aires) 27 (1925) 41

Wiskowsky, B.: Sialodochographie. Tagg der Tschechoslowak. Otolaryngolog. Ges. 10.1.25. Zbl. Hals-Nas.-Ohrenheilk. 8 (1926) 320

Baldur Kempfle, Berlin

Anwendungsmöglichkeiten der Sialoadenographie

Wenngleich die Speicheldrüsen nur ein „Randorgan" im Kiefer-Gesichts-Bereich darstellen, so machen ihre Erkrankungen doch einen erheblichen Anteil am Krankengut einer kieferchirurgischen Abteilung aus. Sicher gibt es einige Speicheldrüsenerkrankungen, die sich ohne technische Hilfsmittel diagnostizieren lassen – dazu gehören die Speicheldrüsen-Retentionszysten, die Pneumatozelen bei Glasbläsern und Blasmusikern, Speichelsteine und die Parotitis epidemica. Für andere Bereiche andererseits brauchen wir aber technische Hilfsmittel, um Aussagen über Struktur und Funktion der Speicheldrüsen machen zu können.

Hier soll über die Einsatzmöglichkeiten der Sialoadenographie referiert werden, ein Verfahren, bei dem das Gangsystem der Speicheldrüsen durch Einfüllen einer radioopaken Substanz röntgenologisch sichtbar gemacht wird, wie Schroff diese Methode bereits 1939 charakterisierte.

1. Die Sialoadenographie dient der Darstellung der anatomischen Verhältnisse – es können Aussagen über den Gangverlauf, über Lage und Größe der Drüse gemacht werden; auch akzessorische Drüsenlappen sind darstellbar (Abb. 1).
2. Nachweis und Lokalisation von Konkrementen und Fremdkörpern; vor allem bei röntgennegativen Speichelsteinen, die ca. 20% aller Sialolithen ausmachen, leistet die Sialoadenographie wertvolle Dienste durch Aussparungen im Gangsystem.
3. Besonders in der Differenzierung von chronischen und subakuten Speicheldrüsenentzündungen und ihren Folgen liegt eine Hauptindikation für die Sialoadenographie. Hierbei ist die Unterteilung in einen glandulären und einen duktogenen Entzündungstyp möglich (Abb. 2). Die dabei auftretenden pathomorphologischen Veränderungen ermöglichen Aussagen über den Zustand des Parenchyms.
4. Die Sialoadenographie dient der Lokalisation und Differenzierung von Speicheldrüsengewächsen; mit ihrer Hilfe lassen sich expansiv wachsende gutartige Gewächse durch Verdrängung des Gangsystems von destruktiv wachsenden Malignomen durch Zerstörung der Gänge unterscheiden. Durch die Einführung der Schichtaufnahmetechnik bei kontrastmittelgefüllten Drüsen gelingt auch der Nachweis von Gewächsen, die im normalen Sialoadenogramm nicht dargestellt werden (Abb. 3).
5. Die Lokalisation von Fisteln ist durch die Sialoadenographie leicht möglich; es kann schnell abgeklärt werden, ob innere oder äußere, ob Gang- oder Drüsenfisteln vorliegen. Hier sei auch die Mitbeteiligung der Speicheldrüsen und ihrer Ausführungsgänge bei Verletzungen erwähnt, die sich mit der Kontrastmitteldarstellung nachweisen bzw. ausschließen lassen.
6. Die Sialoadenographie ermöglicht die Abgrenzung von Erkrankungen der Speicheldrüsen und der Umgebung. Dies spielt vor allem bei submandibulären Prozessen eine Rolle, aber auch bei der Unterscheidung von Parotiserkrankungen und Kiefergelenkerkrankungen.
7. Bei der Erfassung von Speicheldrüsen-Mitbeteiligung bei Systemerkrankungen und bei endokrinen Sialosen leistet die Sialoadenographie wertvolle Hilfe. Hier sei vor allem an das Mikulicz-Syndrom und an die Sjögren-Erkrankung erinnert.
8. Durch die Sialoadenographie kann eine Kontrolle und eine Überprüfung morphologischer Veränderun-

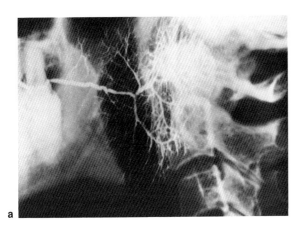

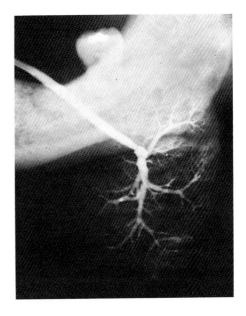

Abb. 1 a u. b a Normales Sialoadenogramm der li. Parotis.

b Normale Füllung einer Glandula submandibularis mit leichter „Parenchymdarstellung"

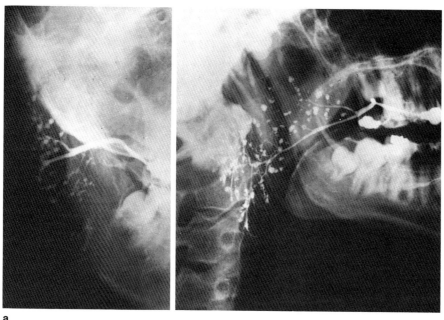

a
Abb. 2a u. b **a** Kontrastfüllung der re. Ohrspeicheldrüse bei chronischer Sialoadenitis vom glandulären Typ (Erweiterung der Azini ohne Veränderung des Gangsystems).

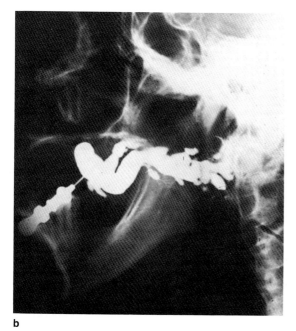

b

b Sialoadenogramm bei einer chronischen Parotitis vom duktogenen Typ mit starker Ektasie des Ausführungsganges

gen bei und nach Speicheldrüsenerkrankungen vorgenommen werden. Es soll aber auch darauf hingewiesen werden, daß am Anfang der diagnostischen Kette die Röntgenleeraufnahme des betroffenen Gebietes zu stehen hat.

Wenngleich auch die Sialoadenographie in Form der Funktionssialoadenographie durch die Speicheldrüsenszintigraphie abgelöst wurde und wenn auch durch die Computertomographie ihre Bedeutung bei der Erkennung von Gewächsen und bei der Abgrenzung von Umgebungserkrankungen weitgehend verlorengegangen ist, so kann doch in vielen Fällen, vor allem bei entzündlichen und degenerativen Erkrankungen nicht auf die Sialoadenographie verzichtet werden.

Zusammenfassung

Anhand typischer Beispiele werden die Anwendungsmöglichkeiten der Sialoadenographie aufgezeigt. Durch Serienschichtaufnahmen ist es möglich, auch kleinere Gewächse, die sich im einfachen Sialoadenogramm nicht abzeichnen, darzustellen. Allerdings ist die Bedeutung der Kontrastmitteldarstellung durch Einführung der Szintigraphie und der Computertomographie eingeschränkt worden.

Literatur

Schroff, J.: Diseases of the salivary glands; sialography: its application in the study and treatment of salivary gland conditions. J. Amer. dent. Ass. 26 (1939) 861

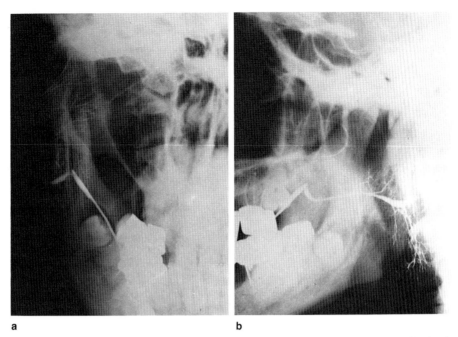

Abb. 3a–e Darstellung des Gangsystems der li. Parotis **a** im seitlichen und **b** tangentialen Strahlengang ohne Nachweis eines Füllungdefekts.

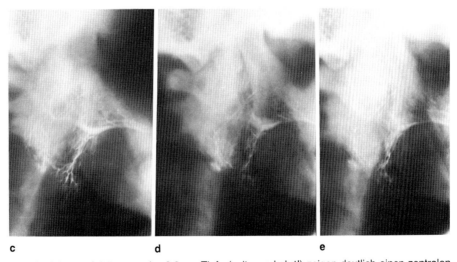

Schichtaufnahmen der Drüse **c** in 2,0 cm, **d** 2,5 cm und **e** 3,0 cm Tiefe (seitenverkehrt!) zeigen deutlich einen zentralen Füllungsdefekt

Wolfgang Wagner, Heinz-D. Böttcher und Uwe Haverkamp, Münster

Untersuchung der Sensitivität und Spezifität der Sialographie bezüglich der Diagnostik entzündlicher und steinbedingter Kopfspeicheldrüsen-Erkrankungen

An der Radiologischen Klinik der Universität Münster wurden 1980 und 1981 insgesamt 323 Sialographien durchgeführt. Es handelte sich um 169 weibliche und 154 männliche Patienten. Die Glandula parotis wurde 202mal, die Glandula submandibularis 121mal dargestellt. Die Patienten kamen überwiegend aus der hiesigen HNO- und der Zahn-, Mund- und Kieferklinik. Danach folgten ambulante Überweisungen niedergelassener Kollegen und Patienten aus peripheren Kliniken. Für die vorliegende Arbeit konnten 210 Untersuchungen, bei denen die definitiven Diagnosen operativ und histologisch oder durch einen eindeutigen Verlauf gesichert waren, ausgewertet werden.

Bei 72 Patienten wurde aufgrund der Sialographie ein Normalbefund der jeweiligen Kopfspeicheldrüse erhoben, der in 68 Fällen zutraf. Bei 4 falschnegativ bewerteten Untersuchungen handelte es sich dreimal um einen Tumor und einmal um eine Entzündung.

In 84 Fällen wurde die Diagnose chronische Sialadenitis gestellt, die retrospektiv in allen Fällen bestätigt werden konnte. Es handelte sich um 43 männliche und 41 weibliche Patienten, so daß eine geschlechtsgebundene Prädestination nicht nachweisbar war. Die Tab. 1 zeigt die Aufteilung der Patienten nach Alter und Geschlecht sowie nach Lokalisation der Erkrankung. Das Sjögren-Syndrom als Entzündungssonderform, das röntgenologisch bekanntermaßen kugelförmige Gangektasien aufwies, wurde im Beobachtungszeitraum viermal diagnostiziert. Es handelte sich um weibliche Patienten im Alter zwischen 45 und 68 Jahren. Auch diese Diagnosen ließen sich durch die Anamnese und den Krankheitsverlauf bestätigen. Andere Entzündungsformen wie das Heerfordt-Syndrom, das Mikulicz-Syndrom oder spezifische Entzündungen im Bereich der Kopfspeicheldrüsen traten in unserem Patientengut während der Beobachtungszeit nicht auf. Die Sialadenose als nicht entzündlich bedingte Speicheldrüsenerkrankung, die als Komplikation bei extraglandulären Erkrankungen wie Intoxikation, Stoffwechselstörungen, endokrinen Störungen und Kachexie vorkommt, wurde im Beobachtungszeitraum nur einmal diagnostiziert. Es handelte sich um einen 17jährigen Patienten mit einem Hodentumor als Grunderkrankung. Röntgenologisch fanden sich die typischen Zeichen: zarte engkalibrige Ausführungsgänge, Parenchymbeschlag und inkomplette Drüsenauffüllung.

Konkremente wurden in 49 Fällen röntgenologisch diagnostiziert. Die klinischen Symptome wie rezidivierende Schwellungen durch Sekretionsreiz beim Essen und Druckschmerzhaftigkeit sowie die Komplikationen Perforation und Fistelung waren vor der Röntgenuntersuchung bekannt. Auch unsere Arbeitsgruppe stellte ein eindeutiges Überwiegen des männlichen Geschlechtes fest. Bei 49 Steinpatienten handelte es sich in 35 Fällen um männliche Patienten. Dabei war die Glandula submandibularis in 40 Fällen, die Glandula parotis in 9 Fällen betroffen, 21mal fanden sich schattengebende und 26mal nichtschattengebende Steine. Bei 2 Patienten konnten wir sowohl schattengebende als auch schattennegative Konkremente nachweisen. Dies korreliert mit der Beobachtung von Schultz (1969). Näheres über die Lokalisation der Steine ergibt sich aus den Tab. 2 u. 3. Wie Magnus u. Schmitt fanden wir keine Kombination von Parotis- und Submandibularissteinen (1972). Ebenfalls ließ sich kein bilaterales Auftreten von Abflußbehinderungen nachweisen.

Zusammenfassend läßt sich sagen, daß die Abklärung der Steinerkrankung die eigentliche Domäne der Sialographie darstellt. Schattenpositive und schattennegative Abflußstörungen ließen sich im Untersuchungszeitraum ausnahmslos diagnostizieren. Auch Begleiterkrankungen wie z. B. Entzündungen konnten nachgewiesen werden. Falschpositive und falschnegative Befunde ließen sich bei Durchsicht der Krankenblätter nicht feststellen, so daß die Sensitivität und Spezifität der Sialographie bezüglich der Diagnose der Steinerkrankungen im Untersuchungszeitraum bei jeweils 100 % lagen. Bezüglich der Diagnose chronischer Entzündungen, die dem Kliniker erhebliche differentialdiagnostische Schwierigkeiten bereiten kön-

Tabelle 1 Aufteilung der Konkremente nach Lokalisation, Alter und Geschlecht der Patienten

Lokalisation Alter (Jahre)	P S 00–09	P S 10–19	P S 20–29	P S 30–39	P S 40–49	P S 50–59	P S 60–69	P S 70–79	P S Summe
weiblich	1 –	1 1	1 1	4 2	9 3	2 –	9 3	2 2	29 12
männlich	1 –	1 3	4 –	4 –	4 3	8 5	3 1	4 2	29 14
Summe	2 –	5 1	2 4	8 2	13 6	10 5	12 4	6 4	58 26

P = Glandula parotis, S = Glandula submandibularis

nen, besitzt die Sialographie ebenfalls einen hohen Stellenwert. Die Spezifität der Methode betrug im Untersuchungszeitraum 100%; die Sensitivität lag mit nur einer falschnegativen Beurteilung nur geringgradig darunter.

Zusammenfassung

In den Jahren 1980 und 1981 wurden an der Radiologischen Universitätsklinik Münster 323 Sialographien durchgeführt, von denen 210 Untersuchungen retrospektiv durch Aufarbeitung der Krankengeschichten ausgewertet wurden. Die Treffsicherheit bezüglich der Diagnose der Steinerkrankungen lag im Untersuchungszeitraum bei 100% (n = 49). Bei der Erkennung der entzündlichen Erkrankungen betrug die Sensitivität der Methode ebenfalls 100% (n = 84) bei einer geringgradig schlechteren Spezität.

Literatur

Magnus, L., G. Schmitt: Aussagewert der Sialographie. Röntgen-Bl. 30 (1972) 598

Schultz, H. G.: Das Röntgenbild der Kopfspeicheldrüsen. Barth. Leipzig 1969

Tabelle 2 Lokalisation der Submandibularissteine

Ostium	14
drüsenferner Gangabschnitt	3
Kniegebiet	18
peripheres Kniegebiet	5
Summe	40

Tabelle 3 Lokalisation der Parotissteine

Ostium	–
drüsenferner Gangabschnitt	1
drüsennaher Gangabschnitt	2
Hilus	3
intraglanduläre Steine	3
Summe	9

Peter Karl, Michael Kapovits und Klaus Pfeiffer, Bielefeld

Epikritische Analyse klinischer und röntgenologischer Befunde bei Erkrankungen im Bereich der großen Kopfspeicheldrüsen

Einleitung

Die Sialoadenographie der großen Kopfspeicheldrüsen ist ein anerkanntes diagnostisches Verfahren (s. Beitrag K. Pfeiffer). Ihr diagnostischer Wert bei entzündlichen Speicheldrüsen- und Speichelsteinerkrankungen ist unumstritten. Die Aussagefähigkeit bei Tumoren wird durch das Sialo-CT verbessert.

Vom Krankengut unserer Praxis entfallen 2,3% der Neuzugänge (im Durchschnitt der letzten 3 Jahre) auf Erkrankungen im Bereich der großen Kopfspeicheldrüsen. Die Sialographie wurde als diagnostische Hilfe bei der Suche nach Speichelsteinen zur Abgrenzung entzündlicher und degenerativer sowie periglandulärer Prozesse herangezogen oder auch zur Verlaufskontrolle eingesetzt.

Patientengut und Methode

In den Jahren 1971–1985 wurden bei 894 Patienten sialographische Untersuchungen[*] der Parotis und der Submandibularis veranlaßt. Zur Auswertung gelangten die Patienten der Jahre 1975–1985.

[*] Alle Sialographien wurden von Prof. Dr. K. Pfeiffer, Chefarzt der Röntgen- und Strahlenklinik der Städtischen Krankenanstalten Bielefeld, durchgeführt.

Während dieses Zeitraumes erhielten wir von 517 Patienten (289 ♀, 228 ♂) 565 Sialographien. Bei 37 Patienten wurden zwei und mehr Speicheldrüsen untersucht, bei 19 Patienten erfolgten Wiederholungsuntersuchungen. Die Geschlechtsverteilung und die Lokalisation ergeben sich aus der Tab. 1. In Einzelfällen wurde die Sialographie durch die Funktionsszintigraphie, die Sialo-CT und die Sonographie ergänzt.

Bei der Auswertung der Patientendokumentation wurden die klinischen und pathohistologischen Diagnosen (Sialadenitis, Sialolithiasis, Sialadenose, gutartige Tumoren, maligne Tumoren, extraglanduläre Prozesse, sonstige Befunde) den Sialographiebefunden (normaler Befund, Konkremente, Entzündungszeichen, intraglanduläre Raumforderungen, extraglanduläre Prozesse und sonstige Befunde) gegenübergestellt.

Ergebnisse und Diskussion

Bei 517 Patienten wurden 196mal normale sialographische Befunde ermittelt. 75mal konnten Konkremente, 177mal Entzündungszeichen, 65mal intraglanduläre Raumforderungen, 62mal extraglanduläre Prozesse und 54mal sonstige Befunde erhoben werden.

Unter den 196 negativen Befunden waren 20 Patienten mit Sialolithiasis, bei denen die Konkremente bereits vor der Sialographie entfernt wurden.

Tabelle 1   Geschlecht und Lokalisation

		w.	m.
Σ	565 (100%)	329 (58,2%)	236 (41,8%)
Parotitis	265 (46,9%)	145 (25,7%)	120 (21,2%)
Submandibularis	300 (53,1%)	184 (32,6%)	116 (20,5%)

Zum Teil betrug der zeitliche Abstand zwischen Steinabgang und Sialographie bis zu 4 Wochen, so daß auch anfängliche zusätzliche Entzündungszeichen sialographisch nicht mehr vorhanden waren.

Während die Treffsicherheit der sialographischen Diagnostik bei entzündlichen Erkrankungen und Konkrementen aus unserem Krankengut nahezu 100% beträgt, liegt sie bei den intraglandulären Raumforderungen zwischen 60 und 75%.

Unter den 65 Patienten mit „sialographischen" Raumforderungen konnten 59 histologisch verifiziert werden, 6 erwiesen sich nicht als Raumforderung:

23 pleomorphe Adenome
11 Zystadenolymphome
 2 Onkozytome
 6 maligne Tumoren
14 sonstige Befunde
 3 chronische Sialadenitis
 6 unbekannt.

Bei einem Patienten mit pleomorphem Adenom der Glandula submandibularis in Verbindung mit einer Sialolithiasis wurden im Sialogramm nur Entzündungszeichen gefunden.

Zusammenfassung

Nach über 15 Jahren Zusammenarbeit können wir über positive Erfahrungen mit 894 Sialographien bei entzündlichen und degenerativen Erkrankungen sowie Tumoren an Speicheldrüsen und des periglandulären Gewebes berichten. Eine sialographische Diagnostik ohne Einbeziehung klinischer Untersuchungsbefunde halten wir für wenig nützlich.

Trotz neuer Untersuchungsverfahren bleibt die Kontrastmittelsialographie eine wertvolle diagnostische Maßnahme.

Rainer Börsting und Jürgen Dieckmann, Recklinghausen

Der derzeitige Stellenwert der Sialographie bei der Diagnose von Erkrankungen der großen Kopfspeicheldrüsen aus chirurgischer Sicht

Die bereits 1912 von ACRELIN erstmals beschriebene radiologische Technik, mittels injizierbarer Kontrastmittel das Gangsystem der großen Kopfspeicheldrüsen sichtbar zu machen, erfreut sich seit jeher unterschiedlicher Wertschätzung und ist besonders durch den Einsatz von CT und Ct-Sialographie mehr und mehr zurückgedrängt worden.

Jedoch allein durch Anamnese, Inspektion und Palpation und unter Zuhilfenahme der statistischen Korrelation zwischen Alter, Lokalisation, Ein- oder Beidseitigkeit ist eine Schwellung der Drüsen schon weitgehend klassifizierbar.

42 Patienten wurden im Rahmen der Diagnostik sialographiert, und bei fast allen wurde eine CT-Sialographie parallel angefertigt, um präoperativ die Lage des möglichen Tumors und seine Beziehung zu Nachbarstrukturen zu sehen (EYJOLFSSON u. Mitarb. 1984), oder um durch Dichtemessungen Aussagen über die Tumorart machen zu können (Abb. 1). Beide Untersuchungen wurden in der Abteilung für Radiologie durchgeführt unter Verwendung wäßriger Kontrastmittel, da ölige Substanzen zu lange im Gangsystem verweilen und die pathologisch-anatomische Diagnose durch ein ausgeprägtes sarkoidoseartiges Bild verfälschen können. Über 90% der Patienten wurden operiert, wodurch der radiologische Befund klinisch-operativ und auch histologisch kontrolliert werden konnte.

Die Sialographie zeigte sich in der Diagnostik lithogener Erkrankungen und von Entzündungen sensitiver und spezifischer als die CT-Sialographie (JEND-ROSSMANN u. Mitarb. 1983), da ja die von der pathologischen Veränderung betroffenen Drüsenanteile direkt dargestellt wurden (Abb. 2 u. 3).

Die in der Literatur angegebenen Werte über die Aussagekraft der Methode bei Tumorverdacht schwanken zwischen 65–85% korrekter Interpretation des sialographischen Bildes; dem wird zugestimmt, wobei eine Differenzierung zwischen gut- und bösartigem Tumor schwerfällt (BÖTTCHER u. Mitarb. 1983, MAGNUS u. Mitarb. 1972, PETERS u. Mitarb. 1981, UNGERECHT 1979).

Aus chirurgischer Sicht ist die Sialographie präoperativ von größerem Nutzen, da sie entzündliche Erkrankungen und Steinleiden oder Dysplasien ausschließen läßt und sogar indirekte Hinweiszeichen auf eine Tumorkrankheit liefert, wie z. B. Gangverdrängungspelotteneffekt, Gangspreizung oder Gangabbruch (Abb. 4).

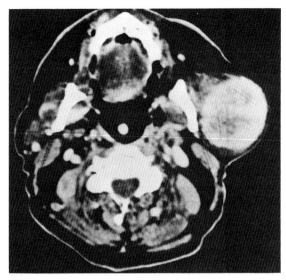

Abb. 1 Großer Parotistumor links

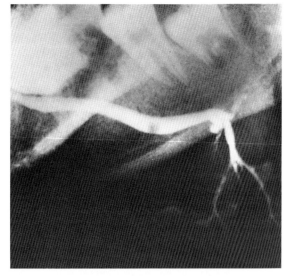

Abb. 2 Sialolithiasis Glandula submandibularis

Das klinische präoperative Bild wird eher durch eine Aspirationszytologie abgerundet als durch den Einsatz von CT- oder Ct-Sialographie.

Zusammenfassung

Durch die Gegenüberstellung von Sialographien und CT-Befunden bei Speicheldrüsenerkrankungen wird die Sialographie als die effektivere und wirtschaftlichere Diagnoseform gekennzeichnet.

Literatur

Acrelin, F.: Radiografie d'un calcul salivaire de la glande sublinguale. Lyon med. 118 (1912) 769

Böttcher, H. D., et al.: Der Wert der Sialographie bei der Diagnostik von Parotis und Submandibularistumoren. Röntgenblatt 36 (1983) 114–117

Eyjolfsson, O., et al.: Sialography and CT-sialography in the diagnosis of parotid masses. Acta Radiol. Diagn. 25 (1984) 361–365

Magnus, L., et al.: Aussagewert der Sialographie. Röntgenblatt 30 (1972) 598–606

Jend-Rossmann, I., et al.: Entzündungen der großen Kopfspeicheldrüsen mit besonderer Berücksichtigung der chronisch-rezidivierenden Formen. In G. Pfeifer, N. Schwenzer: Fortschritte der Kiefer- und Gesichtschirurgie, Bd. XXVIII. Thieme, Stuttgart 1983 (S. 189–194)

Peters, P. E., et al.: Ergebnisse der Sialographie. Röntgenblatt 34 (1981) 113–120

Pfeiffer, K.: Die Röntgendiagnostik der Speicheldrüsen und ihrer Ausführungsgänge. Handbuch der medizinischen Radiologie, Springer, Berlin 1968

Ungerecht, K.: Diagnostik und Therapie der Parotiserkrankungen. Münch. med. Wschr. 116 (1979) 439–446

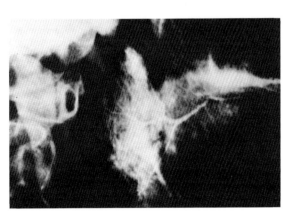

Abb. 3 Chronische Parotitis

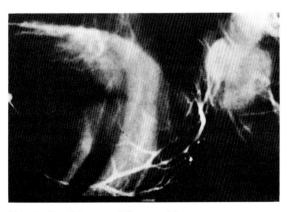

Abb. 4 Parotistumor mit Gangverdrängung

Peter Stoll und Jürgen Düker, Freiburg

Morphologische Veränderung des Gangsystems der Glandula parotis unter der Bestrahlung maligner Tumoren der Mundhöhle

Einleitung und Problematik

Bei der Bestrahlung maligner Tumoren der Mundhöhle sind in der Regel die großen Speicheldrüsen innerhalb des Bestrahlungsfeldes gelegen. Sie erhalten bei der ^{60}-Co-Gegenfeld-Bestrahlung die volle Herddosis von 60 Gy (Abb. 1). Durch die strahlenbedingten Gefäßveränderungen kommt es zu einer Minderdurchblutung des Drüsenparenchyms mit nachfolgender Atrophie der Drüse und bindegewebiger Umwandlung (SEIFERT u. GEIER 1971, COTTIER 1966). Die Folge ist eine für die Patienten oft quälende Xerostomie mit einer Veränderung der Speichelkonsistenz und des Speichel-pH-Wertes zur sauren Seite hin (SHARP 1931, MÜHLEMANN 1945, SCHÜLE 1967). In Verbindung mit mangelhafter Mundhygiene und Plaquebildung bei strahleninduzierter Mundschleimhautschädigung tritt innerhalb kurzer Zeit eine ausgeprägte Demineralisierung der Zahnhartsubstanzen im Sinne einer sog. Strahlenkaries auf (MÜHLEMANN 1945, BORGMANN 1948, SANTANGELO u. TOTO 1965, SCHÜLE 1967, HÜLSE 1971, STOLL u. DÜKER 1985). Die Plaquebildung wird außerdem durch die in der Regel weich verabreichte Kost gefördert.

Die Zahnschäden treten innerhalb der ersten 6 Monate nach der Bestrahlung besonders foudroyant auf (STOLL u. DÜKER 1985); der Zahnbestand wird dadurch oftmals erheblich reduziert und steht für eine spätere Wiederherstellung der Kaufähigkeit nicht mehr zur Verfügung.

Trotz der vielfach beschriebenen (ENGLISH 1955, PROKHONCHUKOV u. PANIKAROWSKI 1961, PFEIFFER 1963, SANTANGELO u. TOTO 1965) Irreversibilität der bei höheren Strahlendosen induzierten Speicheldrüsenveränderungen ist in manchen Fällen eine Besserung der Xerostomie zu beobachten. Nach SEIFERT u. Mitarb. (1984) ist das Ausmaß der funktionellen Schädigung nicht nur von der Strahlendosis, sondern auch von deren Qualität und Fraktionierung abhängig.

Patientenkollektiv und Methode

Anhand eines Kollektivs von 21 Patienten (Altersspanne 42 bis 76 Jahre) mit malignen Tumoren der Mundhöhle wurden vor, 3 und 6 Monate nach Abschluß der Bestrahlung sowie in 2 Fällen nach einem Intervall von 18 Monaten nach Bestrahlungsende Kontrastmittelfüllungen des Gangsystems der Ohrspeicheldrüse auf der Seite des Tumors vorgenommen. Die Bestrahlung wurde mit einer Normalfraktionierung von 5×2 Gy pro Woche bis zu einer Gesamtdosis von 60 Gy durchgeführt. Zusätzlich wurden Speichelqualität und -quantität untersucht. Während des Beobachtungszeitraumes verstarben 5 Patienten an einem Rezidivtumor oder regionären Metastasen.

Ergebnisse

In 62% fanden wir einen sialographisch normalen Ausgangsbefund mit feiner regelrechter Verästelung des Gangsystems ohne Kaliberschwankungen und Strikturen. Leichte Unregelmäßigkeiten im Gangsystem im Sinne eines sog. Rauhreifbildes (PFEIFER 1963) wurden hier subsummiert.

Zeichen einer leichten chronischen Entzündung fanden sich in 24%. Hier handelte es sich um kleinere Strikturen im Hauptausführungsgang.

Bei 14% der Patienten lag schon vor der Bestrahlung ein deutlich pathologischer Röntgenbefund vor. Hier wurden Zeichen einer chronischen Entzündung mit Kaliberschwankungen und Strikturen sowie in 2 Fällen konkrementbedingte Kontrastmittelaussparungen gefunden. Außerdem fanden sich die für eine chronische Parotitis pathognomonischen apfelblütenartigen Erweiterungen der Endstücke.

3 Monate nach Abschluß der Strahlentherapie zeigte sich bei dem überwiegenden Anteil der Fälle (93,75%) eine deutliche Rarefikation des Gangsystems mit Atrophie des Drüsenparenchyms. Feine Ganganteile, wie End- und Schaltstücke, wurden weniger abgebildet (Abb. 2). Entzündliche Veränderungen, wie Kaliberschwankungen und Strikturen der Ausführungsgänge oder apfelblütenartige Parenchymanfärbungen, wurden in etwa der Hälfte der Fälle beobachtet. Die entzündlichen Veränderungen waren bei 4 Patienten zu diesem Zeitpunkt erstmals sichtbar (Abb. 3). Interessanterweise konnte aber bei 2 weiteren Patienten mit pathologischem Ausgangsbefund ein Rückgang der entzündlichen Erscheinungen festgestellt werden.

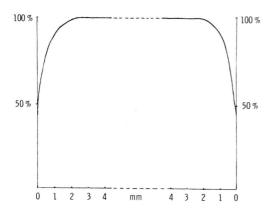

Abb. 1 Relative Tiefendosiskurve bei lateraler Gegenfeldbestrahlung mit ^{60}Co am Kieferwinkel (Feldgröße 10 × 10 cm)

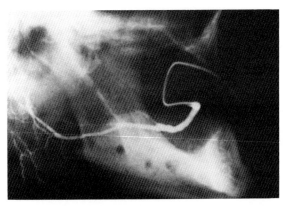

Abb. 2 Deutliche Rarefikation des Gangsystems mit Atrophie des Drüsenparenchyms 3 Monate nach Bestrahlung

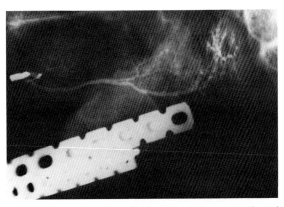

Abb. 3 Regressive (Rarefikation des Gangsystems) und entzündliche Veränderungen 3 Monate nach Bestrahlung

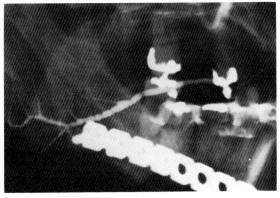

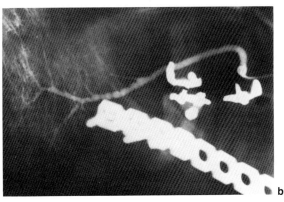

Abb. 4a u. b Ausgeprägte Rarefikation des Gangsystems mit Strikturen im Hauptausführungsgang a 3 Monate nach Bestrahlung.

b Zunahme der Gangverästelung 6 Monate nach Bestrahlung

6 Monate nach Abschluß der Bestrahlung konnten wir bei 6 Patienten eine Zunahme der Verästelung des Gangsystems nachweisen (Abb. 4). Bei 9 Patienten blieb die Rarefikation unverändert bestehen, während sie bei 1 Patienten weiter zunahm (Abb. 5). Insgesamt waren zu diesem Zeitpunkt noch bei 62,5 % der Patienten regressive bzw. degenerative Veränderungen nachweisbar (Abb. 6 u. 7). Zeichen einer zunehmenden Entzündung mit unregelmäßiger Verteilung des Kontrastmittels und flockiger Parenchymanfärbung sowie Konkremente im Hauptausführungsgang waren nur bei 2 Patienten sichtbar. Hier lag ein weitgehend unauffälliger Ausgangsbefund vor. Bei 2 weiteren Fällen war hingegen ein Rückgang der Entzündungsmerkmale festzustellen, während bei den übrigen Patienten ein diesbezüglich unveränderter Befund erhoben wurde.

Bisher konnten 2 Patienten nach 18 Monaten nachuntersucht werden. In diesen beiden Fällen war eine Zunahme der Verästelung des Gangsystems nach einer vorübergehenden Rarefikation zu beobachten.

Diskussion und Schlußfolgerung

Die röntgenologisch erhobenen Befunde korrelieren mit den klinischen Angaben der Patienten und der

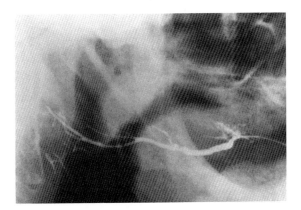

Abb. 5 Weitere Zunahme der Rarefikation 6 Monate nach Bestrahlung

gewonnenen Speichelmenge. Wir können also feststellen, daß bei in gleicher Weise fraktioniert durchgeführter Strahlentherapie nicht in jedem Fall eine irreversible Schädigung des Drüsenparenchyms eintritt. Klinisch und röntgenologisch ist schon nach 6 Monaten in einem erheblichen Prozentsatz eine Regenera-

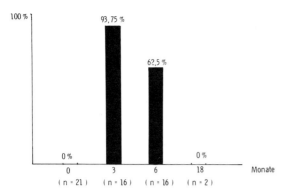

Abb. 6 Entzündliche Veränderungen der Parotis nach Bestrahlung

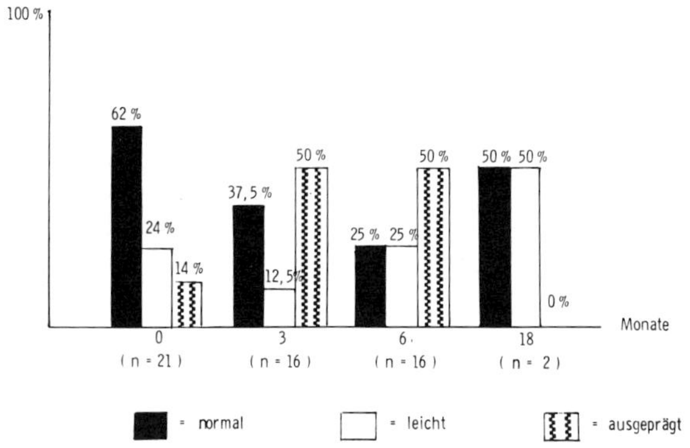

Abb. 7 Regressive/degenerative Veränderungen der Parotis nach Bestrahlung

tion eingetreten. Sicher scheint jedoch, daß zwischen den degenerativen Erscheinungen und den entzündlichen Veränderungen keine Gesetzmäßigkeit besteht.

Zusammenfassung

Bei 21 Patienten mit malignen Tumoren der Mundhöhle wurden vor sowie 3 und 6 Monate nach Abschluß der Bestrahlung sowie in 2 Fällen nach einem Intervall von 18 Monaten nach Bestrahlungsende Kontrastmittelfüllungen des Gangsystems der Ohrspeicheldrüse auf der Seite des Tumors vorgenommen. Es konnte gezeigt werden, daß bei normal fraktionierter Cobalt-60-Therapie nicht in jedem Fall eine irreversible Schädigung des Drüsenparenchyms auftrat. In einem erheblichen Prozentsatz war bereits nach 6 Monaten eine Regeneration der Drüsenfunktion eingetreten.

Literatur

Borgmann, H.: Zur Frage der Zahnschäden bei röntgenbestrahlten Tumorpatienten. Dtsch. Zahn-Mund-Kieferheilk. 11 (1948) 37

Cottier, H.: Histopathologie der Wirkung ionisierender Strahlen auf höhere Organismen (Tier und Mensch). In Diethelm, L., O. Olsson, F. Strnad, H. Vieten, A. Zuppinger: Handbuch der Medizinischen Radiologie, Bd. II/2. Springer, Berlin 1966

English, J. A., M. G. Wheatcroft, H. W. Lyon, C. Miller: Longterm observations of radiation changes in salivary glands and the general effects of 1000 R to 1750 R of X-ray radiation locally administered to head of dogs. Oral Surg. med. Path. 8 (1955) 87

Hülse, R.: Symptomatik und Therapie von Strahlenreaktionen im Hals-Kopfbereich. Z. Laryng. 50 (1971) 133

Mühlemann, H. R.: Das Verhalten von Kiefer und Zähnen bei der Radiotherapie von malignen Tumoren der Mundhöhle und des Pharynx. Schweiz. Mschr. Zahnheilk. 55 (1945) 641

Pfeiffer, K.: Die Röntgendiagnostik der Speicheldrüsen und ihrer Ausführungsgänge. In Olsson, O., F. Strnad, H. Vieten, A. Zuppinger: Handbuch der Medizinischen Radiologie, Bd. VIII. Springer, Berlin 1963

Prokhonchukov, A., V. Panikarowski: Changes in the parotid glands following repeated action of ionizing radiations. Arch. Path. (Mosk.) 23 (1961) 39

Santangelo, N. V., P. D. Toto: Radiation effects on mouse submandibular gland. J. dent. Res. 44 (1965) 1291

Schüle, H.: Klinik und Prophylaxe der Strahlenschäden im Zahn-, Mund- und Kieferbereich. Dtsch. zahnärztl. Z. 22 (1967) 103

Seifert, G., W. Geier: Zur Pathologie der Strahlen-Sialadenitis. Z. Laryng. 50 (1971) 376

Seifert, G., A. Miehlke, J. Haubrich, R. Chilla: Speicheldrüsenkrankheiten. Thieme, Stuttgart 1984

Sharp, G. S.: The pH of human mixed saliva during irradiation for intraoral carcinoma. Amer. J. Roentgenol. 25 (1931) 266

Stoll, P., J. Düker: Morphological changes in teeth after irradiation of oral and maxillofacial tumours. In: Oral and Maxillofacial Surgery Proceedings from the 8th Intern. Conference of Oral and Maxillo-Facial Surgery. Quintessenz, Berlin 1985

Frank Barsekow, Hannelore Bach-Diesing und Hartmut Becker, Hannover

Superselektive Angiographie – Möglichkeiten und Grenzen bei der präoperativen Diagnostik von Angiomen

Da etwa drei Viertel aller Angiome am Kopf und die Hälfte bis zwei Drittel im Gesicht auftreten (PÄSSLER 1983), gewinnt die superselektive Angiographie der A. carotis externa (DJINDJIAN u. MERLAND 1978) für die Mund-, Kiefer- und Gesichtschirurgie eine besondere Bedeutung. Die Beurteilung von Ausdehnung, Gefäßarchitektur und Hämodynamik bildet wesentliche Entscheidungshilfen für das operative Vorgehen,

das bei raschem Wachstum mit Zerstörung von kosmetisch imponierenden Strukturen des Gesichts, Funktionsstörungen und rezidivierenden Blutungen erforderlich wird (SCHRÖDER 1977).

Besondere Probleme bieten für den Operateur die sog. arteriellen High-flow-Angiome durch die ausgeprägte Hämodynamik und die damit verbundene extreme Blutungsneigung. Angiographisch können in

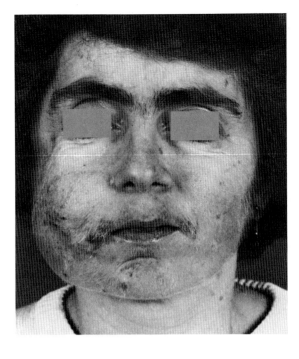
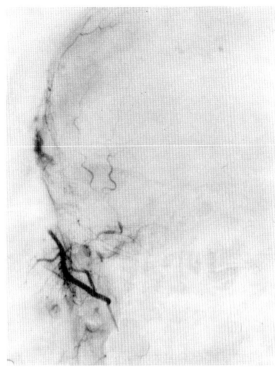

Abb. 1a u. b a Gesichtsasymmetrie durch ausgedehntes kavernöses Angiom,

b zugehörige Angiographie (6 Sek. nach Kontrastmittelinjektion)

diesen Fällen meist mehrere Zuflüsse aus funktionell erweiterten Arterien nachgewiesen werden. Durch eine Vielzahl von arteriovenösen Shuntbildungen ist ein hohes Durchflußvolumen bedingt, so daß die Darstellung des Angioms unmittelbar nach Kontrastmittelinjektion erfolgt.

Während bei diesen Angiomformen die Angiographie mit dem klinischen Befund korreliert, findet man bei sehr ausgeprägten venösen Low-flow-Angiomen häufig nur verzögerte und wenig ausgeprägte Kontrastmittelfüllungen. Nicht selten sind bei diesen meist über viele Jahre bestehenden kavernösen Hämangiomen röntgenologisch phlebolithenartige (konzentrisch geschichtete) Einlagerungen zu erkennen. Der Schwerpunkt der Aussage durch die Angiographie liegt bei sehr zögernder Anfüllung auf der reduzierten hämodynamischen Aktivität, während die ausgeprägte klinische Erscheinung (Abb. 1a) im Gegensatz zum angiographischen Befund steht (Abb. 1b).

Als besonders wichtig erscheint die präoperative Diagnostik durch die superselektive Gefäßdarstellung beim Auftreten von Rezidiven. Durch den Vergleich prä- und postoperativer Befunde gelingt die Darstellung der für das Rezidiv verantwortlichen Gefäßantei-

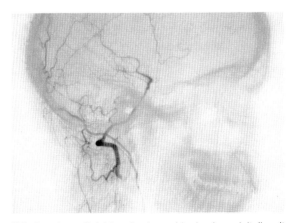
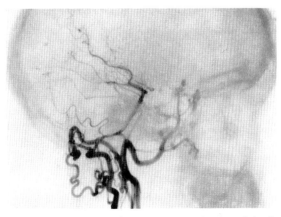

Abb. 2a u. b a Selektive Angiographie der A. occipitalis mit Anastomose zur A. vertebralis

b Funktionell erweiterte Anastomose aus der A. vertebralis zur A. occipitalis nach Unterbindung der A. carotis externa (retrograde Füllung der Äste der A. carotis externa)

le. Funktionelle Erweiterungen zuvor unbedeutender Gefäße erfolgen bei arteriellen High-flow-Angiomen innerhalb weniger Wochen (Abb. 2). So müssen bei der Erstoperation unbedingt auch kleinere zuführende Kollateralen sorgfältig unterbunden werden, um Rezidiven vorzubeugen.

Schlußfolgerung

Bei arteriellen High-flow-Angiomen ist die superselektive Gefäßdarstellung uneingeschränkt aussagekräftig, während bei hämodynamisch wenig aktiven großen kavernösen Angiomen eine deutliche Differenz zwischen angiographischem Befund und klinischer Ausdehnung bestehen kann. Ein unerläßliches Hilfsmittel bildet die superselektive Gefäßdarstellung bei Auftreten von Rezidiven, die bei arteriellen High-flow-Angiomen durch funktionelle Erweiterung kleinerer zuführender Gefäße frühzeitig auftreten können.

Zusammenfassung

Die superselektive Angiographie von Ästen der A. carotis externa ist das wichtigste diagnostische Hilfsmittel zur Beurteilung von Angiomen im Kiefer- und Gesichtsbereich. Die uneingeschränkte Aussagekraft bei arteriellen Angiomen ist durch die ausgeprägte Hämodynamik bedingt, während bei inaktiven kavernösen Hämangiomen der angiographische Befund hinter dem klinischen Bild zurücktreten kann. Besonders wichtig ist die superselektive Gefäßdarstellung bei Angiomrezidiven.

Literatur

Djindjian, R., J.-J. Merland: Super-selective Angiography of the External Carotia Artery. Springer, Berlin 1978
Pässler, L.: Ergebnisse der kryochirurgischen Behandlung von benignen vaskulären Tumoren im Kiefer-Gesichts-Bereich. Zahn-, Mund-Kieferheilkd. 71 (1983) 820
Schröder, F.: Operationsindikation und Komplikationen bei kavernösen Hämangiomen des Gesichtes. In K. Schuchardt, R. Becker: Fortschritte der Kiefer- und Gesichts-Chirurgie, Bd. XXII. Thieme, Stuttgart 1977

Heinz Kniha, Johannes Randzio, Reinald Huber und Wolfgang Stock, München

Einsatz der arteriellen digitalen Subtraktionsangiographie (DSA) beim mikrovaskulär anastomosierten Gewebetransfer im Kopf-Hals-Bereich

Einleitung

Durch die mikrovaskuläre Chirurgie ist es heute möglich, große Gewebemengen frei zu transplantieren. Bei der Planung rekonstruktiver Eingriffe mit freien Lappen im Kiefer-Gesichts-Bereich benötigt man genaue Kenntnisse über den versorgenden Gefäßstiel im Donatorgebiet wie auch über geeignete Anschlußmöglichkeiten in der Akzeptorregion. Die Frage nach lokalen sklerotischen Gefäßveränderungen und Anschlußmöglichkeiten im Empfängergebiet besonders nach Malignomentfernung mit Neck dissection und Radiatio ist von großer Bedeutung. Da die konventionelle selektive Angiographie wegen ihrer Nebenwirkungen kurz vor gefäßchirurgischen Eingriffen nicht empfohlen wird (BIEMER u. DUSPIVA 1980), bietet sich die intraarterielle digitale Subtraktionsangiographie mit erheblich verringerter Risikobelastung des Patienten für diese Fragestellungen an (HUBER u. Mitarb. 1985). Über bisherige Erfahrungen mit dieser Methode bei der Planung und postoperativen Kontrolle von mikrovaskulär angeschlossenen Transplantaten soll die vorliegende Untersuchung berichten.

Material und Methodik

In Analogie zur konventionellen Filmsubtraktion hat man die digitale Subtraktionstechnik unter Einsatz digitaler Datenspeicherung und -verarbeitung entwickelt und angiographisch ausgenutzt. Für spezifisch technische Beschreibungen verweisen wir u. a. auf Arbeiten von HARRINGTON u. Mitarb. (1982) und LEVIN u. Mitarb. (1984).

Die Aortenbogeninjektion erfolgt transfemoral mit einem 4,5-F-Pigtail-Katheter (Maschineninjektion von 15 ml 60%igem Kontrastmittel mit einer Fließrate von 15 ml/Sek.). Alternativ steht ein 4,5-F-Headhunter- oder Sidewinderkatheter zur Verfügung, der auch zur selektiven Darstellung der A. carotis communis, der A. carotis externa, der A. femoralis unter manueller Injektion (3–4 ml 30%iges Kontrastmittel) dient.

Wir verwenden ein hochauflösendes Bildverstärkungssystem (27 cm Durchmesser) in Verbindung mit einer digitalen Subtraktionseinheit der sog. 2. Genera-

Tabelle 1   Indikation zur DSA

Fallsituation	Pat.-Anzahl	Art und Zahl der Transplantate	
vor Tumorentfernung	12	Dünndarm:	4
Voroperation und Radiatio	12	Beckenspan:	15
großer Mandibuladefekt	15	Forearmflap:	3
große orofaziale Weichteildefekte	7		
		Summe:	22

tion (512 × 512 pixel matrix, Digitron II, Fa. Siemens).
Die Tab. 1 bietet eine Übersicht über die Indikationen bei 22 Patienten.

Ergebnisse

Befunde der intraarteriellen DSA:

	Fallzahl
Plaquebildung im Gefäßsystem des Beckens und des Halses	8
anatomische Variation der A. circumflexa ilium profunda (BITTER und DANAI 1983, RAMASASTRY u. Mitarb. 1984):	
a) ohne initiale Aufzweigung	9
b) frühe Gabelung	5
c) frühe besenreiserartige Aufzweigung	1
Besonderheiten im Akzeptorgebiet:	
a) plaquebedingter Verschluß am Abgang der linken A. thyreoidea superior	1
b) fehlende A. facialis bei 16 Jahre zurückliegender Voroperation und Radiatio	1
c) nach Neck dissection erhebliche craniale Verlagerung der A. thyreoidea superior durch Narbenzug	1
postoperative Anastomosenkontrolle bei mikrovaskulär anastomosierten Beckenkammtransplantaten	4
davon durchgängige Anastomosen	3
Verschluß der zuführenden arteriellen Gefäße	1

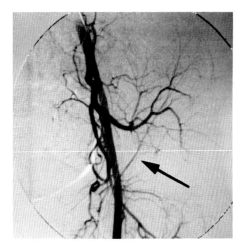

Abb. 1 Intraarterielle digitale Subtraktionsangiographie: A. femoralis mit A. circumflexa ilium profunda (→), als singulärer Gefäßstamm ohne initiale Aufzweigung zur Spina iliaca anterior ziehend

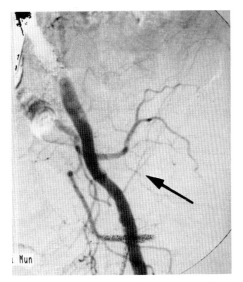

Abb. 2 Intraarterielle digitale Subtraktionsangiographie: A. femoralis mit A. circumflexa ilium profunda (→) mit früher Gabelung

In 8 Fällen konnten wir plaquebedingte Konturunregelmäßigkeiten erfassen, die aber die benötigten Gefäßabschnitte für den mikrochirurgischen Eingriff nicht beeinträchtigten. Bei Abklärung des ersten Drittels des Gefäßstiels der A. circumflexa ilium profunda nach Abgang aus der A. femoralis vor Entnahme gefäßgestielter Beckenkammtransplantate ergaben sich drei Variationstypen (Abb. 1–3). Bei unklaren Gefäßsituationen im Empfängergebiet besonders nach Voroperationen und Radiatio wird die präoperative Planung der vaskulären Anschlußmöglichkeiten (Abb. 4) erleichtert.
Sollte die Doppler-Sonographie bei Verdacht auf postoperative Perfusionsstörung keine Klarheit erbringen, können zur Kontrolle die Gefäßverhältnisse angiographisch dargestellt werden (Abb. 5).
In einem Fall eines mikrovaskulär angeschlossenen Beckenkammtransplantates nach Resektion eines großen osteoradionekrotischen Bezirkes ergab sich 2 Monate nach dem Eingriff ein Verschluß des zuführenden Gefäßes ohne klinisch erkennbare nachteilige Folgen. Ein gleichzeitig veranlaßtes Schädelszintigramm zeigte einen offenbar über die Kontaktstellen versorgten vitalen Knochen.

Diskussion

Die digitale Subtraktionstechnik und die Bildverarbeitung ermöglichen eine erhöhte Kontrastauflösung, so daß nur geringe Kontrastmittelmengen erforderlich sind. Dies gestattet die Verwendung dünnkalibriger Katheter und reduziert das Gefäßtrauma. Die sofortige Abrufbarkeit und die Bearbeitbarkeit der angiographischen Bilder verkürzen die Untersuchungs- und die Katheterisierungszeit. Dadurch verringert sich die Risikobelastung des Patienten erheblich (MILLER u. Mitarb. 1983). Außerdem ist die Abbildung der Gefäße frei von Überlagerungen durch Weichteile und Knochen. Diese Vorzüge lassen die DSA besonders für spezielle mikrovaskulärchirurgische Fragestellungen geeignet erscheinen.

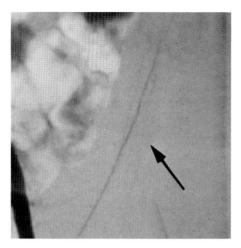

Abb. 3 Intraarterielle digitale Subtraktionsangiographie: A. circumflexa ilium profunda, aus der A. femoralis entspringend, mit besenreiserartiger Aufzweigung (→)

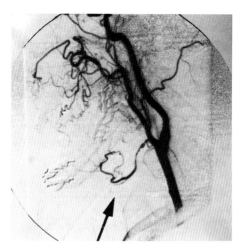

Abb. 5 Intraarterielle digitale Subtraktionsangiographie: isolierte Carotisstammdarstellung links in lateraler Ansicht. Zustand nach Unterkieferrekonstruktion mit einem an die A. lingualis angeschlossenen Beckenspantransplantat 6 Wochen post operationem (→)

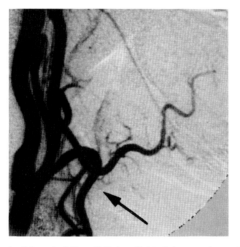

Abb. 4 Intraarterielle digitale Subtraktionsangiographie: isolierte Karotisstammdarstellung rechts in lateraler Ansicht. Zustand nach Tumorresektion, Neck dissection rechts und Radiatio. Die A. thyreoidea ist durch Narbenzug bedingt nach kranial verlagert und projiziert sich mit ihrem Bogen über die A. lingualis (→). Die A. facialis fehlt

Die Darstellung im Größenverhältnis 1 : 1 gibt genaue Vorstellungen über anatomische Variationen, Anschlußmöglichkeiten in voroperierten und vorbestrahlten Gebieten, durch Narbenzug bedingte Lageveränderungen der Gefäße, erforderliche Länge der zu verbindenden Gefäßstiele und Zustand der Arterien in mikrochirurgisch relevanten Abschnitten. Vor Entnahme eines Forearmflaps ist die genaue angiographische Abklärung der Blutversorgung des Unterarmes und der Hohlhand wünschenswert, um postoperative Funktionsstörungen zu vermeiden (FATAH u. Mitarb. 1985, STOCK u. Mitarb. in einem Vortrag 1985). Die Notwendigkeit eines Gefäßinterponates kann man ggf. vor dem operativen Eingriff abschätzen. Besonderheiten wie lokale sklerotische Veränderungen, Aplasien oder Stenosen lassen sich präoperativ erkennen oder ausschließen. Bei bisher noch geringen Fallzahlen konnten wir klinisch keine nachteiligen Beeinträchtigungen oder Folgen feststellen, so daß wir weiterhin diese angiographische Methode bei entsprechenden mikrochirurgischen Eingriffen heranziehen werden.

Zusammenfassung

Mikrovaskuläre Eingriffe zur Rekonstruktion im Kiefer-Gesichts-Bereich erfordern genaue Kenntnisse über die Gefäßverhältnisse im Donatorgebiet wie auch im Akzeptorgebiet. Die intraarterielle digitale Subtraktionsangiographie bietet sich als wenig belastende, risikoarme Untersuchungsmethode an. Über die Erfahrungen in 22 Fällen bei verschiedenen freien Gewebetransplantationen wird berichtet.

Literatur

Biemer, E., W. Duspiva: Rekonstruktive Mikrogefäßchirurgie. Springer, Berlin 1980

Bitter, K., T. Danai: The iliac bone or osteocutaneous transplant pedicled to the deep circumflex iliac artery. I. Anatomical and technical considerations. J. max.-fac. Surg. 11 (1983) 195

Fatah, M. F., J. D. Nancarrow, D. S. Murray: Raising the radial artery forearm flap: the superficial ulnar artery „trap". Brit. J. plast. Surg. 38 (1985) 394

Harrington, D. P., L. M. Boxt, P. D. Murray: Digital subtraction angiography: Overview of technical principles. Amer. J. Radiol. 139 (1982) 781

Huber, R. M., W. Stock, J. Randzio, R. W. Kenn, K. J. Pfeifer: Microvascular Intraarterial DSA. 71st Scientific Assembly of The Radiological Society of North America, Chicago/USA 1985

Levin, D. C., R. M. Schapiro, L. M. Boxt, L. Dunham, D. P. Harrington, D. L. Ergun: Digital subtraction angiography: Principles and pitfalls of image improvement techniques. Amer. J. Radiol. 143 (1984) 448

Miller, R. W., R. F. Carmody, J. S. Seeger, S. W. Coulthard, J. R. L. Smith, C. F. Koopmann: Digital subtraction angiography: Applications in otolaryngology – head and neck surgery. Head Neck Surg. 5 (1983) 280

Ramasastry S. S., J. B. Tucker, W. M. Swartz, D. J. Hurwitz: The internal oblique muscle flap: An anatomic and clinical study. Plast. and Reconstr. Surg. 73 (1984) 721

Michael Ehrenfeld, Dieter Riediger, Hartwig Wolburg und Armin Thron, Tübingen

Angiographische Darstellung und Morphologie von Anschlußgefäßen bei mikrochirurgischen Gewebetransplantationen

Einleitung

Der freie Gewebetransfer mit mikrochirurgischem Gefäßanschluß hat heute seinen festen Platz innerhalb der rekonstruktiven Chirurgie der Mund-Kiefer-Gesichts-Region. Von ausschlaggebender Bedeutung für das Gelingen einer mikrochirurgischen Gewebetransplantation ist die Sicherstellung einer suffizienten Transplantatdurchblutung. Damit eng verbunden ist die Notwendigkeit, vor Durchführung eines solchen Eingriffes über die Gefäßsituation im Transplantatspender- und Transplantatempfängergebiet orientiert zu sein. Neben Fragen des Verlaufes und der Kaliberstärke der Gefäße steht dabei das Problem im Vordergrund, ob und in welchem Ausmaß bei den einzelnen Patienten mit pathologischen Veränderungen der Gefäße zu rechnen ist. Nach O'Brien u. Mitarb. (1977) und Biemer u. Duspiva (1980) stellen Angiopathien absolute Kontraindikationen für mikrochirurgische Eingriffe dar. Da in unserem Krankengut vorwiegend Gewebedefekte nach Tumoroperationen versorgt werden müssen, jedoch bei vielen Tumorpatienten mit alimentär-toxischen oder altersbedingten Gefäßveränderungen zu rechnen ist, haben wir in der vorliegenden Arbeit den Versuch unternommen, prospektiv Daten über den Gefäßverlauf und die Gefäßbeschaffenheit zusammenzustellen.

Methodik

Diagnostische Möglichkeiten zur Überprüfung der Gefäßdurchgängigkeit sind Angiographie und Ultraschallverfahren (Doppler-Sonographie, B-Scan). Da die Angiographie noch immer eine höhere diagnostische Sicherheit aufweist und die Gefäßmorphologie auf langen Strecken zur Darstellung bringt, wurde sie für diese Untersuchung ausgewählt. In der Vorbereitungsphase vor mikrochirurgischen Gewebetransplantationen führten wir bei 10 Patienten Katheterangiographien der Halsgefäße, in Einzelfällen auch der Becken- und Beinarterien, durch. Wegen der höheren Ortsauflösung wurden Blattfilmangiogramme der digitalen Subtraktionstechnik (DSA) vorgezogen; als Kontrastmittel wurde Jopamidol (nichtionisch, weitgehend isoosmolar) eingesetzt. Die arteriellen Veränderungen wurden nach dem Ausmaß der Lumeneinengung in drei Schweregrade unterteilt (Tab. 1). Bei 9 Patienten wurden nachfolgend mikrochirurgische Transplantationen durchgeführt (6 osteomuskuläre bzw. osteomuskulokutane Beckenkammtransplantate, 2 Latissimus-dorsi-Lappen, 1 Myoperitoneallappen) und intraoperativ ein Stück der Anschlußgefäße entnommen und ultrastrukturell untersucht. Bei 1 Patienten wurde aufgrund einer anamnestisch angegebenen Claudicatio intermittens und eines Herzinfarktes sowie aufgrund des von uns erhobenen angiographischen Befundes nach der Entfernung eines Mundhöhlenkarzinoms auf einen mikrochirurgischen Gewebetransfer verzichtet. Im Rahmen der Tumorexzision wurde auch bei diesem Patienten ein Stück der A. facialis für die histologische Untersuchung entnommen. Die Gefäßproben wurden mit gepuffertem Paraformaldehyd fixiert, in Araldit eingebettet und nach Färbung mit Toluidinblau licht- und transmissionselektronenmikroskopisch untersucht.

Ergebnisse

Alle mikrochirurgisch revaskularisierten Transplantate heilten komplikationslos ein, obwohl bei 8 von 10 untersuchten Patienten angiographisch arteriosklerotische Veränderungen, vor allem an der als Prädilektionsstelle bekannten Karotisbifurkation (Hayler u. Fischer 1963), nachzuweisen waren. Jedoch fielen in keinem Fall im Angiogramm Pathologika an den peripheren Ästen der A. carotis externa auf, die als Anschlußgefäße dienen (Tab. 1). Demgegenüber wiesen alle histologisch untersuchten Proben der Anschlußgefäße pathologische Veränderungen im Sinne einer Arteriosklerose auf. Dazu zählen die Migration glatter Muskelzellen von der Media in die Intima, eine Elastolyse der Elastica interna, innerhalb der Intima

Tabelle 1 Arteriosklerotische Gefäßveränderungen an der Karotisbifurkation in den Angiogrammen von 10 Patienten, eingeteilt in drei Schweregrade. Grad I (+) = Wandunregelmäßigkeiten ohne relevante Lumeneinengung (< 20%), Grad II (++) = leichte bis mittelschwere Lumeneinengung (20–70%), Grad III (+++) = hochgradige Lumeneinengung (> 70%), 0 = Normalbefund

Patient	Alter (Jahre)	Arteriosklerosegrad
H. L.	76	0
M. B.	31	0
L. H.	76	0–+
M. F.	43	+
A. F.	56	+
K. L.	57	+
G. B.	59	+
M. F.	51	++
M. L.	52	++
H. H.	48	+++

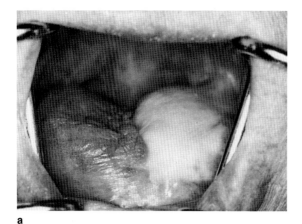

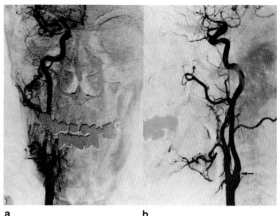

a b

Abb. 2a u. b Karotisangiogramm in zwei Ebenen eines 51jährigen Patienten mit einem $T_4N_0M_0$-Mundhöhlenkarzinom, das an der Karotisbifurkation arteriosklerotische Veränderungen Grad II aufweist (s. Pfeil)

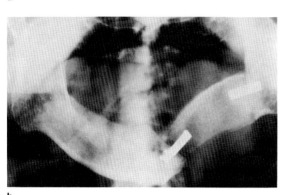

Abb. 1a u. b Unterkieferrekonstruktion mit einem osteomuskulokutanen Beckenkammtransplantat nach Resektion der ehemaligen Tumorregion bei einem vorbestrahlten, jetzt 61jährigen Patienten mit einem $T_4N_0M_0$-Plattenepithelkarzinom im linken Sulcus glossoalveolaris. a Intraoraler Zustand 6 Monate und b Röntgendarstellung 1 Monat post operationem

die Proliferation von Myozyten und die vermehrte Bildung extrazellulärer Matrix. In der Media kamen in einigen Fällen Einlagerungen von anorganischen geschichteten Konkrementen zur Darstellung. Entzündliche Gefäßprozesse wurden in keinem Fall beobachtet.

Erwartungsgemäß schließt ein unauffälliges Angiogramm arteriosklerotische Veränderungen der Anschlußgefäße nicht aus, da die Beurteilung kleinerer Gefäße eingeschränkt ist und nur deutlich wanddeformierende oder lumeneinengende Veränderungen sichtbar werden. So ergab das präoperative Angiogramm einer 76jährigen Patientin mit einem Ethmoidalzellkarzinom einen altersentsprechenden Normalbefund. Ein nach Tumorentfernung zur Defektdeckung transplantierter Latissimus-dorsi-Lappen heilte komplikationslos ein. Licht- und elektronenmikroskopisch waren an einer entnommenen Gefäßprobe alle morphologischen Kennzeichen der Arteriosklerose nachweisbar.

Auch eine Vorbestrahlung schließt eine mikrochirurgische Transplantation nicht aus (Abb. 1). Im Semidünnschnitt der A. facialis eines jetzt 61jährigen Patienten imponiert zwar ein ausgeprägtes Intimaproliferat, der mikrochirurgische Gewebetransfer verlief jedoch komplikationslos.

Der angiographische Nachweis disseminierter Veränderungen an den größeren Gefäßen weist auf das Vorliegen eines degenerativen Gefäßprozesses hin, der sich auch auf die Anschlußgefäße ausdehnen kann. So fiel beispielsweise im Karotisangiogramm eines 51jährigen Patienten mit einem $T_4N_0M_0$-Karzinom des anterioren Unterkiefer-Alveolarfortsatzes eine Arteriosklerose Grad II auf (Abb. 2). Im Semidünnschnitt war ein Intimaproliferat der A. facialis nachweisbar; auch elektronenmikroskopisch waren typische Veränderungen festzustellen (Abb. 3 u. 4).

Der nach radikaler Tumorentfernung entstandene Defekt wurde mit einem osteomuskulokutanen Beckenkammtransplantat versorgt.

Degenerative Gefäßveränderungen können beim gleichen Patienten regional sehr unterschiedlich ausgeprägt sein. So wies die im Rahmen einer Transplantation eines Myoperitoneallappens entnommene A. epigastrica superior morphologisch einen Normalbefund auf, während die A. facialis der gleichen Patientin ein Intimaproliferat enthielt.

Arteriosklerotische Veränderungen manifestieren sich bekanntermaßen an bestimmten Prädilektionsstellen, beispielsweise der Karotisgabel. Eine selektivere Darstellung von Externaästen im vorgesehenen Anschlußgebiet verbessert unserer Erfahrung nach die Aussagekraft des Angiogrammes hinsichtlich der Eignung bestimmter kleinerer Gefäße als Anschlußgefäße nicht.

Degenerative Gefäßveränderungen sind nicht an das chronologische Alter der Patienten gebunden; das individuelle biologische Alter ist ausschlaggebend. So fanden wir bei einem 30jährigen starken Raucher ausgeprägte Intimaverdickungen der A. facialis.

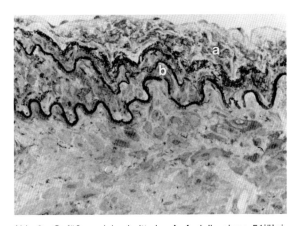
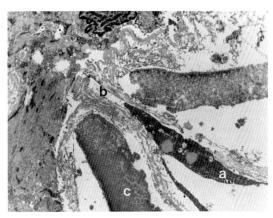

Abb. 3 Gefäßwandabschnitt der A. facialis eines 51jährigen Patienten mit einem Intimaproliferat (a), einer Triplikatur und Elastolyse der Elastica interna (b) sowie vermehrt extrazellulärer Matrix in der Media (Semidünnschnitt, Toluidinblaufärbung, Vergröß. 240mal)

Abb. 4 Transmissionselektronenoptische Aufnahme eines Gefäßwandabschnittes der A. facialis eines 51jährigen Patienten. Zur Darstellung kommt ein Mediamyozyt (a), der gerade durch einen Defekt (b) der Elastica interna (c) hindurchzutreten scheint (Vergröß. 5400mal)

Diskussion

Angiographisch nachgewiesen werden grobe, die Gefäßwand deformierende oder das Lumen einengende Veränderungen. Darüber hinaus können im histologischen Bild Wandprozesse beobachtbar sein, die angiographisch nicht darstellbar sind.

Das Vorliegen von arteriosklerotischen Gefäßveränderungen spricht unserer Auffassung nach in Übereinstimmung mit den klinischen Erfahrungen anderer Autoren (OHTSUKA u. Mitarb. 1978a, DABB u. DAVIS 1984) nicht prinzipiell gegen eine mikrochirurgische Transplantation; alle im Rahmen dieser Studie von uns transplantierten Lappen heilten komplikationslos ein. Auch bei diabetischen Angiopathien ist von erfolgreichen mikrochirurgischen Gewebetransfers berichtet worden (OHTSUKA u. Mitarb. 1978b). Die Klinik wird dabei von experimentellen Ergebnissen unterstützt, die nach mikrochirurgischer Gefäßanastomosierung bei Kaninchen mit durch cholesterinhaltige Diät erzeugter Arteriosklerose mitgeteilt wurden (v. GELDER u. KLOPPER 1981). Danach kann die gesteigerte Rigidität arteriosklerotischer Arterien operativ-technische Schwierigkeiten nach sich ziehen; die Wundheilungsvorgänge an der Nahtstelle und die Dauer der Reendothelisierung waren jedoch vergleichbar mit an Kontrollgefäßen erhobenen Befunden. Die experimentellen Anastomosen weisen im Mittel eine Durchgängigkeit von über 90% auf.

Eine hämodynamisch wirksame Stenose großer zuführender Gefäße, z. B. des Hauptstammes der A. carotis externa, sollte jedoch vor einer mikrochirurgischen Gewebetransplantation ausgeschlossen werden. Hierzu ist ein Doppler-Sonogramm als nichtinvasive Methode ausreichend, da bei ausreichender Erfahrung des Untersuchers die Sensibilität und die Spezifität dieser Methode für Lumeneinengungen von mehr als 50% bei über 95% liegen (BÜDINGEN u. Mitarb. 1982). Die hauptsächliche Indikation für die Angiographie liegt in der detaillierten und übersichtlichen Darstellung der Gefäßanatomie, da Wandveränderungen peripherer Gefäße schlecht erfaßt werden und, wie wir gezeigt haben, für die Transplantateinheilung auch nicht entscheidend sind. Somit kann beim nicht voroperierten Patienten auf eine Angiographie vor mikrochirurgischen Transplantationen in der Mund-Kiefer-Gesichts-Region verzichtet werden, zumal im Versorgungsgebiet der A. carotis externa eine ausreichende Anzahl in Frage kommender Anschlußgefäße mit konstantem Verlauf und ausreichender Kaliberstärke zur Verfügung steht. Indikationen sind gegeben beim voroperierten Patienten oder dort, wo funktionelle Endarterien vorliegen, beispielsweise in der Extremitätenchirurgie (DABB u. DAVIS 1984, KRAG 1985).

Die Gefäßdarstellung der Transplantatspenderregion ist nach unseren Erfahrungen mit 80 mikrochirurgischen Gewebetransplantationen nicht nötig bei Transplantaten mit konstanter und kaliberstarker Gefäßversorgung, wie beispielsweise dem Latissimus-dorsi-Lappen und dem Beckenkammtransplantat. Eine Indikation besteht jedoch bei Transplantaten mit unsicherer Gefäßversorgung wie dem Leistenlappen, da die A. circumflexa ileum superficialis sehr variabel ausgebildet ist und vor allem sehr kaliberschwach sein kann.

Zusammenfassung

Bei 10 Patienten wurden in der Planungsphase vor mikrochirurgischen Gewebetransplantationen Karotisangiographien durchgeführt und intraoperativ entnommene Gefäßproben licht- und elektronenmikroskopisch untersucht. Angiographische Normalbefunde schlossen arteriosklerotische Veränderungen der Anschlußgefäße nicht aus. Degenerative Gefäßveränderungen stellen jedoch unserer klinischen Erfahrung nach keine prinzipielle Kontraindikation für einen mikrochirurgischen Gewebetransfer dar, es sei denn, es liegen hämodynamisch wirksame Stenosen vor. Eine präoperative Angiographie ist bei speziellen, den Gefäßverlauf betreffenden Fragestellungen sinnvoll.

Literatur

Biemer, E., W. Duspiva: Rekonstruktive Mikrogefäßchirurgie, Springer, Berlin 1980 (S. 108)

Büdingen, H. J., G.-M. v. Reutern, H.-J. Freund: Doppler-Sonographie der extrakraniellen Hirnarterien. Thieme, Stuttgart 1982

Dabb, R. W., R. M. Davis: Latissimus dorsi free flaps in the elderly: An alternative to below-knee amputation. Plast. Reconstr. Surg. 73 (1984) 633–640

von Gelder, P. A., P. J. Klopper: Microvascular surgery and diseased vessels. Surg. 90 (1981) 860–867

Hayler, K., E. Fischer: Karotisverkalkungen im Halsgebiet. Fortschr. Röntgenstr. 99 (1963) 765–772

Krag, L.: Experience with transplantation of composite tissues by means of microsurgical vascular anastomoses. Scand. J. plast. reconstr. Surg. 19 (1985) 135–176

O'Brien, B. M., A. M. Macleod, W. A. Morrison: Microsurgery. Aust. NZ. J. Surg. 47 (1977) 396–401

Ohtsuka, H., H. Kamiishi, N. Saito: Successful free flap transfers with diseased reciepient vessels. Brit. J. plast. Surg. 29 (1978a) 5–7

Ohtsuka, H., H. Kamiishi, N. Shioya: Successful free flap transfers in two diabetics. Plast. reconstr. Surg. 61 (1978b) 715–718

Fred Brix und Jörg Thomas Lambrecht, Kiel

Individuelle Schädelmodellherstellung auf der Grundlage computertomographischer Informationen

Grundlage eines Modellbaus sind zureichende Informationen über Größe und Form des nachzubildenden Objektes. Diese Informationen werden beim Schädelmodellbau in Form computertomographischer Daten zur Verfügung gestellt.

Abbildungstreue und Detailreichtum des späteren Modells sind von deren Präzision und Umfang abhängig.

– Das systeminterne interaktive Rechnerprogramm verarbeitet die Grundinformationen im Sinne eines Optimierungsprozesses zu Ansteuerdaten.

– Die Ansteuerdaten betreiben das eigentliche Modellschneidegerät, dessen Genauigkeit durch die Zahl seiner Bewegungsachsen und Freiheitsgrade sowie durch die Wahl des Abspanverfahrens begrenzt wird.

Die Abbildungstreue wird von der Lagerung des Patienten beeinflußt. Bewegungsartefakte müssen vermieden werden, da solche Erhebungsfehler zu Kontinuitätssprüngen bzw. Torquierungen im späteren Modell führen.

Lagerungshilfen und einfache Pflasterfixierung sorgen für die notwendige Ruhigstellung in Rückenlage. Zur einwandfreien computertomographischen Unterscheidung von Ober- und Unterkiefer wird ein Keil zwischen die Zähne gesetzt.

Für die Ausformung der Schädelbasis bietet die koronare Bildgebung gegenüber der sonst üblichen axialen Schichtführung Vorteile.

Der Detailreichtum des späteren Modells wächst mit der Zahl der Schnittbilder, der gewählten Bildgröße und der zur Verfügung stehenden Bildpunkte. Eine Steigerung der Datendichte verlängert die Untersuchungszeit für den Patienten und die Rechenzeit des Computertomographen. Nur ein sinnvoller Kompromiß wird sowohl dem Qualitätsanspruch als auch dem Wunsch nach einem vertretbaren routinefreundlichen Vorbereitungsaufwand gerecht (Tab. 1).

Alle Untersuchungen sollten mit der kleinsten verfügbaren Schichtdicke durchgeführt werden. Dadurch lassen sich Teilvolumeneffekte an schräg angeschnittenen Oberflächen verringern; die spätere Konturfindung gewinnt an Eindeutigkeit.

Alle Eingangsdaten werden in den systeminternen Rechner (Hewlett Packard 320, Motorola 32 Bit Prozessor Typ 68020) eingelesen und dort weiter verarbeitet. Das Programm, geschrieben in Pascal, umfaßt mehr als 35 000 Zeilen in vier Unterprogrammen:

1. Datenpräsentation (interaktiv)

Dieser erste Programmabschnitt ermöglicht es, jeden CT-Schnitt auf einem großformatigen Farbmonitor darzustellen. Mit Hilfe eines Grafiktabletts kann dieses Bild verschoben, ein einzelner Bereich mittels Cursor definiert und bis auf das Achtfache vergrößert werden.

Das „Umblättern" geschieht seriell, also der Bildsequenz aufwärts oder abwärts folgend, so wie sie am Computertomographen erfaßt wurden.

Über eine Kernlinienveränderung können Kontraste und Grundhelligkeit reguliert werden.

2. Konturfindung (interaktiv)

Mit diesem Programmteil läßt sich der gewünschte Modellumriß definieren und verbessern. Als Eingangsparameter werden ein Startpunkt oberhalb der gewünschten Kontur und ein Grenzwert der Houns-

Tabelle 1 Schichtabstand und Matrixvorwahl für die Schädelmodellplanung

	Tischverschiebung (mm)	Matrix
Schädel:		
axial	4	256 × 256
Weichteile allein	6	256 × 256
Orbita, axial	2	512 × 512
Maxilla, koronar	2	512 × 512
Mandibula, axial oder koronar	2 oder 4	512 × 512
Schädelbasis, koronar	4	256 × 256

field-Einheiten angegeben. Den ersten Konturpunkt findet das Programm senkrecht unter dem Startpunkt dort, wo der angegebene Grenzwert überschritten wird. Alle folgenden Konturpunkte werden durch Vergleich der Nachbarpunkte mit diesem Referenzpunkt gewonnen. Läßt sich kein Ort gleicher Wertigkeit finden, wird zwischen den beiden Nachbarpunkten mit der größeren bzw. kleineren Hounsfield-Einheit linear interpoliert. So entsteht in jedem CT-Schnitt eine farblich markierte, geglättete Umrißkontur (Abb. 1).

Weiterhin lassen sich Teilbereiche im vorliegenden CT-Schnitt von der Weiterverarbeitung ganz ausschließen oder zeitweise abtrennen. So können Innenkonturen dargestellt und modelliert werden.

Schließlich wird der Vergrößerungs- oder Verkleinerungsmaßstab, in dem das Modell erstellt werden soll, abgefragt.

3. Modellaufbau (systemintern)

Die definierten Umrisse in allen CT-Schnitten werden zum dreidimensionalen Modell integriert. Um das dann noch stufige Summationsbild legt das Programm mit Hilfe einer 3-D-Splinefunktion einen glättenden Mantel (NIELSON 1986). Auf der Grundlage dieser Funktion lassen sich die Konturdaten beliebiger Zwischenschnitte interpolieren. Gegenüber einer linearen Interpolation hat dieses Verfahren den Vorteil, daß die Zwischenwertbildung auf einer harmonischen umhüllenden Funktion stattfindet. Aus der ersten Ableitung der Splinefunktion ergibt sich die jeweils geltende Steigerung an dem betrachteten Umrißpunkt. Hieraus läßt sich der spätere Anstellwinkel des bearbeitenden Werkzeuges errechnen. Dieses sollte die Kontur möglichst senkrecht abfahren.

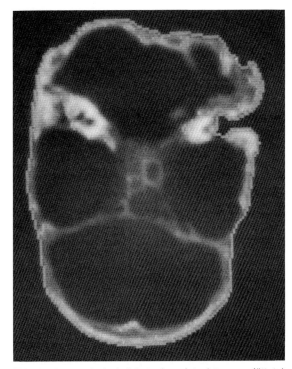

Abb. 1 Automatisch definierte (nur datenintern geglättete) Außenkontur am knöchernen Schädel

Abgesehen davon wird es erforderlich, eine Kollisionsdetektion durchzuführen, da in fast jeder Schnittebene zwei oder sogar drei abgeschlossene Konturen liegen. Diese Sicherheitsmaßnahme betrifft nicht nur das gerade beschriebene Bild. Sie erstreckt sich auf den vorhergehenden und den kommenden Schnitt. Der Programmteil ist auch erforderlich, um Hinter-

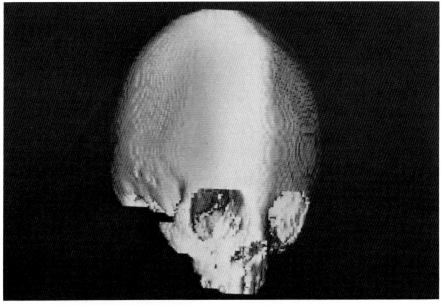

Abb. 2 Visualisierung: perspektivische Darstellung des Schädelmodells AM/TV-Monitor

schneidungen bei stark verschlungenen Umrissen realisieren zu können. Am anschaulichsten läßt sich dieser Vorgang dadurch beschreiben, daß der Rechner eine Abspansimulation im Erkennbarkeitsbereich der gewählten Kontur durchführt. Als Optimierungskriterium gilt dabei die möglichst senkrechte Werkzeugführung. Gelingt diese Simulation nicht kollisionsfrei für alle definierten Konturen auf dem aktuellen Bild, meldet der Rechner dies und bietet eine Ersatzlösung an.

Das endgültige Ergebnis ist ein Vektorzug, der die koordinierten Bewegungen aller vier Bearbeitungsachsen bestimmt. Ein weiteres Verbesserungskriterium ist hierbei die Schnittgeschwindigkeit des Werkzeuges. Sie wird konstant gehalten, um eine möglichst glatte Oberflächenbeschaffenheit des Werkstücks (Styrodur) zu gewährleisten. Schließlich wird um diesen Vektorzug ein zweiter in gleichbleibendem Abstand gelegt. Er steuert die grobe Vorbearbeitung des Styrodurs und berücksichtigt dabei erneut die vorangegangenen und die folgenden Schnitte.

4. Visualisierung (interaktiv)

Auf der Grundlage der 3-D-Splinefunktion kann der Anwender die Oberfläche des Modells auf dem Farbmonitor sichtbar machen. Durch eine geeignete Zuordnung einer angenommenen Beleuchtungsrichtung und der daraus resultierenden Reflexionsverhältnisse läßt sich eine Zuordnung der Farbwertverteilung errechnen. Als Ergebnis entsteht eine „quasi-dreidimensionale" perspektivische Darstellung. Diese ist der üblicherweise verwendeten tiefenadaptierten Grauwertnormierung (GILLESPIE u. ISHERWOOD 1986) qualitativ überlegen. Zusätzlich lassen sich der Beobachterstandpunkt und der Ortspunkt der Lichtquellen variieren. Bestimmte Modellbereiche werden dann unterdrückt oder profiliert. Diese Option ermöglicht es einerseits, eine reine bildhafte Planung durchzuführen, zum anderen gestattet sie über den Anschluß eines Zeichengerätes oder einer Multiformatkamera eine detaillierte und anschauliche Falldokumentation (Abb. 2).

Alle nunmehr bereitgestellten Steuerdaten befinden sich für die eigentliche Modellbearbeitung auf einer Floppy Disk (3,5-Zoll-Microfloppy von Hewlett Packard, 720 kbyte). Die Kapazität dieses Datenträgers reicht aus, um auch größere Knochenmodelle auf einer Disk vollständig zu erfassen. Diese Daten werden an der Floppy-Lesestation des Schneidesystems in den Steuerungsrechner (HP 150) übertragen.

Eine detaillierte Beschreibung der technischen Merkmale des Schneidegerätes findet sich an anderer Stelle (BRIX u. Mitarb. 1985).

Der Werkstückrohling wird manuell nach Maßen vom Steuerungsrechner vorgeschnitten. Danach wird das Styrodur eingespannt und der Bearbeitungsvorgang gestartet (Abb. 3). In einem zweiten Arbeitsgang mit einem feineren Werkzeug entsteht das endgültige Modell (Abb. 4).

Diskussion

In der Mund-, Kiefer- und Gesichtschirurgie ergibt sich ein breites Anwendungsspektrum. Sogenannte „dreidimensionale" CT-Untersuchungen und Operationsplanungen kraniofazialer Anomalien (VANNIER u. Mitarb. 1984, WITTE u. Mitarb. 1986) zeigen lediglich zweidimensionale perspektivische Bilder ohne die plastische dritte Dimension. Der entscheidende Schritt – die Schädelmodellherstellung – wird erst durch die in der Radiologischen Universitätsklinik Kiel entwickelte Styrodur-Schneidemaschine realisiert (BRIX u. Mitarb. 1985).

Dreidimensionale Operationssimulationen bei angeborenen kraniofazialen Fehlbildungen, bei Dysgnathien und bei Defekten nach Trauma oder Tumorresektionen können – auch in mehreren Variationen – skelettal und im Weichteilrelief durchgeführt werden. Knochenimplantate oder alloplastische Biomaterialien werden direkt nach der von dem Styrodur-Bearbeitungsgerät erstellten Form modelliert. KURSUNOGLU u. Mitarb. (1986) berichten über „quasi-dreidimensionale" CT-Analysen am normalen Kiefergelenk. Auch hier bietet sich ein weites Diagnose- und Therapiespektrum am plastischen dreidimensionalen individuellen Modell. Da das Programm eine Definition der Umrisse beliebiger Organe erlaubt, können Weichgewebe, Knochen und luftgefüllte Hohlräume separat im Computertomographen visualisiert und in der Form zur Darstellung gebracht werden.

Zusammenfassung

Computertomographische Schnitte werden über einen geeigneten Datenträger vom Tomographen auf einen Rechner übernommen und dort abgespeichert. Nach Arbeitsvorbereitung in verschiedenen Schritten folgt der eigentliche Modellbau, wobei als Werkstoff ein hochfestes Styropor dient,

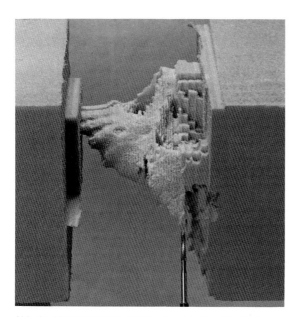

Abb. 3 Modellschneidegerät während des Bearbeitungsvorganges

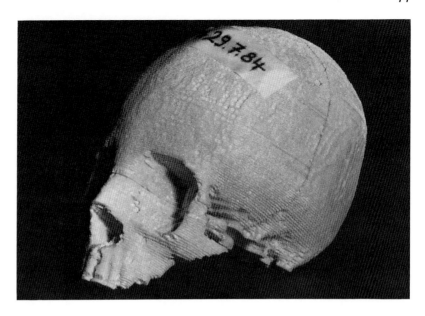

Abb. 4 Fertiges Schädelmodell

welches sich sauber bearbeiten läßt. Damit wird es möglich, einen Schädel sowohl skelettal als auch im Weichteilrelief im Maßstab 1:1 zu modellieren. Zusätzlich können kleine Knochen zur besseren Anschaulichkeit vergrößert werden. In der Mund-, Kiefer- und Gesichtschirurgie können dreidimensionale Operationssimulationen bei angeborenen Fehlbildungen oder Dysgnathien und Defekten nach Trauma oder Tumoroperationen vorgenommen werden. Knochenimplantate oder alloplastische Biomaterialien können direkt nach der von dem Styrodur-Bearbeitungsgerät erstellten Form modelliert werden.

Literatur

Brix, F., D. Hebbinghaus, W. Meyer: Verfahren und Vorrichtung für den Modellbau im Rahmen der orthopädischen und traumatologischen Operationsplanung. Röntgenpraxis 38 (1985) 290

Gillespie, J. E., I. Isherwood: Three-dimensional anatomical images from computed tomographic scans. Brit. J. Radiol. 59 (1986) 289

Kursunoglu, S., P. Kaplan, D. Resnick, D. J. Sartoris: Three-dimensional computed tomographic analysis of the normal temporomandibular joint. J. oral. max. fac. Surg. 44 (1986) 257

Nielson, G. M.: Rectangular v-splines. IEEE Comp. Graph. Appl. 2 (1986) 35

Vannier, M. W., J. L. Marsh, J. O. Warren: Three dimensional CT reconstruction images for craniofacial surgical planning and evaluation. Radiology 150 (1984) 179

Witte, G., W. Höltje, U. Tiede, M. Riemer: Die dreidimensionale Darstellung computertomographischer Untersuchungen kraniofazialer Anomalien. Fortschr. Röntgenstr. 144 (1986) 400

Ernst-Henri Balan und Rudolf Stellmach, Berlin

Computertomographische und angiographische Untersuchungshilfen bei der Beurteilung einer schweren doppelseitigen Kiefergelenkzertrümmerung mit ausgedehnten arteriellen Hämatomen

Ein verunglückter 25jähriger Motorradfahrer zeigte bei seiner Einlieferung die klinischen Symptome einer doppelseitigen Fraktur der Kiefergelenkregion:
– eine tiefe ausgedehnte Kinnplatzwunde,
– erhebliche präaurikuläre Schwellungen und
– Blutungen aus beiden äußeren Gehörgängen.

Der Röntgenbefund bestätigte diese Diagnose und ergab auf beiden Seiten ausgedehnte Zertrümmerungen im Kollumbereich mit erheblicher Kieferköpfchendislokation. Hinzu kamen weitere Kieferfrakturen und Weichteilverletzungen.

Klinischer Verlauf

Wegen zunehmender Weichteilschwellungen, die sich auch intraoral durch tiefe doppelseitige Zungenbißwunden verstärkten, mußte tracheotomiert werden. Nach Wundversorgung wurde eingeschient und ruhiggestellt. Die ohrenärztliche Untersuchung ergab auf beiden Seiten zerfetzte vordere Gehörgangswände; diese wurden mit Aufrichtung und Tamponade versorgt.

Der Patient blieb 3 Tage auf der Intensivstation; bei rückläufiger intraoraler Schwellung wurde die Trache-

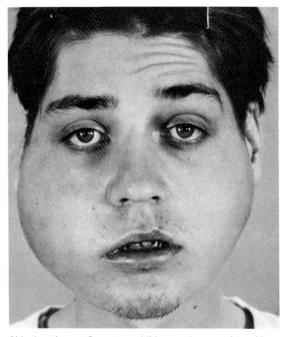 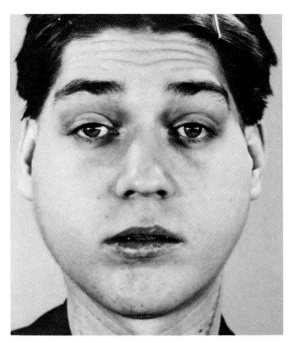

Abb. 1a u. b **a** Spontanausbildung einer rechtsseitigen kompletten peripheren Fazialisparese 4 Wochen nach dem Unfall,

b vollständige Rückbildung 8 Wochen postoperativ

alkanüle am 5. postoperativen Tag entfernt. Bis auf die konstante Weichteilschwellung der Gelenkregionen konnte der Krankheitsverlauf in den ersten 3 postoperativen Wochen als normal bezeichnet werden.
In der 4. Woche verstärkte sich jedoch die Schwellung der rechten Seite unter starken Schmerzanfällen; hierbei fiel eine beginnende Fazialisparese auf. Hinzu kamen Blutungen im Bereich des rechten unteren Weisheitszahnes, der sich im Durchbruch befand; Blutungen aus den Gehörgängen traten dagegen nicht wieder auf.

Ebenfalls unter Schmerzen nahm auch die Schwellung der linken Seite zu. Punktionen brachten keine Entlastung und konnten die Ausbildung einer kompletten peripheren Fazialisparese auf der rechten Seite nicht verhindern (Abb. 1a).

Computertomographie

Die zur Klärung dieses atypischen Verlaufes als erstes vorgenommene computertomographische Untersuchung (WEGENER u. Mitarb. 1978) zeigte eindrucksvoll

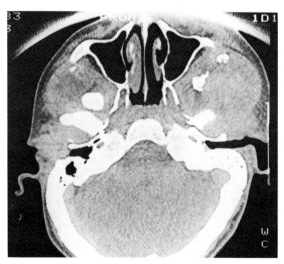 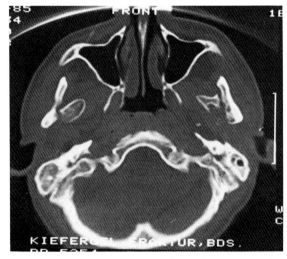

Abb. 2a u. b **a** Computertomogramm der Kiefergelenkregion; Zertrümmerung der Gelenkköpfchen beiderseits und weite Dislokation durch ausgedehnte Hämatome,

b computertomographische Kontrolle 2 Jahre postoperativ

den Umfang der Zerstörung in beiden Kiefergelenkregionen und das Ausmaß der Fragmentdislokationen durch die deutlich erkennbaren massiven Hämatome (Abb. 2a). Hierdurch verstärkte sich der Verdacht auf eine noch immer aktive arterielle Läsion auf der rechten Seite, der durch den atpyischen klinischen Verlauf geweckt worden war.

Karotisangiographie

Die anschließende angiographische Karotisuntersuchung (SCHEUNEMANN u. Mitarb. 1964, BRADAC u. Mitarb. 1976) brachte die Bestätigung und genaue Lokalisierung (Abb. 3):

- einer Läsion der A. maxillaris interna in Höhe der Fossa pterygopalatina,
- den Übertritt von Kontrastmittel in die Weichteile dieses Bereiches und
- eine Verdrängung der Abgänge der A. carotis externa durch das ausgedehnte Hämatom, deren Wände gestreckt und deformiert erscheinen.

Operative Therapie

In gleicher Narkose konnte die chirurgische Intervention nun gezielt erfolgen. Nach Unterbindung der A. carotis externa unterhalb des Abganges der A. occipitalis und Durchtrennung der Faszie unterhalb des unteren Parotispoles ließen sich umfangreiche, in Organisation befindliche Hämatommassen ausräumen. Die anschließende Austastung ergab einen riesigen Hohlraum, der bis zur Schädelbasis reichte und in den der Kollumstumpf hineinragte. Der postoperative Verlauf war komplikationslos, und die Fazialisparese bildete sich völlig zurück (Abb. 1b).

Der auch für die linke Seite gehegte Verdacht einer aktiven arteriellen Läsion konnte ebenfalls durch Angiographie geklärt werden:

- Es bestehen Läsionen der A. temporalis superficialis und der A. maxillaris interna.
- Auch hier findet sich ein Extravasat.

Nach Unterbindung der A. carotis externa oberhalb der A. facialis fand sich auch hier in gleicher Lokalisation ein riesiges Hämatom, das entfernt wurde. Der postoperative Verlauf blieb ebenfalls frei von Komplikationen. Der Patient konnte nach 10 Wochen in ambulante Weiterbehandlung entlassen werden, blieb ihr aber leider fern.

Spätbefund

Bei einer Kontrolluntersuchung, die sich nach 2 Jahren zustande bringen ließ, klagte der Patient über keinerlei Beschwerden und war mit dem Zustand zufrieden. Mit einer SKD von 28 mm konnte eine überraschend gute Mundöffnung festgestellt werden; es fand sich jedoch eine deutliche Einschränkung der Mahlbewegungen. Das computertomographische Kontrollbild (Abb. 2b) zeigt die disloziert liegenden Kieferköpfchen, die nach Entfernung der Hämatome

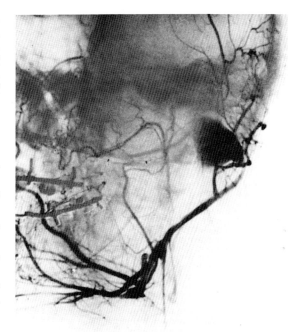

Abb. 3 Kontrastmitteldarstellung der A. carotis externa rechts mit Extravasatbildung

wieder in die Nähe ihrer ursprünglichen Position gerückt sind.

Zusammenfassung

Eine anfänglich in ihrer Behandlung routinemäßig ablaufende doppelseitige Kiefergelenkfraktur entwickelte im weiteren Verlauf erhebliche spontane Komplikationen, die auf der rechten Seite zu einer kompletten peripheren Fazialisparese führten. Der klinische Verdacht einer arteriellen Verletzung bei ausgedehnter Zertrümmerung der Kiefergelenkköpfchen wurde durch das Computertomogramm und die angiographischen Untersuchungen auf beiden Seiten bestätigt, wobei für die anschließende chirurgische Intervention wertvolle Angaben zur genauen Lokalisation der arteriellen Zerreißung gewonnen werden konnten. Nach gezielter Unterbindung unterhalb der Läsion war der weitere Verlauf glatt. Computertomogramm und Angiographie leisteten bei der Beherrschung dieses schwierigen Falles wertvolle Hilfe, die uns vor Einführung dieser Untersuchungsmethoden nicht gezielt möglich gewesen wäre.

Literatur

Bradac, G. B., R. S. Simon: Bericht über die routinemäßige Anwendung der Kathetertechnik in der zerebralen Angiographie. Fortschr. Röntgenstr. 125 (1976) 66

Scheunemann, H., J. Schrudde: Angiographische Untersuchungen im Bereich des Versorgungsgebietes der A. carotis externa. In: Handbuch der medizinischen Radiologie, Bd. X/3. Springer, Berlin 1964 (S. 65)

Wegener, O.-H., E.-H. Balan, J. Bier: Das Computertomogramm zur Beurteilung des Kiefergelenkes. Dtsch. Z. Mund-Kiefer-Gesichtschir. 2 (1978) 30

Wir danken Herrn Prof. Dr. G. BRADAC für die angiographischen und Herrn Dr. H.-CHR. KOCH für die computertomographischen Untersuchungen, die in der Klinik für Radiologie und Nuklearmedizin unseres Hauses, Leiter Prof. Dr. K.-J. WOLF, vorgenommen wurden.

Lajos Vajda, Wolfgang Zahn und Stephan Bonorden, Bochum

Vergleichende Untersuchung zwischen computertomographischen Befunden und dem Operationssitus bei fronto-basalen Frakturen

Einleitung

Offene Schädel-Hirn-Verletzungen entziehen sich im Bereich der Schädelbasis in der Regel einem direkten klinischen Nachweis. Abweichend von anderen Regionen des Schädelskelettes und der Schädelbasis finden sich anatomische Besonderheiten in der Gestaltung der knöchernen Schädelkapsel mit Vertiefungen, Leisten und Septen. Die Verbindung zur aufgelagerten Dura mater ist im frontobasalen Bereich enger als in anderen Regionen des Schädelinnenraumes. Die Dura selber ist vergleichsweise dünn. Es fehlt eine epidurale Verschiebeschicht, wie sie im Bereich der hinteren und mittleren Schädelgrube anzutreffen ist. Knochendislozierende Krafteinwirkungen führen zu Verschiebungen (HELMS u. GEYER 1983), die zu Mitverletzungen der Dura sowie der Schleimhäute der Nasenhaupthöhle und der Nasennebenhöhlen führen. Sicheres klinisches Zeichen für einen offenen Schädelbasisbruch ist die nasale Liquorrhoe (ENTZIAN 1981, WUSTROW 1973). Klinische Statistiken konnten jedoch eine erhebliche Diskrepanz zwischen diesen sicheren Zeichen einer Schädelbasisverletzung und Durazerreißung und einem tatsächlichen intraoperativen Nachweis belegen (17,5 gegenüber 86,2%). Ursache ist die frühzeitige Verlegung des Abflußweges durch Blutkoagel, Knochensplitter oder Hirngewebe (STROHECKER 1984, DIETZ 1970, BÖNNINGHAUS 1960). Die immer noch hohe Mortalität von Patienten mit Hirnabszessen auf der Basis unversorgter, offener frontobasaler Frakturen mit 30–45% (WALLENFANG u. Mitarb. 1982) erhält die Notwendigkeit einer sicheren Diagnostik bezüglich einer stattgehabten Duraverletzung auch ohne Liquorrhoe. Da der computertomographischen Darstellung in der Akutdiagnostik schädel-hirn-verletzter Patienten eine Vorrangstellung zugekommen ist (TERRIER u. Mitarb. 1984), waren wir bemüht, mit der vorgelegten Untersuchung eine in der Literatur bisher nicht dargestellte Korrelation zwischen dem metrischen Ausmaß einer Knochendislokation im CT und der Position und dem Ausmaß einer stattgehabten Durazerreißung herzustellen.

Material und Methodik

Im Zeitraum zwischen 1979 und 1985 konnten wir an der Klinik für Mund-, Kiefer-Gesichtschirurgie Bochum insgesamt 1451 Frakturen des Gesichtsschädels und angrenzender Strukturen operativ versorgen (Tab. 1). Innerhalb der Gruppe der kombinierten zentro-zentrolateralen Mittelgesichtsfrakturen (u = 610) waren frontobasale Frakturen mit 249 Fällen vertreten. Im Rahmen der operativen Therapie dieser Verletzung konnte bei insgesamt 44 Patienten eine traumatische Mitbeteiligung der Dura mater objektiviert und entsprechend behandelt werden (Tab. 2). Lediglich 6 Patienten boten das Bild einer präoperativen Rhinoliquorrhoe. Mit dem Ziel, das Vorkommen von Duraverletzungen der Lokalisation und dem Ausmaß frontobasaler Traumen zuzuordnen, wurden die Patienten mit operationsbedürftigen frontobasalen Frakturen nach dem von ESCHER (1971) vorgegebenen Schema typisiert und nachgewiesene Duraverletzungen entsprechend zugeordnet.

Alle Patienten wurden primär der computertomographischen Diagnostik am Tomoscan 300 der Firma Philipps zugeführt. Axiale Schnitte der Mittelgesichts- und Hirnschädelregion wurden erstellt. Retrospektiv wurden an einem separaten Bildauswerteplatz die im Operationsbericht dokumentierten Durazerreißungen zu den entsprechenden CT-Schnitten korreliert und mittels sog. Determinationspunkte (A und B) die Strecke AB als CT-Distanzmessung dargestellt. Der ermittelte Wert diente als Maß für die Knochendislokation am Ort der intraoperativ nachgewiesenen Durazerreißung.

Ergebnisse

Unter Anwendung von Frakturtypisierung nach Escher fanden wir mit 22 Fällen die meisten Duraverletzungen im Zusammenhang mit ausgedehnten fron-

Tabelle 1 (s. Text)

Lokalisation	Anzahl	Prozent
Unterkiefer	346	24
Jochbein	495	34
kombinierte zentro-zentrolaterale Mittelgesichtsfrakturen und frontobasale Frakturen	610	42
gesamt	1451	100

Tabelle 2 (s. Text)

Verletzung	Anzahl	Prozent
frontobasale Frakturen	249	100
ohne Duraverletzung	205	82
mit Duraverletzung	44	18

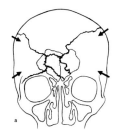 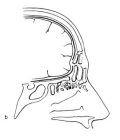

TYPISIERUNG n.ESCHER	MIT DURAVERLETZUNG (n)	ohne DURAVERLETZUNG (n)	total (n)
I	22	32	54

Abb. 1 (s. Text)

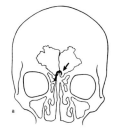 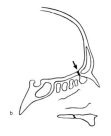

TYPISIERUNG n.ESCHER	MIT DURAVERLETZUNG (n)	ohne DURAVERLETZUNG (n)	total (n)
II	18	67	85

Abb. 2 (s. Text)

tobasalen Frakturen (Typ I) (Abb. 1), gefolgt von 18 Duraeinrissen diskreter Art in der Umgebung der Rhinobasis (Typ II nach Escher) (Abb. 2). Deutlich seltener waren derartige Verletzungen bei frontobasalen Frakturen mit Mittelgesichtsabriß (Typ III nach Escher) (Abb. 3) und bei frontobasalen Orbitafrakturen (Typ IV nach Escher) (Abb. 4) anzutreffen, wo die intraoperative Darstellung jeweils nur drei bzw. eine versorgungsbedürftige Duraverletzung erkennen ließ.

Die mittels computertomographischer Darstellung erhobenen metrischen Daten (Tab. 3) zeigten für den Typ I eine mittlere knöcherne Diastase von 6,6 mm am Ort der Duraverletzung bei einer Streubreite von 2,9–12,8 mm. Bei umschriebenen Verletzungen an der Crista galli, der Lamina cribrosa, den hinteren Siebbeinzellen oder dem Dach der Keilbeinhöhle (Typ II nach Escher) (Abb. 2) konnten wir eine mittlere Stufenbildung von 4,9 mm nachweisen (Streubreite 3,2–6,8 mm), während die Mittelgesichtsfrakturen unter Beteiligung der Schädelbasis (Typ III nach Escher) (Abb. 3) in der Durchsicht mit 4,8 mm nahezu identisch bestimmt wurden. Die einzige in unserem Krankengut behandelte frontobasale Orbitafraktur (Typ IV nach Escher) besaß eine maximale Dislokation von 4,3 mm.

Rechnerisch ließ sich damit bei allen frontobasalen Frakturen mit Durabeteiligung bei einer Streubreite von 3,2–12,8 mm eine mittlere knöcherne Verschiebung von 5,7 mm am Ort der Verletzung belegen.

Diskussion

Die Häufigkeit von Mitbeteiligungen der Dura mater nach traumatischen Insulten auf die Schädelbasis ist eng an die bereits eingangs angesprochenen anatomischen Varianten gebunden. Bei weitreichenden, frontobasalen Trümmerungen konnten wir in 41% der Fälle Duraeinrisse nachweisen. Hier kann das Ausmaß des Traumas als Erklärung für die häufige Dura-

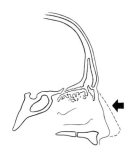

TYPISIERUNG n.ESCHER	MIT DURAVERLETZUNG (n)	ohne DURAVERLETZUNG (n)	total (n)
III	3	102	105

Abb. 3 (s. Text)

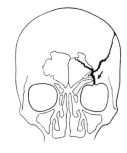

TYPISIERUNG n.ESCHER	MIT DURAVERLETZUNG (n)	ohne DURAVERLETZUNG (n)	total (n)
IV	1	4	5

Abb. 4 (s. Text)

Tabelle 3 (s. Text)

Frontobasale Frakturen nach Escher	Anzahl	CT-Distanz-Messung ($\bar{x}$) (mm)	Streubreite (mm)
Typ I	22	6,6	3,9–12,8
Typ II	18	4,9	3,2– 6,8
Typ III	3	4,8	4,1– 5,2
Typ IV	1	4,3	4,3
Typen I–IV	44	5,7	3,2–12,8

beteiligung herangezogen werden. Am verwundbarsten jedoch sind die Hirnhäute im Bereich ihrer festen Anheftung an der Lamina cribrosa, der Stirnhöhlenhinterwand, am Dach der hinteren Siebbeinzellen und der Keilbeinhöhle sowie den temporalen Regionen der Periorbita (KRETSCHMER 1978). Dementsprechend konnten wir in etwa 20% derartiger Frakturschemata (Escher-Typen II u. IV) eine Duramitbeteiligung nachweisen, was sich recht gut mit den Angaben in der Literatur (CALVERT 1942, KRETSCHMER 1978) deckt.

Besondere Bedeutung besitzt dieser Umstand insofern, daß durchaus auch bei einem anscheinend leichtgradigen Trauma bei äußerlich fast unverletzt erscheinender Haut infolge frontobasaler Fraktur in dieser Lokalisation eine offene Verbindung zwischen Nasennebenhöhlen und Liquorraum bzw. Gehirn vorliegen kann.

Auch bei schweren Mittelgesichtstraumen auf der Le-Fort-II- und -III-Ebene war in unserem Krankengut die Inzidenz von Durazerreißungen mit 31% von insgesamt 105 Fällen ausgesprochen niedrig ausgeprägt. Wir machen für diese vorteilhafte Gegebenheit eine Pufferfunktion des trabekulär aufgebauten, knöchernen Mittelgesichtskomplexes verantwortlich. Hier wird offenbar ein Großteil der kinetischen Energie beim Aufprall abgebaut, so daß das Endokranium selten beteiligt wird.

Zusammenfassung

Aufgrund der vorgelegten Untersuchungen wird anhand einer retrospektiven Analyse dargelegt, daß bei in der Klinik für Mund-, Kiefer- und Gesichtschirurgie Bochum versorgten frontobasalen Frakturen bei einer Streubreite von 3,2–12,8 m eine mittlere knöcherne Dislokation von 5,7 mm belegt wurde. Die gemessene 3,2-mm-Marke stellt mithin einen Eckwert dar, von dem ausgehend Duraverletzungen sicher nachgewiesen werden konnten. Es leitet sich hieraus die Forderung ab, bei frontobasalen Frakturen mit Hilfe der computertomographischen Analyse und Rekonstruktion die Dislokation nach stattgehabtem Trauma zu analysieren, so daß in Abhängigkeit von dem Ausmaß der Dislokation auf eine Duraverletzung geschlossen werden kann, selbst wenn andere Zeichen für einen Duraeinriß fehlen.

Literatur

Boenninghaus, H. G.: Die Behandlung der Schädelbasisbrüche. Frontobasale und laterobasale Frakturen der Nase, der Nebenhöhlen und der Ohren. Thieme, Stuttgart 1960

Calvert, L. A.: Discussion on injuries of the frontal and ethmoidal sinuses. Proc. roy. Soc. Med. 35 (1941/42) 805–809

Dietz, H.: Die frontobasale Schädelhirnverletzung. Monographien aus dem Gesamtgebiet der Neurologie und Psychiatrie, H. 130, Springer, Berlin 1970

Entzian, W.: The brain abscess – A search for risk factors. In W. Schiefer, M. Klinger, M. Brock: Advances in Neurosurgery, 9th ed. Springer, Berlin 1981 (pp 68–75)

Helms, J., G. Geyer: Experimental Fractures of the Skull Base. In M. Samii, J. Brihaye: Traumatology of the Skull Base. Springer, Berlin 1983 (pp 42–43)

Kretschmer, H.: Schädelverletzungen mit Beteiligung der pneumatischen Räume. Neurotraumatologie. Thieme, Stuttgart 1978

Strohecker, J.: Zur Akutversorgung offener Frontobasal-Traumen – Primär- und Spätergebnisse. Z. Unfallchir. Vers. med. Berufskr. 77, H. 1 (1984)

Terrier, F., J. Raveh, B. Burckhardt: Tomographie conventionelle et tomodensitométri dans le diagnostic des fractures fronto-basales. Ann. Radiol. 27 (1984) 301–399

Wallenfang, Th., H. J. Reulen, K. Schürmann: Therapy of brain abscess. In N. Schiefer, M. Klinger, M. Brock: Advances in Neurosurgery 9; Brain abscess und Meningitis Subarachnoid Hemorrhage: Timing Problems. Springer, Berlin 1982 (pp 41–47)

Wustrow, F.: Verletzungen der Nase, des Mittelgesichtes und seiner pneumatischen Räume sowie der angrenzenden Schädelbasis (fronto-basale Frakturen). In R. Zenker, F. Deucher, W. Schink: Chirurgie der Gegenwart, 10. Urban und Schwarzenberg, München 1973

Stephan W. Bonorden, Bochum, und Klaus Petermann, Recklinghausen

Bedeutung computertomographischer Zusatzdiagnostik für das therapeutische Vorgehen bei malignen epithelialen, nicht epithelialen und sonstigen malignen Speicheldrüsentumoren

Einleitung

Neben der zentralen Bedeutung einer subtilen klinischen Befunderhebung stehen unterschiedliche invasive (Feinnadel-Aspirationszytologie, diagnostische Probeexzision) und nichtinvasive Hilfsmittel (Sialographie, Sonographie) zur Verfügung, die Verdachtsdiagnose eines malignen Speicheldrüsentumors genauer einzugrenzen.

Die CT hat im Zuge der laufenden Vervollkommnung der digitalen Bildanalyse eine Reihe von radiologischen Verfahren entscheidend ergänzt und teilweise auch ersetzt (Baert u. Mitarb. 1978, Friedmann u. Mitarb. 1981). In der folgenden Untersuchung sollen aus diesem Grunde die Indikation und der Stellenwert der CT bei der Planung operativer Maßnahmen von Speicheldrüsentumoren analysiert und diskutiert werden.

Material und Methodik

Zwischen 1972 und 1985 wurden an der Klinik für Mund-, Kiefer- und Gesichtschirurgie der Ruhr-Universität Bochum insgesamt 130 Patienten mit malignen Speicheldrüsentumoren behandelt (Tab. 1). Bei 28 Patienten haben wir neben der üblichen Routinediagnostik zusätzlich computertomographische Untersuchungen angeschlossen, weil entweder die Tumorgröße oder eine Tumorlokalisation in anatomischen Regionen, die für herkömmliche Methoden wenig zugänglich sind, weitere präoperative Informationen wünschenswert erscheinen ließen (Tab. 2). Als CT-Gerät diente der TOMOSCAN-300 der Fa. Philips.

Dieser Ganzkörper-Rotationsscanner erlaubte bei einer Abtastzeit von 4,2 Sek./Schicht frei wählbare Schichtdicken zwischen 3,0 und 9,0 mm. Die Expositionszeit betrug 1,2 Sek., die Röhrenspannung 118 kV, wobei je nach Bedarf zwischen 145 und 428 mA variiert werden konnte.

Je nach Erfordernis der Tumortopographie wurden Aufzeichnungen im axialen oder koronalen Strahlengang miteinander kombiniert. Zur Kontrastanhebung von Weichteilen, Tumorparenchym und Lymphknoten wurde parenteral ein wasserlösliches Kontrastmittel als Infusion verabreicht (Angiographin, 100 oder 200 ml), wobei die Abtastung regelmäßig bei laufender Infusion erfolgte. Über ein interaktives Display konnten im Zuge der Bildauswertung Distanzmessungen und Dichteprofile abgerufen werden.

Tabelle 1 Histopathologische Klassifizierung von Patienten mit operablen Speicheldrüsenmalignomen an der Klinik für Mund-, Kiefer- und Gesichtschirurgie der Ruhr-Universität Bochum (1972–1985)

Histopathologische Klasse	Anzahl
Maligne epitheliale Speicheldrüsentumoren	114
Maligne nicht epitheliale Speicheldrüsentumoren	12
Metastasen	4
Summe	130

Tabelle 2 Speicheldrüsenmalignome mit CT-Zusatzdiagnostik

Diagnose \ Lokalisation	Glandula Parotis Anzahl	Gaumen/NNH Anzahl	Gesamt Anzahl
Karzinome	7	1	8
Adenokarzinome	5	0	5
Adenoidzystische Karzinome	3	6	9
Mukoepidermoidtumoren	1	0	1
Nicht epitheliale maligne Tumoren	5	0	5
			28

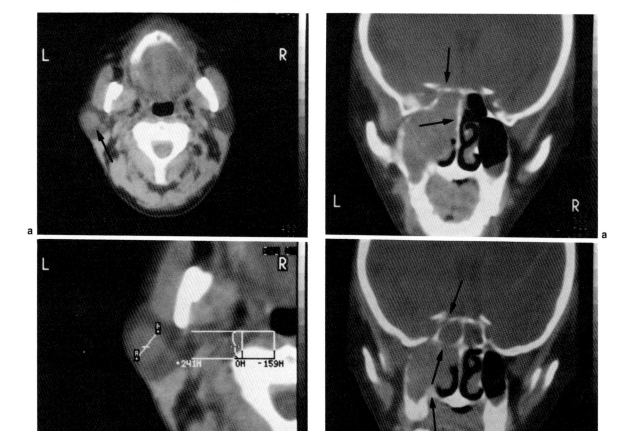

Abb. 1 a u. b Axiales CT in der Ebene Lingula des aufsteigenden Unterkieferastes/Foramen incisivum des Oberkiefers: Nativscan; Schichtdicke: 6,0 mm; histopathologische Diagnose: Adenokarzinom der Glandula parotis rechts.
a Übersicht. Intraglandulärer Tumor links (→),
b Ausschnittsvergrößerung 2mal, Streckenmessung des Tumordurchmessers: 15,7 mm

Abb. 2 a u. b Koronales CT in der Ebene Processus clinoideus anterior des Keilbeins/maxilloethmoidaler Winkel der Kieferhöhle. Nativscan; Schichtdicke: 6,0 mm; histopathologische Diagnose: Adenoidzystisches Karzinom der Kieferhöhle links.
a Osteolyse der medialen KH-Wand links (→),
b endokranielle Ausbreitung (→)

Klinische Fallbeispiele

In der linken Parotisloge (Abb. 1) stellt sich eine kreisrunde, weitgehend isodense Raumforderung dar, die eindeutig intraparenchymatös gelegen ist und keine Beziehung zur Gefäßloge, zum Unterkiefer oder zur Kaumuskulatur aufweist. Auch im Nativscanverfahren ist der Tumor kontrastreich gegenüber den nicht befallenen Drüsenanteilen abgesetzt. Durch entsprechende Auslegung der Software können bei der Bildauswertung beliebige Determinationspunkte A und B festgelegt und somit Streckenmessungen im interessierenden Bildanteil durchgeführt werden. In diesem Fall konnte eine Tumorausdehnung von 15,7 mm ermittelt werden; gleichzeitig kann die Verteilung der Schwächungskoeffizienten (Hounsfield-Einheiten) als Dichteprofil entlang der Strecke AB graphisch dargestellt und durch quantitative Dichtemessungen ergänzt werden. Der vorliegende Tumor zeigte eine gleichmäßige Verteilung mittlerer Dichtewerte von 32 HE.

Bei zunehmender Größe des Tumors werden die Beziehungen des Malignoms zu ossären Strukturen für die Planung der Operationsauslage von mitentscheidender Bedeutung.
Die Abb. 2 zeigt im koronalen CT (Schichtebene annäherungsweise 90° zur Infraorbitomeatallinie geneigt) eine vollständige tumoröse Durchbauung der linken Kiefer- und Nasenhaupthöhle. Die mediale Kieferhöhlenwand ist links aufgelöst und die untere und mittlere Muschel der Nase in den destruktiven Prozeß mit einbezogen. Das Septum nasi erscheint arrodiert (→). Nach kranial hat sich der Tumor in die Siebbeinzellen ausgebreitet und die Keilbeinhöhle erfaßt, wobei Osteolysen im Dach des Sinus sphenoidalis (→) eine beginnende endokranielle Wachstumsrichtung vermuten lassen. Damit waren die Perspektiven für eine radikale operative Intervention schon entscheidend eingeschränkt.
3 Monate nach der Initialtherapie (OP mit Evisceratio orbitae und Bestrahlung) stellte sich eine zunehmende Visusverschlechterung auf dem rechten Auge ein. Ei-

ne Kontroll-CT (Abb. 3) objektivierte das weiter per continuitatem fortschreitende Tumorwachstum mit Osteolysen im Bereich der Vorderwand der rechten Keilbeinhöhle (→), knöchernen Destruktionen im posterioren Abschnitt des Orbitatrichters (→) und Tumorinfiltration des N. opticus (→) als Ursache für die klinische Sehverschlechterung.

Die Abb. 4 zeigt ein axiales CT von einem Patienten mit einem weit fortgeschrittenen Parotismalignom rechts. Der Tumor ist in den Parapharyngealraum vorgewachsen, hat den Zungengrund infiltriert und den Pharynx rechtsseitig bereits eingeengt (→).

Auf einer tieferen Schicht (Abb. 5) erkennt man nach Kontrastmittelgabe ein deutliches Enhancement in der Tumorperipherie, während sich die zentrale Nekrose auffallend demarkiert (→). Ein Dichtemeßwert von 16 HE läßt darauf schließen, daß dieser Anteil des Tumors verflüssigt ist. Für die Gefäßlogen ergab sich auf der gesunden Seite ein Dichtewert von 109 HE, auf der kranken Seite ein solcher von 113 HE. Die bereits aufgrund der Lokalisation im CT vermutete Tumorinfiltration in die großen Gefäße konnte intraoperativ histologisch ebenso verfiziert werden wie die zentrale Einschmelzung (→). Besonders plastisch ist nach Kontrastmittelgabe in diesem Fall der Nachweis beiderseits vergrößerter Lymphknotenkonglomerate gelungen, die sich lateral des Hyoids abbilden (→).

Ergebnisse und kritische Würdigung

Nach sechsjähriger Erfahrung mit computertomographischen Untersuchungen des Gesichtsschädels bei Speicheldrüsentumoren kommen wir zusammenfassend zu folgenden Ergebnissen:

1. Die Möglichkeiten der digitalen Bildanalyse durch die Computertomographie erlauben es, durch Variation der Fensterlage und -breite in einem für den Patienten wenig belastenden Untersuchungsgang sowohl die Weichteile, aber mehr noch die interessierenden Knochenstrukturen differenziert wiederzugeben. Hierin ist eine klinisch wertvolle Ergänzung zur Filmtomographie und zu Röntgentechniken in Standardprojektion begründet (HESSELINK u. Mitarb. 1978, LOHKAMP u. CLAUSSEN 1977a).

2. Im Falle abgegrenzter Tumoren korreliert die in der Bildauswertung gemessene Tumorausdehnung sehr gut mit dem intraoperativ erhobenen metrischen Befund, so daß mit der CT ein hilfreiches Verfahren für die Bestätigung oder Korrektur der präoperativ festgelegten T-Kategorie vor allen Dingen in tieferen Gewebeformationen zur Verfügung steht.

3. Tumoren, die die zugehörige Speicheldrüsenloge nicht überschritten haben, sind für eine herkömmliche Diagnostik (Sialographie, Sonographie) in den meisten Fällen ebensogut zugänglich. Hier sollte die weniger kostenintensive Standarddiagnostik bei ausreichender Spezifität und Sensibilität des Verfahrens vorgezogen werden.

4. Einen unverzichtbaren Beitrag leistet die CT nach unserer Auffassung bei Tumoren der zweiten Etage (sinuethmoidaler Winkel der KH, Keilbeinhöhle, Or-

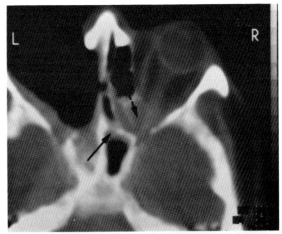
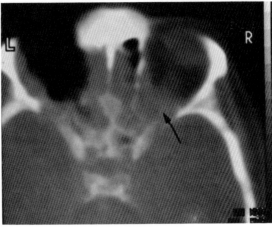

Abb. 3a u. b Axiales CT in der Ebene N. opticus/Keilbeinhöhle/Sella turcica. Kontrastmittel: Angiographin 100,0 ml als Infusion; Schichtdicke: 9,0 mm; histopathologische Diagnose: Adenoidzystisches Karzinom, Rezidiv.
a Osteolyse der Keilbeinhöhlenvorderwand rechts. (→),
b Tumorinfiltration des N. opticus rechts (→)

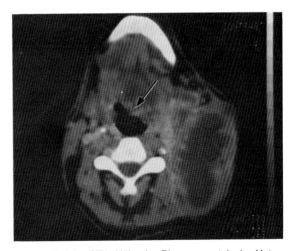

Abb. 4 Axiales CT in Höhe des Planum mentale des Unterkiefers. Kontrastmittel: Angiographin 200,0 ml als Infusion. Schichtdicke 3,0 mm; histopathologische Diagnose: Plattenepithelkarzinom der Glandula parotis rechts. Tumoröse Verdrängung des Pharynxschlauches (→)

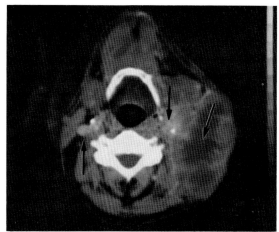

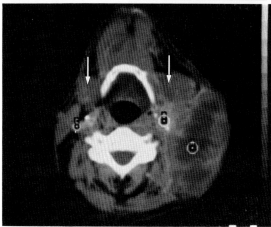

Abb. 5a u. b Axiales CT in Höhe des Zungenbeins. Kontrastmittel: Angiographin 200,0 ml als Infusion. Schichtdicke: 3,0 mm; histopathologische Diagnose: Plattenepithelkarzinom der Glandula parotis rechts.

a Zentrale Tumornekrose; Tumorinfiltration der Gefäßloge rechts (→),

b Dichtemessungen: Gefäßloge links: 109 HE, Gefäßloge rechts: 113 HE, parahyoidale Lymphknotenkonglomerate (→)

bitaspitze, Fossa retromaxillaris und pterygopalatina, Retromandibular- und Parapharyngealraum) und bei den fortgeschrittenen Speicheldrüsenmalignomen anderer Lokalisation. Unter Hinzuziehung der zweiten Ebene (axiale und koronale CT) kann eine maligne Entartung der kleinen Speicheldrüsen an Hart- und Weichgaumen räumlich exakt erfaßt werden, wenn sich der Tumor in die Kieferhöhle ausbreitet und über die Nasenhaupthöhle, die Siebbeinzellen und die Keilbeinhöhle Anschluß an das Endokranium und die Schädelbasis gewinnt. Etwaige durch Tumorinfiltration bedingte osteoklastische Veränderungen der dünnen paranasalen und orbitalen bzw. ethmoidalen ossären Grenzschichten können frühzeitig erkannt werden, gelten allgemein als unspezifisches Malignitätskriterium (WEBER u. Mitarb. 1978) und liefern eine unverzichtbare Information für die Festlegung der Resektionsgrenzen oder der Operabilität schlechthin (LOHKAMP u. Mitarb. 1977, MANCUSO u. Mitarb. 1978,

CARTER u. CARMODY 1978, TAKAHASHI u. Mitarb. 1977). Die erweiterten computertomographischen Darstellungsmöglichkeiten haben besonders bei der räumlichen Quantifizierung von Rezidivtumoren eine große Bedeutung erlangt.

Eine beginnende Infiltration in voluminöse Knochen aus Kompakta und Spongiosa (Mandibula) kann in der computertomographischen Erfassung Schwierigkeiten bereiten, weil eine marginale Auslöschung kortikaler Bezirke auch in einer entzündlich bedingten Demineralisation begründet sein kann (PARSONS u. HODSON 1979). Eine Steigerung der Ortsauflösung im CT durch dünnere Schichten von 1,5 mm (Dünnschicht-CT) kann die Spezifität des Verfahrens in der Knochenbeurteilung weiterhin verbessern.

5. Fortgeschrittene Parotismalignome breiten sich häufig in Richtung auf die Gefäßloge aus. Durch Einsatz von wasserlöslichen, parenteral applizierten Kontrastmitteln, die als Dauerinfusion während der Abtastung oder zeitlich auf den Scanbeginn abgestimmt als Bolus verabreicht werden, erhält man im CT eine diagnostisch u. U. wertvolle Kontrastverstärkung von Weichteilen, Tumor und der Gefäßloge selbst. Eine Unterscheidung zwischen gefäßreichen (Hämangiosarkom) und soliden oder zystischen Tumoren wird auf diese Weise erleichtert (THAWLEY u. Mitarb. 1978). Im Falle einer vermuteten tumorösen Ummauerung des Gefäßbündels kann somit oftmals unter Bezug auf die computertomographischen Befunde eine evtl. notwendige Gefäßersatzplastik frühzeitig miteingeplant werden.

6. Nach Auswertung aller CT-Untersuchungen maligner Speicheldrüsentumoren an unserer Klinik können wir sagen, daß nach Kontrastmittelgabe 78% aller Lymphknoten mit einer Größe von 1 cm und aufwärts gut nachweisbar sind. Auch dorsal oder kaudal tiefliegende Lymphome, die sich u. U. dem palpatorischen Nachweis entziehen, können dargestellt werden (HAUENSTEIN u. Mitarb. 1978, LOHKAMP u. CLAUSSEN 1977). Kleine palpable Lymphome in der Regio submandibularis sind hingegen computertomographisch mitunter nicht reproduzierbar, weil große Dichteunterschiede zwischen Mandibula und Weichteilen zu sog. Aufhärtungsartefakten führen können, die eine subtile Beurteilung erschweren oder unmöglich machen.

7. In keinem Fall (Dichtemessungen, Einsatz von Kontrastmittel) kann aus dem computertomographischen Bild auf die Histopathologie des Tumors oder auf einen spezifischen Lymphknotenbefall geschlossen werden (SEIFERT u. Mitarb. 1984). Auch in der Ära der CT muß zur Klärung der definitiven Artdiagnose auf die bekannten invasiven Methoden der Feinnadelaspirationszytologie (DROESE 1980), der Nadelstanzbiopsie (WOLF 1982) und der Probeexzision zurückgegriffen werden (CONLEY 1975).

Die CT ist nicht unbedingt in der Routinediagnostik maligner Speicheldrüsentumoren einzusetzen, sondern sollte speziellen Fragestellungen bei fortgeschrittenen oder schwer zugänglichen Tumoren vorbehalten bleiben.

Zusammenfassung

An einer breiten klinischen Fallzahl von malignen Speicheldrüsentumoren unterschiedlicher Provenienz werden die Indikation und die Aussagekraft der CT erläutert. Dimensionsmessungen im CT korrelieren sehr gut mit den intraoperativen Befunden, so daß eine gute Ergänzung zur T-Klassifizierung erwartet werden darf. Besonders geeignet ist die CT bei Tumoren der zweiten Etage mit ggf. vorhandener Schädelbasisbeteiligung und weit fortgeschrittenen Malignomen anderer Lokalisation, die eine Beziehung zur Gefäßloge erlangt haben. Vergrößerte Lymphknoten lassen sich bis hinunter zu einem Durchmesser von 1 cm i. a. gut erfassen, wobei lediglich die Submandibularloge wegen des Vorkommens von Aufhärtungsartefakten nicht mit letzter Sicherheit zu beurteilen ist. Präoperative Aufschlüsse zur Histopathologie des Tumors können mit Hilfe der CT nicht erlangt werden.

Literatur

Baert, A., L. Jeanmart, A. Wackenheim: Clinical computer tomography. Head and trunk. Springer, Berlin 1978 (pp 174)
Carter, B. L., C. S. Carmody: Computed tomography of the face and neck. Sem. Roentgenol. 13 (1978) 257–266
Conley, J.: Salivary Glands and the Facial Nerve. Thieme, Stuttgart 1975 (pp 68)
Droese, M.: Punktionszytologie der Speicheldrüsenkrankheiten. Habil.-Schrift., Göttingen 1980
Friedman, G., E. Bücheler, P. Thurn: Ganzkörper-Computertomographie. Thieme, Stuttgart 1981 (S. 79)
Hauenstein, H., U. Mödder, H. Pape, G. Friedmann: Computermographische Untersuchungen bei Tumoren im Mund-, Kiefer-Gesichtsbereich. Dtsch. Z. Mund-Kiefer-Ges.-Chir. 2 (1978) 23–29
Hesselink, J. R., P. F. New, K. R. Davis, A. L. Weber, G. H. Roberson, J. M. Taveras: Computed tomography of the paranasal sinuses and face. Part I: Normal anatomy. Part II: Pathological anatomy. J. Comp. Ass. Tomogr. 2 (1978) 559–567, 568–576
Lohkamp, F., C. Claussen: Computer-Tomographie des Gesichtsschädels. Teil I: Darstellbarkeit normaler Strukturen. Teil II: Pathologische Veränderungen. Fortschr. Röntgenstr. 126 (1977a) 192–199, 513–520
Lohkamp, F., C. Claussen: Die Bedeutung der Computertomographie für die TNM-Klassifikation der Gesichtsschädelmalignome im Bereich der Nasennebenhöhlen, des Nasopharynx und der Parotis. Laryng. Rhin. 56 (1977b) 740–748
Lohkamp, F., C. Claussen, H. Spenneberg: Computertomographie der Parotis. Z. Laryng. Rhinol. 56 (1977) 104
Mancuso, A., W. Hanafee, J. Winter, P. Ward: Extension of paranasal sinuses tumors and inflammatory disease as evaluated by CT and pluridirectional tomography. Neuroradiology 16 (1978) 449–453
Parsons, C., N. Hodson: Computed tomography of paranasal sinus tumors. Radiology 132 (1979) 641–645
Seifert, G., A. Miehlke, J. Haubrich, R. Chilla: Speicheldrüsenkrankheiten. Thieme, Stuttgart 1984 (S. 55)
Takahashi, M., Y. Tamakawa, M. Shindo, A. Kono: Computed tomography of the paranasal sinuses and their adjacent structures. Comp. Tomogr. 1 (1977) 295–311
Thawley, S., M. Gado, T. Fuller: Computerized tomography in the evaluation of head and neck lesions. Laryngoscope 88 (1978) 451–458
Weber, A. L., R. Tadmor, R. Davis, G. Roberson: Malignant tumors of the sinuses. Radiologic evaluation, including CT scanning, with clinical and pathologic correlation. Neuroradiology 16 (1978) 443–448
Wolf, G.: Die Menghini-Nadelbiopsie. Ein wertvolles Hilfsmittel zur Diagnose von Parotistumoren. Arch. Otorhinolaryng. 236 (1982) 257

Zvonimir Roscic, Axel Platz, Ralph Engleder und Gottfried Falkensammer, Linz

Computertomographische Erkennung und Befund der Speicheldrüsenerkrankungen

Einleitung

Seit LOHKAMP u. CLAUSSEN 1977 die ersten computertomographischen Untersuchungen der Speicheldrüsen veröffentlichten, bietet dieses bildgebende Verfahren eine wesentliche Erleichterung in der Diagnostik raumfordernder Prozesse, vor allem bei der Operationsplanung. Seit 1980 wird auch an der Abteilung für Mund-, Kiefer- und Gesichtschirurgie in Linz aus diesem Grunde bei klinisch unklaren Raumforderungen eine CT der Speicheldrüsen durchgeführt. Ziel dieser Untersuchung war es, den Stellenwert der CT in der Diagnostik bei Parotiserkrankungen darzulegen.

Technik

Metallfüllungen der Zähne diktieren meistens die Projektionsrichtung zur Anfertigung von CTs der Speicheldrüsen. Um Metallartefakte zu vermeiden, wird nach Anfertigung eines digitalen Übersichtsradiogramms die optimale artefaktfreie Positionierung gewählt. Falls keine Amalgamfüllungen vorhanden sind, ist eine axiale Projektion wie zu einer CT des Gehirns ausreichend. Meistens jedoch wird eine andere Positionierung gewählt: Der Kopf des liegenden Patienten wird hyperreflektiert und die Gantri um 20° geneigt.

Kontrastmittelanwendung

Durch die intravenöse Kontrastmittelgabe können aufgrund unterschiedlichen Enhancements bestimmte Organstrukturen gegenüber der Umgebung hervorgehoben werden. Die meisten Veränderungen innerhalb der Speicheldrüse können jedoch ohne intravenöse Kontrastmittelgabe dargestellt werden (BRYAN u. Mitarb. 1982, GOLDING 1982). Bei parapharyngealen Prozessen hat jedoch die intravenöse Gabe von Kontrastmitteln seine unbestrittene Berechtigung (MARSMAN 1979).

Durch die Kombination der Sialographie und der Computertomographie wird über eine verbesserte Diagnostik bei Tumoren berichtet (CALCATERRA u.

Mitarb. 1979, WHITE 1982, GOLDING 1982, EYJOLFSSON u. Mitarb. 1984, STONE u. Mitarb. 1981). Es wird jedoch dieses Verfahren wegen der bekannten Irritation der Speicheldrüse und des benötigten breiten CT-Fensters von BRYAN u. Mitarb. (1982) und LOHKAMP u. CLAUSSEN (1977) wegen ausreichender Information des Computertomogrammes ohne Sialographie in Frage gestellt. In Übereinstimmung mit JEND-ROSSMANN u. GUNDLACH (1984) schließt der Nachweis einer entzündlichen Veränderung in der Sialographie ein neoplastisches Geschehen nicht aus; vor allem in der Tumordiagnostik ist die CT-Sialographie von großem Wert, da bei unklaren Prozessen auch bereits kleine Tumore gut zu erkennen sind (PANDERS in einem Vortrag 1982, CARTER u. Mitarb. 1981).

Zur Diagnostik intra- und extrakapsulärer Raumforderungen

Tumoren der Speicheldrüsen können komplett von Drüsengewebe umgeben sein, oder sie sind nur teilweise in Drüsengewebe eingebettet. Der intraglanduläre Teil des Tumors grenzt direkt an die Speicheldrüsenstruktur, ohne Fettschicht dazwischen, obwohl der Tumor eine Kapsel oder Pseudokapsel haben kann. Benigne Tumoren sind scharf umschrieben. Maligne Tumoren können ähnlich scharf begrenzt sein oder haben unscharfe Grenzen zur Speicheldrüse oder infiltrieren in die Umgebung. Allein mit Hilfe des CTs ist aus diesen genannten Gründen eine Beurteilung der Dignität der scharf begrenzten Tumoren nicht möglich. Ähnlich verhält es sich mit gelappten Tumoren, denn dieses Bild zeigen sowohl gutartige als auch bösartige Tumoren. Die Absorptionswerte der Tumoren sind sehr unterschiedlich, so daß eine Artdiagnose oder eine differentialdiagnostische Einengung nur fallweise möglich ist: Fettgewebe ist mit Dichtewerten im negativen Bereich der Hounsfield-Skala zu identifizieren. Bei Tumoren entsprechender Dichte kommen lediglich Lipome (bis −120 HE), Liposarkome (selten unter −80 HE), Dermoidzysten oder Cholesteatome in Betracht (JEND u. HELLER 1981). Bei Hämangiomen ist die sichere Abgrenzung von anderen Prozessen möglich, wenn unmittelbar nach intravenöser Kontrastmittelgabe ein positives Enhancement meßbar wird. Naturgemäß tritt bei thrombosierten Hämangiomen, Lymphangiomen oder bei Zysten kein Enhancement auf.

Entzündliche Prozesse sind gekennzeichnet durch Vergrößerung der Drüse und Erhöhung der Absorptionswerte. Entzündlich veränderte Bezirke können scharf oder unscharf begrenzt sein, in die Umgebung penetrieren. Da die Absorptionswerte ähnlich denen eines Tumors sein können, ist eine Diagnose nur mit dem CT nicht möglich (BRYAN u. Mitarb. 1982). Ähnlich verhält es sich mit der Lokalisation von Raumforderungen außerhalb der Speicheldrüsen: Gewebe (meist Fett) zwischen Tumor und Speicheldrüsen charakterisieren eine extraglanduläre Raumforderung. Wie bei intraglandulären Raumforderungen ist mit der CT eine sichere Unterscheidung von malignen zu benignen Tumoren nicht möglich.

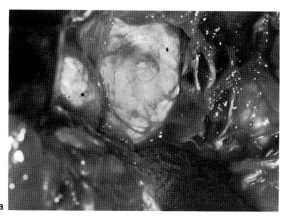

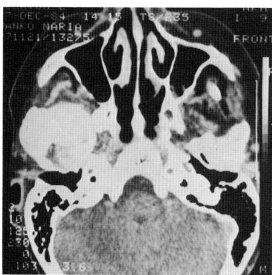

Abb. 1a u. b a Operationssitus und b CT eines abgekapselten retromaxillären Tumors („Pseudogicht")

Kasuistik

Eine 63jährige Patientin wird aufgrund einer Zufallsdiagnose im Orthopantomogramm vom behandelnden Zahnarzt zugewiesen. Im CT kommt eine ca. 3 cm große Raumforderung zur Darstellung. Sie liegt medial des linken Kiefergelenks, einerseits dem aufsteigenden Unterkieferast anliegend, kranial das Os frontale im Bereich des Processus frontalis infiltrierend. Sie zeigt sehr dichte, fleckenförmige Werte, welche einerseits Kalk, andererseits chondromatösen Anteilen entsprechen könnte. Aufgrund der bogigen Medialverkrümmung der Lamina lateralis des linken Processus pterygoideus wurde ein expansives Wachstum angenommen. Intraoperativ wurde keine Verbindung mit dem Processus articularis mandibulae und eine Kapsel als Abgrenzung zur Schädelbasis hin gefunden. Histologisch wurde dieser retromaxilläre Tumor als Pseudogicht interpretiert (Abb. 1).

Diskussion

Die Computertomographie ist z. Z. die Untersuchungsmethode der Wahl bei der Abklärung sowohl von raumfordernden Prozessen als auch von nichtentzündlichen Prozessen in und um die Speicheldrüsen des Kopfes. Die CT liefert exquisite anatomische Details, zeigt präzise die Lokalisation von Raumforderungen und gibt zusätzlich Information über die Beziehung des N. Facialis zum Tumor (BRYAN u. Mitarb. 1982, SONE u. Mitarb. 1982). Sie stellt jedoch keine histologische Methode zur Beurteilung des Tumors dar, und nur bei Invasion in die Umgebung kann ein Tumor als maligne klassifiziert werden. Durch die Entwicklung ständig neuer Gerätegenerationen und Rechnerprogramme und der CT-Sialographie können bis 100% (BRYAN u. Mitarb. 1982) von intra- oder extraglandulären Raumforderungen diagnostiziert werden, d. h., die Sensitivität der CT hat einen extrem hohen Standard erreicht. Die Spezifität – die Unterscheidung zwischen benigner und maligner Raumforderung oder Entzündung – liegt jedoch bei 75%. Somit steht die Frage der Artdiagnose mit der Computertomographie nicht im Vordergrund, sondern die exakte Lokalisation und die Beurteilung der Raumforderung in die anatomischen Nachbarregionen, die ggf. in das Operationsfeld einbezogen werden müssen.

Die Abgrenzung des Tumors gegenüber dem gesunden Gewebe ist in den meisten Fällen mit ausreichender Sicherheit möglich; somit ist die CT in allen Belangen der konventionellen Tomographie überlegen. Nur bei einer erst beginnenden knöchernen Destruktion zeigt sich die konventionelle Tomographie der Computertomographie gleichwertig bis überlegen (SCHADEL u. Mitarb. 1984), da bei der Beurteilung knöcherner Destruktion der „Partialvolumeneffekt" zum Tragen kommt: Knochenlamellen, deren Stärke in der Größenordnung der Schichte der CT liegen, erschweren die Differenzierung von intaktem Knochen zu arrodiertem Knochen.

Die Treffsicherheit bezüglich der Steinerkrankung mit 100% bei der konventionellen Sialographie kann nicht überboten werden (WAGNER u. Mitarb. 1985), so daß bei Entzündungen, Obstruktionen, Sialektasien und Konkrementen diese Untersuchungsmethode ihre Berechtigung behalten wird. Die Sialographie ist jedoch zur Erkennung tumoröser Prozesse der Computertomographie unterlegen (PETERS u. BOLLMANN 1981, BÖTTCHER u. Mitarb. 1983), so daß bei therapieresistenten Entzündungen der Speicheldrüse eine CT gefordert werden muß.

Zusammenfassung

Die Zusatzinformation, die durch die Computertomographie erhoben werden kann, scheint vorrangig bei der Lokalisation intra- oder extraglandulärer Raumforderungen zu liegen. Trotz Entwicklung ständig neuer Gerätegenerationen und Rechnerprogramme kommt bei der Beurteilung knöcherner Destruktionen der „Partialvolumeneffekt" zum Tragen: Knochenlamellen, deren Stärke in der Größenordnung der Schichten der CT liegen, erschweren die Differenzierung von intaktem zu arrodiertem Knochen. Die CT liefert exquisite anatomische Details, ist jedoch keine histologische Methode. Nur bei Invasion in die Umgebung kann, jedoch abgesehen von dem oben erwähnten „Partialvolumeneffekt", ein Tumor als maligne klassifiziert werden.

Literatur

Böttcher, H.-D., W. Wagner, A. Schadel, U. Haverkamp: Der Wert der Sialographie bei der Diagnostik von Parotis- und Submandibularistumoren. Röntgen-Bl. 36 (1983) 114

Bryan, R. N., R. H. Miller, R. I. Ferreyro, R. B. Sessions: Computed Tomography of the Major Salivary Glands. Amer. J. Roentgenol. 139 (1982) 547–554

Calcaterra, T. C., N. G. Hemenway, G. C. Hansen, W. N. Hanafee: The value of sialography in the diagnosis of parotid tumours. Arch. Otolaryng. 103 (1977) 727–729

Carter, B. L., C. S. Karmody, J. R. Blickmann, A. K. Panders: Computed tomography and sialography. J. Comp. Ass. Tomogr. 5 (1981) 40

Eyjolfsson, O., T. Nordshus, T. Dahl: Sialography and CT-sialography in the diagnosis of parotid masses. Acta radiol. Diagn. 25 (1984) 361

Golding, S.: Computed tomography in the diagnosis of parotid gland tumours. Brit. J. Radiol. 55 (1982) 182

Jend, H.-H., M. Heller: Computertomographie der Fettgewebstumoren. Computertomographie 1 (1981) 130

Jend-Rossmann, H., K. Gundlach: Die Entzündung der großen Kopfspeicheldrüsen mit besonderer Berücksichtigung der chronisch-rezidivierenden Formen. In G. Pfeifer, N. Schwenzer: Fortschritte der Kiefer- und Gesichts-Chirurgie, Bd. XXIX. Thieme, Stuttgart 1984

Lohkamp, F., C. Claussen: Computertomographie der Parotis. Laryng. Rhinolog. 56 (1977) 104–120

Marsman, J. W. P.: Tumours of the glomus jugulare complex (chemodactomas) demonstrated by cranial computed tomography. J. Comp. Ass. Tomogr. 3 (1979) 795–799

Peters, P. E., F. Bollmann: Ergebnisse der Sialographie. Röntgen-Bl. 34 (1981) 113

Schadel, A., P. Walger, M. Galinski: Vergleichende Untersuchungen von konventioneller Röntgentomographie versus Computertomographie bei Tumoren des Gesichtsschädels. Dtsch. Z. Mund-Kiefer-Gesichtschir. 8 (1984) 109–111

Stone, D. N., A. A. Mancuso, D. Rice, W. N. Hanafee: Parotid CT sialography. Radiology 138 (1981) 393–397

Wagner, W., H.-D. Böttcher, A. Schadel: Neuere Untersuchungen über die Wertigkeit der Sialographie der Diagnostik der entzündlichen und steinbedingten Kopfspeicheldrüsenerkrankungen. Dtsch. Z. Mund-Kiefer-Gesichtschir. 9 (1985) 273–277

White, I. L.: Sialography X-ray visualization of major salivary gland tumours. Laryngoscope 82 (1982) 2032

Klaus Petermann, Recklinghausen, Stephan Bonorden, Bochum, Holger Tschakert, Recklinghausen

Stellenwert der Computertomographie für die präoperative Festlegung des Therapiekonzeptes bei benignen epithelialen Speicheldrüsentumoren

Seit der Einführung der Computertomographie in die Diagnostik hat sich die Indikation zur Anwendung dieses Verfahrens ständig erweitert. Neben der Erhebung der Anamnese und dem klinischen Befund erhofft man sich auch bei der Diagnostik der Speicheldrüsentumoren durch das CT weitere Hinweise auf Lage, Größe und Art des Tumors (BRYAN u. Mitarb. 1982, GOLDING 1982, LOHKAMP u. Mitarb. 1977). Nicht zuletzt die allgemeine Diskussion zur Kosteneindämmung im Gesundheitswesen zwingt zu einer kritischen Analyse des eigenen Vorgehens.

Anhand der Krankenunterlagen der Klinik für Mund-Kiefer-Gesichtschirurgie der Ruhruniversität Bochum über einen Zeitraum von 1972 bis 1985 und anhand der entsprechenden Unterlagen der Abteilung für Mund-Kiefer-Gesichts-Chirurgie des Knappschafts-Krankenhauses Recklinghausen im Zeitraum der letzten 2 Jahre wurden die Daten von 239 benignen Speicheldrüsentumoren zusammengetragen. Auswertbar in bezug auf die vergleichende Dichtemessung nach Hounsfield-Einheiten waren 20 Computertomographien der Parotis bei histologisch gesichertem pleomorphem Adenom und 6 Computertomographien der Parotis bei Zystadenolymphomen. Ein Vergleich mit der Dichtemessung von malignen Parotistumoren, darunter 5 Adenokarzinome, 8 adenoidzystische Karzinome, 8 Plattenepithelkarzinome und 5 nichtepitheliale Malignome, zeigte eine Überschneidung der gemittelten Dichtewerte für alle Spezies bei Werten zwischen 45 und 50 Hounsfield-Einheiten. Ein zwingender Rückschluß aus der teilweise sehr unterschiedlichen Dichte einzelner Tumoren auf eine zu erwartende Histologie erscheint z. Z. bei alleiniger Betrachtung der Dichtewerte nicht zulässig (Abb. **1**).

Die Gabe von wasserlöslichem Kontrastmittel zeigt häufig eine bessere Abgrenzung des Tumorparenchyms vom Restdrüsengewebe (Abb. **2**).

Die Lagebeziehung des Tumors zu umgebenden Strukturen kann so eindeutiger beschrieben werden. Die Notwendigkeit zur operativen Freilegung des Prozesses und zur Gewinnung von Material zur histologischen Sicherung der Diagnose wird dagegen durch die CT-Untersuchung nicht aufgehoben. Der klinisch eindeutige Palpationsbefund bedarf nicht der CT-Zusatzdiagnostik. Nach Anamnese, Inspektion- und Palpationsbefund kann die Indikation zur CT-Zusatzdiagnostik auf Problemfälle beschränkt bleiben, in denen die Palpation an anatomische Grenzen stößt.

Zusammenfassung

Die Analyse der patientenbezogenen Daten der Knappschafts-Krankenhäuser Bochum und Recklinghausen der Jahre 1972–1985 ergibt innerhalb einer Gesamtzahl von 450 tumorösen Speicheldrüsenerkrankungen einen Anteil von

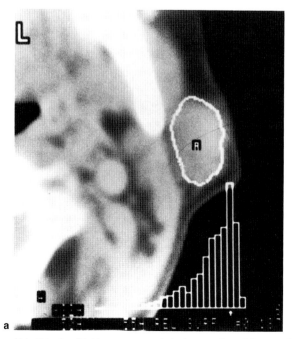 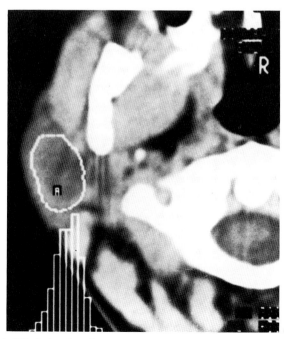

Abb. **1** a u. **b**   Dichtemessung **a** bei pleomorphen Adenom, **b** bei Zystadenolymphom

239 benignen epithelialen Speicheldrüsentumoren. Die präoperativ innerhalb dieses Kollektivs erhobenen computertomographischen Befunde werden in Bezug gesetzt zum klinischen Erscheinungsbild von Tumorspecies-, -größe und -lokalisation mit dem Ziel, aus diesen Informationen über die klinische Wertung hinaus einen zusätzlichen Anhaltspunkt für Art und Umfang der operativen Maßnahme zu erhalten. Darüber hinaus wird versucht, über Dichtemessungen im computertomographischen Bild eine Korrelation zwischen Meßergebnis und histopathologischer Tumorklassifikation aufzustellen. Im Ergebnis scheint der Wert der computertomographischen Zusatzinformation vorrangig bei Tumoren zu liegen, deren Ausdehnung im retromandibulären, retromaxillären und schädelbasisnahen Raum durch die klinische Befunderhebung allein und/oder durch konventionelle Röntgentechniken nicht sicher abzugrenzen ist.

Literatur

Bryan, R. N., Miller, Ferreyro, Sessions: Computed tomography of the major salivary glands. Amer. J. Roentgenol. 139 (1982) 547

Golding, S.: Computed tomography in the diagnosis of parotid gland tumours. Brit. J. Radiol. 55 (1982) 182

Lohkamp, F., C. Claussen, Spenneberg: Computertomographie der Parotis. Z. Laryng. Rhinol. 56 (1977) 104

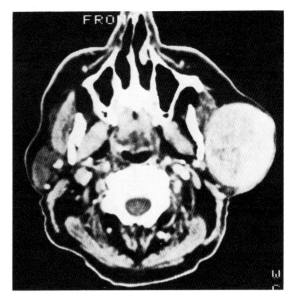

Abb. 2 Pleomorphes Adenom

Josef Dumbach, Erlangen

Beitrag zur Differentialdiagnose submandibulärer Lymphknotenmetastasen durch bildgebende Verfahren

Einleitung

Die prätherapeutische Klassifikation maligner Tumoren mit Hilfe des TNM-Systems ist eine wichtige Voraussetzung für die Therapieplanung und Prognosestellung. Die klinische Klassifikation der Halslymphknoten bei Oropharynxkarzinomen ist allerdings mit einer nicht unerheblichen Fehlerquote belastet. N_3-Befunde sind jedoch gegenüber N_1- und N_2-Befunden verhältnismäßig einfach und zuverlässig zu erheben. Eine relativ seltene Komplikation von Karzinomen des vorderen Mundbodens kann aber auch zu einer falsch positiven N_3-Klassifikation führen.

Patientengut

Aufgrund des Tumorwachstums im Bereich der sublingualen Speicheldrüsenausführungsgänge war es bei 5 unserer Patienten offensichtlich zu einer Obstruktion des Ausführungsganges der Glandula submandibularis gekommen. Klinisch fanden sich in allen Fällen einseitige, derbe, nicht schmerzhafte, wenig verschiebliche, tumoröse Schwellungen submandibulär, die den Verdacht auf fixierte Lymphknotenmetastasen erweckten. In 2 Fällen konnte durch Massieren der Drüse aus dem Ausführungsgang, der im Bereich des Mundbodentumors mündete, zähflüssiges, trübes Sekret exprimiert werden (Abb. 1).

Bei der histologischen Aufarbeitung der Neckpräparate bei 3 dieser Patienten mit T_2-Tumoren fanden sich jedoch keine Metastasen; vielmehr wurden eine Atrophie des Speicheldrüsenparenchyms, eine ausgeprägte Stromafibrose und eine Entzündung der betroffenen Drüsen festgestellt. 2 dieser Patienten wur-

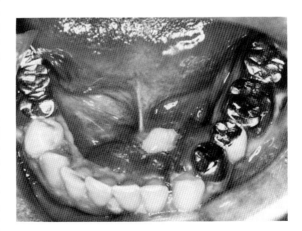

Abb. 1 Mundbodenkarzinom bei einem 43jährigen Patienten, eingetrübtes Speichelsekret in dem kraterförmigen Ulkus nach Massage der vergrößerten Glandula submandibularis links

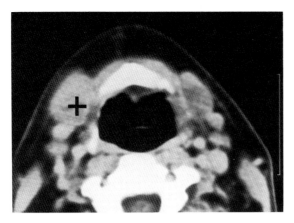 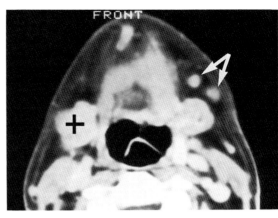

Abb. 2 a u. b Achsiale CTs durch die Submandibularlogen bei 2 Patienten mit Mundbodenkarzinomen, Obstruktion der Speicheldrüsenausführungsgänge und Vergrößerung der Glandula submandibularis links (+),
a Patient aus Abb. 1,

b 57jähriger Patient, Verdacht auf zusätzliche Lymphknotenmetastasen submandibulär rechts (↗)

den präoperativ computer- und kernspintomographisch untersucht. In beiden Fällen waren die pathologischen Veränderungen der gestauten Drüse im CT (Abb. **2a**) nachzuweisen. Bei 2 weiteren Patienten mit inoperablen T_3-Tumoren fanden sich zusätzlich vergrößerte und metastasenverdächtige Lymphknoten im CT (Abb. **2b**).

Diskussion

Der Halslymphknotenbefund ist zwar von vorrangiger Bedeutung für die Klassifikation von Oropharynxkarzinomen, die klinische Untersuchung des Halses ist jedoch relativ unzuverlässig (PLATZ u. Mitarb. 1982). Auch die Unterscheidung der normalerweise in großer Zahl vorhandenen submandibulären Lymphknoten und der Speicheldrüsen ist wegen ihrer engen topographischen Beziehungen klinisch sehr schwierig oder, wie in den gezeigten Fällen, gar nicht möglich. Bildgebende Verfahren können jedoch einen wichtigen Beitrag zur Klärung unklarer wie zur Erfassung subklinischer Befunde sowie ihrer Lokalisation und Ausdehnung leisten. Wenn sie auch keine definitive Diagnose erlauben und die histologische Untersuchung nicht ersetzen können, so bieten sie als Ergänzung zur klinischen Untersuchung doch wertvolle zusätzliche Informationen, die die Klassifikation des Halslymphknotenbefundes, die Diagnosestellung und Behandlungsplanung erleichtern und verbessern.

Zur Zeit ist das CT noch das bildgebende Verfahren der Wahl zur Untersuchung fast aller unklaren Schwellungen am Hals (MANCUSO u. HANAFEE 1985).

Vergrößerte Lymphknoten können im CT mit großer Sicherheit festgestellt und von pathologischen Veränderungen der submandibulären Speicheldrüsen und anderen Strukturen unterschieden werden (MANCUSO u. Mitarb. 1983).

Mit Hilfe von Oberflächenspulen bzw. spezieller Halsspulen läßt die MR-Tomographie des Halses wegen ihres hohen Gewebekontrastes in Zukunft jedoch eine noch bessere Weichteildifferenzierung als mit dem CT erwarten.

Zusammenfassung

Metastasenverdächtige submandibuläre Schwellungen bei Karzinomen des vorderen Mundbodens können auch durch eine Tumorinfiltration des Ausführungsganges mit Speichelstauung und chronischer Entzündung der Glandula submandibularis verursacht werden. Zur differentialdiagnostischen Abklärung werden ergänzend zur klinischen Untersuchung bildgebende Verfahren empfohlen.

Literatur

Mancuso, A. A., W. N. Hanafee: Computed Tomography and Magnetic Resonance Imaging of the Head and Neck. Williams & Wilkins, Baltimore 1985

Mancuso, A. A., H. R. Harnsberger, A. S. Muraki, M. H. Stevens: Computed tomography of cervical and retropharyngeal lymph nodes: normal anatomy, variants of normal and applications in staging head and neck cancer. Part II: Pathology. Radiology 148 (1983) 715

Platz, H., R. Fries, M. Hudec, A. M. Tjoa, R. R. Wagner: Retrospektive DÖSAK-Studie über Karzinome der Mundhöhle. Analyse verschiedener prätherapeutischer Klassifizierungen. Dtsch. Z. Mund-Kiefer-Gesichts-Chir. 6 (1982) 5

Helmut Platz und Axel Platz, Linz

Einfluß der Computertomographie auf das klinische Staging von Tumoren im Mund-Kiefer-Gesichts-Bereich

Im Folgenden werden eigene Untersuchungsergebnisse zum Einfluß der Computertomographie auf das klinische Staging von Tumoren des Mund-, Kiefer- und Gesichtsbereiches dargestellt.
Den Ergebnissen liegen 82 Patienten zugrunde, an denen von September 1981 bis April 1986 insgesamt 170 CT-Untersuchungen vorgenommen wurden. Die Mehrzahl der Fälle umfaßt Plattenepithelkarzinome im Bereich Pharynx, Mundhöhle, Nasen- und Nasennebenhöhlen sowie der großen Speicheldrüsen.

Einfluß der CT auf das prätherapeutische klinische Staging

	TNM		TPI	
Upstaging	2	= 4,3%	1	= 3,1%
keine Änderung	44	= 93,6%	24	= 75,0%
Downstaging	1	= 2,1%	7	= 21,9%
	47		32	

Zum Staging wurde sowohl das TNM-System als auch der therapieabhängige Prognoseindex TPI des DÖSAK (Deutsch-österreichisch-schweizerischer Arbeitskreis für Tumoren im Kiefer-Gesichts-Bereich) verwendet. Die Übereinstimmung ist beim TNM-System mit 93,6% sehr gut. Beim TPI wurde in 7 von 32 Fällen (21,9%) ein Downstaging vorgenommen, bedingt durch eine computertomographisch nicht verifizierbare, klinisch aber eindeutig erscheinende Tumorinfiltration von mehr als 5 mm. Die Richtigkeit dieses Downstagings konnte durch eine exakte histologische Aufarbeitung von Operationspräparaten in 3 Fällen gesichert werden.
Insgesamt zeigen sich kleinere Tumoren als mit ausreichender Verläßlichkeit beurteilbar. Oberflächlich infiltrierende Tumoren sind in der CT oft nur unzureichend darzustellen. Größere, klinisch schon maximal klassifizierte Tumoren erweisen sich in der CT häufig als noch ausgedehnter als klinisch angenommen, insbesondere betreffend die Invasion des Parapharyngealraumes, des Retromaxillarraumes und der Fossa infratemporalis, woraus auch häufig eine Änderung von Therapieplänen resultiert.

Einfluß der CT auf das klinische Verlaufsstaging

	TNM	
Upstaging	28	= 25,7%
keine Änderung	78	= 71,6%
Downstaging	2	= 2,8%
	109	

Bei der Verlaufsbeurteilung ist eine Übereinstimmung von Klinik und CT in nur 71,6% gegeben. In 25,7% ergab sich die Notwendigkeit eines Upstagings, worin der Hauptvorteil der CT in der klinischen Onkologie liegen dürfte.
Generell sind Verlaufsbeurteilungen nach chirurgischer Therapie durch die mangelnde Unterscheidbarkeit von Narben- und Tumorgewebe in der CT erschwert. Trotzdem können sich aus der CT Hinweise auf ein Rezidivgeschehen ergeben, das klinisch noch nicht faßbar ist. Nach Chemoradiotherapie ist eine Verlaufsbeurteilung mittels CT unbedingt erforderlich, da das Ausmaß der Tumorremissionen in der CT oft wesentlich geringer ist als klinisch angenommen.

Zusammenfassung

Anhand von 170 CT-Untersuchungen bei 82 Patienten wurde der Einfluß der CT auf das klinische Tumorstaging überprüft. Daraus resultieren zwei wesentliche Aussagen: Prätherapeutisch erweisen sich große Tumoren häufig als noch ausgedehnter als klinisch angenommen. Bei Verlaufskontrollen nach Chemoradiotherapie stellt sich das Ausmaß der Tumorremissionen gegenüber der klinischen Untersuchung als bedeutend geringer dar.

Hans Kärcher und Antranik Eskici, Graz

Wert der Computertomographie für die radiochirurgische Operationsplanung der Kopf-Hals-Tumoren

Einleitung

Ein großes Problem in der radiochirurgischen Kombinationsbehandlung ist die hohe Komplikationsrate nach der Tumorresektion (LEDERMAN 1979). Es ist mit Wundheilungsstörungen zu rechnen, wenn die Tumorresektion nach einer Vorbestrahlung erfolgt oder die Rekonstruktion in einem bestrahlten Areal durchgeführt werden muß. Dem Ausmaß des strahlenbelasteten Gewebes muß der Operateur Rechnung tragen.

Die exakte Dosisverteilung wird heute bei der Bestrahlungsplanung mit dem CT und der computerisierten Isodosenberechnung festgelegt. Die Kenntnis der Isodosenverteilung stellt für den Operateur einen großen Vorteil dar, weil sie über das onkologische Problem hinaus eine Information über das belastete Gewebe liefert.

2 Fälle sollen veranschaulichen, wie unser derzeitiges operatives Konzept mit dem strahlentherapeutischen Behandlungsplan, d. h. der Isodosenverteilung im CT, abgestimmt wird.

Fallberichte

Bei dem ersten Patienten war vor 2,5 Jahren eine En-bloc-Resektion eines Mundbodenkarzinoms mit Kontinuitätsresektion durchgeführt worden. Der Defekt wurde mit einer Platte überbrückt. Die Bedingungen für die Unterkieferrekonstruktion waren durch die Nachbestrahlung und das Fehlen von Weichgewebe denkbar ungünstig. Die Isodosenverteilung zeigte die 100%-Isodose im Bereich des Transplantatbettes (Abb. 1). Eine höhere Belastung im Bereich des mikrochirurgischen Anschlusses, d. h. der A. thyreoidea, war nicht zu befürchten, da das Bestrahlungsfeld nur bis zum Hyoid reichte. Wir haben daher ein an der A. circumflexa ilium profunda gestieltes Beckenkammtransplantat gewählt, um den schlechten Transplantatbettbedingungen zu begegnen (Abb. 2 u. 3). Postoperativ war der Verlauf komplikationslos. Die Platte wurde inzwischen entfernt. Eine Biopsie aus dem Beckenkamm zeigte den vitalen Knochen.

Im zweiten Fall war eine Langzeitvorbestrahlung mit voller Tumordosis von 60 Gy bei einem Zungengrundkarzinom der Tumorresektion vorangegangen. Der Tumor war entlang der Gefäßscheide der A. carotis interna bis zur Bifurkation vorgedrungen. Die Isodosenverteilung (Abb. 4 u. 5) erfaßte die Belastung des umgebenden Gewebes. Ein Schutz der Gefäßscheide war von großer Wichtigkeit, da auch die befallene Haut reseziert werden mußte. Nach der En-bloc-Resektion mit Kontinuitätsverlust und Überbrückungsplatte wurde der intra- und extraorale Defekt mit einem Latissimus-Myokutanlappen gedeckt.

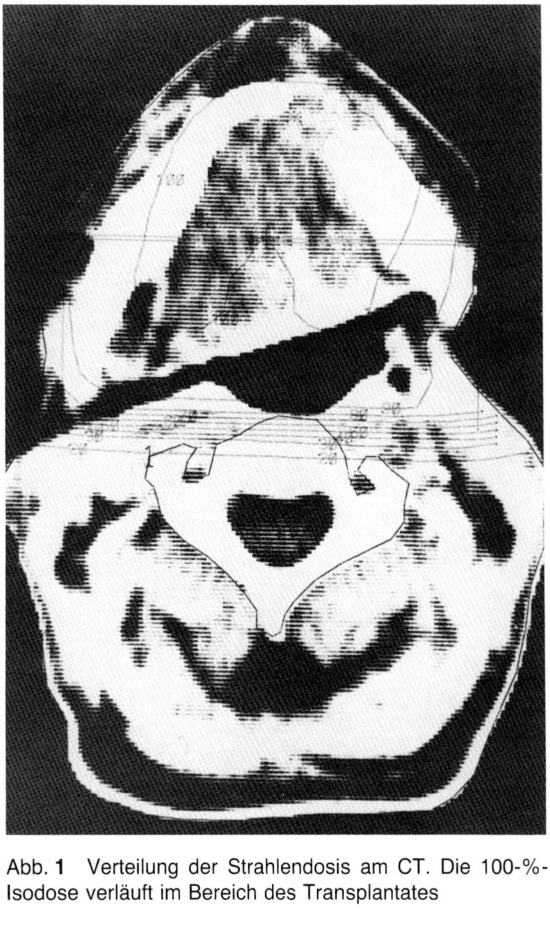

Abb. 1 Verteilung der Strahlendosis am CT. Die 100-%-Isodose verläuft im Bereich des Transplantates

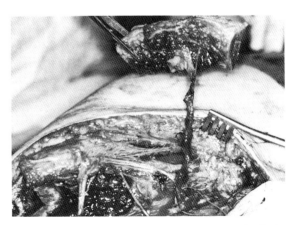

Abb. 2 Gehobenes Beckenkammtransplantat an der A. circumflexa ilium profunda gestielt

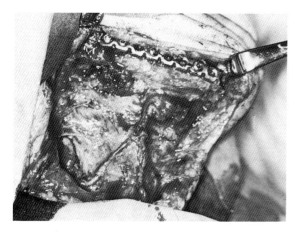

Abb. 3 Gefäßgestieltes Beckenkammtransplantat in Position, die mikrochirurgischen Anastomosen beendet

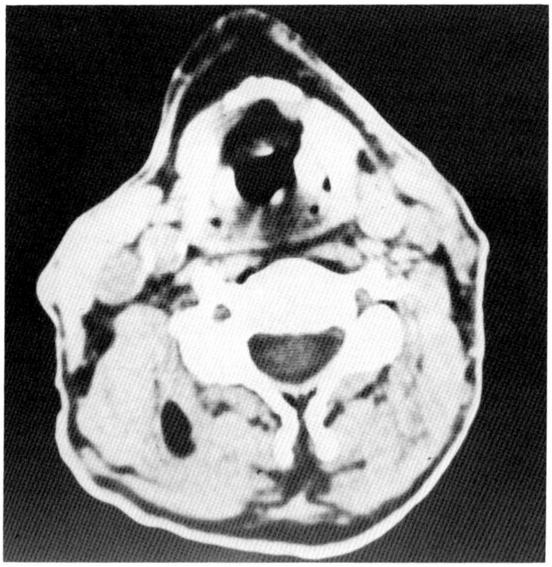

Konklusion

Die Kenntnis der Strahlenbelastung des gesunden Gewebes kann mit der genauen Isodosenverteilung bei der Planung der Rekonstruktion wesentliche Hilfen geben. Die richtige Auswahl der operativen Methode und die Resektion des stark belasteten Gewebes führten zu besseren Verhältnissen bei der postoperativen Wundheilung.

Zusammenfassung

Die computergestützte Bestrahlungsplanung kann mit Hilfe der Computertomographie exakte Isodosenkurven ermitteln. Für die Tumorresektion und die Rekonstruktion liefern die Isodosen wertvolle Informationen. Wundheilungsstörungen können so in ihrem Ausmaß reduziert werden. Mikrochirurgische Gefäßanastomosen sind bei der Kenntnis der Strahlenisodosen und ihrer Verteilung möglich.

Literatur

Lederman, M.: Complications of radiation therapy for cancer of the head and neck. In J. J. Conley: Complications of Head and Neck Surgery. Thieme, New York 1979

Abb. 4 Computertomogramm eines Zungengrundkarzinoms mit Halslymphknotenmetastasen

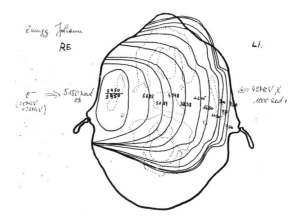

Abb. 5 Radiotherapeutische Planung. Isodosenverteilung im Bereich des Halses und des Primärtumors

---

Peter Brachvogel, Frank Barsekow, Hannelore Bach-Diesing, Hannover

Computertomographische Befunde bei raumfordernden Prozessen im retromaxillären Raum

Einleitung

Der retromaxilläre Raum ist bei raumfordernden Weichteilprozessen sowohl klinisch als auch konventionell-radiologisch nur sehr unvollkommen zu untersuchen.
Hier bietet sich heute das Computertomogramm in der klinischen Routine als wertvolle Untersuchungsmethode an. Die Bedeutung liegt dabei besonders in der Darstellbarkeit von Größe und topographischer Zuordnung einer Raumforderung (HAUENSTEIN u. Mitarb. 1978, SCHADEL u. Mitarb. 1984). Aussagen über deren Charakter sind im CT dagegen nur eingeschränkt möglich. Wie in der konventionellen Röntgendiagnostik müssen meist zusätzlich Veränderungen des benachbarten Hartgewebes mitbeurteilt wer-

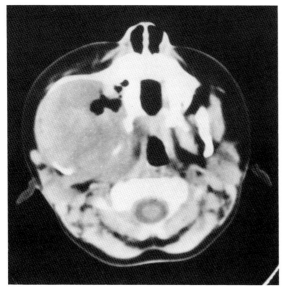

Abb. 1 Undifferenziertes Weichteilsarkom mit Destruktion des aufsteigenden Unterkieferastes sowie Aufweitung des Jochbogens

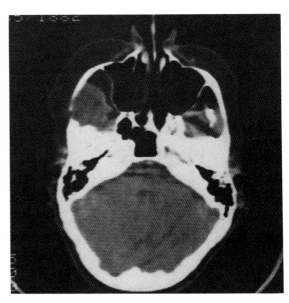

Abb. 2 Retromaxilläre Zyste mit Knochendestruktion, die wohl durch vorangegangene Operationen verursacht wurden

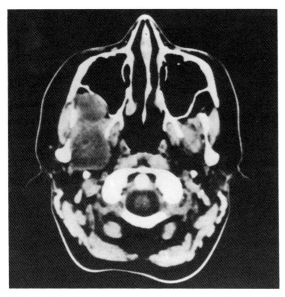

Abb. 3 Rhabdomyosarkom ohne erkennbare Knochendestruktionen

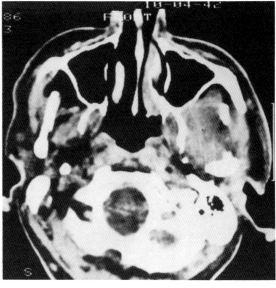

Abb. 4 Retromaxilläres Weichteilinfiltrat, als maligne Raumforderung fehlinterpretiert

den, wobei speziell Knochendestruktionen Hinweise, aber keine Beweise für eine Malignität liefern (WEBER u. Mitarb. 1978, BLÜMM u. Mitarb. 1981). Diese Problematik soll an Hand einiger Fallbeispiele erläutert werden.

Fallbeispiel 1

Zweijähriges Kleinkind mit der Einweisungsdiagnose einer odontogenen Entzündung. Im CT erkennt man eine große, fast runde und homogene Raumforderung mit relativ scharfer Begrenzung, Aufweitung des Jochbogens und Destruktion u. a. des aufsteigenden Unterkieferastes (Abb. 1). Histologisch handelte es sich um ein entdifferenziertes Weichteilsarkom.

Fallbeispiel 2

Das CT einer 47jährigen Patientin wurde ebenfalls befundet als Tumor im Bereich des Jochbeines, u. a. mit Destruktion des Jochbeines und des Collum mandibulae (Abb. 2). Gesichert wurde die Diagnose erst intraoperativ. Es handelte sich um einen infizierten zystischen Prozeß, vermutlich nach Epitheleinschlüssen vorausgegangener Operationen.

Fallbeispiel 3

Andererseits schließt das Fehlen computertomographischer Malignitätszeichen einen malignen Tumor nicht aus. Im CT einer 19jährigen Patientin findet sich wieder eine große, homogene Raumforderung retromaxillär, allerdings ohne erkennbare Arrosionen der knöchernen Anteile. Die dorsale Kieferhöhlenwand erscheint druckatrophisch imprimiert (Abb. 3). Hier wurde ein Rhabdomyosarkom gesichert.

Fallbeispiel 4

Bei einem 43jährigen Patienten wurde in einem auswärtigen Krankenhaus aufgrund mehrerer computertomographischer Befunde (Abb. 4) ein maligner Tumor retromaxillär diagnostiziert. Er wurde uns ohne histologische Befundsicherung mit dem Verdacht eines Rhabdomyosarkoms verlegt. Tatsächlich handelte es sich nur um eine schwere, wochenlang verschleppte Weichteilinfektion.

Diskussion

Das moderne Routinediagnostikum Computertomographie erlaubt uns früher nicht mögliche Einblicke in topographisch schwer zugängliche Regionen. Jedoch gelingt die diagnostische Zuordnung von Raumforderungen, besonders zur Kardinalfrage der Dignität, im Computertomogramm nur unvollkommen und häufig fehlerhaft. Selbst die Unterscheidung zwischen entzündlicher Weichteilschwellung und Tumor ist mitunter schwierig (CARTER u. KARMODY 1978). Der Kliniker sollte deshalb vom Radiologen keine Festlegung zur Diagnose oder Dignität fordern.

Zusammenfassung

Der retromaxilläre Raum gehört zu den Problemzonen der klinischen Diagnostik. Bei raumfordernden Prozessen in diesem Bereich kommt deshalb der Computertomographie eine besondere Bedeutung zu. Dieses gilt aber nur für die topographische Darstellung einer Raumforderung, während die Artdiagnostik, besonders auch zur Frage der Dignität, im Computertomogramm in vielen Fällen sehr unzuverlässig ist. Diese Problematik wird anhand einiger Fallbeispiele erläutert.

Literatur

Blümm, R., E. Akuamoa-Boateng, J. Dieckmann: Stellenwert und Problematik der Computer-Tomographie in der Diagnostik von Tumoren im maxillo-fazialen Bereich. Dtsch. Z. Mund-Kiefer-Gesichts-Chir. 5 (1981) 354–357
Carter, B. L., C. S. Karmody: Computed tomography of the face and neck. Sem. Roentgenol. 13 (1978) 257–266
Hauenstein, H., U. Mödder, H.-D. Pape, G. Friedmann: Computertomographische Untersuchungen bei Tumoren im Mund-Kiefer-Gesichts-Bereich. Dtsch. Z. Mund-Kiefer-Gesichts-Chir. 2 (1978) 23S–29S
Schadel, A., P. Walger, M. Galanski: Vergleichende Untersuchung von konventioneller Röntgentomographie versus Computertomographie bei Tumoren des Gesichtsschädels. Dtsch. Z. Mund-Kiefer-Gesichts-Chir. 8 (1984) 109–111
Weber, A. L., R. Tadmor, R. Davis, G. Roberson: Malignant tumors of the sinuses. Radiologic evaluation, including CT scanning, with clinical and pathologic correlation. Neuroradiology 16 (1978) 443–448

Emil W. Steinhäuser, Wolfgang J. Spitzer und Knut Imhof, Erlangen

Dreidimensionale computertomographische Darstellung des Kopfskelettes

Einleitung

Die räumliche Abbildung anatomischer Strukturen und pathologischer Veränderungen ist vielfach der nur flächenhaften Röntgenaufnahme überlegen. Daher wurden spezielle Rechenprogramme entwickelt, um anhand transaxialer CT-Bilder dreidimensionale Darstellungen von Knochen- und Weichteiloberflächen zu rekonstruieren (HERMAN u. LIE 1979, VANNIER u. Mitarb. 1983).

Methode

Auf einem lateralen Topogramm werden zunächst Beginn und Ende der transaxialen Schichten markiert, die dann nicht überlappend mit einer Dicke von 2 mm angefertigt werden. Am Somatom DR-H wurden als Aufnahmeparameter 125 kV, 140 mAs, Scan-Zeit 3 Sek. verwendet, und es wurden nur Aufnahmen mit einer Matrix von 256 × 256 Bildpunkten hergestellt.
Das verwendete 3D-Programm basiert auf einer Programmversion von VANNIER u. Mitarb. (1983). Der dabei eingesetzte Algorithmus wird als Voxel-Methode bezeichnet. Vom Bildrand ausgehend, wird für jeden CT-Wert eines Bildelementes überprüft, ob er höher liegt als ein vorher festgelegter Schwellenwert, der z. B. für die Weichteildarstellung −100 HU und für die Abbildung knöcherner Strukturen +150 HU beträgt. Auf diese Weise wird entlang einzelner paralleler Strahlen eine Oberfläche hergestellt, und je nach Wahl der Schwellenwerte ist eine isolierte Knochen- und Weichteildarstellung möglich (Abb. 1). Dabei kann die Objektoberfläche aus verschiedenen Blickrichtungen abgebildet werden, und zusätzlich sind noch Innenansichten möglich, nachdem der gewünschte Standpunkt im Objekt vorher markiert wurde.

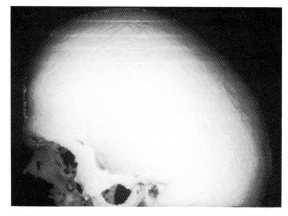

Abb. 1a u. b Dreidimensionale Rekonstruktion von Knochen- und Weichteiloberflächen.
a Seitenansicht des knöchernen Schädels bei Dysostosis craniofacialis,
b Weichteildarstellung mit Ohrmuschelmißbildung bei Dysostosis otomandibularis

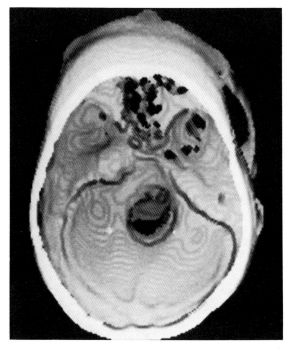

Abb. 3 Asymmetrische Schädelbasis und fehlender Jochbogen bei Dysostosis mandibulofacialis kommen besonders durch die Oberflächenrekonstruktion mit Blickrichtung von kranial zur Geltung

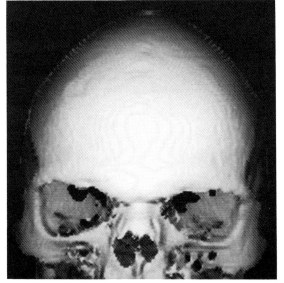

Abb. 2 Dreidimensionale Oberflächenrekonstruktion des Gesichts- und Schädelknochens bei Dysostosis craniofacialis. Breitenwachstum des Schädels und Hypertelorismus kommen dabei besonders zur Darstellung

Klinische Anwendung

Die 3D-Aufnahmen können vor allem kraniofaziale Fehlbildungen und Knochen- bzw. Weichteildefekte nach Tumorresektion und Trauma umfassend räumlich darstellen (Abb. 2). Schädelbasisbefunde sind besonders durch Innenaufnahmen mit Blickrichtung von kranial erfaßbar (Abb. 3). Durch Änderung der Schwellenwerte können Bulbus und Schädelsuturen deutlicher hervorgehoben werden (MARSH u. Mitarb. 1986). Auch ist es möglich, anatomische Strukturen rechnerisch zu entfernen (z. B. mathematische Exartikulation), um einen verdeckten Befund zu erkennen (MARSH u. Mitarb. 1986). Artefakte im Kieferbereich, die z. B. durch metallischen Zahnersatz hervorgerufen werden und die auch die 3D-Darstellung negativ beeinflussen, können durch ein spezielles Korrekturprogramm beseitigt werden.

Mittels der dreidimensionalen Oberflächenrekonstruktion ist also eine Verbesserung der Diagnostik und Therapieplanung vor komplexen kraniofazialen Eingriffen möglich (VANNIER u. Mitarb. 1984, WITTE u. Mitarb. 1986). Durch sie können Form und Menge des Materials zur Defektrekonstruktion exakter bestimmt werden, und schließlich erlaubt sie auch durch die räumliche Darstellung eine Überprüfung des operativen Resultates (Abb. 4).

Diskussion

Das 3D-Verfahren kann trotz geringer Detailerkennbarkeit einen guten räumlichen Eindruck auch komplexer Strukturen vermitteln, was mit den transaxialen CT-Schichtaufnahmen und auch mit den dazu frei wählbaren Sekundärschnitten nicht in dem Ausmaße möglich ist. Weitere Verwendungsmöglichkeiten des 3D-Verfahrens bieten sich vor allem noch in der Orthopädie und Neurochirurgie (KNAPP u. Mitarb. 1985, VANNIER u. Mitarb. 1983). Auch wurde bereits über die dreidimensionale Darstellung des Kiefergelenks berichtet (MOADDAB u. Mitarb. 1985).
Bei den relativ vielen transaxialen Schichtaufnahmen, die gelegentlich nötig sind, um bei einem umfangreichen Befund dreidimensionale Rekonstruktionen anzufertigen, stellt sich auch die Frage nach einer vermehrten Strahlenbelastung. Da bei der 3D-Bildgebung die gute Weichteildifferenzierung in den Hintergrund tritt, können dosissparende Aufnahmeparameter gewählt werden, bei denen die Oberflächendosis pro Schicht weit unter dem Wert einer Standard-CT-Untersuchung liegt.

Zusammenfassung

Die dreidimensionale Oberflächenrekonstruktion anhand transaxialer CT-Schichtaufnahmen erlaubt eine gute räumliche Darstellung auch komplexer anatomischer Strukturen. Präoperative Diagnostik und Planung umfangreicher Eingriffe im Kopf- und Gesichtsskelett können durch diese Variante der bildgebenden Verfahren verbessert werden.

Literatur

Herman, G. T., H. K. Lie: Three dimensional display of human organs from computer tomograms. Comp. graph. image Proc. 9 (1979) 1
Knapp, R. H., M. W. Vannier, J. L. Marsh: Generation of three dimensional images from CT scans. Radiol. Techn. 56 (1985) 391
Marsh, J. L., M. W. Vannier, R. H. Knapp: Computer assisted surface imaging for craniofacial deformities. In: Advances in Plas-

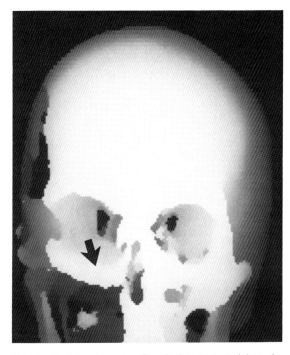

Abb. 4 Dreidimensionale Oberflächenrekonstruktion der knöchernen Strukturen mit Blickrichtung von vorn: Zustand nach Resektion eines Kieferhöhlenkarzinoms rechts und Rekonstruktion des Orbitabodens (Pfeil) mit einem am M. temporalis gestielten Knochentransplantat aus der Schädelkalotte

tic and Reconstructive Surgery. Year Book Medical Publishers, Chicago 1986
Moaddab, M. B., A. L. Dumas, A. G. Chavoor, P. A. Neff, N. Homayoun: Temporomandibular joint: Computed tomographic threedimensional reconstruction. Amer. J. Orthod. 88 (1985) 342
Vannier, M. W., J. L. Marsh, M. H. Gado, W. G. Totty, L. A. Gilula, R. G. Evens: Clinical applications of 3-dimensional surface reconstruction from CT scans. Electromedica 4 (1983) 121
Vannier, M. W., J. L. Marsh, J. O. Warren: Three dimensional CT reconstruction images for craniofacial surgical planning and evaluation. Radiology 150 (1984) 179
Witte, G., W. Höltje, U. Tiede, M. Riemer: Die dreidimensionale Darstellung computertomographischer Untersuchungen kraniofazialer Anomalien. Fortschr. Röntgenstr. 144 (1986) 24

Jürgen Radtke, Bochum, und Detlev Uhlenbrock, Herne

Indikation und diagnostische Wertigkeit der Kernspintomographie (MR) in der präoperativen Diagnostik orofazialer Tumoren

Mit der Kernspintomographie steht seit kurzer Zeit ein bildgebendes Verfahren zur Verfügung, das aufgrund seiner physikalisch-technischen Eigenschaften der Bilderstellung in Konkurrenz zur Computertomographie getreten ist. Im Gegensatz zur CT wird der Patient keiner ionisierenden Strahlung ausgesetzt (BAUER u. Mitarb. 1984, SEMMLER u. Mitarb. 1986).

Im Hinblick auf die biologische Wirkung von Magnetfeldern der verwendeten Feldstärken wird das Verfahren als unschädlich angesehen (BERNHARDT u. KOSSEL 1984). Ohne Umlagerung sind willkürliche Körperschichten des Patienten darstellbar (SEMMLER u. Mitarb. 1986). Das Auflösungsvermögen der MR wird im Bereich von Weichteilstrukturen gegenüber der Computertomographie als erheblich größer eingeschätzt (UHLENBROCK u. Mitarb. 1986), da diese Strukturen in Abhängigkeit von gewebespezifischen Parametern gewichtet dargestellt werden können (BAUER u. Mitarb. 1984, BENE 1984, DESCOUTS 1984, MATTHAEI u. Mitarb. 1985).

Methode und Fragestellung

In Zusammenarbeit mit dem Marienhospital Herne und der Abteilung für Röntgenologie und Strahlenmedizin unseres Hauses wurden in den vergangenen 21 Monaten 71 Patienten mit orofazialen Tumoren kernspintomographisch untersucht. Die MR-Untersuchungen wurden mit dem MAGNETOM (Fa. Siemens) bei einer Feldstärke von 0,35 Tesla, später 0,5 Tesla, im sog. Spin-Echo-Mode durchgeführt und zur Darstellung der Tumorgröße, seiner Abgrenzung zu benachbarten Weichteil-, Knochen- und Gefäßstrukturen und zur Suche nach pathologisch veränderten Lymphknoten eingesetzt.

Unter der gleichen Fragestellung wurde in engem zeitlichem Zusammenhang eine computertomographische Darstellung mit dem TOMOSCAN 300 (Fa. Philipps) vorgenommen. Nur in 3 Fällen lag zwischen den beiden Untersuchungen ein Zeitraum von mehr als 8 Tagen. Der überwiegende Anteil der Untersuchungen (75% bei MR bzw. 52% bei CT) wurde nach dem 8. präoperativen Tag durchgeführt. Operiert wurden 56 der 71 Patienten, so daß ein makro- und mikropathologischer Vergleich des Tumors mit den beschriebenen CT- und MR-Befunden möglich war.

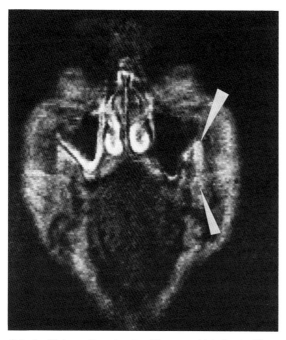

Abb. 1 Mukosaulkus in der Wangenschleimhaut. Ober- und Untergrenze des pathologischen Weichteilsignals durch Pfeile markiert

Auflösungsvermögen

Da orale Automatismen, wie z. B. der Schluckakt, zu einer Bewegungsverzeichnung führen – längere Scanningzeiten begünstigen diesen Effekt –, gelang es nicht, Zungen- und Mundbodentumoren der T_1-Klassifikation darzustellen. Diese Beschränkung der diagnostischen Wertigkeit von Tumoren, die sich nur auf oberflächliche Schleimhautbezirke erstrecken und eine geringe Tumormasse besitzen, unterscheidet das Verfahren nicht von der Computertomographie (BLÜMM u. Mitarb. 1981, BENNEMANN u. Mitarb. 1978, HAUENSTEIN u. Mitarb. 1978, 1979). Auffälligerweise lassen sich mit der MR unabhängig von der Infiltrationstiefe jedoch Schleimhautveränderungen darstellen, wenn sie eine genügende Oberflächenausdehnung aufweisen: So zeigte sich im T_1-betonten Bild ein oberflächliches Mukosaulkus von 2,5 cm Durchmesser, bei dem sich ein Karzinomverdacht nicht bestätigte (Abb. 1).

Speziell bei Tumoren des Mundbodens und der Zunge sind im CT Tumorstrukturen häufig nicht vom umgebenden Gewebe abgrenzbar. Lediglich indirekte Tumorzeichen, wie die Verdrängung von Weichteilstrukturen wie Gaumensegel, Zungengrund und Pharynxwand erlauben Rückschlüsse auf die Tumorgröße (UHLENBROCK u. Mitarb. 1986). Trotz der o. g. Bewegungsartefakte zeigt sich hier die Überlegenheit des MR bei Weichteildarstellungen (BIELKE u. Mitarb. 1984, GRODD u. Mitarb. 1984, LENK 1984, RINCK u. Mitarb. 1983). Besonders im sog. Protonendichtebild (Repetitionszeit über 1000 ms, Echozeit unter 40 ms) und in den T_2-betonten Bildern ließ sich die Tumorstruktur in 73% der Fälle abbilden, wobei die dargestellte Tumorgröße gut mit der im histologischen Präparat gemessenen korrelierte (Abb. 2).

Artefakte und Fehlinterpretationen

Die bekannten metallbedingten Streifenartefakte im CT werden zumeist durch zahnärztliche Werkstoffe oder Gefäßclips hervorgerufen. Das MR-Bild wird durch sie in keiner Weise beeinträchtigt. Lediglich ferromagnetische Objekte in der Abbildungsebene führen im MR zu einer umfangreichen Bildauslöschung. Ursächlich sind hierfür zumeist eisenhaltige Stiftaufbauten sowie kriegsbedingte Splitterverletzungen (Abb. 3) (BECKER u. Mitarb. 1986, BERNHARDT u. KOSSEL 1984).

Die differenzierte Weichteildarstellung im MR-Bild führt bei der Beurteilung postoperativer Befunde u. U. zu Interpretationsproblemen: Die hier dargestellte signalintensive Struktur 1 Jahr nach Entfernung eines spindelzelligen adventitiellen Sarkoms stellte sich nach der Operation unter Rezidivverdacht als in Organisation befindliches Hämatom heraus (Abb. 4).
In gleicher Weise ist die Differenzierung zwischen Narbengewebe und Tumorrezidiv bei voroperiertem Mundbodenkarzinom ebenso unbefriedigend geblieben wie die Beschreibung seiner jeweiligen potentiellen Ausdehnung (UHLENBROCK u. Mitarb. 1986).

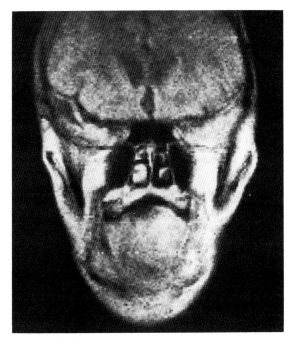
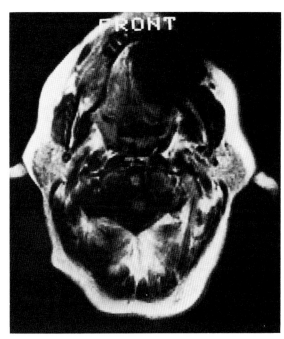

Abb. 2 Mittellinienüberschreitendes Zungenkarzinom rechts im T_3-Stadium

Abb. 3 Umfangreiche Bildauslöschung durch Granatsplitter in den Wangenweichteilen

Knochendarstellung

Kortikaler Knochen stellt sich im MR signalnegativ dar, so daß eine ausgedehnte Tumorinfiltration anhand des intensiven pathologischen Weichteilsignals erkennbar ist. Im dargestellten Fall (Abb. 5) war durch ein Mundbodenkarzinom auch die vestibuläre Kortikalis bereits arrodiert. Dünne Kortikalislamellen wie im Siebbeinzellen- und Kieferhöhlenbereich lassen sich unter gleicher Fragestellung mit der MR nicht beurteilen: Diese Strukturen werden diagnostische Domäne des CT bleiben (BENNEMANN u. Mitarb. 1978, BLÜMM u. Mitarb. 1981).

Gefäßdarstellung

Eine wesentliche Hilfe stellt vor allem das axiale kernspintomographische Bild bei der Beurteilung der großen Halsgefäße in ihrer topographischen Beziehung zu benachbarten Tumoren dar (GRODD u. Mitarb. 1984, UHLENBROCK u. Mitarb. 1986). Während es computertomographisch auch unter intravenöser Kontrastmittelanwendung mitunter problematisch war, die Gefäßstrukturen von Lymphknoten an der Gefäßscheide sowie dem adhärenten Tumor zu unterscheiden, war im MR das Gefäßlumen als signalleere Struktur in allen Fällen eindeutig auszumachen, wobei auch eine partielle Gefäßummauerung präoperativ in der Regel gesehen werden konnte (Abb. 6).

Zusammenfassung

Der diagnostische Einsatz der MR ist damit wie folgt zu definieren: Die MR ermöglicht eine differenzierte Darstellung von Grenzflächen unterschiedlicher Weichteilstrukturen und ist darüber hinaus in der Lage, Veränderungen der Gewebetextur, wie sie durch infiltratives Tumorwachstum entstehen, durch verändertes Signal abzubilden. Aussagen über die Dignität eines Weichteiltumors läßt die MR nicht zu. Damit entstehen Interpretationsprobleme im voroperierten Gebiet. Eine dem CT vergleichbare Darstellung knö-

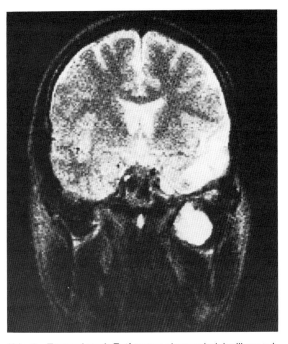

Abb. 4 Zustand nach Entfernung eines spindelzelligen adventitiellen Sarkoms von der Schädelbasis links. Pathologisches Weichteilsignal durch in Organisation befindliches Hämatom

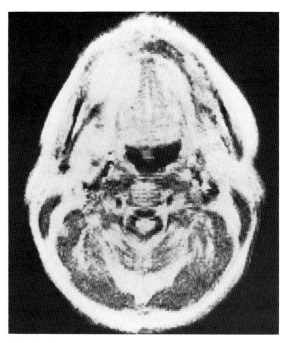 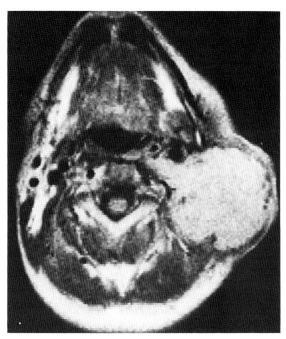

Abb. 5 Ausgedehntes Mundbodenkarzinom mit Infiltration des Unterkiefers rechts anterior

Abb. 6 Ausgedehnte Metastase eines Tonsillenkarzinoms mit partieller Ummauerung der V. jugularis links

cherner Strukturen ist mit der MR nicht zu erwarten. Im Gegensatz zum CT ist mit dem von uns verwendeten Gerät eine nachträgliche Veränderung der Fenstereinstellung nicht möglich, da die für den Signalaufbau wesentlichen Parameter der Repetitions- und der Echozeit vor der Bildaufzeichnung festzulegen sind. Die MR ist folglich als ein dem CT komplementäres Untersuchungsverfahren einzuschätzen, wobei der jeweilige Einsatz der klinischen Fragestellung unterzuordnen ist.

Literatur

Bauer, R., O. Lauer, K. Mörike, U. Bauer: NMR-Tomographie des Kopfes. NMR Tomographie of the Head. Fischer, Stuttgart 1984

Becker, J., M. Schuster, P. Reichart, W. Semmler, R. Felix: Grundlagen der klinischen Anwendung der magnetischen Resonanz-Tomographie (MRT) in der Zahn-, Mund- und Kieferheilkunde. Teil II: Klinische Anwendung der MRT. Dtsch. Z. Mund-Kiefer-Gesichts-Chir. 10 (1986) 46

Bene, G. J.: Water Proton relaxation times: Main parameters in nuclear magnetic resonance medical diagnosis. Prog. nucl. Med. 8 (1984) 1

Bennemann, J., D. Westphal, R. Nabakowski: Tomographische und computertomographische Darstellung von neoplastischen Prozessen im Kiefer- und Gesichtsbereich. Dtsch. Z. Mund-Kiefer-Gesichts-Chir. 2 (1978) 18

Bernhardt, J. H., F. Kossel: Gesundheitliche Risiken bei der Anwendung der NMR-Tomographie und In-vivo-NMR-Spektroskopie. Fortschr. Röntgenstr. 141 (1984) 251

Bielke, G., A. Brückner, W. v. Seelen, S. Meindl, P. Rinck, P. Pfannenstiel, M. Meves: Pulse sequence variations in NMR imaging for optimal discrimination of pathological tissue changes. Prog. nucl. Med. 8 (1984) 65

Blümm, R., E. Akuamoa-Boateng, J. Dieckmann: Stellenwert und Problematik der Computer-Tomographie in der Diagnostik von Tumoren im maxillo-fazialen Bereich. Dtsch. Z. Mund-Kiefer-Gesichts-Chir. 5 (1981) 354

Descouts, P.: Trends in nuclear magnetic resonance imaging systems. Prog. nucl. Med. 8 (1984) 15

Grodd, W., M. Lenz, R. Baumann, G. Schroth: Kernspintomographische Untersuchungen des Gesichtsschädels. Fortschr. Röntgenstr. 141 (1984) 517

Hauenstein, H., U. Mödder, H.-D. Pape, G. Friedmann: Computertomographische Untersuchungen bei Tumoren im Mund-Kiefer-Gesichts-Bereich. Dtsch. Z. Mund-Kiefer-Gesichts-Chir. 2 (1978) 23

Hauenstein, H., U. Mödder, H.-D. Pape, G. Friedmann: Leistungsfähigkeit und Grenzen der Computertomographie bei Malignomen im Kiefer-Gesichts-Bereich. Öst. Z. Stomat. 75 (1979) 302

Lenk, R.: Biodynamics and NMR. Prog. nucl. Med. 8 (1984) 55

Matthaei, D., J. Frahm, A. Haase: Methoden und Bedeutung der Trennung von Fett und Wasser im NMR-Tomogramm. Dtsch. med. Wschr. 111 (1985) 1666

Rinck, P. A., S. B. Petersen, R. N. Muller: NMR-Ganzkörpertomographie. Radiologe 23 (1983) 341

Semmler, W., J. Becker, M. Schuster, K.-D. Kramer, R. Felix: Grundlagen der klinischen Anwendung der magnetischen Resonanz-Tomographie (MRT) in der Zahn-, Mund- und Kieferheilkunde. Teil I: Grundprinzipien der MRT. Dtsch. Z. Mund-Kiefer-Gesichts-Chir. 10 (1986) 31

Uhlenbrock, D., J. Radtke, H. K. Beyer, E. Machtens, H. Pastoors: Ergebnisse der Kernspintomographie bei Tumoren des Gesichtsschädels. Fortschr. Röntgenstr. 144 (1986) 322

Thomas Vogl, Eckhard Dielert und Dietbert Hahn, München

Wertigkeit der MR in der Diagnostik von zystischen und soliden tumorösen Prozessen in der Kieferchirurgie

Die Wertigkeit der Kernspintomographie (MR) für die Diagnostik von Raumforderungen in der Kieferchirurgie läßt sich nur beurteilen, wenn man dieses neue Untersuchungsverfahren mit den bislang zur Verfügung stehenden Methoden wie der konventionellen Röntgendiagnostik und der CT vergleicht. Im folgenden werden anhand von bislang 36 vergleichend untersuchten Patienten Wertigkeit und Indikationen für die einzelnen Untersuchungen diskutiert.

Methode

Alle Patienten werden an einem supraleitenden 1,5-Tesla-(T-)Kernspintomographen untersucht, der bei einer Feldstärke von 0,35 T und 1,0 T betrieben wird. Im Spin-echo-mode werden sowohl Messungen mit einer langen (TR = 1600 ms) wie kurzen (TR = 400 ms) Repetitionszeit durchgeführt, in jeweils transversaler und koronarer Schichtorientierung. Bei Raumforderungen des Mundbodens und der Zunge finden zusätzlich Schichten in sagittaler Orientierung Verwendung.

Ergebnisse

Bei bislang 12 untersuchten Patienten (Tab. 1) mit Raumforderungen in der *Oropharynxregion* zeigt sich in allen Fällen die KST den anderen Untersuchungsmethoden überlegen, sowohl aufgrund des hervorragenden Kontrastes zwischen Tumor und umgebenden Strukturen wie auch der sagittalen Schichtorientierung. Das Ausmaß einer Infiltration des Zungengrundes, des Mundbodens und der Mandibula (Abb. 1) korreliert immer exakt mit dem operativen Befund.

Das Staging von Tumoren der *Nasennebenhöhlen* mittels KST ist hingegen deutlich erschwert, da diskrete Infiltrationen von kompaktem Knochen nicht nachweisbar sind.

Bei der Fragestellung einer möglichen Infiltration orbitaler Strukturen muß jedoch die kernspintomographische Darstellung als Verfahren der Wahl betrachtet werden (Abb. 2).

Die hervorragende Differenzierbarkeit von Weichteilstrukturen wie Fett-, Muskel- und Bindegewebe sowie Gefäßen stellt die Grundlage für die diagnostischen Möglichkeiten bei Raumforderungen der *Speicheldrüsen* dar. Dabei gelingt sowohl die Unterscheidung zwischen zystischen, tumorösen und entzündlichen Raumforderungen wie auch die Darstellung der Penetration in die Retromandibular- und Retromaxillarregion (Abb. 3).

Zusammenfassend gilt, daß die Kernspintomographie mit ihren neuen Abbildungseigenschaften die Diagnostik in der Gesichtsschädel- und Oropharynxregion entscheidend verbessern wird (GRODD u. Mitarb. 1984, MÖDDER u. Mitarb. 1985, STARK u. Mitarb. 1984). Aufgrund unserer bisherigen Erfahrungen (MEES u. Mitarb. 1984) ist bereits zum jetzigen Zeitpunkt die KST als Methode der Wahl zur Abklärung von Zungen- und Mundbodenprozessen einzusetzen (Tab. 2). Ebenso sollte bei der Frage einer orbitalen Infiltration sowie bei pathologischen Prozessen der Kopfspeicheldrüsen die KST als primäre Untersuchungsmodalität eingesetzt werden. Weitere Studien müssen zeigen, ob ein Fortschritt bezüglich Tumorartdiagnose und der Differenzierung Tumor- und Narbengewebe möglich sein wird.

Tabelle 1 Wertigkeit der Untersuchungsverfahren MR und CT, gegliedert nach verschiedenen Regionen

Patientengut		Wertigkeit	
		CT	MR

Oropharynxtumoren
  Zunge
  Zungengrund
  Mundboden
	n = 12	++	+++

Raumforderungen
  Nasennebenhöhle
  Orbitainfiltration
	n = 10
	n = 5
		++
		++
			+
			+++

Speicheldrüsentumoren
  Parotis
  Submandibularis
	n = 14	++	+++

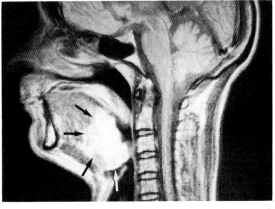

Abb. 1 MR, sagittal, SE/TR/TE = 1600/70. Zungengrundkarzinom mit Infiltration des Mundbodens und Vorwölbung in den Hypopharynx als signalintensive Zone

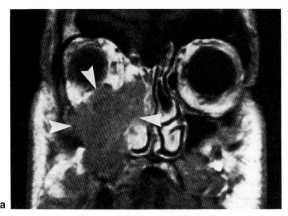

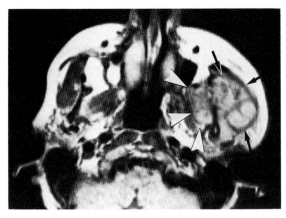

Abb. 3 MR, transversal, TR/TE = 1600/35. Invasiv wachsendes Sarkom, ausgehend vom R. mandibulae, mit Infiltration der angrenzenden Nachbarstrukturen

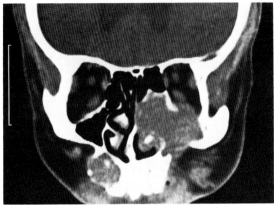

Abb. 2a u. b Malignes Lymphom, ausgehend vom rechten Sinus maxillaris mit Einbruch in die Orbita.
a MR, koronar, TR/TE = 1600/35,
b CT, koronar

Tabelle 2 Indikationen zur Kernspintomographie bei raumfordernden Prozessen in der Kieferchirurgie

Raumforderungen	Zungenkörper Zungengrund Mundboden
Raumforderungen	Speicheldrüsen Glandula parotis Glandula submandibularis
Raumforderungen mit	Orbitainfiltration

Zusammenfassung

Anhand von 36 kernspintomographisch untersuchten Patienten mit pathologischen Prozessen in der Gesichtsschädel- und Oropharynxregion werden die diagnostischen Möglichkeiten der Kernspintomographie (KST) im Vergleich zur konventionellen Röntgendiagnostik und der CT vorgestellt. Dabei erweisen sich der hohe Weichteilkontrast, die gute Abgrenzung tumoröser Raumforderungen sowie die multiplanaren Abbildungsmöglichkeiten in der KST als vorteilhaft. Die ungenügende Darstellbarkeit knöcherner Läsionen bedingt die mangelnde Einsatzmöglichkeit der KST für die Abklärung einer möglichen Orbitainfiltration in der Gesichtsschädelregion. Dagegen ist die KST als Verfahren der Wahl zu betrachten für Raumforderungen im Oropharynx, im Zungengrund sowie in den Speicheldrüsen.

Literatur

Grodd, W., M. Lenz, R. Baumann, G. Schroth: Kernspintomographische Untersuchungen des Gesichtsschädels. Fortschr. Röntgenstr. 141, 5 (1984) 517

Mees, K., Th. Vogl, M. Seiderer: Kernspintomographie in der Hals-Nasen-Ohren-Heilkunde. Lar., Rhin. Otol. 63 (1984) 459

Mödder, U., W. Steinbrich, W. Heindel, J. Lindemann, T. Brusis: Indikationen zur Kernspintomographie bei Tumoren des Gesichtsschädels und Halsbereiches. Dig. Bilddiagn. 5 (1985) 55

Stark, D. D., A. A. Moss, G. Gamsa, O. H. Clark, G. A. W. Goding: Magnetic resonance imaging of the neck, Part II – Pathological findings. Radiology 150 (1984) 455

Detlev Uhlenbrock, Jürgen Radtke und Hans-Konrad Beyer, Bochum

Kernspintomographie bei Metastasierung im Kopf-Halsbereich

Mit der Kernspintomographie besteht ein neues bildgebendes Verfahren, das im ZNS-Bereich bereits seine Berechtigung gegenüber eingeführten Methoden wie der Computertomographie bewiesen hat. Die Vorteile der Methode liegen darin, daß ein deutlich höherer Weichteilkontrast als mit dem CT erzielt werden kann. Dies gilt auch für Lymphknoten im Kopf-Hals-Bereich, die sich gut vom Fettgewebe sowie der umliegenden Muskulatur abgrenzen lassen. Hinzu kommt, daß sich Gefäße in der Kernspintomographie schwarz darstellen und somit ein guter Kontrast zu den grau erscheinenden Lymphknoten besteht.

Dabei weisen die kernspintomographischen Bilder einen sehr unterschiedlichen Informationsgehalt auf, je nachdem, welche Puls- und Meßsequenzen angewandt werden. Bei Verwendung sog. T_1-betonter Messungen, die vornehmlich die unterschiedliche T_1-Relaxationszeit der Protonen darstellen, sind besonders große Kontraste zwischen der Muskulatur und dem signalstarken Fettgewebe vorhanden. Lymphknoten zeigen ein etwas stärkeres Signal als Muskulatur; sie lassen sich daher vom Fettgewebe gut und von der Muskulatur ausreichend abgrenzen (Abb. 1). Schwierigkeiten bereitet ggf. die Abgrenzung der Lymphknoten von Drüsenparenchym, besonders im Bereich der Glandula parotis oder submandibularis. Sog. T_2-betonte Meßsequenzen, mit denen die unterschiedlichen T_2-Relaxationszeiten des Gewebes betont werden, ergeben im Hinblick auf die Morphologie schlechte Kontraste bei insgesamt verringertem Signal; sie sind aber geeignet, pathologische Veränderungen kontrastreich darzustellen, da in der Regel pathologische Veränderungen eine Verlängerung der T_2-Relaxationszeit und somit eine Zunahme der Signalintensität aufweisen (Abb. 2). Es hat sich von daher als notwendig erwiesen, T_1- und T_2-betonte Messungen gleichzeitig durchzuführen, um einen vollständigen Überblick über Morphologie und Pathologie zu erhalten (DILLON u. Mitarb. 1984, GRODD u. Mitarb. 1984, LUFKIN u. Mitarb. 1983, STARK u. Mitarb. 1984).

Methodik

Es wurde geprüft, ob sich eine Indikation für NMR-Untersuchungen bei der Abklärung von Lymphknotenveränderungen im Kopf-Hals-Bereich ergibt. Für die Untersuchungen stand ein 0,35 bzw. 0,5 Tesla-Gerät (Magnetom, Firma Siemens) zur Verfügung. Regulär wurde mit einer Schichtdicke von 10 mm gearbeitet; die Untersuchungen erfolgten in axialer und koronarer Schnittrichtung und ggf. zusätzlich in sagittaler Schnittrichtung. Kontrastmittel kam nicht zur Anwendung. Die CT-Untersuchungen wurden an einem Gerät der dritten Generation vorgenommen; sowohl die CT- als auch die NMR-Untersuchungen er-

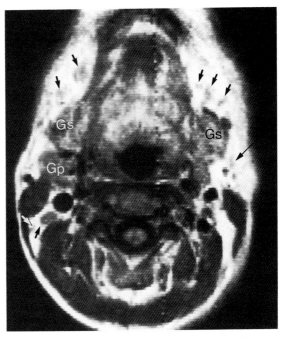

Abb. 1 Normalbefund bei einem Patienten mit Mundbodenkarzinom hinsichtlich des Lymphknotenbefalles. Normal große Lymphknoten durch Pfeile markiert. Der Kontrast zwischen Lymphknoten, Fettgewebe, Muskulatur und Gefäßen ist besonders gut, weniger zwischen Lymphknoten und Drüsenparenchym. GP = Glandula parotis, GS = Glandula submandibularis

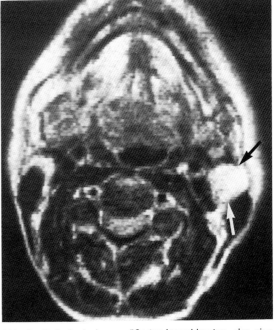

Abb. 2 Pathologisch vergrößerter Lymphknoten, der eine Signalanhebung im T2-gewichteten Bild aufweist. Histologisch lag ein Tumorbefall vor

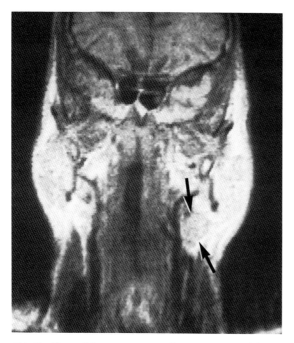 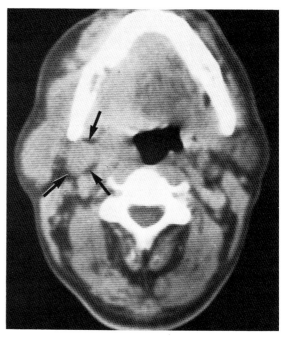

Abb. 3 Kernspintomogramm mit protonengewichteter Meßsequenz in koronarer Schnittführung. Vergrößerter Lymphknoten li. (Pfeil) gut vom umgebenden Gewebe kontrastiert

Abb. 4 CT des Patienten wie in Abb. 3 in axialer Schnittführung. Lymphknoten (Pfeil) anhand seiner Vergrößerung zu erkennen bei schlechtem Kontrast zur Umgebung

folgten mit einer Matrix von 256 × 256. Die Schichtdicke der CT-Untersuchungen variierte zwischen 3 und 12 mm, je nach Fragestellung. Es wurde axial und nur selten zusätzlich koronar geschichtet. Die Untersuchungen erfolgten nativ und fakultativ mit Kontrastmittel.

Insgesamt wurden 52 Patienten mit einem Karzinom der Mundhöhle untersucht. Dabei lag in 18 Fällen histologisch und in weiteren 9 inoperablen Fällen klinisch ein Lymphknotenbefall vor. Das chirurgische Vorgehen erfolgte anhand der Kriterien der DÖSAK (BIER 1982). In allen Fällen wurden die NMR- oder CT-Untersuchungen bei Kenntnis des klinischen Bildes befundet. Beide Untersuchungen wurden durch zwei verschiedene Arbeitsgruppen ohne Kenntnis des Ergebnisses der jeweiligen Alternativmethode beurteilt. Die Auswertung der Studie wurde auf der Grundlage der schriftlichen Berichte im Vergleich mit dem histologischen und intraoperativen Befund vorgenommen.

Ergebnisse

Mit der Kernspintomographie wurde eine Sensitivität von 61% und eine Spezifität von 52% erreicht. Die Treffsicherheit betrug insgesamt 56%. Der positive Vorhersagewert erreichte 50%, der negative 67%. Die computertomographischen Ergebnisse lagen insbesondere hinsichtlich der Sensitivität schlechter; es wurden lediglich 22% erreicht. Die Spezifität betrug 45%, die Treffsicherheit 46%. Der positive Vorhersagewert bzw. der negative betrugen 40 und 30%.

Diskussion

Der Kontrast zwischen Lymphknoten und umgebendem Gewebe ist in der Kernspintomographie besser als in der Computertomographie. Das betrifft besonders Muskulatur und Gefäße (HAGEMANN u. Mitarb. 1983, HAUENSTEIN u. Mitarb. 1978, MANCUSO u. Mitarb. 1983). Die Abgrenzung der Lymphknoten vom Drüsengewebe läßt sich durch eine besondere ergänzende Pulssequenz, z.B. die Inversion-Recovery-Technik, oder protonenbetonte Aufnahmen verbessern, so daß in den meisten Fällen ausreichende Kontraste erzielt werden können (Abb. 3 u. 4).

Metastatisch befallende oder tumorös veränderte Lymphknoten waren primär an der Größenzunahme zu erkennen, wobei Lymphknoten ab 1,5 cm als pathologisch verändert gelten. Darüber hinaus wiesen veränderte Lymphknoten in der Kernspintomographie im T_2-betonten Bild häufig eine Signalanhebung auf, was ihre Abgrenzung erleichterte und sie als pathologisch verändert auswies (Abb. 5). Diese Signalanhebung im T_2-betonten Bild war um so ausgeprägter, je deutlicher die Lymphknotenvergrößerung war. Ein veränderter Lymphknoten läßt sich computertomographisch lediglich an seiner Größenzunahme erkennen; in einzelnen Fällen besteht eine zentrale Hypodensität als Ausdruck einer Tumornekrose (MANCUSO u. Mitarb. 1983, SILVER u. Mitarb. 1983). Trotz der vom Kontrast her unbestreitbaren Vorteile des NMR waren die Ergebnisse nicht überzeugend und lagen nur wenig besser als mit der Computertomographie. Dies hatte mehrere Gründe. Zum einen war festzustellen, daß auch Lymphknoten ohne patho-

logische Größe befallen waren, wie es sich histologisch zeigte; zum anderen kann kernspintomographisch zwischen einem entzündlich veränderten und einem tumorös befallenen Lymphknoten bisher nicht unterschieden werden. Es wurden vergrößerte Lymphknoten mit pathologischem Signal im T_2-betonten Bild als tumorös befallen beschrieben, wobei es sich histologisch lediglich um eine Lymphadenitis handelte. Erste In-vitro-Untersuchungen haben zwar ergeben, daß sich tumorös befallene Lymphknoten von entzündlich veränderten abgrenzen lassen; diese Ergebnisse lassen sich aber auf die In-vivo-Bedingungen gegenwärtig nicht übertragen. Außerdem dürfte es im Einzelfall notwendig sein, mit dünneren Schichten zu untersuchen, was allerdings beim gegenwärtigen Stand der Technik wegen der damit verbundenen Abnahme der Signalintensität noch nicht möglich ist. Als weitere Schwierigkeit muß diskutiert werden, daß im Einzelfall die Abgrenzung eines vergrößerten Lymphknotens im Bereich der Glandula parotis schwer möglich ist, da Asymmetrien der Glandula im Seitenvergleich vorkommen können, die nicht als pathologisch zu werten sind. Da sich die Lymphknoten innerhalb des Drüsenparenchyms befinden können oder eng an das Drüsengewebe anliegen, kann somit aus einer Asymmetrie noch kein Rückschluß auf einen Lymphknotenbefall vorgenommen werden. Erforderlich sind vielmehr die kontrastbedingte Abgrenzbarkeit des vergrößerten Lymphknotens und ggf. die pathologische Signalveränderung, um eine sichere diesbezügliche Aussage treffen zu können.
Aufgrund der begrenzten Ortsauflösung, die in der Kernspintomographie etwas schlechter ausfällt als in der Computertomographie, können kleinere Veränderungen u. U. dem Nachweis entgehen. Zum anderen besteht hierdurch die Gefahr des Overstagings, da einzeln eng zusammenliegende Lymphknoten normaler Größe als pathologisches Lymphknotenpaket imponieren.
Wie ist die Indikation für die Kernspintomographie in Zukunft zu sehen? Zwar bietet sich kernspintomographisch ein geringes Maß an höherer Treffsicherheit gegenüber dem CT – es bleibt in einem relativ hohen Prozentsatz eine falsch positive oder falsch negative Aussage möglich. Insofern wird sich für das operative Vorgehen eine entscheidende Änderung nicht ergeben. Ob die Kernspintomographie in Zukunft alternativ zur Computertomographie zum Einsatz kommt, muß offen bleiben. Zusätzlich sind die Möglichkeiten der Sonographie im Kopf-Hals-Bereich zu berücksichtigen. Es scheint der Fall zu sein, daß die Sonographie eine höhere Treffsicherheit aufweist; ihre Vorteile sind die problemlose Handhabung sowie die Tatsache, daß die Untersuchung am Patienten direkt nebenwirkungsfrei in kurzer Zeit durchgeführt und ggf. auch wiederholt werden kann (9). Ihre Nachteile liegen in der schlechteren Dokumentierbarkeit der Befunde sowie in der Schallauslöschung im Knochenbereich. Insofern sind die Untersuchungsbedingungen eingeschränkt. Es wird weiteren Studien, insbesondere unter Einbeziehung der Sonographie, vorbehalten bleiben, eine abschließende Wertung zu treffen.

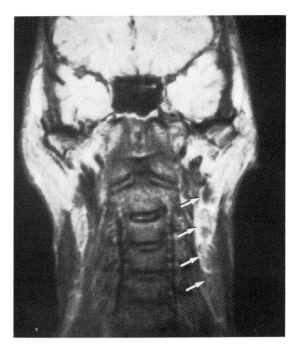

Abb. 5 Deutlich vergrößerte Lymphknoten li. (Pfeile) im Vergleich zur kontralateralen Seite mit Abhebung des M. sternocleidomastoideus

Zusammenfassung

Computertomographie und Kernspintomographie wurden bei 52 Patienten mit einem Karzinom der Mundhöhle zur Abschätzung einer Lymphknotenmetastasierung eingesetzt. Dabei lag in 18 Fällen histologisch und in weiteren 9 inoperablen Fällen klinisch ein positiver Befund vor. Es ergab sich für die Kernspintomographie eine Sensitivität von 61% und Spezifität von 52%, für die Computertomographie von 22 bzw. 45%. Die Treffsicherheit von MR und CT betrug 56 bzw. 46%. Somit wurde durch keine der beiden Untersuchungsmethoden ein zufriedenstellendes Ergebnis erzielt, was im Falle der Computertomographie an dem häufig schlechten Kontrast zwischen Lymphknoten, Muskulatur und Gefäßen liegt. Die Kernspintomographie weist diesbezüglich zwar bessere Voraussetzungen auf; ihre Treffsicherheit war eingeschränkt bei kleineren, nicht raumfordernden Metastasen und aufgrund der Tatsache, daß Lymphadenitis und Metastase nicht unterschieden werden können.

Literatur

Bier, J.: Definitionen zum radikalchirurgischen Vorgehen bei Plattenepithelkarzinomen der Mundhöhle. Deutsch-Österreichisch-Schweizerischer Arbeitskreis für Tumoren im Kiefer- und Gesichtsbereich (DÖSAK). Dtsch. Z. Mund-Kiefer-Gesichts-Chir. 6 (1982) 369–372

Dillon, W. P., C. M. Mills, B. Kjos, J. De Groot, M. Brant-Zawadzki: Magnetic resonance imaging of the nasopharynx. Radiology 152 (1984) 731–738

Grodd, W., M. Lenz, R. Baumann, G. Schroth: Kernspintomographische Untersuchungen des Gesichtsschädels. Fortschr. Röntgenstr. 141 (1984) 517–524

Hagemann, J., C. P. Witt, I. Jend-Rossmann, C. Hörmann, H. H. Jend, E. Bücheler: Wertigkeit der Computertomographie bei Tumoren des Epi- und Oropharynx. Fortschr. Röntgenstr. 139 (1983) 373–378

Hauenstein, H., U. Mödder, H. D. Pape, G. Friedmann: Computertomographische Untersuchungen bei Tumoren im Mund-Kiefer-Gesichts-Bereich. Dtsch. Z. Mund-Kiefer-Gesichts-Chir. 2 (1978) 23–29

Lufkin, R. B., S. G. Larsson, W. N. Hanafee: Work in progress: NMR anatomy of the larynx and tongue base. Radiology 148 (1983) 173–175

Mancuso, A. A., H. R. Harnsberger, A. S. Muraki, M. H. Stevens: Computed tomography of cervical and retropharyngeal lymph nodes: normal anatomy, variants of normal, and applications in staging head and neck cancer. Radiology 148 (1983) 709–723

Mann, W. J.: Ultraschall im Kopf-Hals-Bereich. Springer, Berlin 1984 (S. 63–93)

Silver, J., M. E. Mawad, S. K. Hilal, P. Sane, S. R. Ganti: Computed tomography of the nasopharynx and related spaces. Radiology 147 (1983) 725–738

Stark, D. D., A. A. Moss, G. Gamsu, O. H. Clark, G. A. W. Gooding, W. R. Webb: Magnetic resonance imaging of the neck. Radiology 150 (1984) 447–461

Christian Kasperk, Kiel, Dieter Leibfritz, Bremen, und Rolf Ewers, Kiel

Verlaufskontrolle der Knochenheilung mittels MR-Spektroskopie

Einleitung

Die Knochenheilung bei der Anwendung unterschiedlicher Knochenersatzmaterialien und Osteosynthesemethoden ist vielfältig beschrieben und gut untersucht (WILLENEGGER u. Mitarb. 1971, SCHENK 1972, HOLMES 1979, SARNAT 1984, DONATH u. Mitarb. 1984, 1985). In der Klinik wird die Knochenheilungs-Verlaufskontrolle durch wiederholt angefertigte Röntgenaufnahmen der betreffenden Region durchgeführt. Weder im experimentellen Rahmen noch in der Klinik ist bisher eine Methode bekannt, Knochenheilungsvorgänge quantitativ verfolgen zu können. Intravital, polychrom sequenzmarkierte Präparate liefern im Tierexperiment bei Anwendung planimetrischer und computergesteuerter flächenanalytischer Methoden nur sehr grobe und niemals absolute Daten, mit denen eine quantitative Knochenheilungs-Verlaufskontrolle valide und reproduzierbar durchführbar wäre.

Um die Knochenheilung bei verschiedenen Knochenersatzmaterialien und unterschiedlichen Osteosynthesemethoden reproduzierbar und durch eine Mengenangabe pro Zeit verfolgen zu können, erprobten wir die Anwendungsmöglichkeiten der MR-Spektroskopie im Tierexperiment. Mit quantitativer Bestimmung der im Defektbereich gebildeten Kallusmenge verfolgten wir die Knochenheilung.

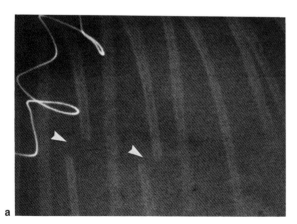

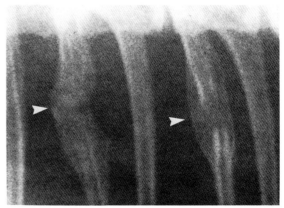

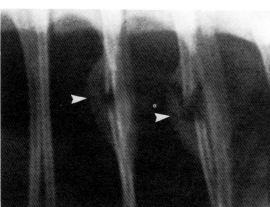

Abb. 1a–c Röntgenologische Darstellung der Knochenheilung. Die Röntgenaufnahmen zeigen die Kallusbildung im Defektbereich (Pfeil) **a** nach 2, **b** nach 28 und **c** 56 Tagen

Material und Methode

Bei fünf 500 g schweren Ratten wurden jeweils 3 mm breite Kontinuitätsdefekte an zwei Rippen gesetzt und unversorgt belassen. Die zuvor eröffnete Periostbedeckung der Rippen wurde anschließend wieder exakt mit Kunststoffnahtmaterial verschlossen. Der Weichteilverschluß erfolgte durch Stahlnähte. Der Verlauf der Knochenheilung wurde bei allen Tieren durch wiederholte Röntgenaufnahmen dokumentiert. Die Tötung der Tiere erfolgte nach 1, 3, 6, 8 und 9 Wochen. Die Defektbereiche in den Rippen wurden sorgfältig aus der Periostsumhüllung herauspräpariert. Anschließend wurde jeweils ein 1 cm langes Rippenstück aus dem ehemaligen Kontinuitätsdefektbereich entnommen und für 10 Std. in 20 ml Kollagenaselösung bei 37 °C inkubiert. Die nun vorliegende Lösung wurde filtriert, lyophilisiert und mit schwerem Wasser auf 20 ml Gesamtmenge wieder aufgefüllt. Diese Lösungen wurden im Protonen-MR-Spektrometer bei 360 MHz auf ihren Prolin- und Glycingehalt – die Hauptbestandteile des Kollagens – untersucht.

Ergebnisse

Die Abb. 1 zeigt den röntgenologisch darstellbaren Verlauf der Knochenheilung bei drei Ratten. Die quantitative Auswertung der kernmagnetischen Resonanzspektren ergab den zeitlichen Verlauf des Prolin- bzw. Glycingehaltes der untersuchten Defektbereiche (Abb. 2). Bis zur 6. Woche wurde eine stete Zunahme des Prolin- und Glycingehaltes beobachtet. Nach der 6. Woche erfolgte ein vergleichsweise steiler Abfall der Kalluskollagenmenge.

Diskussion

Die Beurteilung der Knochenheilung im Tierexperiment durch eine quantitative Bestimmung der wichtigsten Aminosäuren (Prolin, Glycin) des Kalluskollagens im Knochendefektbereich wird durch die Anwendung eines MR-spektroskopischen Meßverfahrens ermöglicht.
Die stete Zunahme des Prolin- bzw. Glycingehaltes bis zur 6. Woche der Defektheilung läßt auf eine zunehmende Stabilisierung der Rippe durch kallöses Gewebe schließen. Nach der 6. Woche setzen die Mineralisationsprozesse in dem Defektbereich forciert ein, dargestellt durch den steilen Abfall des Kalluskollagengehaltes im Defektbereich (Abb. 2).

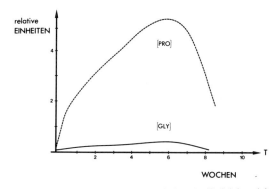

Abb. 2 Verlauf des Kalluskollengehaltes im Defektbereich, gemessen durch quantitative Analyse des Kallus hinsichtlich des Prolin- bzw. Glycingehaltes. Nach der 6. Woche steiler Abfall der Kurve infolge der nun beschleunigt fortschreitenden Mineralisationsprozesse im Defektbereich

Mit diesem Verfahren ist im Tierexperiment eine indirekte quantitative Verlaufskontrolle der Knochendefektheilung und der Einheilung von unterschiedlichen Knochenersatzmaterialien in einem knöchernen Defekt möglich.

Zusammenfassung

Der Einsatz der MR-Spektroskopie im medizinischen Bereich ermöglicht die qualitative und quantitative Untersuchung bislang nur unbefriedigend zugänglicher experimenteller oder klinischer Fragestellungen. Es wird ein MR-spektroskopisches Verfahren vorgestellt, mit dem im Tierexperiment durch Bestimmung der Kalluskollagenmenge im Knochendefektbereich eine exakte, quantitative Verlaufskontrolle der Knochenheilung möglich ist.

Literatur

Donath, K., A. Kirsch, J.-F. Osborn: Zelluläre Dynamik um enossale Titanimplantate. Fortschr. zahnärztl. Implant. 1 (1984) 55

Donath, K., K. Hörmann, A. Kirsch: Welchen Einfluß hat die Hydroxylapatitkeramik auf die Knochenbildung? Dtsch. Z. Mund-Kiefer-Gesichts-Chir. 9 (1985) 438

Holmes, R. E.: Bone regeneration within a coralline hydroxylapatite implant. Plast. reconstr. Surg. 63 (1979) 626

Sarnat, B. G.: Differential growth and healing of bones and teeth. Clin. orthop. Rel. Res. 183 (1984) 219

Schenk, R. K.: Fracture Repair-Overview. In H. Czitober, J. Eschberger: 9. European Symposium on Calcified Tissues, Baden–Wien 1972. Facta 1973

Willenegger, H., S. M. Perren, R. Schenk: Primäre und sekundäre Knochenbrüche. Chirurg 42 (1971) 241

Wir danken Herrn Diplomchemiker W. WERK für die freundliche Hilfe und konstruktive Zusammenarbeit.

Rainer Schmelzle, Norbert Schwenzer, Wolfgang Freesmeyer, Alfons Hüls und Eberhard Walter, Tübingen

Bedeutung von Computer- und Kernspintomographie für die Chirurgie der Kiefergelenke

Einleitung

Neben resezierenden und modellierenden Eingriffen an den knöchernen Strukturen der Kiefergelenke gewinnen auch rekonstruktive Verfahren an Weichteilen, Knorpel und Knochen zunehmende Bedeutung. Sind chirurgische Eingriffe indiziert, erfolgen diese in einer ohne Zweifel schwierigen Körperregion. Es ist deshalb verständlich, wenn sich die Chirurgie der Vorteile konventioneller, aber auch moderner bildgebender Verfahren bedient. In diesem Zusammenhang wird nachfolgend versucht, die Bedeutung von Computer- und Kernspintomographie für operative Eingriffe der Kiefergelenke aufgrund eigener Erfahrungen darzustellen.

Kasuistik

Zwischen August 1985 und Juli 1986 wurden an der Abteilung für Kiefer- und Gesichtschirurgie der Universität Tübingen bei 21 Patienten 24 Gelenke operiert. Dabei ergaben sich die in der Tab. 1 zusammengestellten Diagnosen und die in der Tab. 2 aufgeführten Einzelbefunde an Gelenkpfanne, Diskus und Gelenkkopf. Zum Zeitpunkt der Operation lagen Computertomogramme von 24 Gelenken und Kernspintomogramme von 7 Gelenken vor.

Diagnosen an 24 operierten Gelenken bei 21 Patienten. Es fällt auf, daß die degenerativen Gelenkveränderungen in unserem Krankengut nur bei Frauen beobachtet wurden. Das Krankengut ist aber insgesamt zu klein und bezieht sich auch auf nur etwa 1 Jahr Beobachtungszeit, um daraus generelle Rückschlüsse ziehen zu können.

Zusammenstellung pathologischer Befunde an 24 operierten Kiefergelenken bei 21 Patienten. Die Ergebnisse präoperativer Erhebungen mit Hilfe von Computer- und Kernspintomographie sind in Klammern gesetzt. 40 der 88 Befunde konnten durch die genannten bildgebenden Verfahren festgestellt werden. Zusätzlich fanden wir bei 4 Patientinnen Geröllzysten im Bereich des Gelenkkopfes, die zweimal präoperativ durch CT bzw. NMR diagnostiziert worden waren. Bei 5 Patientinnen zeigten sich intraoperativ pathologische Vaskularisationen des Diskus, die sich allerdings der Diagnostik durch CT und NMR entzogen hatten. In jedem Fall einer pathologischen Vaskularisation des Diskus lag zusätzlich eine Perforation vor.

Tabelle 1 Erkrankungen des Kiefergelenks: Absolutzahlen der Diagnose an 24 operierten Gelenken

Diagnose	Männer	Frauen	Kinder
artikuläre knöcherne Ankylose	2	0	1
Diskusverlagerung mit Limitation	0	1	0
degenerative Gelenkveränderung meist mit Diskusperforation	0	12 (14 Gelenke)	0
Osteomyelitis	0	1 (bd. Gelenke)	0
Synovialzyste	1	0	0
Tumor	0	1 (Meningeom)	0
freie Gelenkkörper	0	2	0

Tabelle 2 Erkrankungen des Kiefergelenkes: Befunde an 24 operierten Kiefergelenken; in Klammern gesetzt die Anzahl der präoperativ erhobenen Befunde

Befund	Gelenkpfanne	Gelenkkopf	Diskus
Deformierung	1 (1)	10 (10)	6 (5)
Destruktion	3 (0)	5 (5)	1 (1)
Dislokation	0	2 (2)	3 (3)
Exostose	0	6 (6)	0
Perforation	0	0	12 (9)
Knorpelnekrose	4 (0)	6 (0)	7 (0)
Osteomyelitis	2 (0)	2 (0)	0
Tumor (verkalkend)	1 (0)	1	1
Verwachsung	5 (0)	5 (0)	5 (0)
	16 (1)	37 (23)	35 (18)

Bei dem oben erwähnten Tumor handelte es sich um ein Meningeom, welches bei einer 55jährigen Patientin stark verkalkend von intrakraniell in das Kiefergelenk eingewachsen war unter Beteiligung von Gelenkpfanne, Diskus und Gelenkkopf.

Von den in der Tab. **2** aufgeführten, durch Operation und histologische Untersuchungen erhobenen 88 Befunden konnten durch Computer- und Kernspintomographie 41 Befunde präoperativ aufgedeckt werden. Die diagnostische Sicherheit durch CT und NMR betrug im Bereich des Gelenkkopfes 23:37, im Bereich des Diskus 18:35 und im Bereich der Gelenkpfanne 1:16. Die aufgeführten pathologischen Vaskularisationen des Diskus konnten nur unter dem Operationsmikroskop und histologisch verifiziert werden. Bei 2 von 4 Patienten mit Geröllzysten des Gelenkkopfes wurde die Diagnose ebenfalls erst durch die Operation aufgedeckt. In diesem Zusammenhang ist zu erwähnen, daß die mit starken Formveränderungen einhergehenden strukturellen Veränderungen (Deformierung, Destruktion, Exostose, Perforation) oder Fehlstellungen (Dislokation) in hohem Maße sowohl durch Computer- als auch Kernspintomographie erkennbar sind. Gering war der diagnostische Wert beider bildgebender Verfahren, wenn es um differenzierte diagnostische Aussagen ging, die den feingeweblichen Befund betrafen. Hier sind histologische Untersuchungen und das Operationsmikroskop den genannten bildgebenden Verfahren überlegen.

Diskussion

Bei den aufgeführten Diagnosen und Befunden handelt es sich um Ergebnisse operativer Revisionen und um histologische Resultate. So wurden z. B. die Diagnosen der Knorpelnekrosen an Gelenkpfanne, Gelenkkopf und Diskus überwiegend durch das histologische Ergebnis verifiziert. Dies gilt auch für einen festgestellten Tumor (Meningeom), welcher unter Knochenproduktion die gesamte rechtsseitige Schädelbasis, den Oberkiefer sowie die Gelenkanteile des Unterkiefers bei einer etwa 55jährigen Frau erfaßt hatte. Auch die Osteomyelitis wurde histologisch nachgewiesen, während z. B. Verwachsungen von Gelenkpfanne und Gelenkkopf bei vorhandener Diskusperforation oder Verwachsungen des Diskus mit dem Gelenkkopf und der Gelenkpfanne sowie Deformierungen, Destruktionen, Dislokationen, Exostosen und Perforationen aufgrund des Operationsbefundes allein festgestellt werden konnten. Setzt man die gewonnenen Diagnosen mit den präoperativ erhobenen Befunden an Computertomogrammen und Kernspintomogrammen in Beziehung, so zeigt sich, daß präoperativ für beide Verfahren besondere Schwierigkeiten dann auftraten, wenn Knorpelnekrose, Osteomyelitis oder Tumor Ursachen der Gelenkerkrankungen waren. Hier zeigte sich, daß die histologische Diagnose durch die beiden genannten bildgebenden Verfahren nicht ersetzt werden kann. Es war auffällig, daß auch nach Kenntnis dieser histologisch erlangten Diagnosen die retrospektive Erhebung an Kernspintomogramm und Computertomogramm im Sinne dieser histologischen Diagnosen nicht möglich war. Ferner fiel auf, daß zwar das Kernspintomogramm in sehr hohem Maße Diskusdislokationen und Perforationen entdecken konnte, daß aber doch bei 3 Patienten insgesamt 5 kleine Perforationen des Diskus nicht zu erkennen waren. Dabei lag die Größe dieser Diskusperforationen etwa bei 1–2 mm Durchmesser. Auch die pathologisch verstärkte Vaskularisation des Diskus in seinem Randbereich oder gar im Zentrum bei insgesamt 5 Patienten wurde durch Kernspintomographie und Computertomographie nicht aufgedeckt, wie auch bei 2 Patienten präoperativ Geröllzysten nicht identifiziert wurden. Allerdings wurden diese dann nach Kenntnis dieser Geröllzysten sozusagen retrospektiv erkannt. Des weiteren fiel auf, daß Destruktionsbefunde an Gelenkpfanne und Gelenkkopf in beiden bildgebenden Verfahren z. T. präoperativ überbewertet, z. T. aber auch unterbewertet wurden. Trotzdem kann man davon ausgehen, daß pathologische Befunde durch Kernspin- und Computertomographie präoperativ dann aufgedeckt werden können, wenn sie zu Formveränderungen führen. Histologische Diagnosen können zwar präoperativ z. T. vermutet, aber doch durch diese bildgebenden Verfahren nicht abgesichert werden.

Ohne den Wert konventioneller Röntgenaufnahmen einschließlich der Arthrographie zu schmälern, sind wir aber der Meinung, daß erst durch die Computertomographie und die Kernspintomographie eine topographisch exakte Zuordnung normaler und pathologisch veränderter Weichteilstrukturen im Knochen selbst und in seiner Umgebung möglich werden. Diese Meinung ist auch durch zahlreiche Untersuchungen verschiedener Autoren zu untermauern (CHRISTIANSEN u. Mitarb. 1983, TAKAHASKI 1983, HELMS u. Mitarb. 1982, HÜLS u. Mitarb. 1984, 1985). An unserem Krankengut hat sich jedoch gezeigt, daß die diagnostische Erhebung mit bildgebenden Verfahren durch die operativ erhobenen Befunde und die histologischen Ergebnisse eine Interpretationshilfe erfährt. Deshalb ist auch eine enge Zusammenarbeit des vorwiegend diagnostisch ausgerichteten Kollegen und des Chirurgen sinnvoll. Dies trifft nicht nur zu für Veränderungen an Bändern und Diskus, sondern auch für knöcherne Strukturen. Verdrängung, Kompression oder Destruktion durch angeborene und erworbene Fehlbildungen oder Tumoren sind mit CT und NMR besser als mit herkömmlichen Verfahren zu differenzieren, so daß die Deutung klinischer Symptome erleichtert wird. Computertomographie und Kernspintomographie verbessern die präoperative Planung und ermöglichen so auch eine umfassende Aufklärung des Patienten über geplante chirurgische Eingriffe. Durch die Darstellung in 1 mm Schicht der Computertomographie in drei Dimensionen wird die räumliche Vorstellung verbessert, was zu sicherer operativer Technik beiträgt, dies vor allem deshalb, weil beide Verfahren Einblick in Gelenkräume besonders im medialen und dorsalen Anteil geben, die sich häufig anderen diagnostischen Verfahren, ja selbst dem Einblick während der Operation, entziehen können (Abb. **1** u. **3**). Durch das horizontale Bild wird darüber hinaus eine

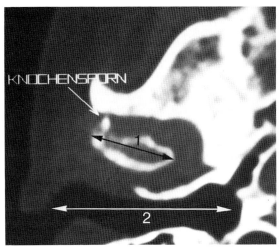

Abb. 1 Knochensporn lateral und frontal des Gelenkkopfes im Computertomogramm.
1 = Ausdehnung des Gelenkkopfes in mediolateraler Richtung, 2 = Gehörgang

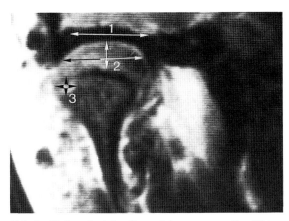

Abb. 3 Kiefergelenk im Kernspintomogramm. Der Diskus füllt die Fossa aus und liegt etwas medial. 1 = Dach des Gelenks, 2 = Diskus, 3 = pathologischer Einbruch im lateralen Pol des Gelenkkopfes

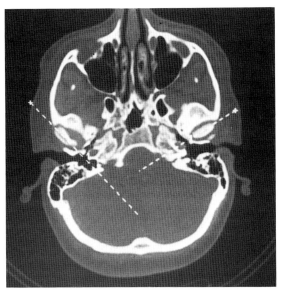

Abb. 2 Bestimmung der Kondylenachsen im Computertomogramm

exakte Beurteilung der Kondylenachsen möglich, woraus sich Rückschlüsse auf Dysfunktionen anhand der Achsensymmetrie ziehen lassen (Abb. 2). Durch die Darstellung der Gelenke im sog. Knochenfenster wird die wichtigste Voraussetzung für die Erfassung struktureller Gelenkschäden im Sinne von deformierender Arthropathie, Arthritis, Arthrose und den dazugehörenden Veränderungen geschaffen. Auch wenig ausgeprägte strukturelle Veränderungen mit Höckerbildung, Gelenkknorpelzerstörungen und Exostosen als Ausdruck der deformierenden Arthropathie sind gut erkennbar. Eine Erweiterung der diagnostischen Möglichkeiten ergibt sich aus der computergesteuerten Arthrographie, die der Beurteilung von Diskusschäden, besonders der Aufdeckung von Diskusperforationen, dient. Nur sehr kleine Perforationen entziehen sich der Diagnostik, wenn dieselben während der Arthrographie durch den Gelenkkopf bzw. durch Exostosen im Gelenkkopfbereich verschlossen sind und somit das Kontrastmittel nicht in die untere Kammer abfließen kann. Rückschlüsse auf größere Perforationen erlaubt allerdings in überzeugender Weise die Weichteilfenster-Computertomographie, wo die Unterbrechung der Kontinuität der Weichteile deutlich zur Darstellung kommt. Es ist einsehbar, daß bisher feinste strukturelle Veränderungen nur unter dem Operationsmikroskop sichtbar werden oder histologisch zur Darstellung kommen.

Zusammenfassung

Anhand des Tübinger Krankengutes wird zur Bedeutung von Computer- und Kernspintomographie für die Chirurgie der Kiefergelenke Stellung genommen. Es zeigte sich, daß die Weichteilstrukturbeurteilung mit der Kernspintomographie eine Erweiterung der bisherigen Möglichkeiten bedeutet. Dies trifft sowohl für extrakondyläre Weichteilveränderungen als auch für Weichteilprozesse im Kondylus selbst zu. Die ganz entscheidende Bedeutung kommt der Kernspintomographie zur Beurteilung von Diskusverlagerungen nach anterior und posterior zu. Ergänzt wird die Kernspintomographie in diagnostischer Hinsicht durch die Computertomographie. Durch dieses Verfahren wird die räumliche Vorstellung der Gelenkkopf- und Gelenkpfannensituation im Vergleich zu bisherigen Verfahren verbessert. Aufgrund eigener Ergebnisse zeigt sich jedoch, daß die gesamte Symptomatologie verschiedener Gelenkerkrankungen mit beiden Verfahren nicht erfaßt werden kann. Bestimmte Befunde können nur während der Operation, besonders durch das Operationsmikroskop, aufgedeckt werden, und in vielen Fällen ist die histologische Abklärung unumgänglich.

Literatur

Christiansen, E. L., J. R. Thompson, R. Moore: Computed tomography of the temporomandibular joint. Diagnostic and dosimetric parameters. Dentomax.-fac. Radiol. Suppl. 5 (1983) 137

Helms, C. A., R. B. Morrish, L. T. Kircos, R. W. Katzberg, M. F. Dolwick: Computed tomography of the meniscus of the temporomandibular joint. Prelim. Observ. Radiol. 145 (1982) 719

Hüls, A., E. Walter, W. Schulte: Konventionelle Röntgendiagnostik und Computertomographie der Kiefergelenke bei Myoarthropathien. Radiologie 14 (1984) 360

Hüls, A., E. Walter, W. Schulte, W. Freesmeyer: Computertomographische Stadieneinteilung des dysfunktionellen Gelenkkopfumbaus. Dtsch. zahnärztl. Z. 40 (1985) 37

Hüls, A., E. Walter, W. Schulte, Ch. Süß: Zur Darstellung des Discus articularis im Computertomogramm. Dtsch. zahnärztl. Z. 40 (1985) 326

Takahaski, S.: Illustrated Computer Tomography. Springer, Berlin 1983

Wolfgang J. Spitzer, Erlangen, Herrmann König, Tübingen, und Richard Meissner, Erlangen

Hochauflösende Kernspintomographie des Kiefergelenks mit Oberflächenspulen

Einleitung

Speziell unter Anwendung von Oberflächenspulen können mit der Kernspintomographie hochauflösende Aufnahmen auch der Kiefergelenke angefertigt werden. Die mit den Oberflächenspulen erzeugten Bilder weisen zwar einen starken Intensitätsabfall mit zunehmender Entfernung des Objektes von der Spule auf, doch ermöglichen sie bei der Abbildung oberflächennaher Organe aufgrund ihres günstigen Signal-Rausch-Verhältnisses entweder eine Reduzierung der Aufnahmezeit oder eine Erhöhung der räumlichen Auflösung (SEMMLER u. Mitarb. 1986), was bei der Bildgebung im Kiefergelenkbereich im Vordergrund steht. Wegen ihrer hervorragenden Weichteildifferenzierung scheint die Kernspintomographie besonders für die Darstellung des Discus articularis geeignet zu sein (KATZBERG u. Mitarb. 1986; KÖNIG u. SPITZER).

Prinzip der kernspintomographischen Kiefergelenkuntersuchungen

Die Messungen erfolgten an einem 1,0-Tesla-Magnetom unter Anwendung einer Oberflächenspule mit 10 cm Durchmesser. Die Patienten wurden auf dem Rücken gelagert, mit Kopfdrehung zum gesunden Kiefergelenk, und die Oberflächenspule wurde horizontal über dem zu untersuchenden Kiefergelenk angebracht. Zur Orientierung wurden zunächst axiale Schichten von diesem Gelenk angefertigt, woran sich sagittale Schichtaufnahmen anschlossen. Die Aufnahmen erfolgten in der Regel bei maximalem Zahnreihenschluß und bei weiter Mundöffnung bzw. vor und nach dem Auftreten von Knackgeräuschen. Die Schichtdicke betrug dabei 4 mm, mit einer Inplaneauflösung von 0,5 mm. Als günstigste Aufnahmeparameter erwiesen sich TE-Zeiten von 30 ms und TR-Zeiten von 0,8 bzw. 2,0 Sek.

Ergebnisse

Leitstrukturen bei der Interpretation kernspintomographischer Kiefergelenkaufnahmen sind die fettmarkhaltigen Anteile von Gelenkköpfchen und Gelenkhöcker, der äußere Gehörgang und die Kaumuskulatur. Die Kompakta ergibt kaum ein Signal und ist nur indirekt als schwarze Zone abgrenzbar. Im Normalfall ist der Discus articularis als signalarme (schwarze) bikonkave Scheibe dem Gelenkköpfchen angelagert und weist häufig im anterioren und posterioren Bereich Signalanhebungen (grau) auf, während die bilaminäre Zone relativ signalintensiv (hell) erscheint (Abb. 1).

Von den 38 untersuchten Patienten mit Kiefergelenkbeschwerden zeigte die Mehrzahl eine Verlagerung des Diskus nach anterior. Durch die Aufnahmen bei geschlossenem und geöffnetem Unterkiefer konnte die reversible von der irreversiblen Dislokation eindeutig unterschieden werden (Abb. 2 u. 3).

2 Patientinnen zeigten im gelenkspaltnahen Gelenkköpfchenbereich signalarme (schwarze) Bezirke, die als Hinweis auf einen verringerten Knochenmetabolismus gedeutet werden können. Speziell unter Anwendung von T_2-betonten Sequenzen (z. B. TR 1,6 Sek, TE 90 ms) sind Gelenkergüsse problemlos zu erkennen. Bei der Diagnose von Diskusperforationen ist

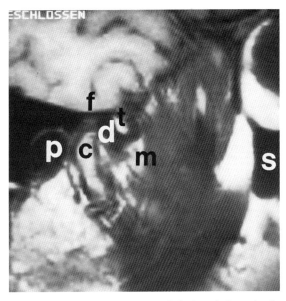

Abb. 1 Kernspintomographische Aufnahme bei regelrechter Kiefergelenkanatomie (TR 0,8 Sek., TE 30 ms, Schichtdicke 4 mm). c = Kapitulum, d = Discus articularis, f = Fossa mandibularis, m = M. pterygoideus lateralis, p = Porus acusticus externus, s = Sinus maxillaris, t = Tuberculum articulare

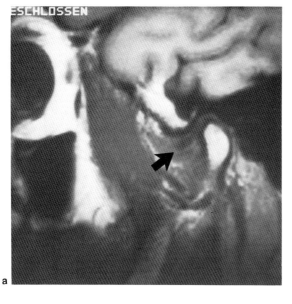
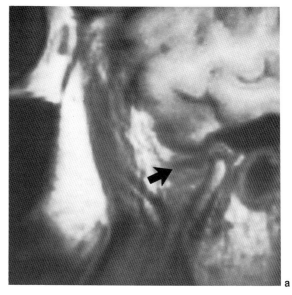
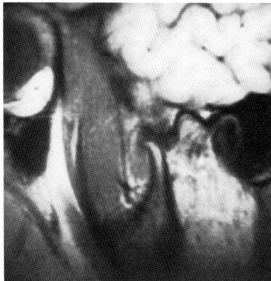
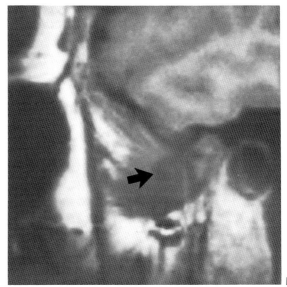

Abb. 2a u. b Nachweis eines reversibel nach anterior verlagerten Discus articularis.
a Bei geschlossenem Unterkiefer befindet sich der Diskus (Pfeil) weiter ventral als im Normalfall. **b** Nach Öffnen des Unterkiefers besteht wieder eine regelrechte Kondylus-Diskus-Relation

Abb. 3a u. b Kernspintomographische Aufnahmen bei irreversibler Diskusdislokation.
a Der Diskus (Pfeil) liegt bei geschlossenem Unterkiefer vor dem Gelenkköpfchen. **b** Bei der Mundöffnung verbleibt der Diskus (Pfeil) in seiner ventralen Position und wird durch das Gelenkköpfchen komprimiert

aufgrund auftretender Partialvolumeneffekte noch Zurückhaltung angebracht.

Diskussion

Vor allem unter Anwendung von Oberflächenspulen hat die Kernspintomographie ein der Computertomographie vergleichbares räumliches Auflösungsvermögen erreicht, so daß auch von den Kiefergelenken interpretierbare Bilder angefertigt werden können. Die ausgezeichnete Weichteildifferenzierung erlaubt erstmals eine direkte Darstellung des Discus articularis und seiner Lageveränderungen. Unterschiede im Signalverhalten erlauben vielleicht auch noch Aussagen über degenerative Veränderungen des Diskus.
Fehlende Invasivität und keine Strahlenexposition sind wesentliche Vorzüge im Vergleich zur Arthrographie und Computertomographie, mit der jedoch eine unübertroffenen Darstellung der knöchernen Gelenkstrukturen gelingt (HÜLS u. Mitarb. 1984).

Zusammenfassung

Unter Anwendung von Oberflächenspulen ermöglicht die Kernspintomographie hochauflösende Bilder der Kiefergelenke. Durch die Wahl entsprechender Aufnahmeparameter kann ein hervorragender Gewebekontrast mit direkter Darstellung des Discus articularis und seiner Lageveränderungen erzielt werden.

Literatur

Hüls, A., B. Walter, Ch. Süss: Anwendungsbereiche der computertomographischen Gelenkdiagnostik. Dtsch. Zahnärztl. Z. 39 (1984) 933

Katzberg, R. W., R. W. Bessette, R. H. Tallents, D. B. Plewes, J. V. Manzione, J. F. Schenk, Th. H. Foster, H. R. Hart: Normal and abnormal temporomandibular joint: MR imaging with surface coil. Radiology 158 (1986) 183

König, H., W. J. Spitzer: Kernspintomographie des Kiefergelenkes. Fortschr. Röntgenstr. 144 (1986) 580

Semmler, W., J. Becker, M. Schuster, K.-D. Kramer, R. Felix: Grundlagen der klinischen Anwendung der magnetischen Resonanz-Tomographie (MRT) in der Zahn-, Mund- und Kieferheilkunde. Dtsch. Z. Mund-Kiefer-Gesichts-Chir. 10 (1986) 31

Christopher Mohr, Dietrich Schettler, Heinrich J. Hartjes, Herbert Hunz und Günter Hornung, Essen

Zur Darstellung intra- und periorbitaler Prozesse mit Hilfe der Kernspintomographie

Bei Symptomen wie unklarem Doppelbildsehen, Protrusio bulbi oder einseitiger Visusverschlechterung sind häufig neben den Ophthalmologen auch die Neurochirurgen und Kiefer- und Gesichtschirurgen gefordert.

Die anatomisch enge Beziehung so empfindlicher Strukturen wie zwischen dem Sehnerv, den Augenmuskeln und den periorbitalen Geweben macht ein hochauflösendes, bildgebendes Verfahren für eine Operationsplanung im Orbitabereich unverzichtbar. Hierfür steht uns seit 1984 neben der Computertomographie mit der Kernspintomographie ein weiteres, geeignetes Verfahren zur Verfügung. Ihre Möglichkeiten zur Darstellung intra- und periorbitaler Erkrankungen werden im Folgenden den entsprechenden computertomographischen Bildern gegenübergestellt.

Patientengut und Methode

Es wurden 24 Patienten im Alter von 18–75 Jahren kernspintomographisch und computertomographisch untersucht. 13 der 24 Patienten klagten über Doppelbildsehen; 7 Patienten zeigten eine einseitige Visusverschlechterung; bei 20 Patienten fiel eine Seitendifferenz der Bulbuslage auf. Die darzustellenden Erkrankungen ließen sich in intrakonale, extrakonale, periorbitale und von außen in die Orbita eingebrochene Prozesse gliedern. Okuläre Erkrankungen wie Retinoblastome und Aderhautmelanome sowie endokrine Orbitopathien wurden als typisch ophthalmologische Probleme ausgeklammert.

Die NMR-Darstellung erfolgte bei Feldstärken von 0,5 Tesla mit einem 1,5-Tesla-Magneten (Philips Gyroscan). Die Resonanzfrequenz lag bei 21 MHz. Es wurden Single-slice- und Multiple-slice-Aufnahmen in Spinechotechnik erstellt. Die Repetitionszeiten wurden zwischen 250 ms und 1500 ms variiert. Bei Multiple-slice-Aufnahmen wurden jeweils Echozeiten von 50 und 100 ms gewählt. Single-slice-Aufnahmen erfolgten in Multiechotechnik mit Echozeiten von 50, 100, 150 und 200 ms. Zur Computertomographie wurden verschiedene Geräte, meist das Somatom 2 der Firma Siemens, verwendet.

Ergebnisse

Es ließen sich alle Prozesse sowohl mit der Computertomographie als auch mit der Kernspintomographie darstellen.

1. Intrakonal

Die 5 intrakonalen Raumforderungen umfaßten ein Nervenscheidenmeningeom des N. opticus, einen Granularzelltumor am M. rectus medialis, einen retrobulbären Pseudotumor, einen Pseudotumor im orbitalen Trichter sowie ein retrobulbär gelegenes malignes Lymphom niedriger Malignitätsstufe.

Zur Darstellung intrakonaler Prozesse erwiesen sich NMR und CT als gleichermaßen geeignet. Das räumliche Auflösungsvermögen beider Verfahren machte eine genaue Unterscheidung der anatomischen Strukturen möglich (Abb. **1**). Die Differenzierung zwischen Sehnerv und Tumorgewebe gelang im NMR sehr exakt. Von Vorteil war hierbei die Möglichkeit, im NMR alle Schnittebenen gleichermaßen abzubilden (Abb. **2**). Dieser Vorzug kann, unter allerdings erhöhter Strahlenbelastung, durch die Rekonstruktion der koronaren und sagittalen Ebene im CT ausgeglichen werden.

2. Extrakonal

Bei den 7 Patienten mit extrakonalen Prozessen ergaben sich histologisch ein suprabulbär gelegenes Pseudolymphom, ein pleomorphes Adenom der Glandula lacrimalis (2 ×), ein Tränendrüsenkarzinom, eine chronisch fibrosierende Dakryoadenitis, sowie 2 Fälle multipler infra- und suprabulbärer Neurofibrome. Auch in der Diagnostik der extrakonalen Erkrankungen waren NMR und CT gleichwertig.

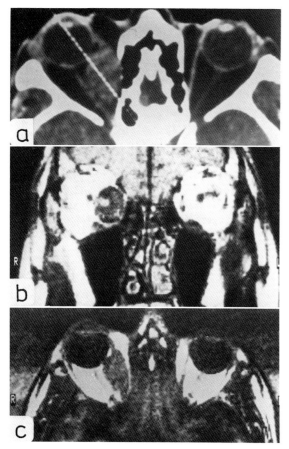

Abb. 1a–c Darstellung eines Granularzelltumors am M. rectus internus. Sowohl Computertomographie (a) als auch NMR (b u. c) erlauben die exakte Unterscheidung zwischen Tumor und normalen anatomischen Strukturen

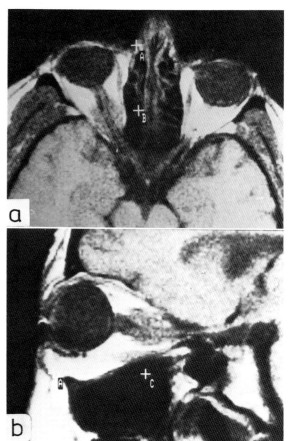

Abb. 2a u. b Transversales und sagittales NMR-Bild eines Nervenscheidenmeningeoms am N. opticus. Die freie Wahl der Schnittebene im NMR vermittelt eine gute räumliche Vorstellung des Tumors bei genauer Abgrenzung zum N. opticus.

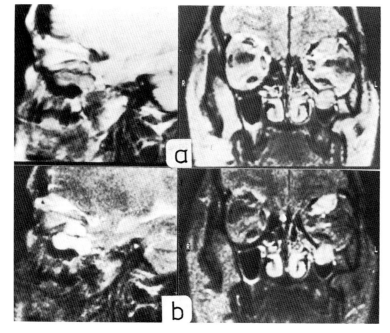

Abb. 3a u. b NMR-Darstellung multipler plexiformer Neurofibrome. Durch Verlängerung der Repetitions- und Echozeit (T_2-Gewichtung) (b) waren die supra- und infraorbitalen Tumoren besser von normalem Gewebe zu differenzieren als bei T_1-Gewichtung (a)

Bei den beiden Patienten mit multiplen Neurofibromen erwies sich die Variabilität des NMR-Bildes durch Verlängerung der Repetitions- und Echozeit (T_2-Gewichtung) als hilfreich, da diese kleinen Tumoren im CT trotz Kontrastmittelgabe nur schwierig darstellbar waren (Abb. **3**). Die Beziehung zur knöchernen Orbita war im NMR fast ebenso exakt zu beurteilen wie im CT (Abb. **4**), obwohl die Kortikalis kein NMR-Signal gibt und daher nur indirekt an der Grenze zu signalgebenden Weichgeweben erkennbar wird.

3. Periorbital

Bei den 7 Patienten mit periorbitalen Erkrankungen fanden sich 3 in die Orbita eingebrochene Zysten der Stirnhöhle bzw. der Siebbeinzellen und Keilbeinhöhle; 3 Patienten hatten Mukozelen der Kieferhöhle mit reaktiven Doppelbildern, 1 Patient erlitt eine einseitige Visusverschlechterung durch ein intraorbitales Hämatom nach traumatischer Perforation des Kieferhöhlendaches. Die bessere Knochendarstellung der Computertomographie zeigte sich bei der Diagnostik zystischer Veränderungen der Nasennebenhöhlen. Durch die, von der Relaxationszeit unabhängige, hohe Signalintensität des Zysteninhaltes im NMR-Bild waren z. B. bei einem Patienten mit posttraumatischer Siebbeinzellzyste Kalzifikationen und Knochenstücke im Zystenlumen sowie die Kontaktzone zwischen Zyste und Orbitahöhle nur im CT exakt zu beurteilen (Abb. **5**).

4. In die Orbita eingewachsene Prozesse

Bei 5 Patienten waren Tumoren in die Orbita eingebrochen. Histologisch fanden sich eine Metastase eines Mamma-Karzinoms, ein Ästhesioneuroblastom, ein malignes Lymphom, ein desmoplastisches Fibrom sowie eine Metastase eines Kolonkarzinoms.
Zur Abklärung einer intrakraniellen Tumorinvasion erwies sich das NMR hierbei als besonders geeignet. So war im NMR bei der Metastase eines Kolonkarzinoms neben der Kompression der orbitalen Strukturen die Hirnbeteiligung besser als im CT erkennbar, während die Knochenarrosion im CT deutlicher zu sehen war (Abb. **6**).
Bei einer Patientin mit einem in die Orbita penetrierten malignen Lymphom der Fossa pterygopalatina erwies sich die fehlende Signalintensität der Kortikalis erneut als Nachteil des NMR. Die Tumorausdehnung bis in die Fissura orbitalis inferior zeigte sich dadurch im CT deutlicher als im NMR (Abb. **7**).

Diskussion

Bislang war die Computertomographie aufgrund ihrer präzisen Detailauflösung zur Diagnostik intra- und periorbitaler Tumoren alternativlos (WEINSTEIN u. Mitarb. 1981, FORBES 1982). Bei wiederholter Anwendung ist die Gefahr der Strahlenkatarakt jedoch nicht zu vernachlässigen (ISHERWOOD u. Mitarb. 1977, LUND u. MALABURT 1982). Daher kam in letzter Zeit die Kernspintomographie auch in der Orbitadiagno-

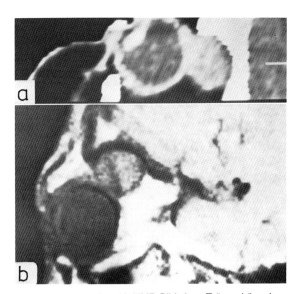

Abb. **4a u. b** **a** CT und **b** NMR-Bild eines Tränendrüsenkarzinoms. Das intensive NMR-Signal der umliegenden Weichgewebe erlaubt indirekt eine exakte Beurteilung der Tumor-Knochen-Grenze im NMR-Bild, obwohl die Kortikalis selbst kein kernspintomographisches Signal gibt

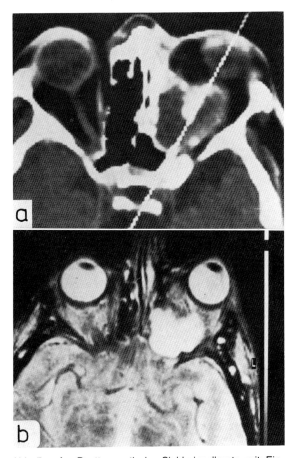

Abb. **5a u. b** Posttraumatische Siebbeinzellzyste mit Einbruch in die Orbita **a** im CT und **b** NMR-Bild. Durch die hohe Signalintensität des Zysteninhaltes im NMR konnten Kalzifikationen und Knochenstücke im Zystenlumen nur im CT gut sichtbar gemacht werden

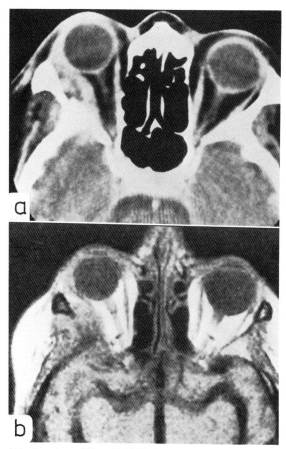

Abb. 6a u. b a CT und b NMR-Darstellung einer Metastase eines Kolonkarzinoms. Während die Knochenarrosion im CT besser sichtbar war, wurden die Kompression der orbitalen Strukturen sowie die Hirnbeteiligung im NMR deutlicher

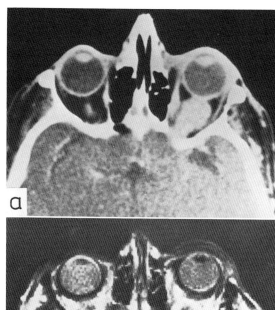

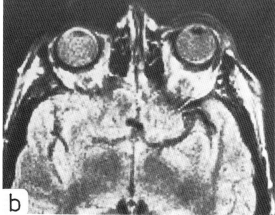

Abb. 7a u. b Malignes Lymphom der Fossa pterygopalatina mit Einbruch in die Orbita. Die Tumorausdehnung bis in die Fissura orbitalis inferior zeigte sich a im CT genauer als im NMR (b)

stik vermehrt zum Einsatz (DANIELS u. Mitarb. 1984, WORTHINGTON 1984, SOBEL u. Mitarb. 1984).
Mit den derzeit im NMR üblichen Magnetfeldstärken wird das räumliche Auflösungsvermögen der heutigen, hochauflösenden CT-Generation noch nicht erreicht (HAN u. Mitarb. 1984, SOBEL u. Mitarb. 1984). Dennoch konnten in unserem Patientenkollektiv, ähnlich wie in den Untersuchungen von HAWKES (1983) und LI u. Mitarb. (1984), alle 24 pathologischen intra- und periorbitalen Prozesse kernspintomographisch sichtbar gemacht werden. Die im NMR freie Wahl der Schichtebene erwies sich besonders für intrakonale Raumforderungen als vorteilhaft und führte zu einer guten Korrelation zwischen NMR-Bild und intraoperativem Befund. Auch die knöchernen Strukturen der Orbita waren indirekt durch den kontrastgebenden Orbitainhalt ausreichend abgrenzbar.
Lediglich im Bereich der Nasennebenhöhlen und des Orbitatrichters erwies sich die fehlende Signalintensität der Kortikalis als Nachteil des NMR. Dagegen war der bessere Weichteilkontrast im NMR zum Ausschluß einer Tumorinvasion nach intrakraniell ein wesentlicher Vorteil gegenüber dem CT. Die von DAMADIAN u. Mitarb. (1971, 1973) sowie EGGLESTONE u. Mitarb. (1975) geäußerte Vermutung, daß maligne Tumoren ein spezifisches Relaxationszeitverhalten aufwiesen, konnte in unserer Untersuchung nicht bestätigt werden. Aus den NMR-Bildern ließen sich keine eindeutigen Dignitätsaussagen ableiten (s. auch BRANT-ZAWADZKI u. Mitarb. 1984).
Durch Verwendung von Oberflächenspulen (AXEL 1984, BUNKE u. Mitarb. 1985), stärkeren Magnetfeldern (EDELSTEIN u. Mitarb. 1985, SCHENCK u. Mitarb. 1985) und optimierten Impulssequenzen (BOMSDORF u. Mitarb. 1985) erscheint eine zukünftige Erweiterung der NMR-Bildinformation erreichbar. Dennoch bringt die Kernspintomographie für die Operationsplanung im Orbitabereich schon jetzt bei vielen unklaren Fällen wichtige zusätzliche Informationen zur Computertomographie.

Zusammenfassung

Es wurden 24 Patienten mit unklarem Doppelbildsehen, Protrusio bulbi oder einseitigem Visusverlust kernspintomographisch untersucht. Dabei ließen sich intrakonale, extrakonale, periorbitale und von außen in die Orbita eingebrochene Prozesse differenzieren. Bei Vergleich mit den entsprechenden computertomographischen Bildern erwies sich die dreidimensionale Bildgebung des NMR als Vorteil für die Planung operativer Eingriffe. Zur Knochendarstellung im orbitalen Apex und der Periorbitalregion war die Computertomographie dem NMR überlegen.

Literatur

Axel, L.: Surface coil magnetic resonance imaging. J. Comp. Ass. Tomogr. 8 (1984) 381
Bomsdorf, H., M. Kuhn, E. Grabbe, W. Steinrich, J. Heinzerling: Optimierung der MR-Tomographie. Röntgenstrahlen 53 (1985) 4
Brant-Zawadzki, M., J. P. Badami, C. M. Mills, D. Norman, T. H. Newton: Primary intracranial tumor imaging: a comparison of magnetic resonance and CT. Radiology 150 (1984) 435
Bunke, J., W. Steinbrich, Ch. Wetzel: Erfahrungen mit Oberflächenspulen bei MR. Röntgenstrahlen 53 (1985) 12
Damadian, R.: Tumor detection by nuclear magnetic resonance. Science 171 (1971) 1151
Damadian, R., K. Zaner, D. Hor: Human tumors by NMR. Physiol. Chem. Physics 5 (1973) 381
Daniels, D., R. Herfkins, W. E. Gager, G. A. Meyer: Magnetic resonance imaging of the optic nerves and chiasm. Radiology 152 (1984) 79
Edelstein, W. A., J. F. Schenck, H. R. Hart, C. J. Hardy, Th. Foster, P. A. Bottomley: Surface coil magnetic resonance imaging. J. Amer. med. Ass. 253 (1985) 828
Egglestone, J. C., L. A. Saryan, D. P. Hollis: Nuclear magnetic resonance investigations of human neoplastic and abnormal nonneoplastic tissues. Cancer Res. 35 (1975)
Forbes, G. S.: Computed tomography of the orbit: symposium on neuroradiology. Radiol. clin. N. Amer. 20 (1982) 37
Han, J. S., J. E. Benson, C. T. Bonstelle, R. J. Alfidi, B. Kaufman, M. Levine: Magnetic resonance imaging of the orbit: a preliminary experience. Radiology 150 (1984) 755
Hawkes, R. C., G. N. Holland, W. S. Moore, S. Rizk, B. S. Worthington, D. M. Kean: NMR imaging in the evaluation of orbital tumors. Amer. J. Neuroradiol. 4 (1983) 254
Isherwood, J., B. R. Pullan, R. T. Ritchings: Radiation dose in neuroradiological procedures. Neuroradiology 16 (1977) 449
Li, K. C., R. V. Poon, P. Hinton, R. Willinsky, C. J. Pavlin, J. J. Hurwitz, J. R. Buncic, R. M. Henkelman: MR imaging of orbital tumors with CT and Ultrasound correlations. J. Comput. Ass. Tomogr. 8 (1984) 1039
Lund, E., M. Malaburt: Irradiation dose to the lens of the eye during CT of the head. Neuroradiology 22 (1982) 181
Schenck, J. F., H. R. Hart, Th. Foster, W. A. Edelstein, P. A. Bottomley, R. W. Redington, C. J. Hardy, R. A. Zimmerman, L. T. Bilaniuk: Improved MR imaging of the orbit at 1,5 T. with surface coils. Amer. J. Radiol. 144 (1985) 1033
Sobel, D. F., C. Mills, D. Char, D. Norman, M. Brant-Zawadzki, L. Kaufman, L. Crooks: NMR of the normal and pathology eye and orbit. 5 (1984) 345
Sobel, D. F., W. Kelly, B. O. Kjos, D. Char, M. Brant-Zawadzki, D. Norman: MR imaging of orbital and ocular disease. Amer. J. Neuroradiol. 6 (1985) 259
Weinstein, M. A., M. T. Modic, B. Risius, P. M. Duchesneau, A. J. Berlin: Visualization of the arteries, veins, and nerves of the orbit by sector computed tomography. Radiology 138 (1981) 83
Worthington, B. S.: NMR imaging of intracranial and orbital tumors. Brit. med. Bull. 40 (1984) 179

Gerd Gehrke, Armin Thron, Norbert Schwenzer, Rainer Schmelzle und Lothar Guhl, Tübingen

Kernspintomographische Befunde bei Angiomen

Einleitung

In der Diagnostik arteriovenöser High-flow-Angiome steht neben dem klinischen Befund der hohe Stellenwert der Angiographie unstrittig fest (GEHRKE u. Mitarb. 1986, MERLAND u. Mitarb. 1980). Im Gesichts- und Halsbereich trifft man bei ausgedehnten Befunden jedoch am häufigsten hämodynamisch inaktive vaskuläre Malformationen, sog. Low-flow-Angiome, an. In diesen Fällen ergibt die übliche Katheterangiographie, bedingt durch die relative Stase, häufig nur eine wenig eindrucksvolle Darstellung (VOIGT u. Mitarb. 1978). Die allerdings seltener geübte Direktpunktion des Angioms ermöglicht dann eine eindeutige Abbildung, während das Computertomogramm in der Diagnostik erfahrungsgemäß nur eine untergeordnete Rolle spielt. Mit der MR-Tomographie steht eine nichtinvasive bildgebende Methode mit hoher Aussagekraft, z. B. für Gehirn und Rückenmark, zur Verfügung (ROTH 1984). Deshalb stellt sich die Frage, ob dieses Untersuchungsverfahren auch die diagnostischen Möglichkeiten bei Angiomen erweitert.
Ein wesentliches Ziel der vorliegenden Untersuchung besteht ferner darin, bei der komplexen Beeinflussung des MR-Tomogramms durch Blutbewegung (SCHULTHESS u. HIGGINS 1985, STEINER u. FELIX 1985) die optimalen Parameter für Pulswiederholzeit und Ausleseverzögerung herauszufinden, um so mit einem relativ standardisierten Verfahren vergleichbare Bilder mit dem höchstmöglichen Informationsgehalt zu erreichen.

Material und Methoden

Von den an der Abteilung für Kiefer- und Gesichtschirurgie der Universität Tübingen im Zeitraum von 1978 bis einschließlich 1982 behandelten 203 Patienten mit Angiomen war bei 15 Patienten ein Angiogramm erstellt worden. Von diesen konnten wir 9 Patienten im Alter von 15–49 Jahren, 3 Männer und 6 Frauen, an einem 1,5-T-MAGNETOM (Siemens, Erlangen) untersuchen. In Einzelfällen lag zusätzlich ein CT vor (Tab. 1). Die Bildgebung wurde mit Kopf- und Oberflächenspulen durchgeführt. In allen Fällen wurden T_1-betonte (TR = 400 ms, TE = 30 ms) und T_2-betonte (TR = 1600 ms, TE = 60 u. 120 ms) Aufnahmen in Spinechopulssequenz und Multiechotechnik erstellt; vereinzelt wurden IR-(= Inversion Recovery-)Sequenzen angefertigt. Auf eine Kontrastmittelgabe wurde bisher verzichtet.

Ergebnisse

Die MR-Tomographie zeigt u. a. in Abhängigkeit von Flußgeschwindigkeit und Pulsequenzparametern ein variables Bild vaskulärer Malformationen, wie an einigen typischen Beispielen unseres Krankengutes gezeigt werden soll.

Tabelle 1 Ergebnisse

Patienten	OP (ja = + nein = −)	Histologie	CT ja = +	Angiographie	Kernspintomographie SE (Spinechosequenz)		Spezielle Methoden
					T_1-betont	T_2-betont	
1. m	−	−	−	Low-flow-Angiom	+	+	−
2. m	+	kavernöses Angiom	−	Low-flow-Angiom	+	+	+
3. m	+	Hämangiolipofibrom	−	arteriovenöses High-flow-Angiom	+	+	+
4. W	+	kavernöses und kapilläres Angiom	+	Low-flow-Angiom	+	+	+
5. W	+	kavernöses Angiom	−	keine pathologische Gefäßdarstellung	+	+	−
6. W	+	kavernöses Angiom u. Lymphangiom	−	Low-flow-Angiom	+	+	−
7. W	+	kavernöses und kapilläres Angiom	−	Low-flow-Angiom	+	+	+
8. W	+	kavernöses Angiom	−	kapilläres Low-flow-Angiom	+	+	+
9. W	+	kavernöses und kapilläres Angiom	+	Low-flow-Angiom	+	+	+

Bei den in der Häufigkeit dominierenden Low-flow-Angiomen (Tab. 1) kommt es als Ausdruck der relativen Stase des Blutes zu einer erheblichen Signalverstärkung im T_2-betonten Bild; der Befund wird hier besonders deutlich hervorgehoben (Abb. 1). Das T_1-betonte Bild solcher Kavernome zeigt bei insgesamt weniger intensivem Signal die Topographie ebenfalls gut. Die Abgrenzung gegen umgebendes Fettgewebe gelingt hier besser, die zu Muskel- und Bindegewebe weniger deutlich. Die großen Halsgefäße erscheinen, wie alle schnell durchflossenen Strukturen, durch den Protonenfluß als signalfreie Zonen schwarz.

Bei einem wenig eindrucksvollen klinischen Aspekt und einem fast negativen Befund im Angiogramm imponiert ein in seinem hämodynamischen Verhalten annähernd vergleichbares Lymphhämangiom gleichermaßen durch das hohe Signal in T_2-betonten Bildern (Abb. 2). Die noch erhebliche Ausdehnung der Malformation läßt sich in verschiedenen Projektionen gut demonstrieren.

Nach der Entfernung eines histologisch gesicherten kavernösen Hämangioms am Hals zeigt die Verlaufskontrolle im MR-Tomogramm einen der klinischen Untersuchung nur schwer zugänglichen weiteren An-

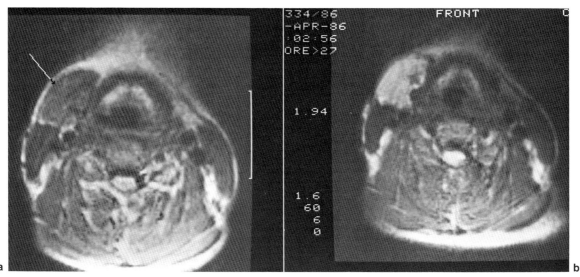

Abb. 1a u. b Typisches Low-flow-Angiom, submandibulär gelegen, b im T_2-betonten, a im T_1-betonten MR-Tomogramm. Deutliche Signalverstärkung im T_2-betonten Bild bei hier guter Abgrenzbarkeit des Befundes auch im T_1-betonten Bild

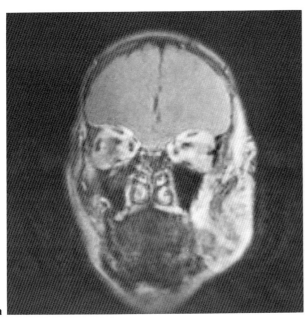
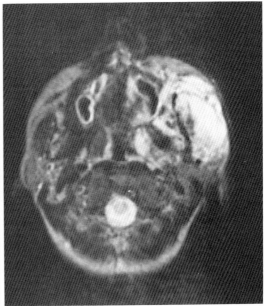

Abb. 2a u. b Hämodynamisch inaktives, histologisch gesichertes Lymphhämangiom im T_2-betonten Bild in **a** koronarer und **b** axialer Projektion. Bei angiographisch fast negativem Befund zeigt hier das MR-Tomogramm klar die Ausdehnung des Befundes

giomanteil im rechten lateralen Mesopharynx (Abb. 3).

Handelt es sich dagegen um ein Angiom mit Highflow-Anteilen, ändert sich das Signalverhalten im MR-Bild deutlich. Der Befund erscheint im T_1-betonten Bild mit einem inhomogenen Signalmuster, insgesamt eher signalgemindert; Anteile des Hämangioms werden signalarm, fast schwarz, getrennt von hell abgebildetem Fett und Low-flow-Angiomanteilen dargestellt (Abb. 4). Dabei lassen sich weder zuführende noch drainierende Gefäße deutlich differenzieren. Auch spätere Echos demonstrieren hier ein sehr ähnliches Bild. Insbesondere kommt es nicht zu der bei den Low-flow-Malformationen beobachteten Signalanhebung.

Diskussion

Da das therapeutische Vorgehen entscheidend von der Ausdehnung und Topographie eines Angioms bestimmt wird, eröffnet die MR-Tomographie eine wesentliche und vorteilhafte Ergänzung in der Diagnostik. Dies um so mehr, als für Low-flow-Angiome mit Ausnahme der Direktpunktion keine wirklich zufriedenstellende Methode zur Verfügung steht. Als nichtinvasive Methode kann die MR-Tomographie Ausdehnung und Beziehung der Malformation zu umgebenden Strukturen in verschiedenen Ebenen demonstrieren – eine Feststellung, die für intrazerebrale Angiome und solche an den Extremitäten gleichermaßen gilt (SCHÖRNER u. Mitarb. 1986, WEINREB u. Mitarb. 1985).

Der hohe Anteil sog. Low-flow-Angiome im Gesichts- und Halsbereich zeigt ebenso wie zerebrale venöse Angiome eine erhebliche Signalanhebung in T_2-betonten Bildern (AUGUSTYN u. Mitarb. 1985, MILLS u. Mitarb. 1983), während die Befunde im T_1-betonten Bild eher signalarm zur Darstellung kommen.

Die inhomogenere Abbildung im T_1-betonten Bild und die fehlende Signalanhebung in späteren Echos charakterisieren hämodynamisch aktive Angiome. Dabei scheint die minuziöse Abgrenzung zu umgebenden Strukturen auch im MR-Tomogramm gelegentlich schwierig, ganz besonders dann, wenn operative Eingriffe vorausgegangen sind.

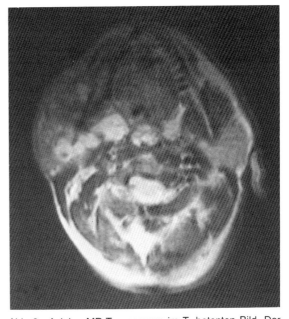

Abb. 3 Axiales MR-Tomogramm im T_2-betonten Bild. Der Schnitt in Höhe des horizontalen Unterkiefers zeigt einen Angiomanteil im rechten lateralen Mesopharynx mit Ausdehnung in die Masseterloge

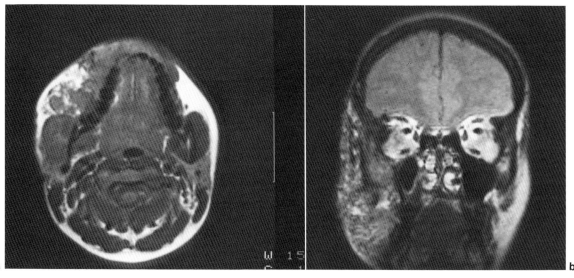

Abb. 4a u. b **a** Axiales, T_1-betontes Bild mit überwiegend signalarmer Darstellung des in den Wangenweichteilen und Masseterbereich gelegenen Angioms. **b** Der T_2-betonte koronare Schnitt zeigt besser die gesamte Ausdehnung der Gefäßgeschwulst, die sich jetzt als sehr inhomogenes Signalmuster abbildet, was den gemischten, High-flow-/Low-flow-Charakter des Befundes illustriert

Darüber hinaus gelingt bisher eine sichere Darstellung zuführender und drainierender Gefäße nicht (WEINREB u. Mitarb. 1985), so daß anhand des klinischen Befundes und des MR-Befundes eine grobe Klassifikation vorgenommen und danach die Indikation zur Angiographie als interventionelle Methode gestellt werden kann.

Zusammenfassung

Für die im Gesichts-Hals-Bereich häufigsten langsam fließenden Angiome heben T_2-betonte MR-Tomogramme den Befund am deutlichsten hervor. Vorteil der nichtinvasiven Methode ist die vergleichsweise sehr gute Darstellung der Ausdehnung des Befundes und der die Läsion umgebenden Anatomie. Bei hämodynamisch aktiven Angiomen können Flußphänomene die Bildqualität teilweise beeinträchtigen. Speisende und drainierende Gefäße sind nicht sicher differenzierbar. Der gegenwärtig noch hohe Zeitaufwand wird mit der Entwicklung schneller Meßsequenzen (sog. „fast imaging") vermutlich in Zukunft vermindert werden.

Literatur

Augustyn, G. T., J. A. Scott, E. Olson, R. L. Gilmor, M. K. Edwards: Cerebral venous angiomas: MR-imaging. Radiology 156 (1985) 391–395

Gehrke, G., R. Schmelzle, A. Thron: Indikationen zur Angiographie in der Kiefer- und Gesichtschirurgie. Dtsch. Zahnärztl. Z. 41 (1986) 43–48

Merland, J. J., M. C. Riche, J. P. Monteil, E. Hadjean: Classification actuelle des malformations vasculaires. Ann. chir. Plast. 25 (1980) 105–111

Mills, C. M., M. Brant-Zawadzki, L. E. Crooks, L. Kaufman, P. Sheldon, D. Norman, W. Bank, Th. H. Newton: Nuclear magnetic resonance: principles of blood flow imaging. Amer. J. Neuroradiol. 4 (1983) 1161–1166

Roth, K.: NMR-Tomographie und -Spektroskopie in der Medizin. Springer, Berlin 1984

Schörner, W., G. B. Bradac, J. Treisch, A. Bender, R. Felix: Magnetic resonance imaging in the diagnosis of cerebral arterivenous angiomas. Neuroradiology 28 (1986) 313–318

v. Schulthess, G. K., Ch. B. Higgins: Blood flow imaging with MR: spin phase phenomena. Radiology 157 (1985) 687–695

Steiner, G., R. Felix: Beeinflussung des NMR-Tomogrammes durch Blutbewegung. Radiologe 25 (1985) 421–425

Voigt, K., N. Schwenzer, P. Stoeter: Angiographic, operative and histologic findings after embolisation of craniofacial angiomas. Neuroradiology 16 (1978) 424

Weinreb, J. C., J. M. Cohen, H. Redman: A comparison of MRI and angiography for the evaluation of arteriovenous malformations of the extremities. In: Book of Abstracts. Soc. of Magnetic Res. in Med., London 1985

Jürgen Becker, Berlin, Günther Gademann, Heidelberg, Wolfhard Semmler, Heidelberg, und Peter Reichart, Berlin

Bedeutung der MR-Tomographie für die Diagnostik von Mundboden- und Zungenkarzinomen

Einleitung

Die MR-Tomographie stellt Weichgewebe mit hohem Kontrast und hoher Ortsauflösung dar. Durch eine entsprechende Wahl der Aufnahmeparameter (Pulswiederholzeit und Echozeit) kann zusätzlich die Kontrastierung verändert werden (SEMMLER u. Mitarb. 1986). Dies ermöglicht eine gute Darstellung und damit auch Abgrenzbarkeit von Lymphknoten, Muskulatur, Fett, Synovialflüssigkeit oder Liquor. Blutgefäße können bei geeigneter Wahl der Aufnahmeparameter ohne Kontrastmittel dargestellt werden (BECKER u. Mitarb. 1986).
Ziel der vorliegenden Untersuchung war es festzustellen, inwieweit die MR-Tomographie Beiträge zur Diagnostik von Karzinomen im Mundboden-Zungen-Bereich liefern kann und ob dieses Verfahren eine genauere Abgrenzung der Tumoren im Vergleich zur Computertomographie (CT) ermöglicht.

Material und Methode

Im Institut für Nuklearmedizin des DKFZ wurden 7 Patienten mit einem Magnetom (Siemens, Magnetfeld B_o = 1,5 Tesla) untersucht. Die Anregung der Protonen und die Aufzeichnung des Empfangssignals erfolgten mit der Körperspule. 5 Patienten wiesen gesicherte Mundbodenkarzinome, 1 Patient ein laterales Zungenrandkarzinom sowie 1 Patient ein Rezidiv eines operierten Zungengrundkarzinomes auf.
In der Strahlenklinik und Poliklinik des Klinikums Charlottenburg der FU Berlin wurden 3 Patienten mit einem Mundbodenkarzinom (T_3N_1), 1 Patient mit einer Residualzyste im Bereich der linken Kieferhöhle sowie als Kontrolle 7 gesunde Versuchspersonen mit einem Magnetom (B_o = 0,5 Tesla) untersucht, wobei hier das Empfangssignal über eine Kopfspule aufgezeichnet wurde (BECKER u. Mitarb. 1986).
Bei allen Aufnahmen wurde die Spinechosequenz (SE) mit Pulswiederholzeiten (T_R) von 1200, 1600 oder 1800 ms und Auslesezeiten (T_E) von 30–150 ms angewendet. Zum Vergleich wurden von allen Patienten Computertomogramme angefertigt.

Ergebnisse

Bei den in Heidelberg untersuchten Patienten konnten in 5 Fällen die Karzinome im T_2-gewichteten Bild dargestellt werden, 1 Karzinom (klinisch T_2) wurde in der MRT nicht diagnostiziert. Das Rezidiv des Zungengrundkarzinomes war aufgrund von ferromagnetischen Bildartefakten der Osteosyntheseplatten nach primärer Rekonstruktion des Unterkiefers nicht darstellbar. Von den 3 in Berlin untersuchten Mundbodenkarzinomen konnten in 2 Fällen die Tumoren gegenüber der angrenzenden Zungenmuskulatur durch ihre signalintensivere Darstellung im T_2-betonten Bild (T_R = 1600 ms, T_E = 70–90 ms) abgegrenzt werden (Abb. **1–3**). Diese Tumoren konnten im CT nicht dargestellt werden. Bei dem 3. Patienten war aufgrund von Bewegungsartefakten eine Interpretation des MR-Bildes nicht möglich. Eine Residualzyste zeigte aufgrund des hohen Fett- und Flüssigkeitsanteiles bei T_R = 1600 ms und T_E = 30 ms eine sehr hohe Signalamplitude.

Diskussion

Durch die MRT ist im Kieferbereich eine Differenzierung von Geweben möglich, wenn diese unterschiedliche Relaxationszeiten oder Protonendichten aufweisen (BECKER u. Mitarb. 1986). Ein weiterer Vorteil der MRT ist die Möglichkeit, beliebige Schnitte in allen Raumebenen ohne Umlagerung des Patienten abbilden zu können. Auf die veränderte Gewebezusammensetzung im Mundboden- und Zungenkarzinom im Vergleich zum umliegenden Zungengewebe und die längere T_2-Relaxationszeit der Tumoren war es zurückzuführen, daß die Karzinome in der MRT signalintensiv abgebildet werden konnten. Eine genauere Differenzierung des pathologischen Prozesses ist jedoch nur bedingt möglich. Vor allem erscheint eine Differenzierung zwischen Tumor und Ödem sehr schwer, da beide ein ähnliches Kontrastverhalten zeigen. Die in unseren Untersuchungen beobachteten Ausdehnungen der Tumoren konnten im entsprechenden Operationspräparat bestätigt werden. Unse-

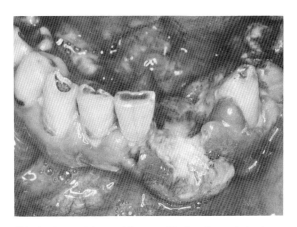

Abb. **1** Ausgedehntes Plattenepithelkarzinom bei einem 44jährigen Patienten (T_4N_2). Durch eine bestehende Zahnlücke (regio 41 und 42) kam es zur Infiltration der vestibulären Gingiva

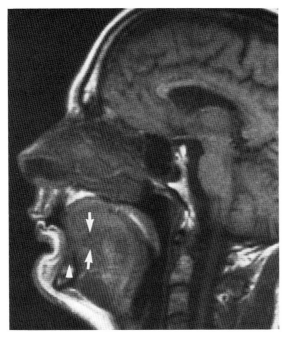 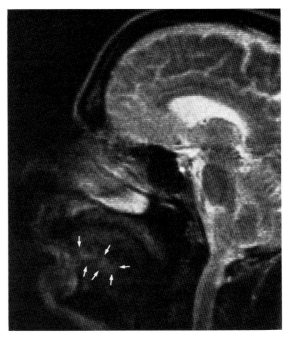

Abb. 2 MR-Tomographie mit $T_R = 400$ ms und $T_E = 30$ ms, Kopfspule. Im Bereich des Mundbodens sowie im Zungenkörper (Pfeile) geringfügig geringere Signalamplitude im Vergleich zum restlichen Zungengewebe. Im Bereich des Alveolarfortsatzes Einbruch des Tumors in die Außenkortikalis (Pfeilspitze)

Abb. 3 Gleicher Patient wie Abb. 1 und 2 mit $T_R = 1600$ ms und $T_E = 150$ ms. Im T_2-gewichteten Bild fand sich im Bereich des Tumors ein deutlich verstärktes Signal

re vorläufigen Befunde entsprechen denen, die u. a. auch von Rektumkarzinomen berichtet wurden (GANSSEN u. KÖNING 1986). Problematisch war bei unseren Untersuchungen jedoch noch die relativ lange Scandauer (5–15 Min.), die nötig war, um eine ausreichende geometrische und Kontrastauflösung zu erzielen. Bewegungsunschärfen, vor allem durch Schluckbewegungen, führten zu erheblichen Qualitätseinbußen. Erwartungsgemäß zeigte die Kopfspule im Vergleich zur Aufzeichnung des Signales über die Körperspule eine bessere Auflösung.

Unsere Untersuchungen zeigten, daß durch die MRT die Diagnostik von Karzinomen im Bereich der Weichteile deutlich verbessert werden kann. Aufgrund der geringen Fallzahl kann noch keine abschließende Wertung vorgenommen werden. Doch die bisher vorliegenden Ergebnisse zeigen, daß die MRT im Vergleich zur CT bei dieser Indikationsstellung Vorteile aufweist, vor allem da sie nicht mit der Anwendung ionisierender Strahlen verbunden ist. Die klinische Anwendung der MRT steht noch am Anfang, und es sind noch weitere umfassende Untersuchungen notwendig, um die Möglichkeiten, die die MRT bietet, vollständig auszunutzen.

Zusammenfassung

10 Patienten mit Mundboden- und Zungenkarzinomen, 1 Patient mit einer Residualzyste und 7 gesunde Versuchspersonen wurden in der MR-Tomographie untersucht. Hierbei konnten 7 Karzinome im T_2-gewichteten Bild mit Auslesezeiten zwischen 60 und 120 ms gegenüber der angrenzenden Zungenmuskulatur signalintensiver dargestellt werden. Durch die MR-Tomographie gelang eine Differenzierung zwischen zystischen und soliden Prozessen im Kieferbereich. Die Vergleiche mit den parallel durchgeführten computertomographischen Untersuchungen zeigten, daß die MRT vor allem auch durch die multiplanare Schnittführung geeignet ist, die präoperative Diagnostik zu verbessern.

Literatur

Becker, J., M. Schuster, P. Reichart, W. Semmler, R. Felix: Grundlagen der klinischen Anwendung der magnetischen Resonanz-Tomographie (MRT) in der Zahn-, Mund- und Kieferheilkunde. Teil II: Klinische Anwendung der MRT. Dtsch. Z. Mund-Kiefer-Gesichts-Chir. 10 (1986) 46

Ganssen, A., H. Köning: Stand und Zukunftsperspektiven in der medizinischen Diagnostik. electromedica (Siemens) 54 (1986) 3

Semmler, W., J. Becker, M. Schuster, K. D. Kramer, R. Felix: Grundlagen der klinischen Anwendung der magnetischen Resonanztomographie (MRT) in der Zahn-, Mund- und Kieferheilkunde. Teil I: Grundprinzipien der MRT. Dtsch. Z. Mund-Kiefer-Gesichts-Chir. 10 (1986) 31

Ulrich Joos und Hartmut Friedburg, Freiburg

Darstellung des Verlaufs der mimischen Muskulatur in der Kernspintomographie

Einleitung

Das Behandlungsziel bei Lippen-Kiefer-Gaumen-Spalten besteht darin, möglichst exakt die anatomische Form und Funktion wiederherzustellen. Alle modernen Operationsmethoden rekonstruieren deshalb sorgfältig den M. orbicularis oris. Aber trotz guter primärer Operationsergebnisse traten in der weiteren Entwicklung Asymmetrien im Skelettbereich auf, die oft auch durch sorgfältige kieferorthopädische Behandlung nicht vermeidbar waren. Als Ursache werden meist Operationsnarben und ein mangelhaftes Wachstumspotential der Spaltkiefer angeführt. Dagegen wies DELAIRE (1974) darauf hin, daß für die normale Entwicklung des Oberkiefers bei Spaltpatienten nicht nur die Rekonstruktion des M. orbicularis oris von Bedeutung ist, sondern genauso die der paranasalen mimischen Muskeln. Die Lokalisation dieser Muskeln konnte er jedoch mit Hilfe anatomischer Präparationen nur z. T. angeben.

Untersuchungen

Mit Hilfe der Kernspintomographie versuchten wir deshalb den normalen Verlauf dieser Muskulatur im Bereich des Mittelgesichtes darzustellen. Neben dem bekannten ringförmigen M. orbicularis oris stellte sich gut der oblique Teil dieses Muskels dar, der zur Spina nasalis zieht. Diese beiden Teile des Muskels sind im Bereich des Philtrums nicht so ausgeprägt und bilden eine Art Muskellücke (Abb. 1). Abweichend von den Anatomiebüchern verläuft die übrige mimische Muskulatur. Der M. transversus nasi, der M. levator labii superioris alaeque nasi sowie die Mm. zygomaticus major und minor strahlen nicht paranasal in die Haut ein, sondern verlaufen am Vorderrand der Apertura piriformis durch das Vestibulum nasi zum Nasenseptum und zur Spina nasalis (Abb. 2). Teile dieser Muskeln strahlen auch in den M. orbicularis oris ein. Es ordnet sich somit die mimische Muskulatur des Mittelgesichtes ringförmig um die Nase an, mit Ursprung vor der Sutura zygomatico-maxillaris und Ansatz an dem Septum nasale und der Spina nasalis. Teile dieses Muskelringes strahlen auch in den ringförmigen M. orbicularis oris ein.
Sind nun diese Muskelringe, wie bei Lippen-Kiefer-Gaumen-Spalten, unterbrochen, d. h. haben diese Muskeln keinen Ansatzpunkt, so führt dies dazu, daß sich die Muskulatur nach außen oben kontrahiert und den Nasenflügel mit nach oben verzieht (Abb. 3). Gleichzeitig kontrahiert sich der unterbrochene M. orbicularis oris auf die kontralaterale Seite der Unterlippe. Dies läßt sich auch elektromyographisch zeigen, da die größte Muskelaktivität im Bereich der Unterlippe, der kontralateralen Seite, zu finden ist (Abb. 4).

Die logische Konsequenz aus dieser Gegebenheit ist, daß bei einer vollständigen Lippen-Kiefer-Gaumen-Spalte nicht nur der M. orbicularis oris, sondern alle Muskeln, auch im paranasalen Bereich, identifiziert und an ihren Ansatzpunkt gebracht werden müssen. Mit Hilfe eines Muskelstimulators suchen wir deshalb intraoperativ die einzelnen Muskelstränge auf und

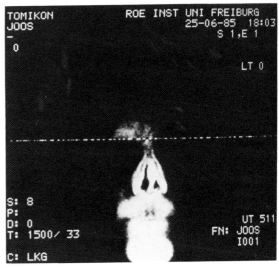

Abb. 1 NMR-Darstellung des M. orbicularis oris, Muskellücke im Philtrumbereich

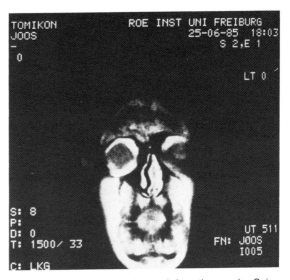

Abb. 2 Paranasale Muskulatur mit Insertion an der Spina nasalis und Nasenseptum (NMR-Darstellung)

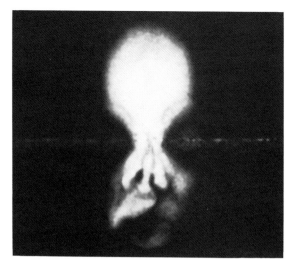

Abb. 3 NMR-Darstellung der LKG (mit Hydrozephalus), Nasenflügel mit Muskulatur nach außen und oben rotiert

fixieren sie an der Spina nasalis und am Nasenseptum. Der M. orbicularis oris wird in klassischer Weise rekonstruiert.

Diskussion

Mit Hilfe der Kernspintomographie konnte die ringförmige Anordnung der paranasalen Muskeln mit Ursprung von der Sutura zygomatico-maxillaris und Ansatz am Nasenseptum gezeigt werden. Auf die Bedeutung dieser Muskeln für das Wachstum des Zwischenkiefers wiesen SCOTT (1967) und DELAIRE u. CHATEAU (1977) hin. Darüber hinaus zeigte SARNAT (1968) in Tierversuchen, daß die größte vertikale und sagittale Wachstumszunahme des Oberkiefers an der Sutura zygomatico-maxillaris stattfindet. Dieses Phänomen kann dadurch erklärt werden, daß durch das vertikale Wachstum des embryonalen Knorpels des Nasenseptums der Ansatzpunkt der paranasalen mimischen Muskeln nach kaudal verlagert wird. Da alle diese Muskeln vor der Sutura zygomatico-maxillaris ihren

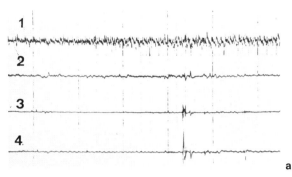

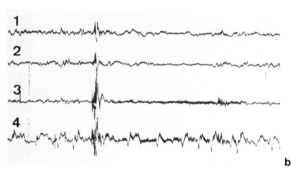

Abb. 4a u. b Postoperatives EMG: **a** nach konventioneller Operation, **b** nach Muskelrekonstruktion. 1 = U-Lippe, 2 = O-Lippe, 3 = paranasale Ableitung, 4 = Mittelgesichts-Ableitung. Normalisierung der Muskelaktivität in Ableitung 2, 3 und 4

Ursprung nehmen, wird über die Muskulatur diese Sutur dadurch gedehnt, und es erfolgt ein starkes appositionelles Knochenwachstum im Mittelgesicht, verbunden mit einer Vorwärtsrotation des Oberkiefers (Joos 1985). Unterbleibt bei Lippen-Kiefer-Gaumen-Spalten die Rekonstruktion dieser Muskulatur, resultiert daraus die bekannte Hypoplasie des Mittelgesichtes. Um diese skelettale Wachstumsstörung zu beheben, ist es deshalb notwendig, bei der primären Operation der Lippe die paranasale mimische Muskulatur exakt zu rekonstruieren (Abb. 5).

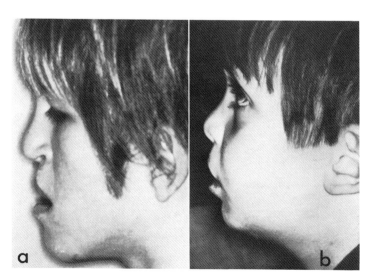

Abb. 5a u. b Zwei 7jährige Jungen mit beidseitiger LKG.
a Konventionelle Operation (hypoplastisches Mittelgesicht),
b Rekonstruktion der Mittelgesichtsmuskulatur. Normale Entwicklung des Mittelgesichtes

Zusammenfassung

Bei der Operation von LKG-Spalten ist es wichtig, nicht nur den M. orbicularis oris zu rekonstruieren, sondern in gleichem Maße auch die paranasale mimische Muskulatur. Erst die Wiederherstellung dieser Muskelschlingen gewährleistet ein normales skelettales Wachstum im Mittelgesicht. Mit Hilfe der NMR-Tomographie konnte der Verlauf dieser Muskulatur nachgewiesen werden.

Literatur

Delaire, J.: Considerations sur l'accroissement du premaxillaire chez l'homme. Rev. Stomatol. 75 (1974) 951–970

Delaire, J., J.-P. Chateau: Comment le septum nasal influence-t-il la croissance premaxillaire et maxillaire. Deductions en chirurgie des fentes labiomaxillaires. Rev. Stomatol. 78 (1977) 241–254

Joos, U.: The importance of muscular reconstruction in the treatment of cleft lip and palate. Scandinavian Journal of Plastic and Reconstructive Surgery, Göteborg (im Druck)

Sarnat, B. G.: Growth of bones as revealed by implant markers in animals. Amer. J. phys. Anthrop. 29 (1968) 225–286

Scott, J. H.: Dento-facial development and growth, 5th ed. Pergamon, Oxford 1967

Jürgen Düker, Freiburg

Ultraschalluntersuchung am Beispiel der Kieferhöhle

Einleitung

Die sonographische Untersuchung der Nasennebenhöhlen ist im Fachbereich der Hals-Nasen-Ohren-Ärzte weit verbreitet. Durch grundlegende Arbeiten von KITAMURA u. KANEKO (1965), KITAMURA u. Mitarb. (1969), GILBRICHT u. HEIDELBACH (1968) sowie MANN (1975, 1976, 1979, 1984) sind die Möglichkeiten und Grenzen der Kieferhöhlendiagnostik aufgezeigt worden. Die Anwendung für die Zahn-, Mund- und Kieferheilkunde hat vor allem SPRANGER (1970) untersucht. Der große Vorteil der Ultraschalldiagnostik liegt darin, daß die Untersuchung nicht mit einer Strahlenexposition verbunden ist. Inwieweit die spezielle Fragestellung für die kieferchirurgische Therapie der Kieferhöhlenerkrankungen mit der Sonographie geklärt und die Röntgenaufnahmen ersetzt oder ergänzt werden können, soll hier dargestellt werden.

Untersuchungsmethoden

Älteste und einfachste Methode zur Ultraschalldiagnostik der Kieferhöhle ist der A-Scan, ein eindimensionales Verfahren mit Amplitudenmodulation. Die Befunderhebung beruht auf Entfernungsbestimmungen und Beurteilung der Echointensität und -konfiguration. Die Höhe der Echozacke korreliert mit der Intensität des Echos und wird beeinflußt durch die Verstärkung des Gerätes. Durch die Weiterentwicklung des Schnittbildes zum schnellen B-Bild (Realtime-Verfahren) eignet sich auch diese Methode zur Untersuchung der Kieferhöhle. Die einzelnen Echos werden beim B-Scan (Brightness-Modulation) in Grautöne umgewandelt. Mit dem Sektorscan können besonders günstige, den anatomischen Gegebenheiten der Kieferhöhle angepaßte, zweidimensionale flächen- und winkeltreue Ultraschallbilder erzeugt werden. Zur Beurteilung der Aussagekraft der Kieferhöhlensonographien werden A- und B-Scan-Bilder den Röntgenaufnahmen gegenübergestellt.

Ergebnisse

Bei einer normalen, lufthaltigen Kieferhöhle wird durch Aufsetzen des Schallkopfes in der Wangenregion nur ein Echogramm der vor der Kieferhöhle liegenden Weichgewebe und des Knochens registriert. An der Grenze der Schleimhaut der vorderen Kieferhöhlenwand zur Luft des Kieferhöhlenlumens werden die Ultraschallwellen reflektiert. Das eigentliche Lumen sowie die Hinterwand lassen sich nicht darstellen. Schleimretentionszysten der Kieferhöhle sind häufig Zufallsbefunde, da sie selten Beschwerden bereiten. Wegen des homogenen Flüssigkeitsgehaltes, der nur wenig Schall absorbiert, ist die Schallausbreitung besonders gut. Das typische A-Bild zeigt nach einer echoleeren Zone scharfe Reflexionen an der hinteren Begrenzung der Retentionszyste, die sich schon mit geringer Verstärkung darstellen lassen (Abb. 1). Be-

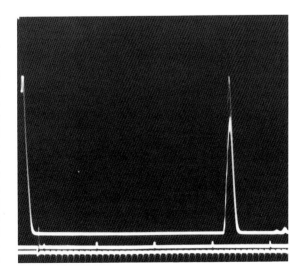

Abb. 1 A-Scan einer Schleimretentionszyste mit scharfer Reflexion an der hinteren Grenze der Zyste zur lufthaltigen Kieferhöhle

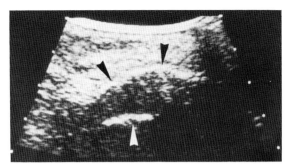

Abb. 2 Horizontaler Sektorscan einer radikulären Zyste in der Kieferhöhle. Ein echoarmer Hohlraum ist teilweise durch eine echoreiche Randzone (Pfeile), die der Knochenwand der Zyste entspricht, begrenzt

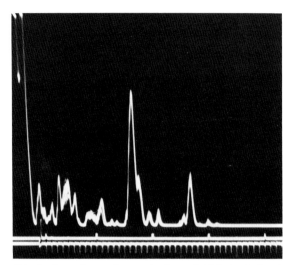

Abb. 3 Darstellung einer polypösen Schleimhautschwellung im Recessus alveolaris mit dem A-Scan

sonders deutlich ist dieses Echosignal vor einer schalltoten Zone, d. h. bei Luftgehalt des Restlumens. Schleimretentionszysten sind bei der Ultraschalluntersuchung nur zu erfassen, wenn sie Kontakt haben zur ventralen oder ventrolateralen Begrenzung der Kieferhöhle, es sei denn, der Schall wird durch Flüssigkeit oder polypöse Schleimhaut bis zu einer weiter dorsal gelegenen Zyste fortgeleitet. In vielen Fällen ist die Diagnostik mit dem Ultraschall eindeutiger als im Röntgenbild. Die B-Bild-Ultrasonographie liefert keine wesentliche Verbesserung der diagnostischen Möglichkeiten für die Schleimretentionszyste. Der Sektorscan zeigt im horizontalen Schnitt häufig keine scharfe seitliche Begrenzung, da Strukturen, die parallel zur Schallrichtung liegen, nur schlecht abgebildet werden.

Odontogene Zysten des Oberkiefers mit Ausdehnung in die Kieferhöhle lassen sich röntgenologisch von den Schleimretentionszysten abgrenzen, da sie im Knochen entstehen und bei ihrem Wachstum im pneumatisierten Bereich eine Knochenwand ausbilden. Die periphere Kompaktalamelle ist auf dem Röntgenbild meist deutlich zu erkennen und ein wichtiges differentialdiagnostisches Kriterium gegenüber der Schleimzyste. Mit der Ultraschalluntersuchung ist hier eine sichere Diagnose nicht immer eindeutig möglich. Im A-Bild entspricht das Echogramm der odontogenen Zyste dem der Schleimretentionszyste. Nur bei einer Ausdehnung auch außerhalb der normalen Kieferhöhlengrenzen läßt sich aus der topographischen Untersuchung folgern, daß keine Schleimretentionszyste vorliegen kann. Das B-Bild läßt eher eine Differenzierung zu (Abb. 2). Im horizontalen Sektorscan kommt ein echoarmer Hohlraum mit nicht immer vollständiger Abgrenzung durch eine echoreiche Randzone, die der Knochenwand der Zyste entspricht, zur Darstellung.

Entzündliche Schleimhautschwellungen und polypöse Veränderungen sind sonographisch zu erfassen, wenn sie in Verbindung mit der Vorderwand stehen, die allein der Untersuchung zugängig ist. Je nach Lokalisation des Schallkopfes können basale und kraniale Anteile getrennt beurteilt werden (Abb. 3). Wird der Ultraschall über das Schleimhautpolster bis zur dorsalen Begrenzung der Kieferhöhle fortgeleitet, erhalten wir ein Rückwandecho. Der Sektorscan liefert uns bei ödematösen und polypösen Schleimhautreaktionen keine zusätzliche Information. Sind die Veränderungen ausgedehnt, stellt sich auch hier die Hinterwand dar. Bei katarrhalischen oder eitrigen Formen der Sinusitis maxillaris läßt sich das Sekret nachweisen, wenn es zu einer Spiegelbildung führt. Durch Änderung der Kopfhaltung entstehen unterschiedliche Echomuster. Wird der Kopf gebeugt, erhält das Sekret Kontakt zur ganzen Vorderwand; der Schall wird auch im kranialen Bereich fortgeleitet. Wird der Kopf überstreckt, zeigt sich an dieser Stelle hinter der Vorderwand Luft (Abb. 4).

Tumoren im Bereich der Kieferhöhle sind ultrasonographisch schwer von polypösen Schleimhautveränderungen zu differenzieren. Eine zuverlässige Aussage ist allerdings bei großen Tumoren möglich, die über die Hinterwand zu einer Infiltration des retromaxillären Raumes geführt haben. Unregelmäßige Echomuster treten dann auch noch hinter einem je nach Ausmaß der Destruktion zu erkennendem Rückwandecho bei 5 cm und mehr auf (Abb. 5).

Die Grenze der Kieferhöhlen-Ultraschalldiagnostik liegt vor allem in der Darstellung kleiner Strukturen. Wurzelreste und Wurzelfüllmaterialien sind in der Röntgendiagnostik meist auf den Übersichtsaufnahmen schon zu erkennen und sicher durch frontale Tomogramme nachzuweisen. Mit dem A-Scan läßt sich von diesen kleinen Fremdkörpern im Kieferhöhlenlumen keine Information erhalten. Allenfalls im Sektor-Scan fallen sie als zarte Binnenechos auf, die sich jedoch nur unter Zuhilfenahme des Röntgenbildes als Wurzelrest oder Wurzelfüllmaterial interpretieren lassen.

Diskussion

Die Sonographie der Kieferhöhle reicht als alleinige Untersuchungsmethode für die kieferchirurgische Therapie nicht aus, da eine dentogene Ursache der Erkrankung auch durch ergänzende klinische Befunde

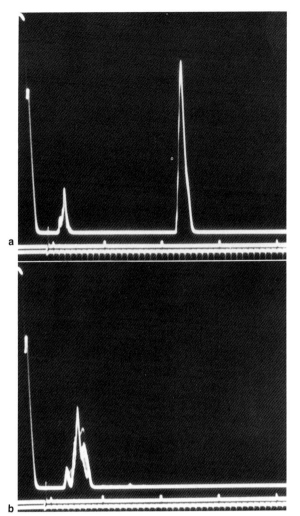

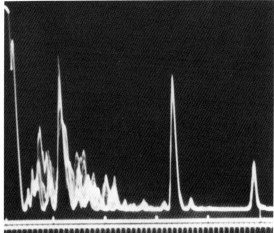

Abb. 5 Ausgedehntes Kieferhöhlenkarzinom mit Infiltration des retromaxillären Raumes. A-Scan mit Echogramm hinter der Rückwand

Abb. 4a u. b Eitrige dentogene Sinusitis maxillaris rechts.
a A-Scan bei gebeugtem Kopf und kranialer Positionierung des Schallkopfes. Das Echogramm entsteht durch Fortleitung des Schalls über das Sekret, das Kontakt zur Vorderwand hat
b A-Scan bei überstrecktem Kopf und kranialer Positionierung des Schallkopfes. Keine Fortleitung des Schalls, da sich bei dieser Kopfhaltung hinter der Vorderwand Luft befindet

nicht sicher ermittelt werden kann. Auf die Panoramaschichtaufnahme kann keinesfalls verzichtet werden. Die Ultraschalluntersuchung ist hier aber eine wertvolle Ergänzung zur Panoramaaufnahme, so daß in vielen Fällen die Nasennebenhöhlen-Aufnahme nicht notwendig ist. Meist reicht der A-Scan aus; die aufwendige Technik des schnellen B-Bildes bringt nur geringe Vorteile.

Zusammenfassung

Anhand einer Gegenüberstellung von Ultraschall- und Röntgenbildern werden die diagnostischen Möglichkeiten der Kieferhöhlensonographie bei Schleimretentionszysten, odontogenen Zysten, entzündlichen Schleimhautveränderungen, Sekretbildung und Tumoren aufgezeigt.

Literatur

Gilbricht, E., J. G. Heidelbach: Ultraschalldiagnostik in der Medizin und ihre Anwendungsmöglichkeiten im HNO-Bereich. Z. Laryng. Rhin. Otol. 47 (1968) 737

Kitamura, T., T. Kaneko: Le diagnostic des affections du sinus maxillaire par ultrasons impulses. Ann. Oto-Laryng. (Paris) 82 (1965) 711

Kitamura, T., T. Kaneko, H. Asano, T. Miura: Ultrasonic diagnosis in otolaryngology. Eye, Ear, Nose, Throat Monthly 48 (1969) 121

Mann, W.: Die Ultraschalldiagnostik der Nasennebenhöhlen und ihre Anwendung in der Freiburger HNO-Klinik. Arch. Otorhinolaryng. 211 (1975) 145

Mann, W.: Die Ultraschalldiagnostik der NNH-Erkrankungen im A- und B-Scan. Laryng. Rhin. 55 (1976) 48

Mann, W.: Diagnostic ultrasonography in paranasal sinus disease. A 5-year review. Otorhinolaryng. 41 (1979) 168

Mann, W.: Ultraschall im Kopf-Hals-Bereich. Springer, Berlin 1984

Spranger, H.: Ultraschall-Impuls-Echo-Diagnostik. Möglichkeiten und Grenzen der Anwendung für die Zahn-, Mund- und Kieferheilkunde. Habil.-Schr., Berlin 1970

Burghard Norer, Axel Pomaroli, Cornelia Fischer und Wolfgang Puelacher, Innsbruck

Experimentell-anatomische Studie zur klinischen Anwendung der Sonographie des Mundbodens

Ultraschalluntersuchungen im Kopf-Hals-Bereich wurden bereits von KEIDEL (1947) durchgeführt. War es primär das A-Bild (ein dimensionales Verfahren), das zur Kieferhöhlendiagnostik Verwendung fand (MANN 1975, 1976), wird seit Einführung der 7,5- bis 10,0-MHz-Nahfeldscanner die Diagnostik der Mundboden- und Halsweichteile mittels Ultrasonographie vermehrt eingesetzt (HAUENSTEIN u. Mitarb. 1981, ZAHN u. Mitarb. 1983). KUHN u. Mitarb. (1983) sehen Nachteile in der begrenzten Eindringtiefe und vor allem im kleinen Bildfeld, wodurch die topographische Orientierung verlorengeht. Dies setzt eine besondere anatomische Detailkenntnis der Region voraus, um das höhere Auflösungsvermögen und die gute Bildqualität für die Diagnostik voll ausnützen zu können. Dieser berechtigte Einwand bei Verwendung hochauflösender Scanner war für uns Anlaß, eine Untersuchung an identischen anatomischen Schnittpräparaten durchzuführen.

Material und Methode

Da Gase ein unüberwindliches Hindernis für eine Schallausbreitung im Gewebe darstellen, wurde vorerst versucht, makroskopische Schnittpräparate in verschiedenen flüssigen Medien parallel der Schnittebene zu beschallen. Es zeigte sich, daß trotz Durchtränkung der Präparate mit Flüssigkeiten die im Gewebe verbleibenden Restgase die Eindringtiefe wesentlich herabsetzten. Das tangentiale Anschallen der Schnittfläche mit 3,5- und 5-MHz-Schallköpfen ergab ein unrealistisches Bild. Um praxisnahe Ultraschallbilder mit dem identischen morphologischen Substrat vergleichen zu können, wurden daher unfixierte Leichen wenige Stunden nach dem Tode sonographisch untersucht. Zur Verwendung kamen ein hochauflösender 7,5-MHz-Sektorschallkopf mit integrierter Vorlaufstrecke und ein Real-time-Scanner der Fa. Philips. (Wir bedanken uns beim Verein der Tiroler Zahnärzte, der das Forschungsprojekt finanziell ermöglichte.) Nach exakter Markierung der Schnittebenen auf der Haut wurde das Präparat tiefgefroren und entsprechend geschnitten.

Schnittführung und Ergebnisse

Da bei der Sonographie die Gewebe durch eine gezielte Transducerführung in allen Richtungen des Raumes durchschallt werden, reichen die üblichen anatomischen Schnitte in transversaler, sagittaler und frontaler Ebene zur Untersuchung des Mundbodens nicht aus. Daher mußten vorerst spezielle, auf die Lage der Organe abgestimmte Schnittebenen erarbeitet werden. Um alle für die Diagnose relevanten Gewebe erreichen zu können, haben sich frontale und paramandibuläre (parallel zum Corpus mandibulae) Schnitte im Untersuchungsgang bewährt (Abb. **1** u. **2**).

Vorerst wird der Mundboden im Bereich der Fossae digastricae in frontaler Ebene geschallt. Diese liegen ventral der mittleren Incisivi (Region 41/31). Im Echobild folgt anschließend an die Haut das schmale Band des Platysmas, begleitet von wechselnd starken Fettlagern und den häufig unsymmetrisch ausgebildeten Ansätzen der Mm. digastrici.

Die zweite frontale Schichte verläuft durch den Mundboden unmittelbar dorsal der Innenfläche des Corpus mandibulae. Auf den Zahnbogen bezogen entspricht dies der Region 44/43 bzw. 33/34. Hier treten erstmalig die Mm. mylohyoideus, geniohyoideus und genioglossus sowie die Mundboden-Schleimhaut in Erscheinung.

Der dritte Schnitt führt durch die Region 45/35. Im sonographischen Bild erkennt man das markante Grenzschallecho der Schleimhaut des Mundbodens. Die Carunculae sublinguales sind als kleine Erhabenheiten sichtbar. Knapp kaudal davon und lingual des Schallschattens des Corpus mandibulae finden sich verschieden große Azini der Glandula sublingualis, die echomorphologisch in feinerer Struktur und dunklerer Graustufe imponieren als das umgebende Fettgewebe.

In der Region 46/36 schließt sich der letzte, exakt frontal einstellbare Schnitt an. Darin erscheint kaudal des M. mylohyoideus die Glandula submandibularis im Dreieck zwischen M. digastricus und dem Schallschatten des Corpus mandibulae. Kranial des M. mylohyoideus liegen zwischen Unterkiefer und M. genioglossus der Processus uncinatus mit dem Ausführungsgang der Glandula submandibularis. Dieser erscheint immer kreisrund, echoleer und mit verstärktem Rückwandecho. Die Bindegewebesepten zwischen den in allen Richtungen sich gegenseitig durchdringenden Muskelbündeln der Binnenmuskulatur ergeben immer ein echoreiches Schnittbild der Zunge (Abb. **3**).

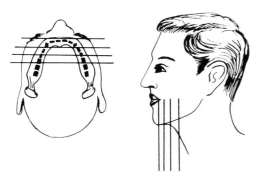

Abb. **1** Frontalschnitte in den Regionen 41/31, 44/43, 33/34, 45/35 und 46/36

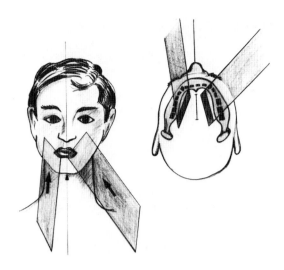

Abb. 2 Paramandibuläre Schnitte: ventral, dorsal und retromandibulär 10° und 30° zur Vertikalen geneigt

Zusätzlich zur frontalen Schichtung haben sich Schnitte in einer schrägen Ebene bewährt (vgl. Abb. 2). Sie liegen parallel zur Prämolaren- und Molarenregion des Corpus mandibulae und sind zwischen 10 und 30° zur Vertikalen geneigt (paramandibuläre Schnitte). Da ein für diese Schnitte eingestellter Sektorschallkopf nur einen Teil der gesamten dorsoventralen Tiefe des Mundbodens erfaßt, muß der Transducer in der paramandibulären Richtung nach dorsal bis in die retromandibuläre Region verschoben werden. Zweckmäßigerweise wird so zwischen einem ventralen und dorsalen paramandibulären sowie retromandibulären Bild unterschieden.

Ventral paramandibulär ist kranial des Platysmas der langgezogene vordere Bauch des M. digastricus zu erkennen. In seinem Ansatzbereich findet sich das kräftige Grenzecho des Unterkieferkörpers. Knapp dorsokranial der Fossae digastricae sieht man den M. mylohyoideus in einer S-förmigen Schleife verlaufen. Die kranial des M. mylohyoideus gelegene Glandula sublingualis weist ein gleichmäßig strukturiertes Echobild auf und wird vom scharfen Schallecho der Mundboden-Schleimhaut nach oben begrenzt. Weiter dorsal verläuft schräg die Grenze zwischen M. genioglossus und Glandula sublingualis (Abb. 4).

Im paramandibulären Schnitt von 30° (bezogen auf die Vertikale) findet sich der M. geniohyoideus kranial des M. mylohyoideus. Die Sehnenspiegel am Ursprung des M. genioglossus sind sonographisch klar erkennbar. Durch die große Schallimpedanz imponiert das Echo der Grenze der Mundboden-Schleimhaut zur Cavitas oris propria als sichere Leitstruktur.

Dorsal paramandibulär wird in der gleichen Ebene der M. digastricus nicht mehr getroffen; an seiner Stelle erscheint die Glandula submandibularis, über die sich teilweise das schmale Schallband des M. mylohyoideus spannt.

Diskussion

KRESSE (1976), SCOGGINS (1983) und POHL u. MANN (1984) weisen übereinstimmend darauf hin, daß die Ultrasonographie von der Schallimpedanz an der

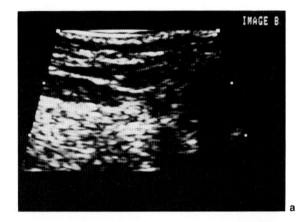

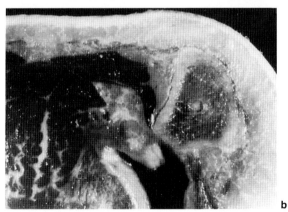

Abb. 3a u. b Identer Frontalschnitt **a** sonographisch und **b** am Präparat in Regionen 46,36 rechts

Grenzfläche innerhalb und außerhalb der Gewebestrukturen geprägt ist. Ändert sich der Schallwellenwiderstand zwischen zwei Geweben nicht sprunghaft, sondern fließend, entstehen keine Echos, und die Grenzfläche bildet sich nicht ab.

Unsere Untersuchungen am Vergleich des sonographischen Bildes mit dem identischen Schnitt haben gezeigt, daß Muskelgewebe durchaus verschiedene

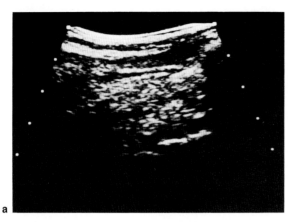

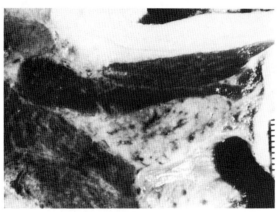

Abb. 4a u. b **a** Identer paramandibulärer Schnitt, 10° zur Vertikalen geneigt, **b** ventraler Abschnitt, links

Grauwerte aufweisen kann, je nachdem, in welchem Winkel Muskelfasern zur Schallrichtung verlaufen und wie Sehnenspiegel zwischen den Muskelbündeln vorkommen. Daher erscheinen die Mm. geniohyoideus und genioglossus echomorphologisch stark verschieden strukturiert. Der für den Ungeübten schwer erkennbare Rand des M. genioglossus zum Fettgewebe um die Glandula sublingualis kann nur bei genauer Kenntnis der topographischen Anatomie des Mundbodens gefunden werden. Zusätzlich erschwert die große Variabilität der Mm. mylohyoidei et digastrici die Interpretation der Echosignale.

Außerdem war festzustellen, daß das Platysma echographisch scheinbar breiter zur Darstellung kommt. Der Schallwellenwiderstand zwischen Platysma und darunterliegendem Fettgewebe ist fließend. Andererseits können selbst feinste Bindegewebesepten infolge des Unterschiedes in der Dichte zwischen angrenzendem Gewebe und Bindegewebe zu einem deutlichen Echo führen, das bei rechtwinkligem Einfall des Schallbündels noch verstärkt wird. Dies konnte zwischen M. digastricus und M. mylohyoideus im frontalen und paramandibulären Schnitt demonstriert werden.

Zusammenfassung

An unfixierten Leichen erfolgten wenige Stunden nach dem Tode eine ultrasonographische Untersuchung des Mundbodens, die fotografische Dokumentation der B-Scan-Bilder und die Markierung der Schallebene. Anschließend wurden die Präparate tiefgefroren und entlang der Markierungen geschnitten. Die so entstandenen identischen makroskopischen Schnitte wurden mit den Echobildern verglichen. Der hochauflösende 7,5-MHz-Small-Parts-Sektor Transducer ermöglicht die Darstellung von Strukturen im Millimeterausmaß. Baufett im Bereich des Platysmas und angrenzend an die Mm. digastrici erweist sich in seiner Echodensität ähnlich dieser Muskulatur. Sehnenspiegel und nach allen Richtungen des Raumes sich durchdringende Muskelbündel lassen die Mundbodenmuskulatur in unterschiedlichen Echostrukturen und Grauwerten erscheinen.

Literatur

Hauenstein, H., F. Rothe, B. Steinkamp: Ultrasonographische Untersuchungen bei Tumoren im Mundboden-Zungen-Bereich bei computertomographisch gesicherten Halslymphknotenmetastasen. Dtsch. zahnärztl. Z. 36 (1981) 746

Keidel, W. D.: Über die Verwendung des Ultraschalles in der klinischen Diagnostik. Ärztl. Forsch. 20/21 (1947) 349

Kresse, H.: Sonographie: Methodisch physikalische Grundlagen – Apparaturen. Internist 17 (1976) 539

Kuhn, F.-P., M. Mika, H. Schild, K. Klose: Spektrum der Sonographie von lateralen Kopf- und Halsweichteilen. Fortschr. Röntgenstr. 138 (1983) 435

Mann, W. J.: Die Ultraschalldiagnostik der Nasennebenhöhlen und ihre Anwendung in der Freiburger HNO-Klinik. Arch. Oto-Rhin.-Laryng. 211 (1975) 145

Mann, W. J.: Die Ultraschalldiagnostik der NNH-Erkrankungen mit A- und B-Scan. Z. Laryng. Rhin. 55 (1976) 48

Pohl, R.-P., W. J. Mann: Physikalische und theoretische Grundlagen der Ultraschalldiagnostik. In W. J. Mann: Ultraschall im Kopf-Hals-Bereich. Springer, Berlin 1984

Scoggins, W.: Zur Physik des Ultraschalls. Wien. med. Wschr. 133 (1983) 469

Zahn, W., W. Kuhlo, E. Machtens: Einsatzmöglichkeiten der Ultraschalldiagnostik auf dem Gebiet der Mund-Kiefer-Gesichtschirurgie. Dtsch. Z. Mund-Kiefer-Gesichts-Chir. 7 (1983) 177

Berthold Hell, Homburg/Saar

B-Scan-Sonographie in der Mund-, Kiefer- und Gesichtschirurgie

Die Ultraschalldiagnostik hat in vielen Gebieten der Medizin Anwendung gefunden. Seit einiger Zeit wird sie auch im Kopf- und Halsbereich angewandt. Insbesondere die parenchymatösen Kopf- und Halsorgane, wie Speicheldrüsen, Schilddrüse, Halsweichteile und Halsgefäße, mit den in dieser Region vorhandenen Lymphknoten sowie alle weichteiligen Schwellungen in diesem Gebiet eignen sich durch ihre oberflächliche Lage zur Ultraschalluntersuchung.

Zur Anwendung kommen Schallköpfe mit einer Frequenz von 5 bis 10 MHz. In der vorliegenden Arbeit wurden die Untersuchungen vorwiegend mit einem 5- bzw. 7,5-MHz-Kopf durchgeführt (LS 5000, Fa. Pikker, International). Mit der Ultraschalldiagnostik sind makromorphologische Aussagen über Topographie, Organzugehörigkeit, Konsistenz, Multilokularität und Größe von Läsionen möglich. Zusammen mit Anamnese und klinischem Befund kann man anhand dieser Details bis zu einem gewissen Grad auf die Dignität des Befundes schließen. Eine mikromorphologische Diagnose im Sinne einer pathohistologischen Diagnose ist nicht möglich. Von Bedeutung ist, daß die Ultraschalluntersuchung systematisch durchgeführt wird, um relevante Nebenbefunde nicht zu übersehen.

Fallbeispiele

1. Bei einem Patienten wurde 1982 erstmals ein pleomorphes Adenom mit Karzinomanteilen am weichen Gaumen entfernt; es zeigte sich jetzt in der Sonographie wie auch in der Computertomographie 3 Jahre später eine 25 mm große Raumforderung subdigastrisch (Abb. 1). Weitere verdächtige Strukturen waren nicht zu sehen. Bei der Operation wurde histologisch die Verdachtsdiagnose „Metastase" des vorbeschriebenen Tumors bestätigt. Weitere befallene Lymphknoten waren im Neck-dissection-Präparat nicht mehr vorhanden.

2. Bei dem Patienten hatte sich ein histologisch gesichertes solides Karzinom der Glandula parotis entwickelt. Im Sonogramm sieht man die unscharfe Begrenzung des Tumors in der Parotis mit zystischen Anteilen im Sinne einer Infiltration und nekrotischer Tumormassen. Im Bereich des linken Halses sowie supraklavikulär und auch im M. sternocleidomastoideus sind Metastasen zu erkennen, so daß nach diesen Befunden eine operative Therapie bei dem Patienten nicht mehr sinnvoll war (Abb. 2).

3. Bei einem radiologisch gesicherten Speichelstein im Ductus parotideus sieht man in der Sonographie den kalkdichten Stein mit dorsaler Schallauslöschung und proximal des Steines die Aufstauung des Stensonschen Ganges. Der aufgestaute Gang ist hier nicht abgebildet. Ein normales Gangsystem ist sonographisch nicht nachweisbar (Abb. 3).

4. Dieser Patient stellte sich wegen einer Schwellung infraaurikulär rechts vor. Die Sialographie erbrachte nur einen schwachen Hinweis auf die Raumforderung in der Glandula parotis rechts. Dagegen war im sonographischen Bild der Tumor eindeutig und zweidimensional zu erkennen. Histologisch wurde ein Zystadenolymphom diagnostiziert (Abb. 4).

5. Bei diesem Patienten bestand ein ausgedehntes Plattenepithelkarzinom am enoralen Kieferwinkel links mit Lymphknotenmetastasen, die im Sonogramm gut darstellbar sind. Nach einer präoperativen Chemotherapie analog der T2-Studie des DÖSAK kam es zu einer nur unwesentlichen Verkleinerung der Lymphknoten (Abb. 5).

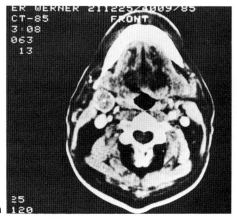 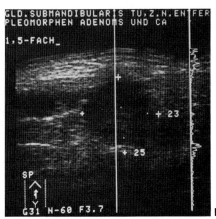

Abb. 1a u. b Computertomogramm und Sonogramm. a Im Computertomogramm runde Raumforderung in Höhe des Kieferwinkels rechts (Computertomographie: Abteilung für Radiodiagnostik der Universitätskliniken Homburg, Dir.: Prof. Dr. Kramann). b In der Sonographie: echoarme, relativ scharf begrenzte Raumforderung 25 × 23 mm groß mit echoleeren Anteilen im Sinne eines nekrotischen Tumors

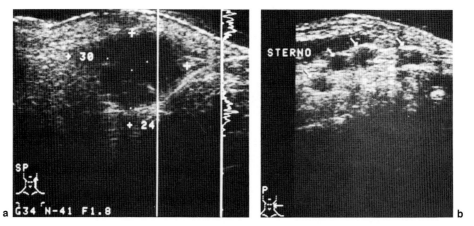

Abb. 2 a u. b Sonogramm vom Primärkarzinom in der Glandula parotis sowie Halslymphknotenmetastasen. **a** Ausbildung eines soliden Karzinoms in der Glandula parotis mit unscharfer Begrenzung und echoleeren Anteilen im Sinne von Infiltration und nekrotischen Tumormassen. **b** Mehrere ovale, echoarme, relativ scharf begrenzte Raumforderungen unterhalb des M. sternocleidomastoideus im Sinne von Lymphknotenmetastasen

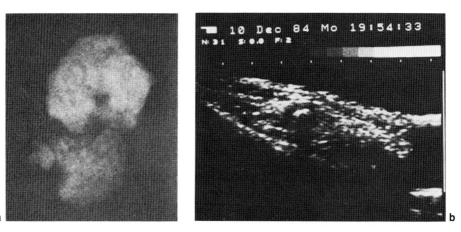

Abb. 3 a u. b Radiologische Weichteilaufnahme der Wangentasche und Sonographie der Glandula parotis. **a** Radiologisch gesicherter Speichelstein im Ausführungsgang der Glandula parotideus. **b** Kalkdichte Verschattung mit dorsaler Schallauslösung im Sinne eines Speichelsteins im Ausführungsgang der Glandula parotis

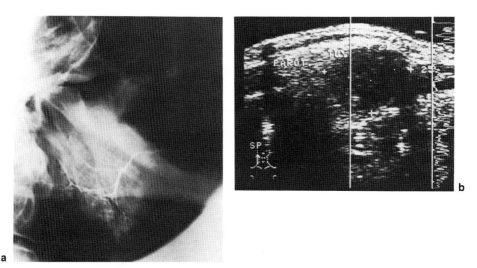

Abb. 4 a u. b Sialographie der Glandula parotis und Sonographie der Glandula parotis. **a** Nur angedeuteter Hinweis auf Raumforderung im unteren Pol der Glandula parotis, **b** Im Sonogramm eindeutig und zweidimensionale Darstellung des Tumors 21 × 25 mm durch relativ scharf begrenzte Raumforderung mit noch vorhandenen Binnenechos und dorsaler Schallverstärkung

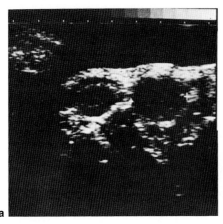 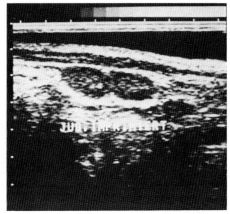

Abb. 5a u. b Vergleichbare Sonogramme bei Chemotherapie. **a** Relativ scharf begrenzte, ovale, echoarme Raumforderungen vor der Chemotherapie. **b** Etwas verkleinerte, echoreichere Raumforderungen im Sinne eines angedeuteten Therapieeffektes (5 MHz-Gerät Firma Siemens)

Diskussion

Die Ultraschalldiagnostik kann im klinischen Alltag wertvolle Informationen liefern. Die Vorteile der Untersuchungsmethode liegen darin, daß sie ohne Strahlenbelastung, ohne Schmerzen relativ preiswert und daher beliebig wiederholbar durchgeführt werden können. Sie kann Aussagen zur Organzugehörigkeit von unklaren Prozessen machen und damit die präoperative Aufklärung erleichtern. Zusätzlich ergeben sich u. U. relevante Nebenbefunde, die sogar zum Hauptbefund werden können. In der Tumordiagnostik ist sie hervorragend als Screening geeignet. Gleichzeitig bietet sich die Möglichkeit zur Verlaufbeobachtung. Im Vergleich zur Sialographie hat sie ihre Stärke in der Darstellung von Parenchymprozessen, während bei Gangprozessen die Sialographie überlegen ist. Beide Untersuchungstechniken sind also komplementär (MANN 1984). Schwächen des Untersuchungsverfahrens liegen darin, daß die Aussagefähigkeit der Ultraschalluntersuchung absolut vom Untersucher und dessen Erfahrung abhängt (WALTER u. HELL 1985). Von ihrem Prinzip her ist sie als eine dynamische Untersuchung anzusehen, vergleichbar etwa mit der Lungendurchleuchtung oder Magen-Darm-Passage.

Zusammenfassung

Anhand von Fallbeispielen werden die Möglichkeiten des Einsatzes der B-Scan-Sonographie in der Mund-, Kiefer-, Gesichtschirurgie aufgezeigt. Hingewiesen wird insbesondere, daß die Untersuchungstechnik nicht belastend, ohne Nebenwirkungen und billig ist. Es handelt sich um ein dynamisches Untersuchungsverfahren, welches in seiner Aussagekraft absolut abhängig ist von der Erfahrung des Untersuchers.

Literatur

Mann, W. J.: Ultraschall im Kopf-Hals-Bereich. Springer, Berlin 1984

Walter, F. A., B. Hell: Die Bedeutung der B-Scan-Sonographie in der Kopf- und Halschirurgie. Dtsch. Z. Mund-Kiefer-Gesichts-Chir. 9 (1985) 207

Bernd Fleiner und Bodo Hoffmeister, Kiel

Wertigkeit der B-Bild-Sonographie in der Diagnostik abszedierender Entzündungen

Einleitung

Über die sonographische Tumor-, Lymphknoten-, Zysten- und Speicheldrüsendiagnostik wurde mit guten Ergebnissen berichtet (POGREL 1982, ZAHN u. Mitarb. 1983, JONES u. FROST 1984, WALTER u. HELL 1985). Die sonographischen Muster von Zysten, soliden Tumoren, Konkrementen und Flüssigkeitsansammlungen in präformierten Höhlen wurden beschrieben (KUHN u. Mitarb. 1983, MANN 1984). Über das sonographische Erscheinungsbild von entzündlichen Infiltraten und Abszedierungen im Gesichtsbereich liegen nur wenige Mitteilungen vor (KREUTZER u. Mitarb. 1982).

Ziel der Untersuchung war es, die Wertigkeit der B-Bild-Sonographie in der Diagnostik chronisch entzündlicher Infiltrate und Abszesse im Kiefer-Gesichts-Bereich zu beurteilen.

Material und Methode

An frisch Verstorbenen simulierten wir interstitielle Flüssigkeitseinlagerungen und Zysten der lateralen Gesichtsregion im Bereich des Masseters. Hierzu injizierten wir physiologische Kochsalzlösung am Vorderrand des Muskels direkt epiperiostal bzw. legten von einem intraoralen Zugang einen flüssigkeitsgefüllten Ballonkatheter ein. Verschiedene Flüssigkeitsvolumina wurden injiziert (2–15 ml) und sonographisch untersucht.

Die klinische Untersuchung erfolgte an 53 von 158 Patienten, die mit entzündlichen Schwellungen im Bereich der lateralen Gesichtsweichteile in unserer Klinik behandelt wurden und bei denen keine eindeutige klinische Diagnose gestellt werden konnte. Die Sonographie erfolgte im B-Bild-Verfahren vergleichend bilateral und wurde von zwei Untersuchern durchgeführt. Es stand uns ein Linear-Scan-Gerät mit 5-MHz-Schallkopf (Sonoline LX, Firma Siemens) zur Verfügung. Der Befund wurde mit einer Sofortbildkamera dokumentiert.

Ergebnisse

Im Versuch führt die freie, epiperiostale Injektion von Kochsalzlösung zu einer diffusen Auflockerung der Gewebestrukturen mit unscharfer Randbegrenzung. Binnenechos und eine Echoverstärkung über der vestibulären Unterkieferkortikalis werden erkennbar (Abb. 1). Werden weniger als 2 ml Flüssigkeit inji-

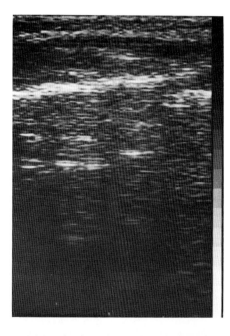

Abb. 1 Sonogramm und Umzeichnung bei epiperiostaler, paramandibulärer Injektion von Kochsalzlösung (10 ml). Unscharfe Randzone und diffuse Binnenechos. Reflexverstärkung über der vestibulären Unterkieferkortikalis

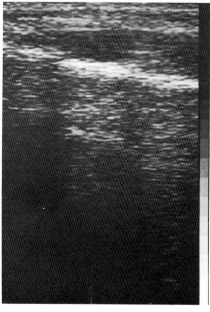
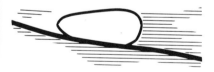

Abb. 2 Sonogramm und Umzeichnung bei paramandibulär, epiperiostal eingelegtem, flüssigkeitsgefülltem Ballonkatheder (3 ml). Scharfe Randzone. Keine Binnenechos. Reflexverstärkung über der vestibulären Unterkieferkortikalis

ziert, so ist dieses sonographisch nicht sicher nachweisbar. Bei Auffüllung eines Ballonkatheters zeigt sich bereits bei geringen Flüssigkeitsmengen (weniger als 2 ml) eine echofreie Zone mit scharfer Randbegrenzung und deutlichem Rückwandecho (Abb. 2).
Von 158 Patienten mit Schwellungen der lateralen Gesichtsweichteile untersuchten wir 53 sonographisch. 31 dieser Patienten wiesen ein chronisch entzündliches Infiltrat bzw. einen Abszeß auf. Bei 22 Patienten lag eine andere Ursache (z. B. Zyste, Tumor) der Weichteilschwellung vor. Bei den genannten 31 Patienten diagnostizierten wir sonographisch 12mal ein entzündliches Infiltrat (Abb. 3) und 19mal eine Abszedierung (Abb. 4). Fanden wir sonographisch das Bild eines Abszesses, führten wir eine Abszeßspaltung durch. 15mal konnte die sonographisch gestellte Diagnose durch Eiterabfluß bei der Abszeßspaltung bestätigt werden. Die Patienten mit dem sonographischen Befund eines entzündlichen Infiltrates wurden konservativ behandelt. In 10 Fällen war diese Therapie erfolgreich. Der weitere klinische Verlauf machte in 2 Fällen ein operatives Vorgehen notwendig. Es konnten somit in 77% der Fälle die sonographischen Befunde klinisch bestätigt werden (Tab. 1).

Diskussion

Sonographisch ist eine Unterscheidung zwischen entzündlichem Infiltrat mit diffusen Binnenechos und

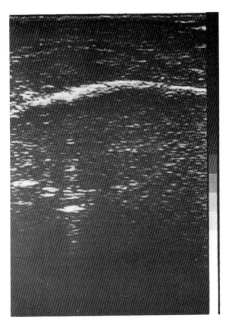
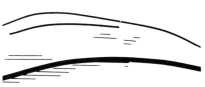

Abb. 3 Sonogramm und Umzeichnung bei entzündlichem, perimandibulärem Infiltrat. Unscharfe Randzone und diffuse Binnenechos. Reflexverstärkung über der vestibulären Unterkieferkortikalis

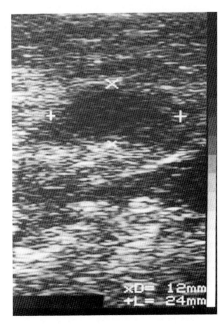
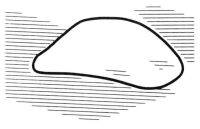

Abb. 4 Sonogramm und Umzeichnung bei submandibulärem Abszeß. Polygonal begrenzte Randzone und spärliche Binnenechos. Deutliches Rückwandecho

Tabelle 1 Sonographische Diagnostik bei 53 von 158 Patienten mit entzündlichen Weichteilschwellungen

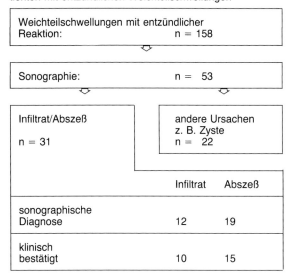

unscharfer Randzone sowie Abszedierung mit einzelnen Binnenechos und polygonaler Begrenzung in der Mehrzahl der Fälle möglich. Eine Verstärkung des Rückwandechos beobachteten wir in Übereinstimmung mit WAGNER u. Mitarb. (1985) sowohl bei den Infiltraten als auch bei den Abszessen. Eine vergleichend bilaterale Untersuchung erscheint uns in jedem Fall, besonders für den weniger erfahrenen Untersucher, hilfreich. Schwierigkeiten bestehen bei der Abgrenzung einer beginnenden Einschmelzung von einem chronisch entzündlichen Infiltrat, da eine polygonale Randbegrenzung erst bei größeren Abszessen eintritt und somit lediglich die Binnenechos differentialdiagnostisch verwertbar sind. Hier wäre der Einsatz kleinerer, intraoral verwendbarer Schallköpfe, die uns nicht zur Verfügung standen, hilfreich.

Wir sind der Ansicht, daß die B-Bild-Sonographie eine wertvolle Hilfe in der Diagnostik abszedierender Entzündungen darstellt und die Therapieplanung wesentlich unterstützt.

Zusammenfassung

An frisch Verstorbenen wurden Abszesse und Zysten simuliert und sonographisch untersucht. Die klinische Untersuchung erfolgte an 53 Patienten, wobei in 31 Fällen zwischen entzündlichem Infiltrat und Abszeß sonographisch unterschieden wurde. Der sonographische Befund konnte in 77% der Fälle klinisch bestätigt werden. Die B-Bild-Sonographie stellt nach unserer Ansicht eine wertvolle diagnostische Hilfe bei abszedierenden Entzündungen dar.

Literatur

Jones, J. K., D. E. Frost: Ultrasound as a diagnostic aid in maxillofacial surgery. Oral Surg. 57 (1984) 589

Kreutzer, E. W., M. L. Johnson, D. E. Zunkel: Ultrasonography in the preoperative evaluation of neck abscesses. Head Neck Surg. 4 (1982) 291

Kuhn, F. P., H. Mika, H. Schild, K. Klose: Spektrum der Sonographie von lateralen Kopf- und Halsweichteilen. Fortschr. Röntgenstr. 138 (1983) 435

Mann, W. J.: Ultraschall im Kopf-Hals-Bereich. Springer, Berlin 1984

Pogrel, M. A.: The use of ultrasonographie in the diagnosis of neck lumps. J. oral. max.-fac. 40 (1982) 794

Wagner, W., A. Schadel, H. D. Boettcher: Die Diagnostik raumfordernder Prozesse in der Glandula parotis durch Ultraschall. Dtsch. Z. Mund-Kiefer-Gesichts-Chir. 9 (1985) 55

Walter, F. A., B. Hell: Die Bedeutung der B-Scan-Sonographie in der Kopf- und Halschirurgie. Dtsch. Z. Mund-Kiefer-Gesichts-Chir. 9 (1985) 207

Zahn, W., W. Kuhlo, E. Machtens: Einsatzmöglichkeiten der Ultraschalldiagnostik auf dem Gebiet der Mund-Kiefer-Gesichtschirurgie. Dtsch. Z. Mund-Kiefer-Gesichts-Chir. 7 (1985) 177

Ralf Siegert und Volker Schwipper, Hamburg

Echomorphologie entzündlicher Schwellungen im Hals- und Gesichtsbereich

Vor etwa 1 Jahr haben wir die B-Mode-Sonographie an der Nordwestdeutschen Kieferklinik Hamburg als diagnostisches Routineverfahren eingeführt. Seitdem haben wir 352 sonographische Untersuchungen der Gesichts- und Halsweichteile durchgeführt. 95 davon dienten der Beurteilung entzündlicher Weichteilschwellungen, über deren Echomorphologie im folgenden kurz berichtet werden soll.

Unsere Untersuchungen haben wir mit einer Echokamera der Firma Aloka, die mit einem 5-MHz-Linearschallkopf ausgerüstet ist, durchgeführt. Als Vorlaufstrecke benutzten wir ein spezielles Kunststoffkissen. Die Dokumentation erfolgte über einen Thermodrucker.

Die entzündlichen Weichteilschwellungen wurden echomorphologisch in fünf Gruppen eingeteilt (Abb. 1 und 2):

1. Ödem, welches durch eine leichte Echoverarmung und Größenzunahme bei erhaltenen anatomischen Strukturen gekennzeichnet ist.

2. Beim Infiltrat sehen wir eine diffuse Echovermehrung, so daß die Beurteilung des anatomischen Aufbaues erschwert wird. Umschriebene Strukturauflösungen liegen jedoch nicht vor.

3. Als sog. „Präabszeß" bezeichnen wir ein Infiltrat, in dessen Zentrum sich eine leichte, unscharf begrenzte Echoverarmung entwickelt hat. Eine

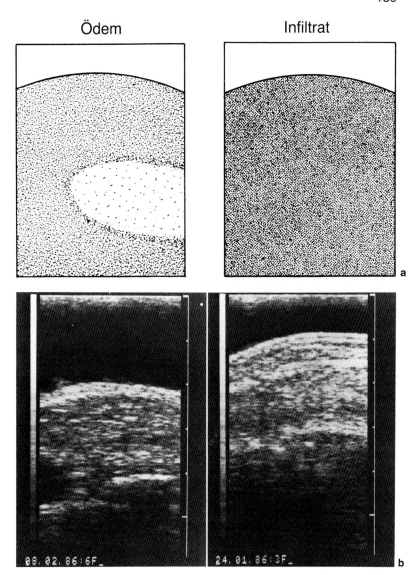

Abb. 1a u. b Echomorphologie von Ödemen und Infiltraten. **a** Schemata, **b** Beispiele

Schallverstärkung hinter diesem Areal ist nicht ausgeprägt.
4. und 5. Abszesse stellen sich als echoarme oder echofreie, mehr oder minder scharf begrenzte Areale mit Schallverstärkung dar. Entstehen sie als sog. Lymphknotenabszesse inmitten von Weichgewebe, ist ihre Form meist polyzyklisch. Liegen sie dagegen dem Knochen – wie bei den meisten odontogenen Abszessen – an, so wird ihre Form weitgehend von der Knochenoberfläche bestimmt.

HECKEMAN u. Mitarb. haben 1982 abdominelle Abszesse nach ihrer Echomorphologie in sechs verschiedene Typen klassifiziert. Wir haben uns bei der Abszeßbeschreibung an dieser Klassifikation orientiert, konnten jedoch im Gesichts- und Halsbereich nur die beiden ersten Typen beobachten. Sie unterscheiden sich durch ihre Binnenstruktur. Der Abszeß Typ 2 ist echoarm, der Typ 1 echoleer.

In der Abb. **3** ist die mittlere Anamnesedauer der „Präabszesse" sowie der echoarmen und echoleeren Abszesse dargestellt. Es zeigt sich eine steigende Tendenz vom Präabszeß über den echoarmen bis zum echoleeren Abszeßtyp. Die mit dem Student-t-Test analysierten Differenzen sind auf dem 5-%-bzw. 0,1-%-Niveau signifikant. Wir nehmen daher an, daß die unterschiedlichen sonographischen Abszeßbefunde verschiedenen Einschmelzungstadien entsprechen.

Auf den Tab. **1** u. **2** haben wir unsere anfänglichen klinischen bzw. sonographischen Diagnosen für Abszesse bzw. Infiltrate gegenübergestellt. Die abschließenden Diagnosen ergaben sich aus dem Verlauf bzw. dem operativen Befund.

Wie selbst der erfahrene Kliniker aus seiner praktischen Tätigkeit weiß, ist vor allem bei submuskulär gelegenen Prozessen nicht immer sicher zu entscheiden, ob eine entzündliche Weichteilschwellung bereits zentral eingeschmolzen ist oder nicht. Diese Fälle haben wir als klinisch fragliche Abszesse in die mittlere Spalte der genannten Abbildungen aufgenommen. Die Tab. **1** besagt, daß die Sensitivität der Abszeßdia-

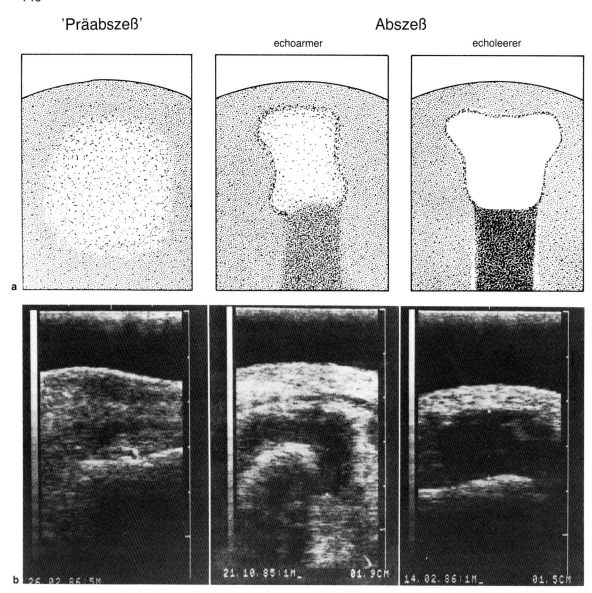

Abb. 2a u. b Echomorphologie von „Präabszessen" und Abszessen. a Schemata, b Beispiele

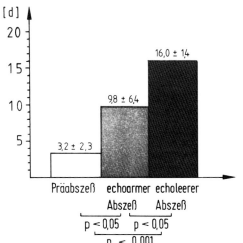

Abb. 3 Mittlere Anamnesedauern der Patienten mit „Präabszessen" sowie echoarmen und echoleeren Abszessen

Tabelle 1 Prätherapeutische Diagnosen bei 42 Patienten mit Abszessen (%)

Sonographie	Klinik Abszeß	Klinik Fraglich	Klinik Kein Abszeß		
Abszeß	64	17	2	} 83	} 95
„Präabszeß"	5	7	0		
Infiltrat	2	2	0		

71 / 97

Tabelle 2 Prätherapeutische Diagnosen bei 22 Patienten mit entzündlichen Infiltraten (%)

Sonographie	Klinik Infiltrat	Klinik Fraglich	Klinik Abszeß		
Infiltrat	45	9	23	} 77	} 91
„Präabszeß"	5	0	9		
Abszeß	0	5	5		

50 / 64

gnose unter Berücksichtigung der sicheren und fraglichen Befunde mit 95 bzw. 97% für die klinische und sonographische Diagnostik gleich ist. Betrachtet man dagegen nur die sicher erscheinenden prätherapeutischen Diagnosen, so deutet sich eine etwas höhere Sensitivität der Sonographie an.
Ein etwas anderes Bild ergibt sich nach unseren Erfahrungen bei den Infiltraten, d. h. für die Spezifität der Abszeßdiagnose. Hier erscheint die Sonographie mit 77 zu 50 bzw. 91 zu 64% der alleinigen klinischen Diagnostik überlegen. Einschränkend müssen wir jedoch betonen, daß es uns mit der bisherigen Technik nicht ausreichend sicher möglich war, die Spatia pterygomandibulare und parapharyngeale zu beurteilen.
Zusammenfassend möchten wir die Bedeutung der Sonographie zur Diagnostik entzündlicher Weichteilschwellungen folgendermaßen bewerten:

1. Die B-Mode-Sonographie ist eine wenig aufwendige und nicht belastende Untersuchungstechnik mit relativ hoher Sensitivität und Spezifität zur Ergänzung der klinischen Diagnostik.
2. Bei Abszessen ermöglicht sie eine genaue Lokalisation der Befunde.
3. Bei der sonographischen Diagnostik von Infiltraten können – im Gegensatz zu aufwendigen bildgebenden Verfahren – engmaschige Verlaufskontrollen erfolgen.

Zusammenfassung

Es werden die Erfahrungen von 95 sonographischen Untersuchungen entzündlicher Weichteilschwellungen im Hals- und Gesichtsbereich im B-Mode-Verfahren beschrieben, und dazu wird eine echomorphologische Klassifikation vorgeschlagen. Diese setzt sich aus den folgenden fünf Typen zusammen: Ödem, Infiltrat, „Präabszeß", echoarmer und echoleerer Abszeß. Aufgrund der unterschiedlichen Anamnesedauer der letztgenannten drei Klassen wird gefolgert, daß sie unterschiedlichen Einschmelzungsstadien entsprechen. Ein Vergleich der klinischen und sonographischen Abszeßdiagnostik deutet eine nur etwas höhere Sensitivität der Sonographie an. Bezüglich der Spezifität der Abszeßdiagnose erscheint die Sonographie der alleinigen klinischen Diagnostik überlegen.

Literatur

Heckemann, R., K. Krüger, K. Wernecke: Echomorphologie und Punktionsdiagnostik von intraabdominellen Abszessen. Fortschr. Röntgenstr. 137 (1982) 517–522

Heinrich Wehrbein und Hans Georg Jacobs, Göttingen

Stellenwert des Ultraschalls im A-Scan-Verfahren in der Diagnostik von Kieferhöhlenerkrankungen

Einleitung und Problemstellung

Schon 1947 hat KEIDEL auf die Möglichkeit der Ultraschalluntersuchung als Ergänzung der röntgenologischen Nasennebenhöhlen-Diagnostik hingewiesen. Arbeiten von KITAMURA u. KANEKO (1965) und GILBRICHT u. HEIDELBACH (1968) deuten darauf hin, daß es mit der Ultraschalldiagnostik gelingt, die Fehlerquote der alleinigen Röntgendiagnostik der Nasennebenhöhlen beträchtlich zu verringern.
Im Rahmen der Zahn-, Mund- und Kieferheilkunde befaßte sich SPRANGER (1971) mit Ultraschall-Schnittbilduntersuchungen (B-Scan) des Sinus maxillaris und zeigte die Grenzen der Methode auf.
In den letzten Jahren haben sich insbesondere MANN (1975, 1979), EDELL u. ISAACSON (1978), STAMMBERGER (1979), UTTENWEILER u. STANGE (1979) und JANNERT (1982) aus hals-, nasen- und ohrenärztlicher Sicht mit diesem Problem beschäftigt.
In der Zahn-, Mund- und Kieferheilkunde hat nun das Orthopantomogramm (OPG) den Stellenwert eines röntgenologischen Basisdiagnostikums zur Beurteilung der Kieferverhältnisse erlangt (SONNABEND 1977). Dabei hat sich herausgestellt, wie ROTTKE (1972) und DÜKER u. FABINGER (1978) beschreiben, daß besondere Befunde im basalen Kieferhöhlenbereich im Orthopantomogramm (OPG) besser zu erkennen und zu lokalisieren sind als in der Nasennebenhöhlen-Aufnahme (NNH-Aufnahme) im okzipitomentalen (= halbaxialen) Strahlengang.
Es stellt sich uns nun die Frage, inwieweit zur Diagnostik von Kieferhöhlenerkrankungen das OPG und der Ultraschall im A-Scan-Verfahren ausreichen und man auf die Anfertigung einer NNH-Aufnahme – u. a. aus Gründen der Strahlendosisreduzierung – verzichten kann.

Methodik

In unserer Studie wurden Patienten einbezogen, bei denen folgende Voraussetzungen vorlagen:

1. entweder eindeutig zu erkennender Befund im OPG (mit oder ohne klinische Symptomatik) = Gruppe I oder
2. Patienten, bei denen kein eindeutig zu beurteilender Befund der Nasennebenhöhle im OPG vorlag, d. h. von offensichtlich nicht verschatteter Kieferhöhle bis hin zu diffusen, nicht beurteilbaren Verschattungen, oder bei denen der klinische Befund auf eine mögliche Kieferhöhlenbeteiligung hinwies = Gruppe II.

Für die Ultraschalluntersuchungen verwendeten wir das eindimensionale A-Scan-Ultraschallgerät SINUSON 810 mit einer Arbeitsfrequenz von 3,4 MHz.

Ergebnisse

Bei der Auswertung der Ergebnisse wurden 84 röntgenologische Befunde im OPG nach den unter 2. beschriebenen Kriterien eingeteilt, wobei zwei große Gruppen gebildet wurden:

Gruppe I: gut zu erkennende Befunde im OPG

Von den 84 untersuchten Kieferhöhlen wurden 34 dieser Gruppe zugeordnet. Von diesen 34 eindeutigen Befunden im OPG konnten 28 mit dem Ultraschall erfaßt werden, während sich 6 Befunde einer sonographischen Objektivierung entzogen. Bei der NNH-Kontrollaufnahme wurden 30 Befunde erfaßt. In 4 Fällen zeigte sich kein Befund.
Im folgenden soll ein Beispiel dargestellt werden, in dem das OPG, der Ultraschall und die NNH-Aufnahme desselben Patienten gezeigt werden, um einen Vergleich zu ermöglichen (Abb. 1).
Die Abb. 1a zeigt im OPG eine nach kranial scharf abgegrenzte Verschattung der linken Kieferhöhle. In der Abb. 1b wird der zugehörige Ultraschallbefund demonstriert, wobei der Nasennebenhöhleninhalt zwar die Schallausbreitung durch das Nasennebenhöhlen-Lumen gestattet und zur Darstellung eines Rückwandechos führt, der Schall wird an den Grenzflächen aber stärker absorbiert und gestreut. Die Abb. 1c veranschaulicht die zugehörige NNH-Aufnahme mit einer Verschattung der linken Kieferhöhle.

Gruppe II keine eindeutigen Befunde im OPG

Dieser Gruppe mußten 50 Fälle zugeordnet werden. Bei diesen 50 negativen bzw. fraglichen Befunden im OPG fand sich in 21 Fällen ein positiver Ultraschallbefund, die sich dann in 16 positive und 5 negative Befunde in den NNH-Aufnahmen aufgliederten. In den weiteren 29 Fällen war stets ein negativer Ultraschallbefund festzustellen; hiervon ergab die NNH-Aufnahme in 28 Fällen einen negativen und in 1 Fall einen positiven Befund (letzterer = vorbehandelte Kieferhöhle).
Anschließend soll wiederum ein Beispiel mit OPG, Ultraschall und NNH-Aufnahme vom selben Patienten aus der Gruppe II gezeigt werden (Abb. 2).
Die Abb. 2a zeigt ein OPG mit beidseitig nicht eindeutig beurteilbaren Kieferhöhlen. In der Abb. 2b wird der zugehörige Ultraschallbefund der rechten Kieferhöhle demonstriert, wobei der Schall zwischen Vorder- und Hinterwand fortgeleitet wird und es zur Darstellung des Rückwandechos kommt. Die NNH-Aufnahme in der Abb. 2c zeigt eine Verschattung in der basalen Hälfte der rechten Kieferhöhle.

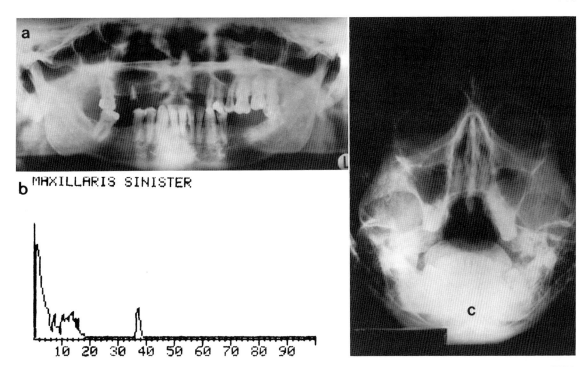

Abb. 1a–c Vergleichende Befunddokumentation bei positivem Befund im OPG: **a** OPG, **b** Ultraschallbefund, **c** NNH-Aufnahme

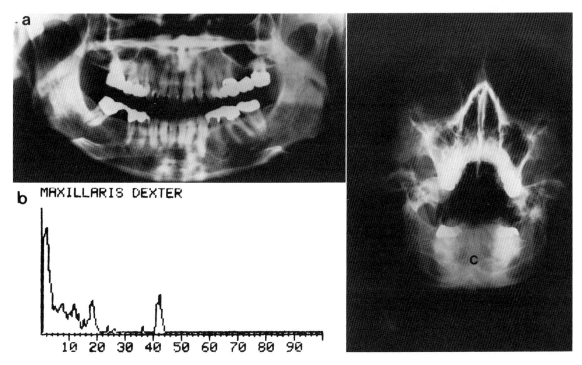

Abb. 2a–c Vergleichende Befunddokumentation bei negativem bzw. fraglichem Befund im OPG: **a** OPG, **b** Ultraschallbefund, **c** NNH-Aufnahme

Diskussion und Zusammenfassung

Die Ergebnisse der Gruppe I lassen den Schluß zu, daß bei positivem Befund im OPG und im Ultraschall auf die Anfertigung einer NNH-Übersicht verzichtet werden kann. Auch bei keinem bzw. nicht eindeutigem Nasennebenhöhlen-Befund im OPG (Gruppe II) und bei negativem Ultraschallbefund kann auf die NNH-Aufnahme verzichtet werden. In diesem Fall liegt keine pathologische Struktur im Sinus maxillaris vor. In allen anderen Befundkonstellationen, also bei positivem Befund im OPG und negativem Befund im Ultraschall oder nicht eindeutigem Befund im OPG und positivem Befund im Ultraschall, sollte zusätzlich eine NNH-Aufnahme angeordnet werden.

Weitere Untersuchungen zu diesem Problem, insbesondere mit sinuskopischer Verifizierung sowohl der Röntgenbefunde als auch der Ultraschallbefunde, sollen sich anschließen.

Literatur

Düker, J., A. Fabinger: Die Beurteilung der basalen Kieferhöhlenanteile im Panoramaschichtbild. Dtsch. zahnärztl. Z. 33 (1978) 823

Edell, S. L., S. Isaacson: A mode ultrasound evaluation of maxillary sinus. Otolaryng. clin. N. Amer. 11 (1978) 531

Gilbricht, E., J. G. Heidelbach: Ultraschalldiagnostik in der Medizin und ihre Anwendungsmöglichkeiten im HNO-Bereich. Z. laryng. Rhin. 47 (1968) 737

Jannert, M.: Ultrasonic examinations of the paranasal sinuses. Acta oro-laryng. Suppl. 389 (1982) 29

Keidel, W. O.: Über die Verwendung des Ultraschalls in der klinischen Diagnostik – Ärztliche Forschung. Z. ges. inn. Med. 1 (1947) 349

Kitamura, T., T. Kaneko: Le diagnostic des affektions du sinus maxillaire par ultrasons impulses. Ann. Oto-Laryng. (Paris) 82 (1965) 711

Mann, W.: Die Ultraschalldiagnostik der NNH-Erkrankungen mit A- und B-Scan. Z. laryng. Rhin. 55 (1975) 145

Rottke, W.: Die Bedeutung der Panoramadarstellung in der Kieferchirurgie. Dtsch. zahnärztl. Z. 27 (1972) 961

Sonnabend, E.: Zahnärztliche Röntgenologie. Urban & Schwarzenberg, München 1977

Spranger, H.: Ultraschalluntersuchungen der Sinus maxillae. Elektromedica 39 (1971) 180

Stammberger, H.: Die Ultraschalldiagnostik der Nasennebenhöhlen – Möglichkeiten und spezielle Problematik. Z. laryng. Rhin. 58 (1979) 778

Uttenweiler, V., G. Stange: Ultraschall-Diagnostik und Nasennebenhöhlenerkrankungen. Fortschr. Med. 97 (1979) 595

Rainer Rochels, Mainz

Ultraschalldiagnostik bei Frakturen der knöchernen Orbita

Einleitung

Die Diagnostik von Verletzungen der knöchernen Orbita ist weitgehend an strahlenbelastende Methoden wie Röntgenübersichtsaufnahmen, Tomographie und Computertomographie gebunden, um Art und Ausmaß des orbitalen Traumas sowie gleichzeitig bestehender Verletzungen des übrigen knöchernen Schädels bzw. seiner Weichteile beurteilen zu können (CONVERSE 1983, SCHNEIDER u. TÖLLY 1984). Der hohen Aussagekraft der genannten Verfahren steht bei polytraumatisierten Patienten oft ein erheblicher zeitlicher und apparativer Aufwand entgegen. Zur orientierenden Untersuchung bei Verdacht auf Verletzungen im Orbitabereich wird in zunehmendem Maße auch die Echographie im A- und B-Bildverfahren eingesetzt (ORD u. Mitarb. 1981, ROCHELS u. Mitarb. 1984, ROCHELS 1986). Die Vorteile der Ultraschalldiagnostik bei traumatologischen Fragestellungen sind dabei vor allem in der Schmerzfreiheit der Untersuchung, der fehlenden Strahlenbelastung, nicht notwendigen Speziallagerungen des Patienten, dem geringen Zeitaufwand und darin zu sehen, daß diese mit kleinen, transportablen Geräten durchführbar ist.

Patienten, Untersuchungsgeräte und -methodik

In den letzten 24 Monaten wurden bei 183 Patienten mit Verdacht auf Verletzungen der knöchernen Orbita echographische Untersuchungen im A- und B-Bild-Verfahren mit dem Gerät Kretz-Technik 7200 MA (Schallkopffrequenz 8 MHz) bzw. Ocuscan 400 (Schallkopffrequenz 10 MHz) durchgeführt. Bei 81 Patienten lag eine radiologisch bzw. intraoperativ gesicherte Orbitaboden-, bei 13 Patienten eine Impressionsfraktur der medialen Orbitawand vor; bei 15 Patienten bestand zusätzlich oder ausschließlich ein diffuses retro- und parabulbäres bzw. bei 8 Patienten ein subperiostales Hämatom. Zur Untersuchung im A-Bild-Verfahren wurde der Schallkopf in acht verschiedenen Meridianen auf die betäubte Bindehaut aufgesetzt und von vorn nach hinten geschwenkt, um so die gegenüberliegenden Orbitaweichteile und -knochen beurteilen zu können. Der B-Bild-Schallkopf wurde wegen größerer Abmessungen unter Zwischenschaltung von Methylzellulose als Kontaktmedium auf die geschlossenen Lider in vier Meridianen aufgesetzt und von vorn nach hinten mit Strahlengang durch den Augapfel hindurch (transbulbäre Echographie) bzw. an ihm vorbei (parabulbäre Echographie) geschwenkt.

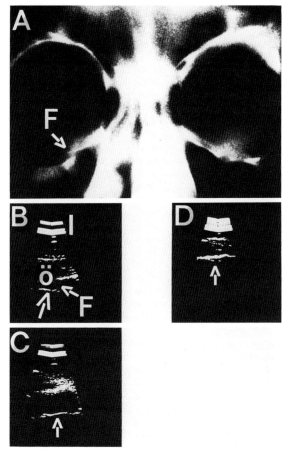

Abb. 1a–d a Tomographie bei Orbitabodenfraktur (F).
b Ultraschall-B-Bild: Nachweis des Frakturspaltes (F) mit Fragmentdislokation kieferhöhlenwärts (großer Pfeil); verbreiterter Abstand des Orbitabodenechos vom Initialecho (I) durch Ödem (Ö).
c Echographischer Befund nach Orbitabodenaufrichtung: glatt konturierter Orbitaboden (Pfeil).
d Ultraschall-B-Bild der normalen Gegenseite: glatte Orbitabodenkontur (Pfeil)

Ergebnisse

Bei *Orbitabodenfrakturen* (Abb. 1) mit Kontinuitätsunterbrechung läßt das Ultraschall-B-Bild den Frakturspalt und die Knochenfragmentdislokation gut erkennen; durch das kollaterale Unterlid- und Orbitaödem ist der Abstand des Orbitabodens vom geräte- und schallkopfbedingten Initialecho deutlich vergrößert. Das postoperativ angefertigte B-Bild zeigt einen glatt konturierten Orbitaboden ohne Fragmentdislokation oder Stufenbildung. Der normale Orbitaboden der Gegenseite stellt sich als horizontal verlaufende Echolinie dar, deren Abstand vom Initialecho durch fehlende Lidschwellung deutlich geringer ist und der Dicke von Haut- und Orbitagewebe entspricht.

Impressionsfrakturen der Lamina papyracea (Abb. 2) mit Inkarzeration von Orbitainhalt (perimuskuläres Gewebe des M. rectus medialis, Fettgewebe) sind echographisch ebenfalls diagnostizierbar. Im B-Bild

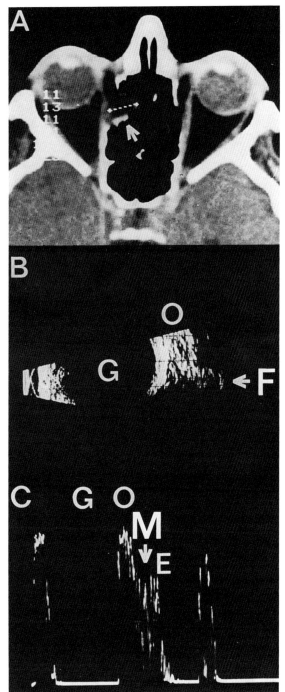

Abb. 2a–c a Computertomogramm bei Impressionsfraktur der medialen Orbitawand mit Inkarzeration des perimuskulären Gewebes und Knochenfragmentdislokation (Pfeil).
b Ultraschall-B-Bild: Echos jenseits der Orbitagrenze im Frakturspaltbereich (F), O = durch Ödem aufgelockertes, heterogenes Orbitaechogramm, G = echofreier Glaskörper.
c Ultraschall-A-Bild: im heterogenen Orbitaechozackenband (O) Depression durch den medialisierten inneren geraden Augenmuskel (M), Echozacken aus dem Ethmoid (E) jenseits der Orbitagrenze im Frakturspaltbereich, G = echofreier Glaskörper

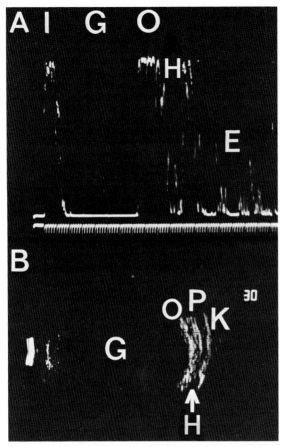 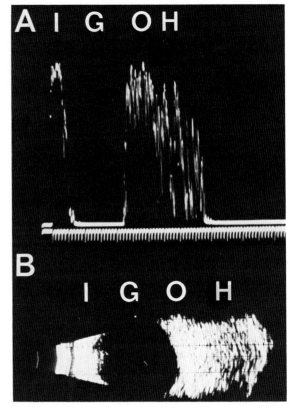

Abb. 3a u. b a Ultraschall-A-Bild bei subperiostalem Hämatom der medialen Orbitawand: Dem geräte- und schallkopfbedingten Initialecho (I) folgen die Glaskörpernullinie (G) und das hochreflektive Orbitaechozackenband (O); das Hämatom (H) ist durch zwei hohe Zacken vom abgehobenen Periost und der medialen Knochenwand scharf begrenzt; E = Echos aus dem mit Blut gefüllten echogenen Ethmoid.
b Ultraschall-B-Bild bei subperiostalem Hämatom der medialen Orbitawand: Das Hämatom (H) ist als echofreie Zone zwischen Periost (P) und Knochenwand (K) zu erkennen; O = Orbitaechogramm, G = echofreier Glaskörper

Abb. 4a u. b a Ultraschall-A-Bild bei traumatischer Orbitaeinblutung: Das Orbitaechozackenband (O) ist durch das Hämatom (H) verbreitert; die Abfolge der unterschiedlich hohen Echozacken ist heterogen; I = Initialecho, G = Glaskörpernullinie.
b Ultraschall-B-Bild bei traumatischer Orbitaeinblutung: deutliche Verbreiterung und Auflockerung des Orbitaechogramms (O) durch das Hämatom (H); I = Initialecho, G = echofreier Glaskörper

können Frakturspalt, Knochenfragmentdislokation und Verlagerung von Orbitainhalt in das Ethmoid dargestellt werden. Das A-Bild zeigt bei transbulbärem Strahlengang eine Verbreiterung des Orbita-Echozackenbandes und vereinzelte mittelhohe Zakken jenseits der Augenhöhle, die Hinweis darauf sind, daß der Schallstrahl durch einen Frakturspalt in das Siebbein eingedrungen ist.
Subperiostale Hämatome (Abb. 3) bei Verletzungen der medialen Orbitawand sind im Ultraschall-A-Bild durch eine von zwei hohen Zacken scharf begrenzte Echoaussparung gekennzeichnet. Die erste hohe Zakke ist doppelgipflig und entsteht durch Schallreflexion an der Außen- und Innenseite des abgehobenen orbitalen Periostes, die zweite hohe Zacke durch Totalreflexion an der medialen Orbitawand. Im Ultraschall-B-Bild sind subperiostale Hämatome durch eine echofreie Zone parallel zur Knochenwand zu erkennen.
Zusätzlich zu *knöchernen Verletzungen* oder *isoliert auftretende diffuse Einblutungen* (Abb. 4) in das retro- und parabulbäre Gewebe *(Orbitahämatom)* sind im A-Bild durch eine Verbreiterung des Orbita-Echozakkenbandes mit irregulärer Anordnung unterschiedlich hoher Einzelzacken, im B-Bild durch eine diffuse Auflockerung und Verbreiterung des Orbitaechogramms charakterisiert.

Treffsicherheit der Ultraschalldiagnostik

Es wurden bei unseren Patienten präoperativ folgende echographische Diagnosen gestellt: 81mal Orbitabodenfraktur, 13mal Impressionsfraktur der medialen Orbitawand (davon 9mal mit und 4mal ohne Inkarzeration von Orbitagewebe), 15mal isoliert oder zusätzlich ein Orbitahämatom und 8mal ein subperiostales Hämatom. Alle Diagnosen konnten durch Röntgenübersichtsaufnahmen, Tomographie, Computertomographie bzw. intraoperativ bestätigt werden. Bei 1 Patienten wurde eine Fissur im Orbitaboden ohne Fragmentdislokation, bei 2 weiteren eine Impressionsfraktur im hinteren Ethmoid sonographisch nicht erkannt.

Diskussion

Die dargestellten Befunde zeigen, daß der A- und B-Bild-Echographie in der Diagnostik von Verletzungen der knöchernen Orbita ein hoher Stellenwert beizumessen ist. Dieses gilt sowohl für die Treffsicherheit beim Erkennen bzw. Ausschließen von Frakturen als auch für das Auffinden zusätzlich bestehender Verletzungsfolgen wie Orbitahämatom, subperiostale Blutung und Inkarzeration von orbitalem Gewebe bei Impressionsfrakturen. Die Ultraschalldiagnostik ist in ihrer Aussagekraft dann limitiert, wenn nur diskrete Knochenfissuren ohne Fragmentdislokation bestehen oder wenn Frakturen im hinteren Ethmoid bzw. der Orbitaspitze vorliegen: Hier kann der Schallstrahl nicht mehr senkrecht auf die Knochenwand auftreten. Die dadurch bedingte diffuse Schallstreuung erlaubt dann keine verläßliche Aussage mehr.

Mit diesen beiden Einschränkungen sollte die Echographie bei allen traumatologischen Fragestellungen in der Primärdiagnostik im Sinne eines Screeningverfahrens eingesetzt werden, um Vorliegen, Art und Ausmaß der Verletzungsfolgen beurteilen zu können. Die echographisch gewonnenen Befunde bilden dabei die Grundlage für eine gezielte, weitergehende Diagnostik durch Tomographie und/oder Computertomographie. Darüber hinaus kann die Sonographie wegen fehlender Strahlenbelastung in der postoperativen Verlaufskontrolle beliebig oft eingesetzt werden.

Zusammenfassung

A- und B-Bild-Echographie haben einen festen Platz in der Diagnostik und Differentialdiagnose entzündlicher und tumoröser Erkrankungen des Auges und der Orbita. Auch in der Traumatologie kann die Sonographie Anwendung finden: Frakturspalten und Fragmentdislokationen lassen sich mit hoher Treffsicherheit erkennen. Dies ist vor allem bei Impressionsfrakturen der medialen Orbitawand bzw. des Orbitabodens wichtig, da hier die strahlenbelastenden Verfahren wie Tomographie und Computertomographie gelegentlich zu Fehlinterpretationen Anlaß geben können. Darüber hinaus lassen sich Begleitverletzungen der Orbita wie Inkarzeration perimuskulären Gewebes und orbitales oder subperiostales Hämatom sowie traumatisch entstandene Veränderungen der Nasennebenhöhlen bzw. der Schädelbasis sonographisch darstellen. A- und B-Bild-Echographie sollten deshalb bei allen Schädelverletzungen mit Verdacht auf Orbitabeteiligung in die Primärdiagnostik als Screeningverfahren einbezogen werden; postoperativ liefern Ultraschallkontrollen Zusatzkriterien zur Beurteilung des Heilverlaufs.

Literatur

Converse, J. M.: Orbital fractures. In G. E. English (ed.): Otolaryngology, vol. 4. Harper & Row, Philadelphia 1983 (Chap. 34 N: pp 1–22)

Ord, R. A., M. M. LeMay, J. G. Duncan, K. F. Moos: Computerized tomography and B-scan ultrasonography in the diagnosis of fractures of the medial orbital wall. Plast. reconstr. Surg. 67 (1981) 281–288

Rochels, R., U. Scherer, G. Geyer, F. Krummel: Echographische Diagnostik bei Orbitabodenfrakturen. Laryng. Rhin. Otol. 63 (1984) 494–497

Rochels, R.: Ultraschalldiagnostik in der Augenheilkunde – Lehrbuch und Atlas. Ecomed, Landsberg 1986 (S. 78–79, 94–96)

Schneider, G., E. Tölly: Radiologische Diagnostik des Gesichtsschädels. Thieme, Stuttgart 1984

Volker Schwipper, Ralf Siegert und Gerhard Pfeifer, Hamburg

Anwendung der Ultraschall-Doppler-Sonographie für gefäßgestielte Lappenplastiken in der Mund-, Kiefer- und Gesichtschirurgie

Bei der Umschneidung arteriengestielter Nahlappen des Gesichtes zum Verschluß von operativen und traumatischen Defekten steht der Operateur regelmäßig vor der Frage, wie breit er den Lappenfuß und -stiel umschneiden muß, um eine ausreichende Gefäßversorgung zu sichern. Gleichzeitig muß er darauf achten, daß sowohl der Sekundärdefekt klein als auch die ästhetischen Beeinträchtigungen gering sind.

Da der Verlauf der Kopfarterien individuell sehr variiert, ist deren Lage prä- oder intraoperativ in jedem Einzelfall zu bestimmen. Schematische Angaben der anatomischen Literatur sind für gefäßgestielte Lappen nicht ausreichend.

Am Beispiel der A. temporalis superficialis soll im folgenden ein kleiner Ausschnitt unserer präparatorischen und arteriographischen Voruntersuchungen zur Anatomie der Kopfgefäße erläutert und die Ultraschall-Doppler-Sonographie dargestellt werden, mit der wir klinisch den individuellen Gefäßverlauf bestimmt haben.

Bereits 1928 stellte ADACHI in der u. W. größten Studie über die Variationen der Gefäßverläufe zur A. temporalis superficialis fest, daß es ihm oft nicht möglich war, einen R. frontalis und R. parietalis zu benennen. Ähnliche Probleme der Beurteilung traten bei den eigenen superselektiven Arteriographien auf.

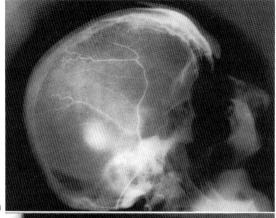

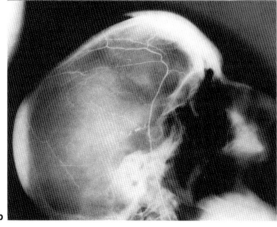

Abb. 1a u. b Röntgenkontrastdarstellung der A. temporalis superficialis (Röntgenaufnahme des Schädels seitlich): a normale Gabelbildung, b kein sicher zuzuordnender parietaler Ast

Die Abb. **1a** zeigt eine normale Gabelbildung der A. temporalis superficialis mit einem schwachen R. parietalis. Dieser war bei 25 der 26 untersuchten Gefäßverläufe gleich oder dünner als der R. frontalis. Auf der Abb. **1b** ist überhaupt kein sicherer parietaler Ast zu benennen. Vielmehr anastomosiert eine Abzweigung des R. frontalis mit der A. occipitalis.

Wie bei dem Arterienpräparat der Abb. **2** zu sehen ist, weisen sogar die Gefäßverläufe beider Seiten eines Individuums erhebliche anatomische Variationen auf. Im Mittel fanden wir die Gabelung in den frontalen und den parietalen Ast 2 cm kranial und 1 cm anterior der oberen Helixkante. Sie bilden einen Winkel von 70–90°.

Überraschend war für uns die Erkenntnis, daß der R. frontalis nur in Ausnahmefällen die Stirnregion erreicht. Dies bedeutet, daß schmale arteriengestielte Lappen in der Regel nur mit behaarter Stirnhaut gebildet werden können. Auch atypische Variationen müssen beachtet werden. So hat z. B. die sonst regelmäßig schwache A. auricularis posterior in einem unserer Präparate den R. parietalis weitgehend ersetzt und die A. occipitalis zur Hinterhauptsmitte verdrängt.

Im Scheitelbereich bilden die Endäste der A. temporalis superficialis ein dichtes Netz von Anastomosen, so daß bei Skalplappenumschneidungen die Mittellinie ohne Gefährdung der Durchblutung überschritten werden kann. Das von der A. temporalis superficialis vaskularisierte Territorium versorgt zwei Drittel der Kopfschwarte sowie mit den Ästen der A. transversa faciei und A. zygomatico-orbitalis auch große Anteile des seitlichen Gesichtes (Abb. **3**).

An 163 Probanden haben wir Arterien des Kopfes mit Hilfe der Ultraschall-Doppler-Sonographie dargestellt

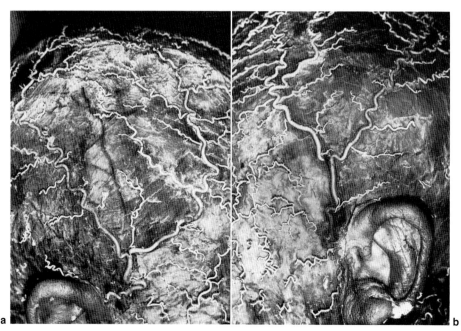

Abb. 2a u. b Präparation der A. temporalis superficialis auf beiden Seiten eines Individuums

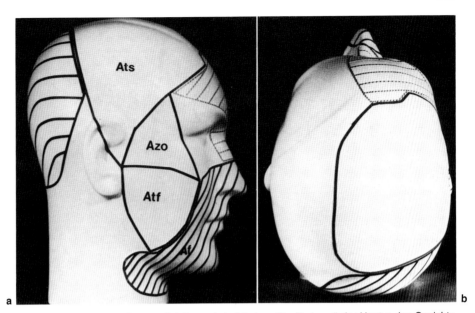

Abb. 3a u. b Darstellung des von der A. temporalis superficialis vaskularisierten „Territoriums" der Haut a des Gesichtsschädels und b der Kopfschwarte. Ats = A. temporalis superficialis, Azo = A. zygomaticoorbitalis, Atf = a. transversa faciei

und verschiedene Geräte getestet. Bei 87 Patienten haben wir diese Technik zur Operationsvorbereitung eingesetzt.

Für die Arteriendarstellung der Kopfgefäße mit der Doppler-Sonographie sind hohe Arbeitsfrequenzen von mindestens 8–10 MHz notwendig. Nur sie verhindern im „continuous-wave"- oder cw-System einen Totraum unter den Sonden, der das Gefäß maskiert. So sind 2- und 4-MHz-Sonden ungeeignet, da die Mehrzahl der Arterien zwischen 0,5 und 1,5 cm tief liegen und von diesen nicht erfaßt werden können.

Darüber hinaus sollten nur cw-Doppler-Geräte mit bidirektionaler Technik eingesetzt werden. Die dadurch mögliche Richtungsangabe des Stromflusses kann verhindern, daß eine unterbundene Arterie als Gefäßstiel benutzt wird, obwohl in Wirklichkeit ein retrograder Fluß vorliegt.

Gepulste, also dem englischen Sprachgebrauch folgend „pulsed-wave"- oder pw-Doppler-Geräte können die oben genannten Nachteile des Totraumes unter den Sonden vermeiden. Sie sind außerdem zierlicher gebaut, da nur ein Kristall benötigt wird. Der Vorteil dieser Geräte, nämlich zwei verschieden tief liegende Arterien unterscheiden zu können, wird für die Gefäßabbildung jedoch durch entscheidende Nachteile aufgehoben. Die schmalen elektronischen Fenster erfordern bei der Gefäßdarstellung eine permanente Neueinstellung der Tiefe des Meßbereiches.

Bei dem von uns eingesetzten Gerät Sonovit SV 2 sind sowohl die cw- als auch die pw-Technik möglich. Neben der akustischen Übermittlung bietet dieses Gerät auch noch die Möglichkeit der Pulskurvendarstellung auf einem Flüssigkristall-Bildschirm oder der Aufzeichnung mittels Drucker.

Das technische Vorgehen der Gefäßabbildung ist einfach. Für die A. temporalis superficialis wird der Gefäßstamm vor dem Ohr aufgesucht und die Sonde im Winkel von 45–60° aufgesetzt. Durch kontinuierliche Bewegung der Sonde nach peripher kann bei dem jeweils lautesten Pulston der Verlauf erfaßt und markiert werden. Ist das akustische Signal wegen Gefäßschlingen oder der Gabelbildung nicht eindeutig, wird die Sonde im Abstand von 2, 4 oder 6 cm vom Ohr über die Kopfschwarte kreisförmig bewegt, bis ein kräftiges Signal die Arterie nachweist. Ihr Verlauf kann dann rückwärts bis zur Gabelung dargestellt werden.

Von dem peitschenden Pulston der Arterie ist das Dauerrauschen einer Vene zu unterscheiden, welches durch Kompression leicht unterdrückt werden kann. Abbildungen der Venen sind aber nur selten möglich (Abb. **4**).

Für die kleinlumigen Stirngefäße gelten besondere Techniken der Darstellung. Oft ist nur durch eine Hyperämisierung der Stirn die vollständige Abbildung der Arterien möglich. In dem auf der Abb. **5** dargestellten Fall wurde durch eine fünfminütige Infrarotbestrahlung ein zusätzlicher medialer Ast der A. supratrochlearis erkannt.

Einen ähnlichen Effekt bewirkt die Kompression der A. temporalis superficialis. Die Aufhebung der Gegenströmung an der Wasserscheide der Stirn führt zu einer beschleunigten Strömung und damit zu einer Strompulskurvenerhöhung. Akustisch wird dabei ein lauteres Signal erkannt.

Zusammenfassend halten wir fest, daß die Doppler-Sonographie eine nichtinvasive Untersuchungsmethode ist, mit der der zuführende Gefäßstiel von Lappenplastiken sicher dargestellt werden kann. Wir plädie-

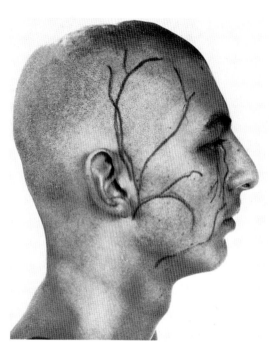
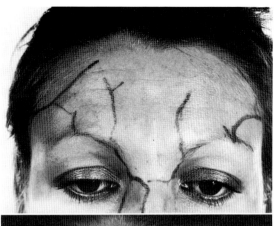
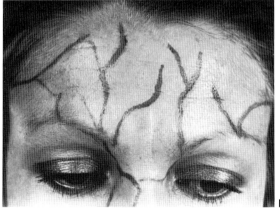

Abb. 4 Dopplersonographische Darstellung der A. und der V. temporalis superficialis sowie der A. facialis bei einem 23jährigen Patienten

Abb. 5a u. b Dopplersonographische Darstellung der Stirngefäße der A. ophthalmica **a** vor und **b** nach fünfminütiger Infrarotbestrahlung

ren dafür, daß diese Methode routinemäßig vor der Umschneidung von schmal gestielten Gesichtshautlappen eingesetzt wird.

Zusammenfassung

Im ersten Teil werden präparotische und arteriographische Untersuchungen zur Anatomie der A. temporalis superficialis dargestellt. Im zweiten Teil wird die dopplersonographische Methode beschrieben, mit der wir den individuellen Gefäßverlauf dieser und anderer Kopfarterien bestimmt haben.

Literatur

Adachi, B.: Das Arteriensystem der Japaner, Bd. I. In: Anatomie der Japaner. Kenyusha, Tokio 1928

Jürgen Dieckmann, Ralf Schuleit und Wolfgang Zahn, Recklinghausen, Bochum

Duplexsonographie der Arteria carotis nach Neck dissection

Erste Erfahrungen in der Tumornachsorge

Im Rahmen der onkologischen Nachsorge von in Bochum entsprechend der Tumorklassifikation operierten und bestrahlten Patienten stellten wir innerhalb kurzer Zeit bei 3 Patienten zunächst asymptomatisch verlaufende Verschlüsse im Bereich der Karotiden fest.
Diese Tatsache veranlaßte uns zu einer retrospektiven Studie. Mit dieser sollte untersucht werden, ob die festgestellten Veränderungen als Folge der radikalchirurgischen und radiologischen Behandlung von Malignomen der Hals-Kopf-Region zu werten sind (PFEIFLE u. KOCH 1973).
Die Tumorpatienten des Operationsjahrganges 1983 führten wir Anfang 1985 neben der klinischen Untersuchung auch der Ultraschalldiagnostik zu. Leider fanden sich nur 10 Patienten des Kollektivs von 22

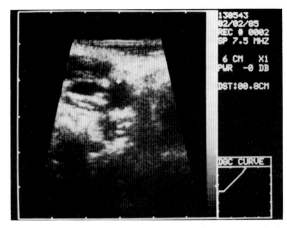

Abb. 1 Bulbus-caroticus der operierten Seite, unregelmäßiger, eingeengter Gefäßverlauf (B-Scan)

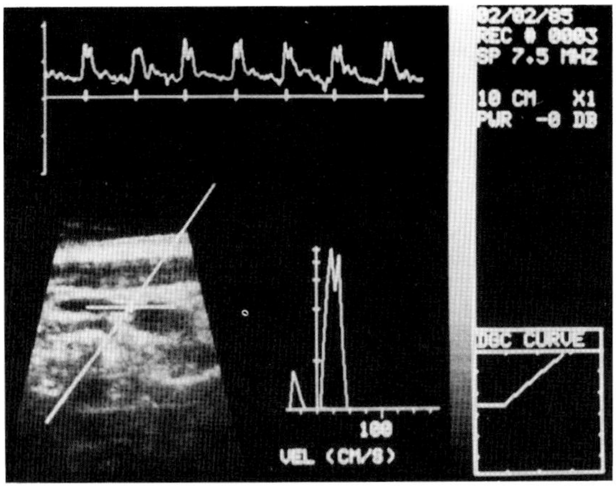

Abb. 2 Turbulente Strömung im Bereich einer Stenose auf der operierten Seite (Duplex-Scan)

Patienten mit der durchgeführten Neck-dissection zu dieser Untersuchung bereit. Bei der klinischen Untersuchung erschien uns die A. carotis deutlich verhärtet. Der Puls war jedoch deutlich zu tasten. Anamnestisch fanden wir keine Zeichen einer zerebralen Durchblutungsstörung. Die Ultraschalluntersuchung sollte zeigen, ob sich die palpatorische Verhärtung in sonographisch faßbaren Parametern widerspiegelt. Um die Beurteilung der Veränderungen zu verbessern, wurde die kontralaterale, nicht operierte Seite ebenfalls untersucht und als Normbefund gewertet.

Mit dem Diasonics-RA-1-System erstellte Duplexscan – die Verbindung eines Real-Time-B-Bildes mit einem gepulsten Doppler in einem Schallkopf – dokumentierten wir mit einem Polaroidsystem sowie einer Dia-Darstellung. Wir beurteilten neben der Gefäßstruktur und dem Durchmesser auch das Pulsationsverhalten. Mit Hilfe der Fourier-Analyse des Doppler-Signals war es uns möglich, eine Darstellung der Geschwindigkeitsverteilung innerhalb des Meßareals des Gefäßes zu erbringen (MANN 1984).

Als Beispiel sind die Duplex-Scans zweier Patienten dargestellt. Bei dem ersten wurde eine rechtsseitige Neck-dissection durchgeführt. Auf Abbildung (1), dieses ist die operierte Seite, ist der Gefäßverlauf unregelmäßig und eingeengt. Der Reflektionsgrad des umliegenden Gewebes ist deutlich erhöht. Der gezielte Einsatz des Doppler-Schallgeräts (DAISS u. Mitarb. 1984) zeigt bei der therapierten Seite (Abb. 2) ein unregelmäßiges Spektrum in Höhe der Stenose, wogegen die Strömung auf der anderen Seite (Abb. 3) als laminar, die Gefäßwände und das umliegende Gewebe als normal zu bezeichnen sind.

Bei einem zweiten Patienten wurde beidseits eine Neck-dissection vorgenommen, und zwar im Abstand von 1 Jahr. Zum Zeitpunkt der Untersuchung lag die zweite Operation gerade 3 Monate zurück. Bei der zuletzt operierten Seite (Abb. 4) sind Gefäßverlauf und Strömung noch normal. Auf der zuerst operierten Seite (Abb. 5) dagegen ist der Gefäßverlauf unregelmäßig, die Strömung deutlich turbulent.

Bei 9 von 10 Patienten fanden wir eine deutliche Lumeneinengung der A. carotis communis zuungunsten der operierten Seite. Bei einem durchschnittlichen Durchmesser von 8–9 mm betrug die Verengung ca. 12%. Zurückzuführen ist dieses auf eine Verdik-

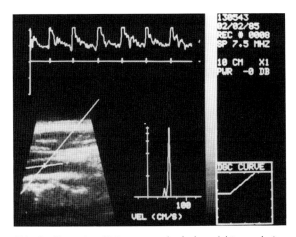

Abb. 3 Normaler Strömungsverlauf der nicht operierten Seite (Duplex-Scan)

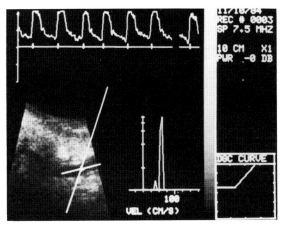

Abb. 4 Normaler Strömungs- und Gefäßverlauf auf der vor 3 Monaten operierten Seite (Duplex-Scan)

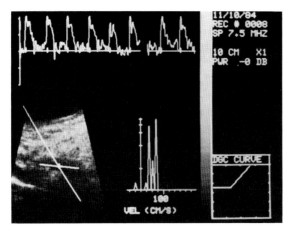

Abb. 5 Unregelmäßiger Gefäßverlauf mit turbulenter Strömung bei der vor 15 Monaten operierten Seite (Duplex-Scan)

kung der Gefäßwände sowie deren Einschnürung, welche wir durch Plaqueansiedlungen, eine Gefäßwandfibrose und Narbenbildungen zu erklären versuchen. Wohl als Kompensation des verkleinerten Lumens war die systolische Strömungsgeschwindigkeit regelmäßig erhöht, während die diastolische Restströmung gleich blieb. Dieses wurde von uns als Hinweis für eine geminderte Elastizität der Gefäßwände bewertet. Unterschiedliche, unregelmäßig verteilte Strömungsgeschwindigkeiten belegen das Vorliegen einer mäßig turbulenten Strömung.

Zusammenfassend belegen unsere bisherigen Untersuchungen klinisch und sonographisch darstellbare Veränderungen an der A. carotis als Folge chirurgischer und radiologischer Maßnahmen am Hals bei der Behandlung von Malignomen der Hals-Kopf-Region. Neben der vorgestellten Querschnittsuntersuchung wird eine Längsschnittuntersuchung den näheren zeitlichen Ablauf der dargestellten Veränderungen beinhalten. Erst im Zuge dieser weiteren Untersuchung wird sich klären lassen, ob grundsätzlich gefäßschonende Operationen, z. B. im Sinne einer Ummantelungsplastik, durchgeführt werden müssen oder ob dieses nur bei bestehender arteriosklerotischer Schädigung der Karotis nötig ist. Es stellt sich somit die Frage, ob nicht präventiv prinzipiell eine prä- und postoperative Untersuchung sinnvoll ist, um Veränderungen frühzeitig zu erkennen und deren Folgen möglichst gering zu halten. Die Ultraschalldiagnostik erscheint uns hier wegen ihrer geringen Invasivität als Mittel der Wahl.

Zusammenfassung

Im Rahmen der Tumornachsorge fanden wir bei 3 Patienten im Bereich der operierten Seite 3 komplette Verschlüsse der A. carotis communis und ihrer Äste, was uns zu einer systematischen Funktionskontrolle der A. carotis im operierten Halsbereich veranlaßte. Diese fand 2 Jahre nach kombinierter radikalchirurgischer und kurativ radiologischer Therapie der drainierenden Lymphwege bei 10 Patienten mit Hilfe der Duplexsonographie statt. Im Vergleich der klinischen, prä- und posttherapeutischen Daten mit den Ergebnissen der sonographischen Nachkontrolle im Sinne einer Querschnittsuntersuchung traten bei nahezu allen Patienten hämodynamische Veränderungen im Bereich der Karotiden auf. Diese blieben jedoch zum Zeitpunkt der Untersuchung fast ausnahmslos ohne faßbare klinische Symptomatik. Hämodynamisch relevante Abweichungen können jedoch bei Risikopatienten früher bzw. im restlichen Kollektiv verzögert auftreten. Die Duplexsonographie ist im Sinne der Prävention als Screeninguntersuchung einzusetzen. Verfahren und detaillierte Ergebnisse werden erläutert und dargestellt.

Literatur

Pfeifle, K., H. Koch: Schmerzsyndrome als Spätfolge nach Neck dissection. Dtsch. zahnärztl. Z. 28 (1973) 968

Mann, W. J.: Ultraschall im Hals-Kopf-Bereich. Springer, Berlin 1984

Daiss, W., H. C. Diener, A. Thron, M. Rosenberg: Diagnostik extracranieller Stenosen und Verschlüsse. Dtsch. med. Wschr. 109 (1984) 1595–1599

Ulrich Mende, Joachim Zöller, und Karin Rieden, Heidelberg

Diagnostische Möglichkeiten der Sonographie zur Therapieplanung und Verlaufskontrolle bei operativer, Chemo- und Strahlentherapie bei Malignomen im Mund-Kiefer-Gesichts-Bereich

Zum Zeitpunkt der Diagnosestellung weisen Malignome des Mund-Kiefer-Gesichts-Bereiches, die 2–3% aller bösartigen Organtumoren ausmachen, erstaunlicherweise schon sehr häufig fortgeschrittene Stadien auf. Wegen der anatomischen Gegebenheiten liegt dann in der Regel oft ein Befall der drainierenden Lymphknotenregionen vor (WANNENMACHER 1980).

Die Diagnostik der lokoregionären Invasion, die Festlegung des Tumorstadiums, die Entscheidung über das therapeutische Vorgehen, insbesondere die Frage der lokalen Operabilität unter Berücksichtigung der Gesetze der Tumorchirurgie, sowie der Theapiekontrolle, Nachsorge und Rezidiverkennung, basierend auf Anamnese, klinischer Untersuchung und bioptischer Sicherung, wird durch die bildgebenden radiologischen Verfahren in idealer Weise ergänzt.

Basisuntersuchung hierfür, insbesondere bei fraglicher ossärer Beteiligung, bleibt die konventionelle Röntgendiagnostik. Trotz teilweise unbestreitbarer Vorteile sprechen Preis und die geringe Zahl der verfügbaren Geräte derzeit gegen die NMR-Tomographie als Routineverfahren (HAELS u. Mitarb. 1986). Bei der CT-Diagnostik andererseits ergeben sich, auch bei unumstrittenem Wert der Methode, Probleme insbesondere durch Artefaktbildung infolge Zahnfüllungen und Metallimplantaten sowie bei der Rezidiverkennung (Differenzierung zwischen Tumor und Narbengewebe). Kontrastmittelrisiko und Preis sind weitere Nachteile (SILVER u. Mitarb. 1983, ZAUNBAUER u. HAERTEL 1984).

Mit der hochauflösenden Real-time-Sonographie schließlich als nichtinvasiver, preisgünstiger und vor allem dynamischer Untersuchung kann der erfahrene Untersucher unter Berücksichtigung von Nachteilen und Grenzen der Methode dem Kliniker wertvolle Hinweise bei seinen therapeutischen Entscheidungen geben (s. unten). Dies gilt nicht nur für die Primärtumoren, sondern auch für den Nachweis suspekter Lymphknoten (FRÜHWALD u. Mitarb. 1986; WALTER u. HELL 1985, ZAHN u. Mitarb. 1983). Hier ist die Sonographie sowohl der Palpation als auch den anderen bildgebenden Verfahren deutlich überlegen (HAELS u. Mitarb. 1986).

Aufgaben der Sonographie:

1. Festlegen der T- und N-Stadien und damit des weiteren Procedere,
2. Klärung der Operabilität,
3. Verlaufskontrolle unter Chemotherapie oder Strahlentherapie,
4. posttherapeutische Verlaufskontrolle, Nachsorge, Rezidiverkennung.

Sonographie bei Tumoren des MKG-Bereiches:

Vorteile:
1. nicht invasiv,
2. kein Kontrastmittelrisiko,
3. keine Strahlenbelastung,
4. beliebig oft wiederholbar, in verschiedenen Ebenen,
5. dynamische Untersuchung,
6. preisgünstig.

Nachteile:
1. Fremdbefundung schwierig,
2. mangelhafte Beurteilbarkeit von Strukturen in größeren Tiefen bei Verwendung hochfrequenter Schallköpfe,
3. gleiches gilt für Regionen im Schallschatten von lufthaltigen Strukturen oder Knochen.

Durch Objektivierung von Ausdehnung und Volumen der tumorösen Veränderungen und Analyse der Echobinnenstruktur (Grauwerthistogramm) lassen sich darüber hinaus Parameter gewinnen, die Rückschlüsse auf die Kinetik des Tumors und sein Ansprechen auf Strahlen- und Chemotherapie erlauben. Gleiches gilt auch für die Diagnostik von Rezidiven. Die folgenden Beispiele, basierend u. a. auf den Erfahrungen an 63 gemeinsamen Patienten mit 120 Un-

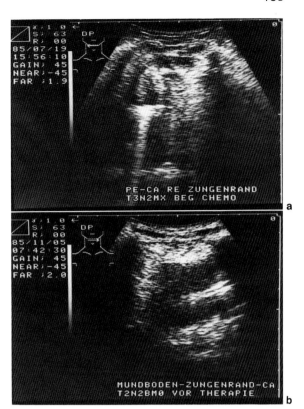

Abb. 1a u. b Ausgedehnte Mundboden-Karzinome:
a mit Exulzerationen,
b die Mandibula wird erreicht, aber nicht infiltriert

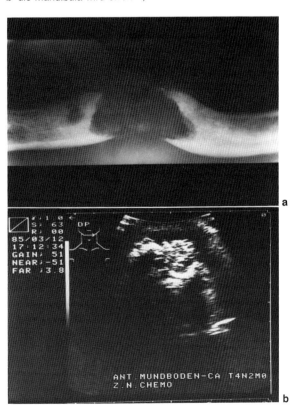

Abb. 2a u. b Mundbodenkarzinom T_4 mit Mandibuladestruktion:
a Panoramaaufnahme, b Sonogramm

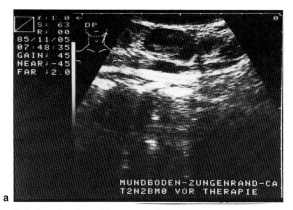
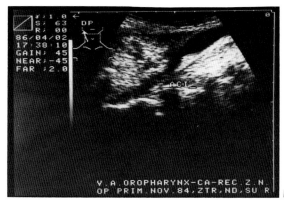

Abb. 3a u. b Lymphknotenstaging:
a arterielle Gefäße frei, Stadium N1 bzw. N2,

b arterielle Gefäße infiltriert, Stadium N3

tersuchungen (LSC 7000, Fa. Picker, Schallköpfe der Frequenzen 5 und 7,5 MHz), sollen dies verdeutlichen.

Selbst kleine T_1-Tumoren von etwa 10 mm Durchmesser lassen sich im allgemeinen gut abgrenzen. Bei den größeren Tumoren, teilweise exulzeriert, wie an den echoreichen Reflexbezirken mit dorsaler Schallverstärkung erkennbar (Abb. 1a), stellt sich die Frage nach der Tiefenausdehnung und Invasion der benachbarten chirurgisch relevanten Strukturen. So ließ sich sonographisch bei dem T_3-Tumor (Abb. 1b), der die Mandibula zwar erreichte, eine Infiltration der knöchernen Strukturen ausschließen.

Das sonographische Erscheinungsbild einer ossären Destruktion (zum Vergleich die Panoramaaufnahme, Abb. 2a) ist dagegen gänzlich verschieden (Abb. 2b). Die Kortikalis ist unregelmäßig strukturiert, unterbrochen und echoreich.

Die infiltrierte Spongiosa weist multiple Binnenreflexe auf; die dahinterliegenden Strukturen werden ein-

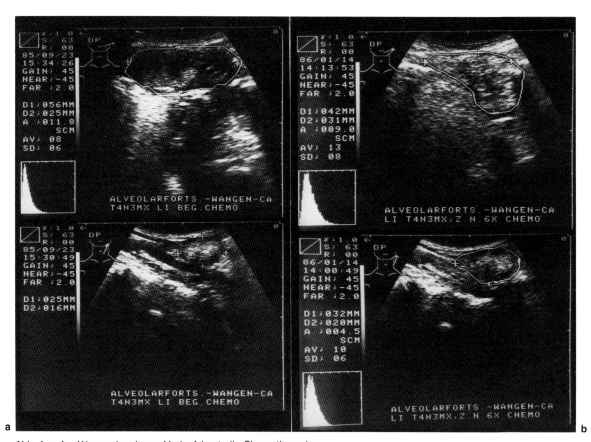

Abb. 4a u. b Wangenkarzinom, Verlaufskontrolle Chemotherapie:
a Ausgangsbefund, oben: Primärtumor, unten: Lymphknotenmetastase,
b Zustand nach Abschluß der Chemotherapie, oben: Primärtumor, unten: Lymphknotenmetastase

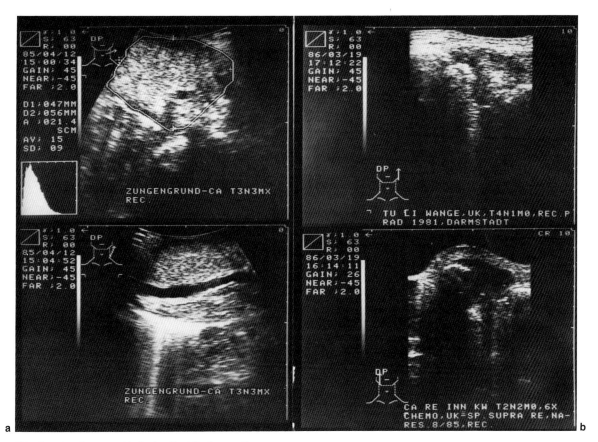

Abb. 5a u. b Sonographie in der Rezidivdiagnostik:
a inoperables Rezidiv mit Ummauerung der A. carotis,
b operable Rezidive; Dicke des sich über dem Tumorareal befindlichen makroskopisch freien Hautlappens; oben: kräftig, unten: schmal

sehbar. Das Periost wird vom echoarmen Tumor infiltriert. Keine Schwierigkeiten bereitet die Zuordnung der in beiden Fällen (Abb. 3) sonographisch eindeutig befallenen Lymphknoten. Während in der Abb. 3a die Wandung der arteriellen Gefäße gut abgrenzbar ist und somit ein Stadium N1/N2 bersteht, ist in der Abb. 3b die langstreckige Infiltration insbesondere der A. carotis interna (Stadium N3) unschwer erkennbar. Bei begleitenden Infekten und geringgradig vergrößerten Lymphknoten allerdings gelingt eine eindeutige Differenzierung zwischen Tumorbefall und entzündlichen Veränderungen meist nicht.

Der Erfolg der Chemotherapie, wie bei diesem Wangenkarzinom (Abb. 4), läßt sich nicht nur klinisch abschätzen, sondern sonographisch auch objektivieren. Diskrepant war hier das Verhalten von Primärtumor (oben) und Lymphknotenmetastasen (unten). Während der Lymphknotenbefund eher progredient war, sprach der Primärbefund hervorragend mit Größenrückgang und Fibrosierung (Zunahme der Echobinnenstruktur) auf die Therapie an. Gleiches gilt auch für Verlaufskontrollen unter der Strahlentherapie. Nicht immer allerdings ist ein Größenrückgang auch mit eindeutig erkennbaren strukturellen Veränderungen vergesellschaftet.

Entscheidende Bedeutung kommt der Sonographie in der Nachsorge und Rezidiverkennung sowie der Planung und Kontrolle der Rezidivtherapie zu. Bei sehr ausgedehnten Befunden wie diesem 2. Rezidiv eines Zungengrundkarzinoms, das sich übrigens echoreich darstellt (!), und Ummauerung der arteriellen Gefäße sind die therapeutischen Möglichkeiten stark eingeschränkt (Abb. 5a).

Auf einen für die Operationsplanung wichtigen Punkt bei weniger ausgedehnten Rezidiven (selbst bei ossärer Infiltration) soll noch hingewiesen werden. Es ist dies die Dicke des über dem Tumorareal sich befindenden makroskopisch freien Hautlappens. Während die Situation im oberen Fall unproblematisch ist, stellt sie sich unten schwieriger dar, was intraoperativ bestätigt wurde (Abb. 5b).

Zusammenfassung

Die Sonographie als wenig belastendes, risikoarmes, preisgünstiges und effektives Verfahren kann durch Dokumentation, Analyse und Kontrolle der pathologischen Befunde im Sinne eines Diagnostik-, Therapieverlaufs- und Nachsorgeschemas (Abb. 6) einen wertvollen Beitrag bei Therapieplanung, Verlaufskontrolle und Nachsorge von Tumoren im Mund-Kiefer-Gesichts-Bereich leisten, auch im Vergleich zu anderen bildgebenden Verfahren. Dies gilt ebenfalls in bezug auf die sog. „Kostendämpfung".

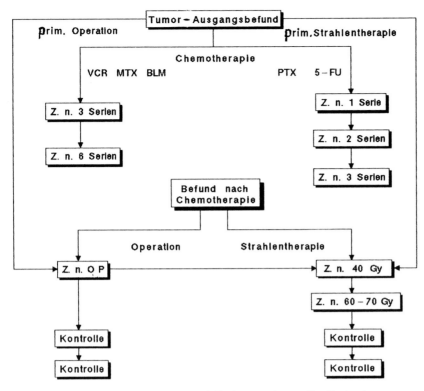

Abb. 6 Diagnostik-, Therapieverlaufs- und Nachsorgeschema. Z = Zustand

Literatur

Frühwald, F., A. Neuhold, G. Seidl, R. Pavelka, G. Mailath, M. Zrunek: Real-time-Sonographie in Diagnostik und Verlaufskontrolle maligner Zungentumoren. Fortschr. Röntgenstr. 144 (1986) 174–178

Haels, J., T. Lenarz, G. Gademann, B. Kober, U. Mende: Kernspintomographie in der Diagnostik von Kopf-Hals-Tumoren – Ein Methodenvergleich. Laryng. Rhin. Otol. 65 (1986) 180–186

Silver, A. J., M. E. Mawad, S. K. Hilal, P. Sane, S. R. Ganty: Computed tomography of the nasopharynx and related spaces. Radiology 147 (1983) 733–738

Walter, F. A., B. Hell: Die Bedeutung der B-Scan-Sonographie in der Kopf- und Halschirurgie. Dtsch. Z. Mund-Kiefer-Gesichts-Chir. 9 (1985) 207–212

Wannenmacher, M.: Oropharynx (Mundhöhle, Zunge, Ober- und Unterkiefer). In E. Scherer: Strahlentherapie, 2. Aufl. Springer, Berlin 1980 (S. 434–456)

Zahn, W., W. Kuhlo, E. Machtens: Einsatzmöglichkeiten der Ultraschalldiagnostik auf dem Gebiet der Mund-Kiefer-Gesichtschirurgie. Dtsch. Z. Mund-Kiefer-Gesichts-Chir. 7 (1983) 177–182

Zaunbauer, W., M. Haertel: Computertomographie bei zervikalen Lymphadenopathien. Fortschr. Röntgenstr. 140 (1984) 656–659

Georg Mailath, Franz Frühwald, Andreas Neuhold und Georg Seidl, Wien

Real-time-Sonographie bei Malignomen im Mundboden-Zungenbereich

Einleitung

Die Kenntnis von Größe, Lokalisation und Ausbreitung maligner Tumoren im Mundboden-Zungen-Bereich beeinflußt in hohem Maße das therapeutische Vorgehen. Die klinische Untersuchung ist bei fortgeschrittenen Tumorstadien durch eingeschränkte Mundöffnung, schmerzbedingte Abwehr und tumorbedingte Fixation erschwert. Zur Sicherung klinisch erhobener Befunde steht derzeit nur die Computertomographie, welche durch Artefakte und aufnahmetechnische Schwierigkeiten gehandikapt ist, im klinischen Einsatz (BÄHREN u. Mitarb. 1982, LARSON u. Mitarb. 1983, SCHRATTER u. Mitarb. 1985).

Erste Mitteilungen der Verwendung der Magnetresonanztomographie sind vielversprechend (GRODD u. Mitarb. 1984, LUFKIN u. Mitarb. 1983). Die Sonographie wurde bisher neben eigenen Arbeiten nur in einer größeren Studie mit Compoundgeräten zum Einsatz gebracht (METTLER u. Mitarb. 1979, FRÜHWALD u. Mitarb. 1986, MAILATH u. Mitarb. 1986). Es liegen auch einige kasuistische Mitteilungen vor (HAUENSTEIN u. Mitarb. 1983, ZAHN u. Mitarb. 1983).

Die UICC postuliert in ihrer letzten Ausgabe über präoperatives Tumorstaging von Zungentumoren als Mindesterfordernis die klinische Untersuchung, Röntgenübersichtsaufnahmen, und, falls möglich, Szintigraphie, konventionelle Tomographie und die CT. Die Sonographie wird im Gegensatz zu anderen Tumorlokalisationen nicht gefordert. Ziel dieser Studie war es herauszufinden, wieweit der Ultraschall in der Lage ist, Informationen über die Tumorausbreitung im Mundboden-Zungen-Bereich zu liefern.

Material und Methode

Zwischen 1982 und 1985 wurden 158 Patienten mit palpablen Veränderungen im maxillofazialen Bereich sonographisch untersucht. 87 dieser Patienten hatten histologisch gesicherte Karzinome im Mundboden-Zungen-Bereich. 50 Patienten wurden operiert und ermöglichten so eine Überprüfung der sonographischen Befunde in bezug auf Lokalisation, Größe einer Läsion und deren Umgebungsbeziehung. Ebenso wurden die sonographischen Befunde in Beziehung mit der klinischen Untersuchung gesetzt.

Untersuchungstechnik und Sonoanatomie

Über die Untersuchungstechnik haben wir bereits mehrfach ausführlich berichtet (FRÜHWALD u. Mitarb. 1986, MAILATH u. Mitarb. 1986), ebenso über die Sonoanatomie (NEUHOLD u. Mitarb. 1985) (Abb. 1).

Ergebnisse

50 sonographische Befunde konnten postoperativ anhand des anatomisch-pathologischen Präparates überprüft werden. Bei 48 Patienten (96%) stimmten die *sonographische* Größenangabe und die Abmessung des Tumors am Operationspräparat überein (Abweichungen unter 5 mm wurden dabei toleriert). Die *klinischen* Größenangaben und die Ausdehnung des Tumors am Präparat deckten sich in nur 21 (43%) Fällen. Das präoperative Tumorstaging nach Kriterien der UICC 85 wurde *sonographisch* bei 49 Patienten (98%) richtig vorgenommen, *klinisch* in 33 Fällen (66%) (Abb. 2).
Die Lokalisation wurde sonographisch in allen nachgewiesenen Fällen richtig angegeben. 6mal wurde im Ultraschall im Gegensatz zur Klinik eine Überschreitung der Zungenmitte durch den Tumor diagnostiziert und 7mal eine Einbeziehung der Pharynxwand nur *sonographisch* beschrieben.
In 2 Fällen brachte die Sonographie ein falsches Resultat. Ein 3,5 cm großes Karzinom wurde in seiner wirklichen Ausdehnung überschätzt und ein 0,5 cm im Durchmesser messendes Karzinom im mittleren Zungendrittel nicht entdeckt.

Diskussion

Die Sonographie erlaubt, wie die Ergebnisse zeigen, in ausgezeichneter Weise Aussagen über Lokalisa-

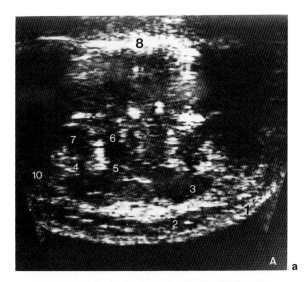

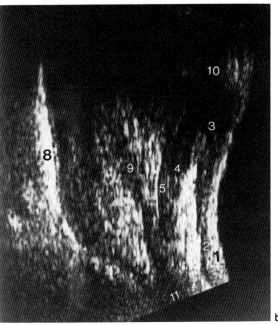

Abb. 1 a u. b Sonoanatomie. a Transversalschnitt, b Sagittalschnitt. 1 = Haut, 2 = Platysma, 3 = Venter anterior des M. digastricus, 4 = M. mylohyoideus, 5 = M. genohyoideus, 6 = Genioglossus, 7 = Glandula sublingualis, 8 = Zungenoberfläche, 9 = M. hyoglossus, 10 = Mandibula, 11 = Os hyoideum

tion, Größe und Umgebungsbeziehung einer Läsion, und zwar deutlich besser als die rein klinische Untersuchung.
Während die Sensibilität der Sonographie sehr groß ist, ist die Spezifität sehr gering. Maligne Prozesse sind als solche sonographisch nicht eindeutig zu identifizieren, so daß der Nachweis der Malignität durch Zytologie bzw. Probeexzision erbracht werden muß.
Bei sonographischem Nachweis einer auf die Zunge beschränkten Läsion ist der Einsatz weiterer bildgebender Verfahren nicht erforderlich. Wenn sonographisch allerdings eine Beteiligung der Pharynxseiten-

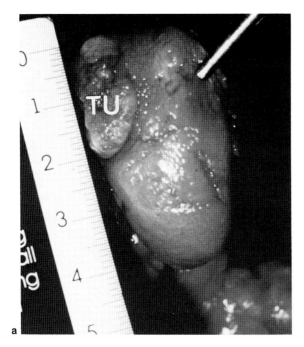
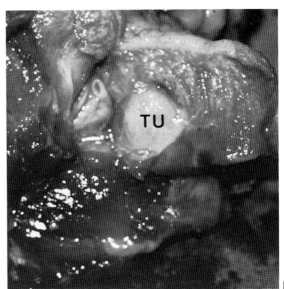
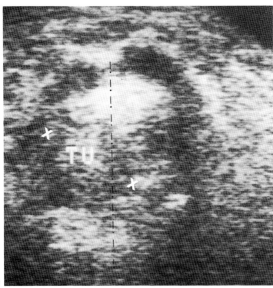

Abb. 2a–c a Plattenepithelkarzinom der Zunge an der Oberfläche 2 cm groß. Operationspräparat.
b Sonographisch nachweisbare tiefe Infiltration der Zunge, die Mittellinie überschreitend. Größter Tumordurchmesser 38 mm. Transversalschnitt Mundboden–Zunge.
c Schnitt durch das Operationspräparat entlang der Zungenmitte. TU = Tumor (Zungenmitte)

wand nachgewiesen wird, sollte die CT zur weiteren Beurteilung der Ausdehnung eines Tumors angeschlossen werden.
Für die Sonographie von Mundboden und Zunge sehen wir derzeit folgende Indikationen:

1. Zuordnung suspekter Befunde hinsichtlich ihrer Organlokalisation (Speicheldrüse, Zunge, Lymphknoten),
2. objektive Bestimmung der Größe und Ausdehnung von Tumoren des Mundbodens und der Zunge im Rahmen eines prätherapeutischen Stagings,
3. Abklärung aller chirurgisch relevanten Fragen hinsichtlich der Umgebungsbeziehung von Zungenkarzinomen,
4. Kontrolle des Behandlungserfolges während einer Radiatio oder Chemotherapie,
5. frühzeitige Rezidiverfassung nach abgeschlossener Behandlung,
6. Suche nach einem kleinen Primärtumor am Zungengrund bei Halslymphknotenmetastasen unbekannter Genese.

Zusammenfassung

Um den Wert der Sonographie in der prätherapeutischen Abklärung klinisch relevanter Fragestellungen bei Karzinomen im Mundboden-Zungen-Bereich zu ermitteln, wurden Sonogramme von 50 Patienten ausgewertet und der klinischen Untersuchung sowie dem pathologischen-anatomischen Operationspräparat gegenübergestellt. Die Sonographie war bei der präoperativen Bestimmung der Tumorausdehnung mit 96% richtigen Aussagen der klinischen Untersuchung mit 43% richtigen Größenbestimmungen deutlich überlegen. Die Sonographie soll zur Objektivierung der klinischen Befunde in das präoperative Staging von Zungen- und Mundbodenkarzinomen routinemäßig eingesetzt werden.

Literatur

Bähren, W., St. Haase, W. Wierschin, M. Lenz: Wertigkeit der Computertomographie bei der Diagnostik bösartiger Tumoren der Mundhöhle und ihrer regionären Metastasierung. Fortschr. Röntgenstr. 136 (1982) 525–530

Frühwald, F., A. Neuhold, G. Seidl, R. Pavelka, G. Mailath, M. Zrunek: Real-time-Sonographie in Diagnostik und Verlaufskontrolle maligner Zungentumoren. Teil II. Nachweis und Staging. Fortschr. Röntgenstr. 144 (1986) 174–178

Grodd, W., M. Lenz, R. Baumann, G. Schroth: Kernspintomographische Untersuchungen des Gesichtsschädels. Fortschr. Röntgenstr. 141 (1984) 517–524

Hauenstein, H., F. Rothe, A. Steinkamp: Ultrasonographische Untersuchung bei Tumoren im Mundboden-Zungen-Bereich und bei computertomographisch gesicherten Halslymphknotenmetastasen. Dtsch. zahnärztl. Z. 36 (1983) 746–751

Larsson, S. G., A. Macuso, W. Hanafee: Computed tomography of the tongue and floor of the mouth. Radiology 143 (1982) 493–500

Lufkin, R. B., S. G. Larsson, W. N. Hanafee: Work in progress: NMR anatomy of the larynx and tongue base. Radiology 148 (1983) 173–175

Mailath, G., F. Frühwald, A. Neuhold, G. Seidl: Realtime-Sonographie bei pathologischen Veränderungen im Mundboden- und Zungenbereich. Z. Stomatologie (in Druck)

Mettler, F. A., K. Schultz, C. A. Kelsey, K. Khan, J. Sala, M. Klingerman: Grey-scale ultrasonography in the evaluation of neoplastic invasion of the base of the tongue. Radiology 133 (1979) 781–784

Neuhold, A., F. Frühwald, L. Wicke, B. Balogh: Real-time Sonographie in Diagnostik und Verlaufskontrolle von Zungengrundtumoren. Teil 1: Anatomische Grundlagen. Fortschr. Röntgenstr. 143 (1985)

Schratter, M., H. Imhof, W. Kumpan, P. Hajek, W. Ulrich: Zum Stellenwert der Computertomographie bei Malignomen der Mundhöhle und des Pharynx. Radiologe 24 (1984) 554–560

Spiessl, B., O. Scheibe, G. Wagner: UICCTNM-Atlas. Springer, Berlin 1982

Zahn, W., W. Kuhlo, E. Machtens: Einsatzmöglichkeiten der Ultraschalldiagnostik auf dem Gebiete der Mund- und Kieferchirurgie. Dtsch. Z. Mund-Kiefer-Gesichts-Chir. (1983) 177–182

Gül Schmidt, Matthias Albig, Hartmut Hoffbauer, Rudolf Stellmach und Volker Strunz, Berlin

Sonographische Darstellung fetaler Gesichtsstrukturen in der Schwangerschaft

Die Ultraschalldiagnostik, ein nichtinvasives, risikofreies bildgebendes Verfahren (STARK u. Mitarb. 1984, HANSMANN u. Mitarb. 1985), wird in der Geburtshilfe zur Bestimmung des Gestationsalters, zur Überprüfung der fetalen Entwicklung und zum Ausschluß von groben Mißbildungen weltweit eingesetzt. In der Bundesrepublik Deutschland gehört das zweimalige Ultraschallscreening während der Schwangerschaft zur Mutterschaftsvorsorgeuntersuchung.

Die Entwicklung von hochauflösenden Real-time-Geräten ermöglicht zunehmend die Beobachtung von fetalen Bewegungsabläufen und die Darstellung einzelner Detailstrukturen. Dazu gehört die Darstellung des fetalen Gesichts zur Erkennung von diskreten Fehlbildungen wie z.B. Lippen-Kiefer-Gaumen-Spalten.

Kraniofaziale Anomalien lassen sich frühestens ab der 12. Schwangerschaftswoche diagnostizieren. Die Darstellung des Gesichts erfolgt in verschiedenen Schnittbildebenen. Normalerweise beginnt man die Untersuchung mit dem Profilgesicht in der sagittalen Schnittebene. Das Profil eines Gesunden ist markant und läßt sich gut darstellen. Danach wird die Frontalebene (Abb. 1) aufgesucht. Sie dient zur Überprüfung der Gesichtssymmetrie. Horizontalschnitte werden unterstützend zu den vorangegangenen Schnitten eingesetzt und als Referenzebene, z.B. zur isolierten Beurteilung des knöchernen Gaumens oder der Gehirnstrukturen (HANSMANN u. Mitarb. 1985), benutzt.

Das junge fetale Gesicht hat eine charakteristische skelettale Gesichtsstruktur. Ab der 12. Schwangerschaftswoche können Größe und Abstand der Orbitae sowie Länge und Integrität der Maxilla bestimmt werden. Die Zahnanlagen sind ab der 14. Schwangerschaftswoche zu sehen (HOFFBAUER u. NEWI 1984).

Nach der 20. Schwangerschaftswoche werden die Gesichtsknochen durch die Weichteile überlagert. Auf den Frontal- und Profilschnitten können, im Vergleich mit Gesunden, pathologische Befunde eindeutig erfaßt werden. Neben der Überprüfung des Phänotyps

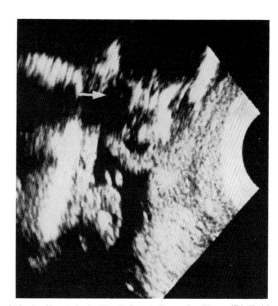

Abb. 1 Frontalschnitt mit Darstellung der Linse (Pfeil) (der Mund ist leicht geöffnet)

im Zusammenhang mit der Ultraschallzephalometrie gewinnt die Beobachtung fetaler Bewegungsabläufe immer mehr an Bedeutung. So können pathologische Augenbewegungen auf eine Entwicklungsstörung im ZNS hinweisen (BIRNHOLZ 1981), abnorme Zungenbewegungen werden bei Gaumenspalten beobachtet. Einzelne Detailstrukturen können durch entsprechende Referenzebenen gesondert dargestellt werden: Der frontale Tangentialschnitt durch den unteren Gesichtsschädel (Abb. 2) dient zur Darstellung der Nasen-Lippen-Region (CHRIST u. MEININGER 1981). Mit dieser Einstellung können Konturunterbrechungen in der Oberlippe bzw. eine Asymmetrie der Nasenflügel erkannt werden. Der Horizontalschnitt durch den Oberkiefer dient zum Ausschluß von Kiefer-Gaumen-Spalten. Die isolierte Darstellung des Ohres ermöglicht die Diagnose von groben Ohrmuscheldysplasien.

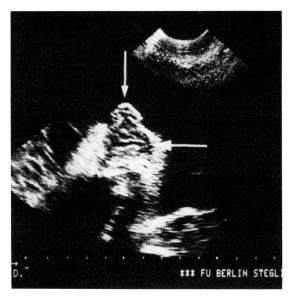

Abb. 2 Frontaler Tangentialschnitt durch den unteren Gesichtsschädel. Nasenspitze (vertikaler Pfeil), Nasenflügel, Oberlippe, Unterlippe, Kinn. Mundspalte (horizontaler Pfeil)

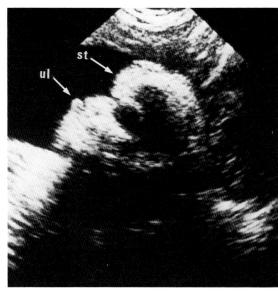

Abb. 4 Das entstellte Profil durch Aplasie der Nase und des Zwischenkiefers. st = Stirn, ul = Unterlippe

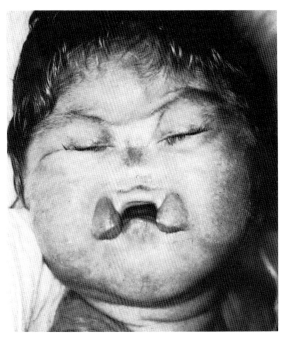

Abb. 3 Falldarstellung. Neugeborenes mit Arhinenzephalie, Aplasie des Zwischenkiefers. Gaumenspalte und Hypotelorismus

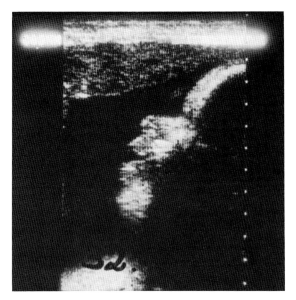

Abb. 5 Profilgesicht eines Gesunden zum Vergleich

Klinischer Fallbericht

Im letzten Jahr wurden wir zu einem Neugeborenen mit vollständiger Lippen-Kiefer-Gaumen-Spalte beiderseits bei Aplasie des Zwischenkiefers, Arhinenzephalie und Hypotelorismus (Abb. 3) hinzugezogen. Die Mutter war eine 24jährige, 2. Gravida ohne besondere Vorgeschichte, die ihre Schwangerschaft unbedingt austragen wollte. Anamnestisch erfuhren wir, daß die Gesichtsmißbildung bereits durch Ultraschall diagnostiziert worden war. Die durchgeführte Amniozentese war unauffällig, so daß diese schwere Mißbildung letztendlich nur in der Ultraschallaufnahme diagnostiziert werden konnte.

Auf dem Halbprofilschnitt waren anstelle der Ober- und Unterlippe drei „Wülste" zu erkennen. Erst im fetalen Bewegungsablauf sah man das Fehlen des Zwischenkiefers. Das Profilgesicht (Abb. 4 u. 5) wies eindeutig die Aplasie der Nase und des Zwischenkiefers auf. Auch eine abnorme Zungenbeweglichkeit –

"zu hoch in der Mundhöhle" – wurde erkannt. Durch die Messung des inneren und äußeren Orbitaabstandes konnte der Hypotelorismus ebenfalls pränatal dokumentiert werden.

Die Diagnostik von Lippen-Kiefer-Gaumen-Spalten kann ein Hinweis sein auf das Vorliegen von kombinierten Fehlbildungen und von chromosomalen Aberrationen, die durch weitere sonographische Untersuchung, durch Amniozentese und ggf. durch Bestimmung des Alphafetoproteins ausgeschlossen werden müssen (HANSMANN u. Mitarb. 1985). Definitive Aussagen über den Wert dieser Untersuchungen bei isolierten Lippen-Kiefer-Gaumen-Spalten erscheinen uns z. Z. noch verfrüht, da erst breite Erfahrungsgrundlagen geschaffen werden müssen (MAROTEAUX 1984). Hierher gehört auch die Frage nach intrauterinen Therapiemöglichkeiten (HALLOCK 1985).

Zusammenfassung

Die Sonographie fetaler Gesichtsstrukturen verlangt die hohe Sachkunde eines sonographisch spezialisierten Gynäkologen und die entsprechende apparative Ausrüstung. Es deutet sich hier eine wichtige Erweiterung des Ärzteteams eines Zentrums für kraniofaziale Anomalien an. Eine besondere Indikation liegt bei familiärer Belastung und hohem Wiederholungsrisiko vor.

Literatur

Birnholz, J. C.: The development of human fetal eye movement patterns. Science 213 (1981)
Christ, J., M. G. Meininger: Ultrasound diagnosis of cleft lip and cleft palate before birth. Plast. reconstr. Surg. (1981)
Hallock, G. G.: In utero cleft lip repair in A/J mice. Plast. reconstr. Surgery 75 (1985) 785
Hansmann, M., B.-J. Hackelöer, A. Stemdach: Ultraschalldiagnostik in Geburtshilfe und Gynäkologie. Springer, Berlin 1985
Hoffbauer, H., D. Newi: Die sonographische Darstellung fetaler Gliedmaßen und Knochenparameter. Perinat. Med. 10 (1984)
Maroteaux, P.: Réflexions sur les Problèmes éthiques du diagnostic anténatal. Courrier (1984)
Stark, Ch. R., M. Orelans, A. Haverkamp, J. Murphy: Short- and long-term risks after exposure to diagnostic ultrasound in utero. Obstet. gynec. 63 (1984) 194

Nicolas Hardt, Bernhard Hofer, Luzern

Grenzen und Möglichkeiten der Knochenszintigraphie im Kiefer-Gesichts-Bereich

Einleitung

Im Rahmen der skelettradiologischen Untersuchung des Kiefer-Gesichts-Schädels hat die Knochenszintigraphie als ergänzende Untersuchungsmethode in den letzten Jahren Bedeutung bei der Beurteilung und Differenzierung von Knochenerkrankungen, Knochenheilungs- und Knochenwachstumsstörungen gewonnen.

Zur Knochenszintigraphie werden radioaktiv markierte, knochenaffine Tracer in den Knochenmetabolismus eingeschleust und quantitativ entsprechend der regionären Durchblutung und Osteoblastentätigkeit in den Knochen eingebaut. Unter verschiedenen Tracern haben die mit Technetium-99m markierten Polyphosphatverbindungen klinisch vorrangige Bedeutung (ROSENTHALL u. LISBONA 1984).

Durch den eingebauten Tracer können Intensität, Ausdehnung und Kinetik der physiologischen wie pathologischen Knochentransformation sichtbar gemacht werden, während makromorphologisch Form, Struktur und Kontur des normalen wie pathologisch veränderten Knochens nur radiologisch darstellbar sind (GATES u. GORIS 1976, NAMEY u. HALLA 1978, HEUCK u. ZUM WINKEL 1980, HOFER u. Mitarb. 1985).

Grundlagen

Das normale Schädelszintigramm zeigt eine symmetrische, aber regionär unterschiedliche Aktivitätsaufnahme. Das Ausmaß der lokalen Aktivitätsaufnahme ist abhängig vom Volumen eines Knochenabschnittes, von der Durchblutung und von der regionären Osteoblastentätigkeit (ROSENTHALL u. LISBONA 1984). So ist der Uptake physiologisch höher über dickeren, spongiösen Skeletteilen wie der Maxilla und anterioren Mandibula sowie über den Wachstumszonen im Kiefergelenk- und Schädelbasisbereich (VOEGELI u. HOFER 1984).

Pathologische Knochenprozesse führen zu einer Alteration der Aktivitätsaufnahme durch Änderung der lokalen Durchblutungsverhältnisse und des lokalen Knochenstoffwechsels und werden dadurch szintigraphisch darstellbar. Die Reaktionsfähigkeit des pathologischen Gewebes und die Dynamik des örtlichen Knochenstoffwechsels bestimmen über das Ausmaß der Aktivitätszunahme bzw. Abnahme (HEUCK u. ZUM WINKEL 1980).

Beurteilung

Die Beurteilung der Skelettszintigramme erfolgt in bezug auf die regionäre Aktivitätsintensität und Aktivitätsverteilung (Aktivitätssymmetrie) des Radionuklids in verschiedenen korrespondierenden Skelettabschnitten (VOEGELI u. HOFER 1984, HARDT u. Mitarb. 1984, 1986). Auf dieser Basis können szintigraphisch
1. die Prozeßdignität resp. die biologische Prozeßaktivität,

2. die Prozeßausdehnung,
3. die Prozeßdissemination,
4. die Prozeßfrüherkennung
beurteilt werden.

Weitere Differenzierungen neben der Beurteilung nach Intensität, Topographie, Ausdehnung und Zahl der Mehrspeicherung und ihre Quantifizierung im Seitenvergleich sind möglich im Rahmen von Verlaufsuntersuchungen sowie Mehrnuklid- und Mehrphasenszintigraphien. Generell nicht beurteilbar wegen der fehlenden Spezifität der Szintigraphie ist die Ätiologie eines szintigraphisch positiven Befundes, da der gesteigerten Osteoblastenaktivität verschiedene Ursachen, wie traumatische, infektiöse, neoplastische und degenerative Prozesse, zugrunde liegen können (VOEGELI u. HOFER 1984).

Grundlage der szintigraphischen Dignitätsbeurteilung ist die quantifizierbare Speicherintensität. Die Speicherintensität ist ein direkter Parameter für das Ausmaß der osteogenetischen Reaktion und indirekt für die biologische Aktivität eines Knochenprozesses:
So entspricht
1. ein erhöhter Uptake einem Knochenprozeß mit hoher biologischer Aktivität. Eine pathologisch erhöhte regionäre Aktivitätsaufnahme zeigen Läsionen, die selbst eine Knochenneubildung wie die Matrixmineralisation bei Knochentumoren aufweisen, oder Prozesse, die im umgebenden gesunden Knochen Reparationsvorgänge induzieren.
2. Ein erniedrigter Uptake entspricht einem Knochenprozeß von niedriger biologischer Aktivität oder gegenteilig einem Knochenprozeß von hochgradig gesteigerter biologischer Aggressivität. So findet sich eine pathologisch erniedrigte regionäre Aktivitätsaufnahme entweder bei Prozessen, die den Knochen protrahiert regionär ersetzen oder verdrängen, ohne gleichzeitig im umgebenden Knochen wesentliche Reparationsvorgänge auszulösen, oder bei äußerst malignen Destruktionsprozesse mit Ausfall der osteogenen Abwehrreaktion (HOFER u. Mitarb. 1985, HARDT u. Mitarb. 1984, 1986).

Durch eine obligate Korrelation des Szintigramms mit dem Röntgenbild kann mithin die Dignität bzw. Aggressivität eines Knochenprozesses beurteilt werden (VOEGELI u. HOFER 1985).

Indikationen

Entsprechend der allgemeinen Skelettradiologie wird im Gesichtsschädelbereich unterschieden zwischen routinemäßigen und relativen Indikationen. Während metastatische Tumoren und Knocheninfektionen routinemäßig szintigraphiert werden, ergeben sich relative Indikationen bei Knochenerkrankungen bzw. nach Knocheneingriffen, wenn Fragen nach der Prozeßdynamik bzw. der Prozeßregeneration nicht hinreichend durch die Radiomorphologie zu beantworten sind.

Material und Methode

Grundlage unserer szintigraphischen Erfahrung (1978–1986) bilden insgesamt 186 szintigraphisch und radiologisch untersuchte Gesichtsschädelprozesse: Die Beurteilung der Szintigramme zeigt eine unterschiedliche Wertigkeit der Beurteilungskriterien je nach Ätiologie der Knochenprozesse. So steht bei entzündlichen Prozessen die Prozeßausdehnung, bei neoplastischen Prozessen die Prozeßdissemination im Vordergrund.

Erfahrungen

Metastatische Tumoren

Schwerpunkte der Szintigraphie metastatischer Tumoren sind:

- der Frühnachweis radiologisch nicht darstellbarer oder klinisch stummer Tumormetastasen,
- der Ausdehnungs- und Aktivitätsnachweis von Skelettmetastasen extraossärer Tumoren (Screening),
- der Nachweis oder Ausschluß von Skelettmetastasen oraler Malignome (Staging),
- die Therapiekontrolle – Nachweis oder Ausschluß von Rezidiven nach Abschluß der Therapie (Operation, Zytostatika, Röntgenbestrahlung)

Insbesondere bei radiologisch nicht darstellbaren oder klinisch stummen Metastasen hat sich die Szintigraphie als exakte Suchmethode erwiesen. So sind zwischen 10 und 30% der Knochenmetastasen vor der radiologischen Manifestation erkennbar. Aufgrund ihrer hohen Sensitivität im Disseminations- und Aktivitätsnachweis von Skelettmetastasen bildet die Knochenszintigraphie einen Bestandteil des Stagings oraler Malignome (VIERAS u. HERZBERG 1976, ROSENTHALL u. LISBONA 1984, HARDT u. Mitarb. 1986).

1. Knochentumoren und tumorähnliche Knochenerkrankungen 74
    a) tumorähnliche Knochenerkrankungen 20
    b) benigne Knochentumoren 44
    c) maligne Knochentumoren und Knochenmetastasen 10
2. disseminierte Osteopathien 10
3. Knocheninfektionen 20
4. Gesichtsschädel-Frakturen-Osteotomien 30
5. Kieferzysten 25
6. Kiefergelenkerkrankungen 10
7. Nasennebenhöhlen-Erkrankungen 12
8. Knochenwachstumsstörungen 5

Knocheninfektionen

Die szintigraphische Beurteilung betrifft bei den Knochenentzündungen vor allem:

- den Frühnachweis, insbesondere bei uncharakteristischem Röntgenbild und klinischen Symptomen,
- die Aktivitätsbestimmung eines Knocheninfektes (osteogenetische Reaktion),
- die Bestimmung der effektiven Ausdehnung,
- die Verlaufskontrolle bei antibiotischer und/oder operativer Therapie,
- den Nachweis der Ausheilung eines Knocheninfektes bei radiologisch verbleibenden Residuen.

Ihre hohe Sensitivität disponiert die Szintigraphie für die Frühdiagnostik der Osteomyelitis bei radiologisch noch diskretem, uncharakteristischem Befund. In der Regel wird der szintigraphische Befund 24–48 Std. nach Einsetzen der klinischen Symptomatik positiv und damit 2–3 Wochen vor der radiologischen Manifestation sichtbar.

Klinisch entscheidenden Wert besitzt die Szintigraphie bei der Ausdehnungsbestimmung der Kieferosteomyelitis. Da der regionäre Knochenbefall szintigraphisch über seine biodynamische Knochentransformation sichtbar wird, läßt sich die Infektausdehnung auch szintigraphisch erfassen. Entsprechend wird regelmäßig die radiologisch faßbare Osteolyse erheblich überschritten (Abb. 1). Die exakte Festlegung von Lokalisation und Ausdehnung bestimmt Ausmaß und Grenzen des operativen Eingriffes, erlaubt die Feststellung eines osteomyelitischen Restprozesses sowie die Kontrolle der Resektionsgrenzen.

Verlaufskontrollen dienen der Beurteilung und Terminierung operativer und nichtoperativer Therapiemaßnahmen und der Rezidiverkennung, deren Kriterien eine zunehmende Ausdehnung der Aktivitätsanreicherung und eine Intensitätszunahme der Aktivitätsspeicherung sind. Gleichzeitig gelingt der Nachweis einer definitiven Ausheilung der Osteomyelitis bei verbleibenden radiologischen Residuen (Ewers u. Mitarb. 1978, Scharf u. Mitarb. 1978, Hardt u. Mitarb. 1984).

Knochentumoren

Schwerpunkte der Knochenszintigraphie bei Knochentumoren und tumorähnlichen Knochenerkrankungen sind:

– die Dignitätsbeurteilung (Aggressivität eines Knochentumors),
– die Bestimmung der effektiven Tumorausdehnung,
– der Nachweis einer Tumordissemination,
– die Verlaufskontrolle nach operativer Therapie,
– die Früherkennung eines lokalen Tumorrezidivs.

Bei uncharakteristischem Röntgenbefund kann die knochenszintigraphische Bestimmung der biologischen Aktivität diagnostisch hilfreich sein, indem ein erhöhter Uptake auf einen potentiell aggressiven Prozeß hinweisen kann. So kann die Aktivitätsbeurteilung einen Beitrag leisten zur Differenzierung einer zystoiden tumorähnlichen Knochenerkrankung mit relativ hoher Prozeßaktivität (z. B. Riesenzellgranulom) von einem eigentlichen zystischen Prozeß mit schwacher Prozeßaktivität (z. B. traumatisch-hämorrhagische Knochenzyste). Nahezu diagnostischen Wert besitzt die quantitative Aktivitätsbeurteilung bei einigen lokalisierten wie systemischen Osteopathien mit extrem hohem Uptake wie bei der fibrösen Dysplasie.

Die lokale Ausdehnungsbestimmung besitzt szintigraphisch eine klinische Wertigkeit bei infiltrierenden malignen Tumoren. In diesen Fällen überschreitet die szintigraphische Ausdehnung meist die radiologisch sichtbare Destruktion und ist ein verläßlicher Parameter für die reale Tumorausdehnung im oder längs des Knochens (Abb. 2).

Klinisch bedeutender ist der szintigraphische Nachweis einer Tumormultiplizität in anderen Skeletteilen. Dies ist neben der Metastasensuche insbesondere von diagnostischer Bedeutung für den Nachweis einer Tumormultiplizität von bestimmten tumorähnlichen Knochenerkrankungen. Entsprechend kann auch bei Osteopathien szintigraphisch zwischen monostotischen und polyostotischen Manifestationen unterschieden werden (Hofer u. Hardt 1983, Hofer u. Mitarb. 1985, Hardt u. Mitarb. 1986).

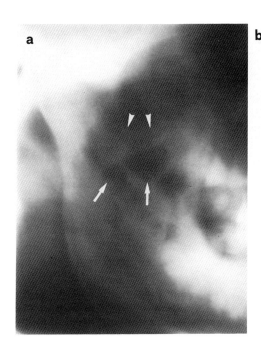
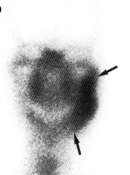
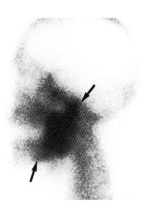

Abb. 1 a u. b Osteomyelitis:
a Laterales Tomogramm: unscharf begrenzte geographische bis mottenfraßähnliche Knochendestruktion (→) im aufsteigenden Unterkieferast. Periostreaktion (→) im Bereich der Inzisur.
b Skelettszintigramm: laterale Projektion. Deutlich erhöhte Aktivitätsaufnahme (→) in einem Bezirk, der in bezug auf die Ausdehnung den radiologischen Befund deutlich übertrifft

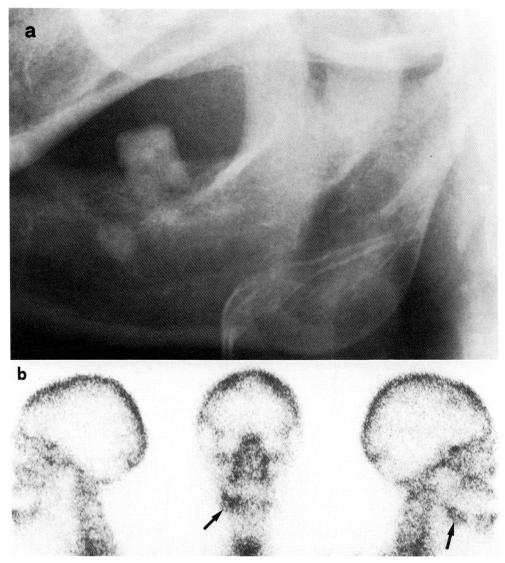

Abb. 2a u. b Plattenepithelkarzinom im Kieferwinkel rechts:
a Unterkiefer rechts: keine Knochendestruktion im Kieferwinkel nachweisbar.
b Skelettszintigramm: a.-p. und beidseits laterale Projektion. Deutlich erhöhte Aktivitätsaufnahme (→) im Kieferwinkel rechts als Hinweis auf ein Übergreifen des Karzinoms auf den Knochen

Frakturen/Osteotomien

Der Wert szintigraphischer Untersuchungen von Frakturen und Osteotomien liegt in:

- der Aktivitätsbeurteilung regenerativer Prozesse,
- der Bestimmung des approximativen Frakturalters,
- dem Nachweis von unerkannten Frakturen,
- der Verlaufskontrolle bei verzögert heilenden Frakturen/Osteotomien (Infektion/Pseudarthrosen),
- der Typisierung von Pseudarthrosen,
- dem Nachweis aseptischer Knochennekrosen nach Osteotomien.

Normal heilende Kieferfrakturen zeigen 2 Wochen post operationem einen progressiven Aktivitätsanstieg, ein Aktivitätsmaximum nach 2–3 Monaten und eine Reversion zum normalen Szintigramm nach ca. 1,5 Jahren. Eine infekt- wie instabilitätsbedingte verzögerte Frakturheilung äußert sich szintigraphisch durch anhaltende, evtl. zunehmende Traceranreicherung im Frakturbereich. Frakturheilungsstörungen, wie die Pseudarthrose, können basierend auf der biodynamischen Reaktionslage im Bereich der Pseudarthrose szintigraphisch differenziert werden in avaskulär-areaktive und hypervaskulär-reaktive Pseudarthrosen. Entsprechend der so nachweisbaren regenerativen Dynamik differiert seinerseits das operativtechnische Vorgehen.

Bei den Osteotomien sind permanente und nicht absinkende Aktivitätssteigerung gegenüber der symmetrischen Vergleichsosteotomie ein sicheres Indiz für Komplikationen im Osteotomiebereich, dies insbesondere bei einer Non-Union oder beim Auftreten

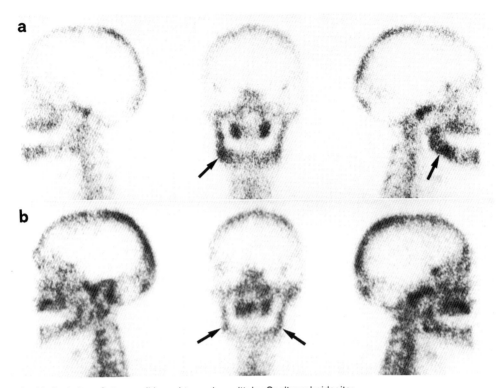

Abb. 3a u. b Verlauf einer Osteomyelitis rechts nach sagittaler Spaltung beidseits:
a Skelettszintigramm 2 Monate nach sagittaler Spaltung beidseits: a.-p. und beidseits laterale Projektion. Im Vergleich ist die Aktivitätsaufnahme über der Osteotomie rechts (→) deutlich erhöht als Hinweis auf eine Osteomyelitis.
b Skelettszintigramm 2 Monate nach operativer Revision rechts. Normalisierung des Uptakes über dem rechten Kieferwinkel (→). Keine Seitendifferenz mehr nachweisbar als Hinweis auf eine Abheilung der Osteomyelitis

von Infekten (Abb. 3) (HARDT u. REHEFELDT 1978, ROSENTHALL u. LISBONA 1984).

Knochentransplantate

Bei Knochentransplantaten bildet die Knochenszintigraphie aufgrund ihrer sensitiven Erfassung der Knochenstoffwechselaktivität einen klinisch einfachen Parameter zur Kontrolle:

– einer Transplantateinheilung (Nachweis der Revaskularisierung und Revitalisierung freier Knochenspongiosatransplantate),
– einer Transplantationsterminierung (Bestimmung des günstigsten Transplantationszeitpunktes),
– des Frühnachweises der Vaskularisierung gestielter Knochentransplantate,
– des Frühnachweises von Abstoßungsreaktionen.

Unabhängig vom radiologischen Befund spricht der Aktivitätsnachweis im Transplantatbereich für die Vitalität eines Spongiosatransplantates (Abb. 4). Durch diesen Vitalitätsnachweis läßt sich die Einheilung eines Transplantates verfolgen, insbesondere dann, wenn sich der radiologische Befund noch nicht normalisiert hat und eine Einschätzung des Therapieerfolges für die Terminierung weiterer Therapieschritte notwendig ist. Eine Minderanreicherung bzw. eine fehlende Anreicherung des Tracers im Bereich eines Spongiosatransplantates belegt eine nicht eintretende Revitalisierung und klinisch eine sich anbahnende Pseudarthrose (EWERS u. Mitarb. 1978, HARDT u. REHEFELDT 1978, SCHARF u. Mitarb. 1978, BOETTGER u. Mitarb. 1982).

Beim Kieferersatz durch gestielte Kostomyokutanlappen oder mikrovaskulär anastomosierte kostomyokutane Transplantate läßt sich die Perfusion bzw. die ausreichende Vaskularisierung des Knochentransplantates besonders in der Frühphase bei unsicherer Situation beurteilen (ROSENTHALL u. LISBONA 1984).

Kieferzysten

Die szintigraphische Beurteilung von Kieferzysten beschränkt sich auf:

– die Aktivitätsbeurteilung (Expansionstendenz/Entzündungsgrad),
– den Hinweis auf tumoröse Transformation,
– die Beurteilung postoperativer Reparationsvorgänge.

Das positive Szintigramm bei größeren Kieferzysten in Form von schalenartig um eine aktivitätslose oder aktivitätsarme Zone angeordnete Aktivitäten ist typisch für den Knochenumbau durch Expansionsdruck. Eine hohe Traceranreicherung des die Zyste umgebenden Knochens weist auf eine begleitende Entzündung der Zyste hin (WICKENHAUSER u. HOLLMANN

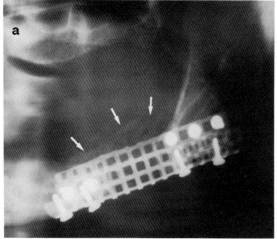

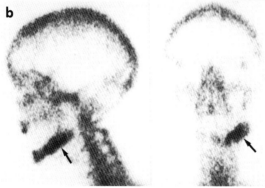

Abb. 4a u. b Spongiosaplastik bei Status nach posttraumatischer Pseudarthrose:
a Orthopantomogramm: Stabilisierung durch ein Titangitter. Defektauffüllung mit autologer Spongiosa
b Skelettszintigramm: a.-p. und links laterale Projektion. Massiv erhöhte Aktivitätsaufnahme 4 Wochen post operationem im Bereich der Spongiosaplastik und der Resektionsränder (→) als Hinweis auf die erfolgte Revitalisierung

1975, WICKENHAUSER 1982, HOFER u. HARDT 1983, HOFER u. Mitarb. 1985).

Knochenwachstum

Die Möglichkeiten einer szintigraphisch-dynamischen Wachstumsbeurteilung beruhen auf der physiologisch höheren Aktivitätsausnahme über den Wachstumszonen (KABAN u. Mitarb. 1982, HARRIES u. Mitarb. 1984). Normalerweise fällt der Uptake mit zunehmendem Alter linear ab und bleibt ab dem 20. Lebensjahr stationär. Dieser lineare Abfall läßt sich besonders in der kondylären Region nachweisen. Durch quantitative Messung des Uptakes, durch den Vergleich mit Standardwerten und durch den Symmetrievergleich läßt sich feststellen:

1. ob bei einer symmetrischen Deformation das Wachstum abgeschlossen ist, um den Zeitpunkt der chirurgischen Korrektur zu bestimmen, und
2. ob bei einer asymmetrischen Deformität noch ein seitendifferenter Uptake, d. h. ein asymmetrisches Wachstum, vorliegt oder ob ein seitengleicher Uptake besteht, d. h. das Wachstum abgeschlossen ist. Beides hat ein unterschiedliches operatives Vorgehen zur Folge.

Zusammenfassung

Insgesamt 186 Knochenerkrankungen, Knochenheilungs- und Knochenwachstumsstörungen des Gesichtsschädelskeletts wurden radiologisch und szintigraphisch untersucht. Dabei wurde sichtbar, daß die Szintigraphie das Röntgenbild bei der Beurteilung der Prozeßdignität, der Prozeßausdehnung, der Prozeßdissemination sowie bei der Prozeßfrüherkennung wesentlich zu ergänzen vermag. Dies bezieht sich sowohl auf die Beurteilung der präoperativen Ausgangssituation sowie auf den postoperativen Verlauf, wobei der Aussagewert der einzelnen Beurteilungskriterien je nach Ätiologie des Knochenprozesses unterschiedlich ist.

Literatur

Boettger, J., B. Stuebinger, H. W. Pabst, G. W. Bluemel, G. W. Proschka: Klinische Wertigkeit der Skelettszintigraphie für die Verlaufskontrolle der autologen Spongiosaplastik bei trauma- und infektbedingten knöchernen Defekten. Radioakt. Isot. Klin. Forsch. 15 (1982) 383

Ewers, R., F. Scharf, J. Dueker, W. Pohle: Diagnose, Verlaufskontrolle und Transplantationsterminierung mit Hilfe des ^{99m}TC-Phosphonat-Knochenscans bei Unterkieferosteomyelitis. Zahnärztl. Welt 19 (1978) 914

Gates, G. F., M. L. Goris: Maxillary-facial abnormalities assessed by bone imaging. Radiology 121 (1976) 677

Hardt, N., D. Rehefeldt: Gamma-Scan-Befunde bei verschiedenen ossären Prozessen im Kieferbereich. Schweiz. Mschr. Zahnheilk. 88 (1978) 122

Hardt, N., B. Hofer, E. Voegeli: Stellenwert und Aussagekraft der Knochenszintigraphie bei osteomyelitischen Prozessen im Kieferbereich. In G. Pfeifer, N. Schwenzer: Fortschritte der Kiefer- und Gesichts-Chirurgie, Bd. XXIX. Thieme, Stuttgart 1984

Hardt, N., B. Hofer, E. Voegeli: Szintigraphische Beurteilung von Knochentumoren und tumorähnlichen Erkrankungen des Gesichtsschädels. In G. Pfeifer, N. Schwenzer: Fortschritte der Kiefer- und Gesichts-Chirurgie, Bd. XXXI. Thieme, Stuttgart 1986

Harries, S. A., A. A. Quayle, H. J. Testa: Radionuclide bone scanning in the diagnosis and management of condylar hyperplasia. Nucl. med. Comm. 5 (1984) 373

Heuck, F., K. zum Winkel: Skelettszintigraphie. In F. Kuhlencordt, H. Bartelmeier: Klinische Osteologie A. Springer, Berlin 1980

Hofer, B., N. Hardt: Skelettszintigramm bei zystoiden Prozessen im Unterkiefer (Diagnose, Ausdehnung, Verlauf). In W. Bessler, W. A. Fuchs, J. Locher, J. Paumier: Neue Aspekte radiologischer Diagnostik und Therapie. Huber, Bern 1983

Hofer, B., N. Hardt, E. Voegeli: A diagnostic approach to lytic lesions of the mandible. Skelet. Radiol. 14 (1985) 164

Kaban, B., G. J. Cisneros, S. Heyman, S. Treves: Assessment of mandibular growth by skeletal szintigraphy. J. oral maxillofac. Surg. 40 (1982) 18

Namey, Th. C., J. T. Halla: Radiographic and nucleographic techniques. Clin. rheumat. Dis. 4 (1978) 95

Rosenthall, L., R. Lisbona: Skeletal Imaging. Current Practice in Nuclear Medicine. Appleton-Century-Crofts, Norwalk 1984

Scharf, F., R. Ewers, W. Pohle: Die Aussagekraft bei Knochenszintigraphie mit ^{99m}TC-Diphosphonat bei der Osteomyelitis-Behandlung. Dtsch. Z. Mund-Kiefer-Gesichts-Chir. 2 (1978) 76

Vieras, F., D. L. Herzberg: Focal decreased skeletal uptake secondary to metastatic disease. Radiology 118 (1976) 121

Voegeli, E., B. Hofer: Indikationsbezogene Skelettradiologie. Ther. Umschau 41 (1984) 174

Wickenhauser, J.: Szintigraphische Studien bei operativer Therapie großer odontogener Zysten. Radioakt. Isot. Klin. Forsch. 15 (1982) 411

Wickenhauser, J., K. Hollmann: Nuklearmedizinische Untersuchungen der Gesichtsschädelregion und ihr differentialdiagnostischer Aussagewert. Röntgenblätter 28 (1975) 51

Dieter Riediger, Michael Ehrenfeld und Wolfgang Müller-Schauenburg, Tübingen

Das Knochenszintigramm als Nachweis für die Durchblutung des mikrochirurgisch revaskularisierten Knochenspanes

Einleitung

Die Skelettszintigraphie, eine der wichtigsten nuklearmedizinischen Untersuchungsmethoden, findet besonders in der Diagnostik von Tumoren und Entzündungen breite Anwendung. Dabei wird vor allem die metabolische Aktivität in der Phase des Knochenumbaus sichtbar gemacht. Makroumbau durch Osteoklasten und Osteoblasten sowie Miniumbau durch Osteozyten zur Erhaltung der Calciumhomöostase werden festgehalten (SCHÜMICHEN 1984).

Es werden heute zur Darstellung der Knochenmatrix ausschließlich Technetium-Phosphat-Verbindungen benützt. Die erhöhte Knochenanreicherung osteotroper Radioisotope besitzt nach SCHÜMICHEN (1984) vor allem zwei Ursachen:

1. die alleinige Zunahme der Knochendurchblutung bei normaler Knochenneubildungsrate,
2. die erhöhte Knochenneubildungsrate mit gesteigerter Durchblutung.

So bietet sich das Knochenszintigramm im besonderen Maße zur Beurteilung der Einheilungsphasen von Knochentransplantaten, darüber hinaus jedoch auch zur Beurteilung der Spandurchblutung nach mikrochirurgischer Revaskularisation an (FRAME u. Mitarb. 1983, BERGGREN u. Mitarb. 1982). Basierend auf den Ergebnissen einer klinischen und experimentellen Studie soll in diesem Beitrag zur Frage Stellung genommen werden, inwieweit das Knochenszintigramm zur qualitativen und quantitativen Beurteilung der Spandurchblutung herangezogen werden kann.

Klinische Befunde

Bei 21 von insgesamt 35 Patienten, bei denen Beckenspantransplantationen mit mikrochirurgischem Gefäßanschluß durchgeführt wurden, konnten postoperativ Skelettszintigramme angefertigt werden. Nach Injektion des Radioisotops Tc-DPD (Dicarboxypropandiphosphanat) mit einer oberen Grenzdosis von 700 MBq pro Untersuchung wurden in 5 Fällen Zweiphasenszintigramme, in den übrigen Fällen Spätszintigramme angefertigt.

Bei der Zweiphasenszintigraphie wurden Messungen innerhalb der ersten 10 Min. sowie nach 3 Std. durchgeführt, um eine Differenzierung zwischen der reinen Durchblutungsphase und der Mineralphase zu erhalten. Bei den Spätszintigrammen wurden lediglich nach 3 Std. Meßwerte bestimmt. Auf die Anwendung der Dreiphasenszintigraphie wurde verzichtet. Die Messungen wurden innerhalb der ersten postoperativen Woche, nach 4 Wochen, nach 6 Monaten und in 2 Fällen nach 15 Monaten durchgeführt.

Die Ergebnisse zeigten, daß die mikrochirurgisch revaskularisierten Späne bereits in der 1. postoperativen Woche eine ausgeprägte, weitestgehend homogene Anreicherung des Radionuklids aufweisen, wobei die Sequenzszintigramme sowohl die gute Spandurchblutung als auch die homogene Aufnahme (Mineralphase) des Radionuklids in die Knochenmatrix unterstreichen. Besonders auffallend dabei war die gleichmäßige Mehranreicherung des Radionuklids im gesamten Knochenspan auch nach 6 Monaten, während ein geringgradiger Intensitätsverlust frühestens nach 15 Monaten zu beobachten war (Abb. **1a, b, c**). Zu diesem Zeitpunkt war der positive Durchblutungseffekt in der Frühphase der Zweiphasenszintigraphie nicht mehr erkennbar. Die Abb. **2a** zeigt einen mikrochirurgisch revaskularisierten Osteomyokutanlappen zur Sofortrekonstruktion nach tumorbedingter Kinn- und Mundbodenresektion. Die postoperativ angefertigten Technetiumszintigramme verdeutlichen die homogene Anreicherung des Radionuklids im gesamten Transplantat nach 1 Woche und nach 2 Monaten (Abb. **2b** u. **c**).

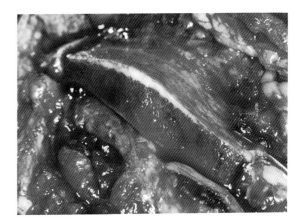

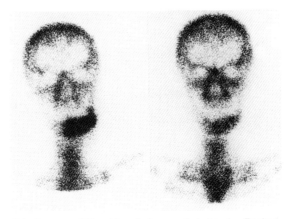

Abb. **1a–c** **a** Mikrochirurgisch revaskularisierter Beckenspan mit 2 miniaturisierten Metallplatten fixiert. Deutlich erkennbare Blutung aus den angeschnittenen Spongiosaräumen. – 99m Tc-DPD-Szintigramm des in Abb. **a** gezeigten Knochenspanes **b** nach 6 Monaten und **c** nach 15 Monaten

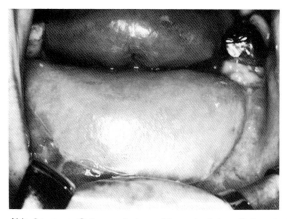
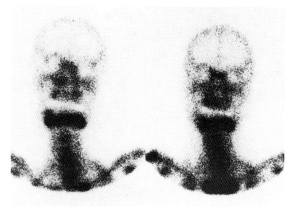

Abb. 2a–c a Osteomyokutanes Transplantat zur Rekonstruktion der Kinnregion. – 99m Tc-DPD-Szintigramm des in Abb. a gezeigten osteomyokutanen Transplantates b nach 1 Woche und c nach 8 Wochen.

Tierexperimentelle Befunde

In Ergänzung der klinischen Befunde führten wir szintigraphische Untersuchungen an 8 Kamerunschafen durch. Hierbei sollte im direkten Seitenvergleich das Verhalten des freien und des vaskularisierten Spanes beurteilt werden. In Analogie zur menschlichen Topographie wurde auf der einen Seite ein an der A. und V. circumflexa ilium profunda gestielter vaskularisierter Beckenspan (Abb. 3a) und auf der Gegenseite ein entsprechend großer freier Span isoliert, reponiert und durch Miniplatten fixiert. Präoperativ, am 1., 2., 3., 4. und 8. Tag postoperativ und anschließend in wöchentlichen Abständen bis zur 9. postoperativen Woche wurden Knochenszintigramme angefertigt, wofür jeweils die intravenöse Gabe von 500 MBq Technetium-^{99m}-Diphosphanat erfolgte. Die anschließenden Messungen der Impulsraten wurden 3–5 Std. später mit einer Gammakamera mit hochauflösendem Kollimator vorgenommen. In der postoperativen Frühphase, d. h. während der ersten 3 Tage, war eine seitengleiche Umgebungsreaktion mit eindeutiger Aussparung der Transplantate erkennbar.

Obgleich bis zum 3. postoperativen Tag beide Transplantate szintigraphisch nicht eindeutig nachweisbar waren, ergab eine uptake Messung von am 3. Tag entnommenen Transplantaten eine deutliche Seitendifferenz im Verhältnis 7:1 zugunsten des vaskularisierten Spanes. Die obengenannte Umgebungsreaktion war nach 8 Tagen verschwunden; es trat eine deutliche Seitendifferenz mit positiver Darstellung des vaskularisierten Spanes auf (Abb. 3b u. c). Diese blieb bis zur 7. postoperativen Woche unverändert. Erst nach 7 Wochen begann der freie Span sich szintigraphisch abzuzeichnen.

Diskussion

Die gesteigerte Aufnahme des Radionuklids im Knochen beruht zum einen auf einer gesteigerten Knochendurchblutung und zum anderen auf einer erhöhten Knochenneubildung bzw. einem beschleunigten Knochenumbau. Dabei wird der Technetium-Phosphat-Komplex an der Oberfläche der Hydroxylapatitkristalle im Austausch gegen andere Ionen aufgenommen. Da eine Zunahme der Knochenneubildungsrate

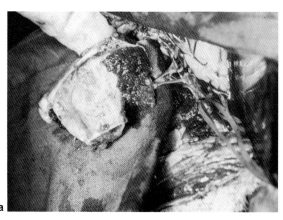
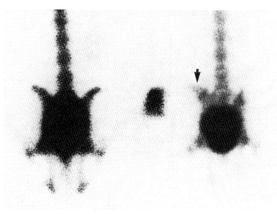

Abb. 3a–c a Hebung eines gefäßgestielten Beckenspans beim Kamerunschaf. – Knochenszintigramme zur Darstellung der Beckenschaufel: b präoperativ, b u. c szintigraphische Darstellung des revaskularisierten Spanes nach 8 Tagen (Pfeil)

wegen der erforderlichen Reifezeit der Matrix einige Tage in Anspruch nimmt, sind positive Szintigramme in der Frühphase als Folge eines Durchblutungseffektes zu interpretieren. Dies trifft in besonderem Maße auf den szintigraphischen Positivnachweis bei mikrochirurgisch revaskularisierten Knochenspänen zu, der vor allem in der ersten Phase der Zweiphasenszintigraphie auftritt. Hierbei wird die erste Messung bereits wenige Minuten nach Radionuklidapplikation durchgeführt, um die sog. „Extravasalphase" des Radionuklids beurteilen zu können. Dieser in der ersten postoperativen Phase nachweisbare Durchblutungseffekt wird im Laufe der folgenden Wochen immer weniger evident, wobei sich nun eine homogene Verteilung des Technetiumisotopes im Spätszintigramm zeigt. So kann resümierend gesagt werden, daß das Skelettszintigramm durchaus geeignet ist, eine Aussage über die Durchblutung des vaskularisierten Spanes zu treffen – eine Frage, die ja vor allem in der frühen postoperativen Phase beantwortet werden muß.

Im Gegensatz zu den vaskularisierten Spänen zeichnen sich freie Knochentransplantate szintigraphisch zu einem wesentlich späteren Zeitpunkt, nach FRAME u. Mitarb. (1982) frühestens nach 4 Wochen, ab. Dies unterstreicht die verzögert einsetzende Revaskularisation, die zunächst über die angrenzenden vitalen Knochenstümpfe erfolgt. Stark ausgebildete Kompaktaanteile stehen einer raschen Gefäßeinsprossung entgegen, so daß eine homogene Mehranreicherung im Szintigramm zu einer wesentlich späteren Phase zu erwarten ist. Diese Aussagen können in vollem Umfang durch unsere tierexperimentellen Studien bestätigt werden. Problematisch scheint uns die Beurteilung wesentlich früher auftretender positiver Szintigramme der reinen Spongiosaplastik nach dem Titan-Mesh-Verfahren, da, wie BERGGREN u. Mitarb. (1982) gezeigt haben, ein schmaler, an der Knochenoberfläche liegender Saum vitaler Osteoblasten in der Lage ist, ein positives Szintigramm zu zeichnen.

Zusammenfassung

Anhand postoperativ angefertigter Zweiphasenszintigramme bei 21 mikrochirurgisch revaskularisierten Knochentransplantaten vom Beckenkamm sowie aufgrund ergänzender tierexperimenteller Studien an Kamerunschafen wird zur Bedeutung des Knochenszintigramms für die Beurteilung der postoperativen Spandurchblutung Stellung genommen, und mögliche Interpretationen positiver Szintigramme nach freier Spongiosatransplantation, auch nach dem Titan-Mesh-Verfahren, werden kritisch diskutiert.

Literatur

Berggren, A., A. J. Weiland, L. Östrup: Bone scintigraphy in evaluating the viability of composite bone grafts revascularized by microvascular anastomoses, conventional autogenous bone grafts and free non-revascularized periostal grafts. J. Bone Jt. Surg. 64 A (1982) 799–809

Frame, J. W., H. O. Edmondson, M. O'Kane: A radio-isotope study of the healing of mandibular bone grafts in patients. Brit. J. oral Surg. 21 (1983) 277–289

Schümichen, C.: Physiologische Grundlagen der Knochenszintigraphie; Meßtechnik und quantitative Auswertung. Nuklearmediziner 7 (1984) 73–88

Schümichen, C., L. Mundriewski, E. Tischler, G. Hoffmann: Relationship between blood flow and radiostrontium uptake in the healing bone fracture. Eur. J. nucl. Med. 4 (1979) 413–417

Eva-Maria Kasperk, Rolf Ewers, Gerold Randzio und Renate Ruhl

Technetium-99m-Knochenszintigraphie in der Mund-, Kiefer- und Gesichtschirurgie

Einleitung

Die Röntgenaufnahme, die den morphologischen Strukturwandel erfaßt, steht traditionell an erster Stelle, um pathologische Veränderungen des Knochens sichtbar zu machen. Die Szintigraphie hingegen stellt stoffwechseldynamische Prozesse in ossären Geweben bildlich dar und erlaubt so eine Interpretation des funktionellen Zustandes des Knochens (BESSELER 1974).

Ein Vergleich in der Aussagekraft des Szintigrammes mit den Röntgenaufnahmen im Hinblick auf die klinische und histologische Diagnose soll gezogen werden. Die Wertigkeit der Szintigraphie zur Frühdiagnostik und Verlaufskontrolle bei Osteomyelitiden ist mehrfach angegeben worden (EWERS u. Mitarb. 1978, LEHMANN u. Mitarb. 1984, HARDT u. Mitarb. 1984, JACOBSSON 1984).

Ein weiterer Schwerpunkt der Szintigraphie liegt in der Knochen-Tumor-Diagnostik. Die ossäre Infiltration von Weichteiltumoren und Metastasen im gesamten Skelettsystem kann erkannt, und lokale von generalisierten, systemischen Prozessen differenziert werden (STEVENSON 1977, JUNG u. MUNZ 1985).

Material und Methode

Es wurden 466 Schädel- und Ganzkörperscans aus den Jahren 1980–1985 ausgewertet, die in der Abteilung Radiologie auf Überweisung unseres Hauses angefertigt wurden. Die Szintigramme wurden in Diagnosegruppen eingeteilt und mit den entsprechenden Röntgenaufnahmen verglichen. Wir überprüften in Röntgenbildern, Szintigrammen und Krankenakten, inwieweit die jeweilige Untersuchungsmethode mit dem klinischen Verlauf und der histologischen Diagnose des Krankheitsbildes übereinstimmte. Die Kriterien Lokalisation und Ausdehnung des bildlich dargestellten Prozesses waren bei der Auswertung der Einzelfälle bestimmend.

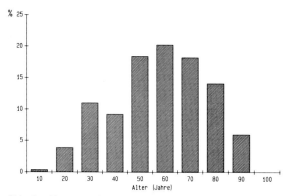

Abb. 1 Altersverteilung der szintigraphisch untersuchten Patienten (n = 466)

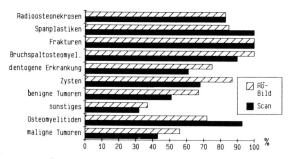

Abb. 2 Übereinstimmung des szintigraphischen und röntgenologischen Befundes mit den Diagnosen

Tabelle 1 Einteilung und Häufigkeit der Erkrankungen bei den 466 ausgewerteten Schädel- und Ganzkörperszintigrammen

Diagnose	Anzahl	%
maligne Tumoren	170	36,5
Osteomyelitiden	93	19,9
sonstiges	65	13,9
benigne Tumoren	37	7,9
Zysten	31	6,7
dentogene Diagnosen	29	6,2
Bruchspaltosteomyelitiden	20	4,3
Frakturen	8	1,7
Spanplastiken	7	1,5
infizierte Radioosteonekrosen	6	1,3
	466	100

Ergebnisse und Diskussion

Die Altersverteilung der szintigraphisch untersuchten Patienten war ausgewogen (Abb. 1). Die Gruppe der 40–60jährigen Patienten dominierte; 276 (59,2%) Männer und 188 (40,8%) Frauen unterzogen sich dieser Untersuchung. Die Tab. 1 gibt eine Übersicht über die Einteilung und Häufigkeit der Erkrankungen, bei denen die Szintigraphie zur Anwendung kam. Mit 36,5 bzw. 19,9% waren maligne Tumoren und Osteomyelitiden am häufigsten vertreten. Die drittgrößte Gruppe von 14%, unter „sonstiges" zusammengefaßt, stellt eine Sammlung von Krankheitsbildern wie Myoarthropathien, Sinusitiden und Gesichtsschmerz unklarer Genese dar. Die Bedeutung der Szintigraphie zur differentialdiagnostischen Abgrenzung tumoröser und entzündlicher Prozesse wird daraus ersichtlich, daß bei 65 meist ambulanten Patienten mit einem unklaren Symptom- und Beschwerdebild die Szintigraphie im Vorfeld weiterer diagnostischer Verfahren stand.

Die prozentual angegebene positive Korrelation des szintigraphischen und des röntgenologischen Befundes mit der Diagnose zeigt die Abb. 2. Bei Erkrankungen, die auf funktionellen Aktivitäten des Knochenstoffwechsels beruhen, wie Osteomyelitiden, Bruchspaltinfektionen, Frakturen, Beckenspanplastiken und Radioosteonekrosen, dokumentiert der Knochenscan den klinischen Zustand in über 80% der Fälle positiv.

Das Röntgenbild gibt spezifischere Informationen bei Krankheitsbildern, die mit morphologischen Strukturänderungen einhergehen, so z. B. bei Zysten, bei dentogenen Erkrankungen (Parodontitis apicalis) und benignen Tumoren (odontogenen Tumoren, Riesenzellgranulomen), die häufig primär intraossär lokalisiert waren. Bei keiner Diagnosegruppe lassen sich wesentliche Differenzen in der Übereinstimmung von Röntgenbild und Szintigramm zur Diagnose zeigen. Anhand dieser retrospektiven Auflistung wird deutlich, daß sich die Szintigraphie nicht spezifisch einer definierten Diagnose zuordnen läßt. Durch den artunspezifischen Charakter des szintigraphischen Befundes in der primären Untersuchung ist nur eine Ausschlußdiagnostik im Sinne von Bestätigung oder Negation vermehrter ossärer Umbauvorgänge möglich (SCHARF u. Mitarb. 1978, DÜKER u. SCHÜMICHEN 1984).

Bei der Verlaufskontrolle bietet das Szintigramm wesentlich spezifischere Informationen als in der Primärdiagnostik. Ein klinisches Beispiel wird in der Abb. 3 dargestellt. Eine 19jährige Patientin kam nach Wurzelfüllung des Zahnes 47 mit schmerzender Schwellung im rechten Unterkiefer in unsere Behandlung. Röntgenologisch korrespondiert eine schwach osteolytische Zone mit einer szintigraphisch dargestellten massiven Nuklidmehranreicherung als Ausdruck einer Osteomyelitis. Es folgt das Szintigramm 5 Monate später nach Extraktion des schuldigen Molaren, Verlust des Weisheitszahnkeimes, Dekortikation und PMMA-Ketteneinlage. Es zeigt im Vergleich zum Vorbefund eine wesentlich geringere Mehranreicherung im rechten Unterkiefer.

Das zweite Anwendungsgebiet der Szintigraphie besteht neben der Beurteilung entzündlicher Knochenprozesse in der Tumordiagnostik zur Metastasensuche und zur Beurteilung ossärer Infiltrationen bei Weichteiltumoren (FRONT u. Mitarb. 1978, SHAFER u. Mitarb. 1981, LUYK u. Mitarb. 1986).

Klinisch lassen wir uns bei der Entscheidung, inwieweit eine Resektion, z. B. der Mandibula, notwendig ist, neben dem Palpationsbefund von der Ausdehnung des szintigraphischen Befundes leiten. Von unseren 170 szintigraphisch erfaßten malignen Weichteiltumoren waren 45,5% ohne pathologischen Befund, bei

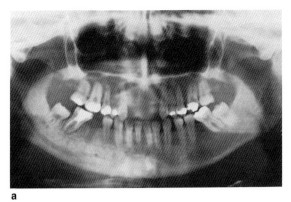

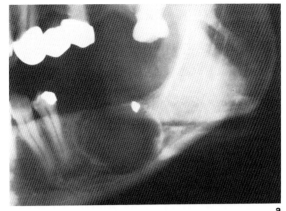

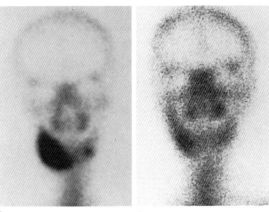

Abb. 3a–c Verlaufskontrolle einer Osteomyelitis: **a** Panoramaschichtaufnahme vom Oktober 1985. Wurzelgefüllter Molar im Unterkiefer rechts mit osteomyelitischer Randzone. **b** Szintigramm vom Oktober 1985. Starke Nuklidmehranreicherung im rechten Unterkiefer. **c** Szintigramm vom März 1986. Nur noch schwache Mehranreicherung im rechten Unterkiefer

30% konnte eine ossäre Tumorinfiltration szintigraphisch nachgewiesen werden. Bei 25,5% ergab der Scan keine verwertbare Aussage.
Die quantitative Analyse der Technetium-^{99m}-Pyrophosphatanreicherung im pathologisch veränderten Knochenareal im Vergleich zum unveränderten gesunden Bezirk der Gegenseite kann als zusätzliche Hilfe dienen. In der Abb. 4 sind der röntgenologische und der szintigraphische Befund mit Computerprofilierung eines zentralen Riesenzellgranulomes und der Scan eines Oberkieferkarzinomes dargestellt. Wir fanden bei ausgeprägten Osteomyelitiden Aktivitätsmehranreicherungen zwischen 60 und 80%; zystische Veränderungen mit begleitender entzündlicher Symptomatik lagen bei 10–45% und Tumorinfiltrationen zwischen 20 und 30% im Vergleich zur gesunden Gegenseite. Diese Zahlen geben die Intensität der Stoffwechselvorgänge des Knochens wieder. Ohne artspezifische Zuordnung lassen sie eine Beurteilung der Aktivität des entzündlichen bzw. tumorösen Geschehens zu.

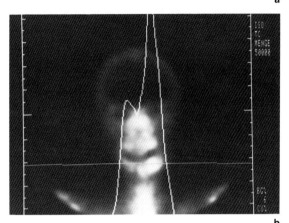

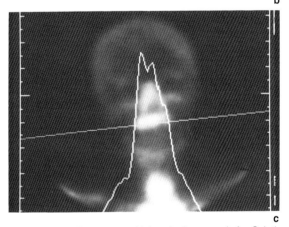

Abb. 4a–c **a** Panoramaschichtaufnahme und **b** Szintigramm einer 39jährigen Patientin mit einem zentralen Riesenzellgranulom in der linken Mandibula. Das Szintigramm zeigt die quantitative Auswertung mit Hilfe der Computerprofilierung. **c** Szintigramm eines 69jährigen Patienten mit einem Plattenepithelkarzinom des Oberkiefers

Zusammenfassung

Die Szintigraphie ist zur diagnostischen Bewertung pathologischer Prozesse im Kiefer-Gesichts-Bereich eine wesentliche Bereicherung. Allerdings ist aufgrund der unspezifischen Aussage der nuklearmedizinische Befund nur in Verbindung mit klinischen und röntgenologischen Daten verwertbar. Die wertvollsten Informationen in Hinblick auf die Therapie bietet die Szintigraphie in der Frühdiagnostik und in der Verlaufskontrolle von Osteomyelitiden.

Literatur

Besseler, W.: Röntgenologische und szintigraphische Diagnose von Skeletterkrankungen im Vergleich zur alkalischen Phosphataseaktivität im Serum. Schweiz. med. Wschr. 104 (1974) 333

Düker, J., C. Schümichen: Panoramaschichtaufnahme und Knochenszintigramm – eine wertvolle Ergänzung zur Beurteilung der sklerosierenden Osteomyelitis der Kiefer. In G. Pfeifer, N. Schwenzer: Fortschritte der Kiefer- und Gesichts-Chirurgie, Bd. XXIX. Thieme, Stuttgart 1984 (S. 10)

Ewers, R., F. Scharf, J. Düker, W. Pohle: Diagnose, Verlaufskontrolle und Transplantationsterminierung mit Hilfe des ^{99m}TC-Phosphonat-Knochenscans bei Unterkieferosteomyelitis. Zahnärztl. Welt 19 (1978) 914

Front, D. R., R. Hardoff, E. Robinson: Bone scintigraphy in primary tumors of the head and neck. Cancer 42 (1978) 111

Hardt, N., B. Hofer, E. Vögeli: Stellenwert und Aussagekraft der Knochenszintigraphie bei osteomyelitischen Prozessen im Kieferbereich. In G. Pfeifer, N. Schwenzer: Fortschritte der Kiefer- und Gesichts-Chirurgie, Bd. XXIX. Thieme, Stuttgart 1984 (S. 5)

Jacobsson, S.: Diffuse sclerosing osteomyelitis of the mandible. Int. J. oral Surg. 13 (1984) 363

Jung, H., D. L. Munz: 3-Phasen-Skelettszintigraphie und Tomographie in der Diagnostik und Nachsorge von Entzündungen und Neoplasien im Gesichts-Schädelbereich. Dtsch. Z. Mund-Kiefer-Gesichts-Chir. 9 (1985) 216

Lehmann, W., R. Ewers, G. Randzio: Die Knochenszintigraphie bei septischen Erkrankungen im Kiefer-Gesichtsbereich. In G. Pfeifer, N. Schwenzer: Fortschritte der Kiefer- und Gesichts-Chirurgie, Bd. XXIX. Thieme, Stuttgart 1984 (S. 12)

Luyk, N. H., E. E. Laird, P. Ward-Booth, D. Rankin, E. D. Williams: The use of radionuclide bone scintigraphy to determine local spread of oral squamous cell carcinoma to mandible. J. max.-fac. Surg. 14 (1986) 93

Scharf, F., R. Ewers, W. Pohle: Die Aussagekraft der Knochenszintigraphie mit ^{99m}TC-Diphosphonat bei der Osteomyelitisbehandlung. Dtsch. Z. Mund-Kiefer-Gesichts-Chir. 2 (1978) 76

Shafer, R. B., J. M. Marlette, G. A. Browne, M. K. Elson: The role of TC^{99m} Phosphate complexes and Gallium-67 in the diagnosis and management of maxillofacial disease: concise communication. J. nucl. Med. 22 (1981) 8

Stevenson, A. G.: Bone scanning as an aid to diagnosis and treatment planning in oral surgery. Brit. J. oral Surg. 15 (1977) 231

Helmut F. Götzfried, Gerhard W. Paulus und Herbert Feistel, Erlangen

Diagnostik und Verlaufskontrolle der Kieferosteomyelitis durch 4-Phasen- und markierte Leukozytenszintigraphie

Einleitung

Die heute vorherrschende, primär chronische Osteomyelitis im Kieferbereich wird meist nur verspätet diagnostiziert und ist röntgenologisch – gegenüber dem wahren klinischen Ausmaß – nur mit beachtlicher Zeitverzögerung erkennbar (BECKER 1964).

In der Regel wird vom Untersucher zuerst eine Orthopantomogrammaufnahme (OPG) angefertigt, bei der nur im fortgeschrittenen Stadium der Osteomyelitis „mottenfraßähnliche" Strukturen oder gar Sequester („Totenlade") erkennbar werden (SEIDEL 1974). Selbst Röntgentomogramme bringen diese Areale oft nur unvollständig zur Darstellung (VÖGELI 1981) und verleiten dann zu ungenügenden Therapieformen.

Seit 1971 (SUBRAMANIAN u. MCAFEE 1971) kann die Nuklearmedizin unter Verwendung von markierten Phosphatverbindungen frühzeitig Mineralisationsänderungen jedweder Genese durch erhöhte oder verminderte Anreicherung der Testsubstanz bildlich darstellen.

Seit Jahren hat die Skelettszintigraphie mit ^{99}Tc-Methylendiphosphonat ihren festen Platz bei Knochenentzündungen auch im Kiefer-Gesichts-Bereich eingenommen, wobei jedoch in der Regel nur eine Phase zur bildlichen Darstellung herangezogen wird. Analog zu Untersuchungen an Extremitäten sind wir dazu übergegangen, bei Osteomyelitisverdacht eine Vierphasenszintigraphie durchzuführen.

Zunehmende Erfolge in der Möglichkeit, korpuskuläre Elemente des Blutes selektiv zu markieren, gestatten seit 1977 (THAKUR u. Mitarb. 1977) mit Hilfe von Indium-111-Oxin-markierten autologen Leukozyten Entzündungsprozesse hinsichtlich ihrer Floridität zu beurteilen. Es besteht eine positive Korrelation zwischen Akuität und der Anreicherung. Die Leukozytenszintigraphie ermöglicht eine Ergänzung der sehr empfindlichen, aber unspezifischen Knochenszintigraphie bezüglich Floridität einer Osteomyelitis oder zur Abgrenzung gegenüber einem Sarkom.

Material und Methode

Bei der 4-Phasen-Skelettszintigraphie wird der Patient unter der Gammakamera positioniert und in sagittaler Projektion, nach Injektion von 15 mCi Technetium-99-Methyldiphosphonat (MDP), der initiale Aktivitätseinstrom (arterielle, 1. Phase, 1. Min.) und die Blutpooldarstellung (2. Phase, 2.–5. Min.) im Prozeßrechner gespeichert.

2 Std. später werden statische Szintigramme des Schädels in vier Projektionen (a.-p., p.-a., links-, rechtslateral), bei Bedarf auch in Schrägaufnahme angefertigt (3., Mineralisationsphase), desgleichen nach 24 Std. p. i. (4., Retentionsphase).

Die Beurteilung erfolgt durch den Vergleich der beiden Initialkurven sowie der Anreicherung der Testsubstanz in den drei erstgenannten Phasen. Stark seitenunterschiedliche Funktionskurven weisen dabei bereits frühzeitig auf akut ablaufende Veränderungen hin; die statischen Bilder gestatten insbesondere in der Spätaufnahme durch anhaltende Speicherung der Testsubstanz eine Beurteilung der Ausdehnung.

In den Fällen, bei denen eine genaue Beurteilung der Akuität aus dem Knochenszintigramm nicht hinreichend aussagefähig ist, wird, besonders im Hinblick auf therapeutische Konsequenzen, die Indikation zur Leukozytenszintigraphie gestellt; hierbei reichern sich die markierten reinjizierten autologen Leukozyten speziell in floriden Entzündungsbereichen an.

Dazu werden den Patienten 50 ml Venenblut entnommen, durch Sedimentation und Zentrifugation die Leukozyten isoliert, mit 700 µCi Indium-111-Oxin markiert und nach kurzer Inkubation (ca. 30 Min.) reinjiziert. Szintigraphische Aufnahmen folgen nach 4 Std. und 24 Std. in den oben angegebenen Projektionen. Zusätzlich wird die Güte der Markierung aus dem Leber-Milz-Speicherverhältnis kontrolliert. Beurteilt wird das Leukozytenszintigramm mit Hilfe eines Links-rechts-Quotienten in „regions of interest"-Technik (ROI), wobei ein Wert zwischen 1,2–1,8 für einen chronischen, ein höherer Wert für einen floriden Ablauf spricht.

Bei 11 Patienten mit der klinischen und/oder radiologischen Verdachtsdiagnose einer Unterkieferosteomyelitis wurden vor Beginn einer chirurgischen Therapie ein Knochenszintigramm in vier Phasen und in 4 Fällen zusätzlich eine markierte Leukozytenszintigraphie durchgeführt.

In 10 Fällen handelte es sich um einen Status post extractionem, wobei die Zahnextraktion zwischen 2 Jahren und 6 Wochen zurücklag; beim 11. Fall lag eine chronisch infizierte Pseudarthrose mit Sequesterbildung des rechten Kieferwinkels vor. Alle Fälle zeigten klinisch einen chronischen oder lediglich subakuten Verlauf. Eine Knochenbiopsie erhärtete in allen Fällen die Verdachtsdiagnose.

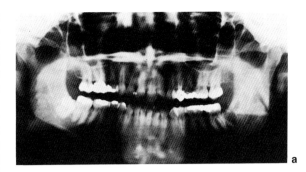
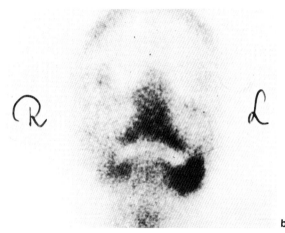

Abb. 1 a u. b
a Orthopantomogramm mit leerer Alvole 38 und in der knöchernen Umgebung unauffälliger Knochenstruktur 8 Wochen post extractionem. **b** Szintigramm derselben Patientin in der Spätphase (24 Std.) mit deutlicher Aktivitätsanreicherung im Kieferwinkel links

Ergebnisse

Eine intensive Aktivitätsanreicherung fand sich in 10 Fällen im 4-Phasen-Knochenszintigramm; bei 1 Fall (alte, sklerosierende, klinisch unauffällige Osteomyelitis) konnte keine eindeutig pathologische Speicherung der Radionuklide festgestellt werden.

In 3 Fällen ergab jedoch die vergleichende Röntgenkontrolle durch OPG-Aufnahme und Röntgenschichtbild keinen Hinweis auf ein entzündliches Geschehen, trotz klinischer Verdachtsdiagnose „Osteomyelitis"; dies waren ausnahmslos Fälle, bei denen Zahnextraktionen ca. 6–8 Wochen zurücklagen (Abb. 1). Bei diesen Patienten waren die Szintigramme der 4. Phase (Spätphase, 24 Std.) besonders aussagekräftig dadurch, daß ausschließlich die hohe Aktivitätsanreicherung im Knochen nachgewiesen werden konnte, ohne Überlagerung durch Speicherung der Radionuklide im benachbarten Weichgewebe.

Beim Vergleich zwischen der 3. und 4. Phase (Abb. 2) war zu sehen, daß die Ausdehnung der bildlich dargestellten Aktivitätsanreicherung in der 3. Phase größer und intensiver war als in der 4. Phase (Weichteilüberlagerung) (Abb. 3).

In 3 subakuten Fällen waren aufgrund der entzündlich bedingten Hyperämie die initialen Phasen (1. und 2.

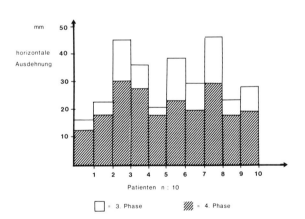

Abb. 2 Vergleich der horizontalen Ausdehnung der erhöhten Aktivitätsanreicherung in der 3. und 4. Phase des Knochenszintigramms

Phase) gegenüber der gesunden Seite durch eine deutlich betonte Aktivitätsanreicherung gekennzeichnet. Bei den anderen 7 Patienten waren die beiden ersten Phasen des Szintigrammes weitgehend unauffällig. In

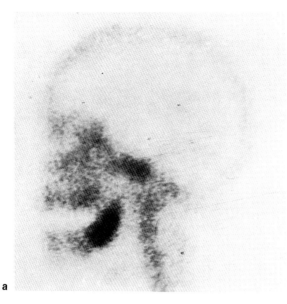

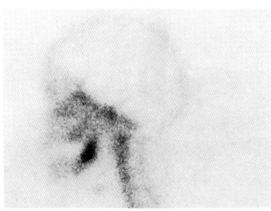

Abb. 3a u. b
a Szintigramm der 3. Phase (2 Std. p.i.) mit ausgeprägter Aktivitätsanreicherung im Kieferwinkel bei chronischer Osteomyelitis. **b** Szintigramm desselben Patienten in der 4. Phase (24 Std. p.i.) mit verkleinerter, aber ausschließlich im Knochen gelegener Kumulation der Radionuklide

10 von 11 Fällen konnte in der 3. Phase eine intensive Speicherung der Tracersubstanz dokumentiert werden.
In 4 Fällen wurde zur Abgrenzung eines Sarkoms die Indikation zur Leukozytenszintigraphie gestellt, die in allen 4 Fällen eine geringe, jedoch für akute Fälle nicht signifikante Seitenunterschiedlichkeit aufwies.
Die Skelettszintigraphie wurde auch in Abständen von 2 und 4 Monaten zur Verlaufskontrolle herangezogen. Dabei konnte der Heilungsverlauf nach Dekortikation mit deutlichen Zeichen der Entzündungsabnahme dokumentiert werden.

Diskussion

Der Wert der Szintigraphie bei entzündlichen Veränderungen des Knochens ist heute aufgrund ihrer großen klinischen Bedeutung in Diagnostik, Therapieplanung und Verlaufskontrolle gefestigt (DE NARDO u. VOLPE 1966, KEMPFLE 1973, ALEXANDER 1976, SUBRAMAMIAN u. MCAFEE 1971).
Die von THAKUR u. Mitarb. 1977 inaugurierte Anwendung der mit Indium-111-Oxin markierten autologen Leukozytenszintigraphie scheint die in sie gesetzten Erwartungen mehr bei Infekten der Weichteile, innerer Organe und der Extremitätenknochen zu erfüllen; hingegen ist im Kieferbereich, wahrscheinlich wegen der bereits auswärts begonnenen Antibiose, meist keine signifikante Kumulation zu erwarten. Dabei gleicht unsere Erfahrung den Erkenntnissen von MATEJKA u. Mitarb. (1984).
Bei der chronisch-sklerosierenden Osteomyelitis kann bei der Einphasenszintigraphie eine Differenzierung der verschiedenen klinischen Verlaufsformen schwierig sein (HARDT u. REHEFELDT 1978, BERGSTEDT u. LIND 1978, 1982, GATES 1980, HOFER u. HARDT 1983).
Die sequentielle Szintigraphie in vier Phasen erlaubt hingegen differenzierte Aussagen hinsichtlich chronischem oder akutem Stadium sowie über das Ausmaß des Knochenbefalls und ist gerade im frühen Stadium der Osteomyelitis der Radiologie überlegen (VÖGELI 1981).
Als besonders hilfreich hat sich die Szintigraphie der 4. oder Spätphase nach 24 Std. erwiesen, die noch am Morgen des geplanten Operationstages erfolgen kann. Da zu diesem Zeitpunkt eine Aktivitätsanreicherung nur noch im Knochen, aber nicht mehr in den entzündlich veränderten benachbarten Weichteilen vorliegt, gibt sie u. E. am besten das wahre Ausmaß des Knochenbefalls wieder (ALAZRAKI u. Mitarb. 1985).
Die exakte Festlegung von Lokalisation und Ausdehnung des Knocheninfektes ist maßgebend für das weitere operationstaktische Vorgehen (MOWLEM 1945, OBWEGESER 1960, 1965, BECKER 1964, LUHR u. EHMANN 1976, OBWEGESER u. SAILER 1978, SCHARF u. Mitarb. 1978, EWERS u. Mitarb. 1978) und kann gerade durch die Spätphaseszintigraphie zuverlässig erfolgen, so daß wir sie als Standardmethode empfehlen. Zudem benötigt die bildliche Darstellung der 4. Phase, in Abhängigkeit von der 3. Phase, nur noch ein Szintigramm (ca. 15 Min. Dauer), womit die Strahlenbelastung niedrig bleibt. Aus den genannten Gründen eignet sich auch gerade die 4. Phase zur szintigraphischen Verlaufskontrolle der chirurgischen Therapie der UK-Osteomyelitis.

Zusammenfassung

Die heute vorherrschende, primär chronische Osteomyelitis im Kieferbereich wird meist nur verspätet diagnostiziert und wird selbst im Röntgentomogramm in ihrem Ausmaß nur unvollständig dargestellt. Zwei sensitive Methoden zur bildlichen Darstellung und Beurteilung von Ausmaß und Floridität entzündlicher Knochenprozesse stellt die Nuklearmedizin mit der 4-Phasen-Skelettszintigraphie sowie der Darstellung inflammatorischer Herde mit Indium-111-Oxin markierter autologer Leukozyten zur Verfügung. Anhand eigener klinischer Fälle werden beide Verfahren dargestellt und bewertet. Als besonders aussagekräftig hat sich die 4. oder Spätphase des Knochenszintigramms erwiesen, so daß dieses Verfahren als Standardmethode zur Diagnosestellung, Therapieplanung und Verlaufskontrolle empfohlen wird.

Literatur

Alazraki, N., D. Dries, F. Datz, P. Lawrence, E. Greenberg, A. Taylor: Value of 24-hour image (4-phase bone scan) in acessing osteomyelitis in patients with peripheral vascular disease. J. nucl. Med., 26 (1985)

Alexander, J.: Radionuclide bone-scanning in the diagnosis of lesions of the maxillofacial region. J. oral Surg. 34 (1976)

Becker, R.: Therapeutische Konsequenzen aus der Änderung des Krankheitsbildes der Osteomyelitis. In K. Schuchardt: Fortschritte der Kiefer- und Gesichtschirurgie, Bd. IX Thieme, Stuttgart 1964

Bergstedt, H. F., M. G. Lind: Facial bone scintigraphy. Acta radiol. Diagn. 19 (1978)

Bergstedt, H. F., M. G. Lind: Facial bone scintigraphy (Diagnosis of malignant lesions in the mandible). Acta radiol. Diagn. 23 (1982)

De Nardo, G. L., J. A. Volpe: Detection of bone lesions with the Strontium-85 scintiscan. J. nucl. Med. 7 (1966)

Gates, G. F.: Radionuclide diagnosis. In D. M. Laskin: Oral and Maxillo-facial Surgery. Mosby, London 1980

Hardt, N., O. Rehefeldt: Gamma-Scan-Befunde bei verschiedenen ossären Prozessen im Kieferbereich. Schweiz. Mschr. Zahnheilk. 88 (1978)

Hofer, B., N. Hardt: Skelettszintigramm bei zystoiden Prozessen im Unterkiefer. In: Neue Aspekte radiologischer Diagnostik und Therapie. Huber, Bern 1983

Kempfle, B.: Die Anwendung der Szintigraphie als diagnostische Methode bei Erkrankungen im Kiefer-Gesichtsbereich. Quintess. zahnärztl. Lit. 24 (1973)

Luhr, H. G., N. G. Ehmann: Differentialdiagnose und Therapie der chronischen Unterkieferosteomyelitis. Dtsch. zahnärztl. Z. 31 (1976)

Matejka, M., E. Jäger, U. Lubnig, G. Watzek, H. Ludwig, H. Sinzinger: Die Szintigraphie mit 111-Indium-Oxin-Sulphat-markierten autologen Granulozyten im Vergleich zur Szintigraphie mit ^{99}Tc-Pyrophosphat bei Entzündungen im Kieferbereich. Wien. klin. Wschr. 96 (1984)

Mowlem, R.: Osteomyelitis of the jaw. Proc. roy. Soc. Med. 38 (1945)

Obwegeser, H. L.: Aktives chirurgisches Vorgehen bei der Osteomyelitis mandibulae. Öst. Z. Stomat. 57 (1960)

Obwegeser, H. L.: Probleme und Möglichkeiten der Unterkieferresektion und Rekonstruktion auf dem oralen Operationswege. Österr. Z. Stomat. 62 (1965) 201

Obwegeser, H. L., H. F. Sailer: Experiences with intraoral partial resection and simultaneous reconstruction in cases of mandibular osteomyelitis. J. max.-fac. Surg. 6 (1978)

Scharf, F., R. Ewers, W. Phole: Die Aussagekraft der Knochenszintigraphie mit ^{99m} Tc-Diphosphonat bei der Osteomyelitisbehandlung. Dtsch. Z. Mund-Kiefer-Gesichts-Chir. 2 (1978)

Seidel, W.: Fehler und Irrtümer bei Panoramaschichtaufnahmen. Dtsch. zahnärztl. Z. 29 (1974)

Subramanian, G., J. G. McAfee: A new complex of ^{99m} Tc for skeletal imaging. Radiology 98 (1971)

Thakur, M. L., J. P. Terander, R. N. Arnot, J. Silvester, A. W. Segal: Indium-111-labelled autologous leucocytes in man. J. nucl. Med. 18 (1977)

Vögeli, E.: Grundelemente der Skelettradiologie. Huber, Bern 1981

Friedrich-Wilhelm Neukam, Astrid Laue und Rüdiger Schwarzrock, Hannover

Stellenwert und Aussagekraft der Leukozytenszintigraphie bei osteomyelitischen Prozessen im Kieferbereich

Einleitung

Die Leukozytenszintigraphie beruht auf der Idee, durch radioaktive Markierung von Leukozyten unter Erhaltung ihrer Vitalität den Nachweis eines Entzündungsherdes zu ermöglichen. Voraussetzung für eine Leukozytenszintigraphie ist eine reproduzierbare szintigraphische Darstellung der markierten Leukozyten in vivo, die durch eine qualitativ hochwertige Leukozytenseparation und -markierung erreicht wird. Vor der Markierung der Zellen muß ein Leukozytenkonzentrat aus Vollblut durch Sedimentations- und Zentrifugationsvorgänge hergestellt werden. Für die sich anschließende Markierung wird wegen seiner günstigen Gammaenergie, Halbwertszeit (2,81 Tage) und Markierungseigenschaften ^{111}-Indium-Oxin als Radiopharmakon benutzt. 5–50 Std. nach Reinjektion der markierten Leukozyten folgt die szintigraphische Darstellung der Verteilung der Zellen im Organismus durch Ganzkörperaufnahmen (Hybrid-Scanner) und Einzelaufnahmen je nach Fragestellung (Gamma-Kamera) (LAUE u. Mitarb. 1984).

Das normale Verteilungsmuster der mit ^{111}-Indium-Oxin markierten Leukozyten zeigt eine Anreicherung von Milz, Leber und Knochenmark in abfallender Intensität, während Mehranreicherungen außerhalb der normalen Verteilung immer auf eine aktive Chemotaxis zurückzuführen sind (THAKUR u. Mitarb. 1977).

Die Anwendung der Leukozytenszintigraphie ist bei definierten Indikationen angezeigt.

Indikationen für eine Leukozytenszintigraphie:

– unklare Entzündung, Fokussuche,
– Differentialdiagnose: Tumor – Entzündung,
– Aktivität und Ausdehnung einer bekannten Entzündung,
– Verlaufskontrolle nach Therapie.

Fallbericht 1

Patient A. B., 48 Jahre, männlich. Anamnestisch Operation eines Karzinoms des weichen Gaumens mit postoperativer Radiatio 3 Jahre zuvor. 4 Wochen vor der stationären Aufnahme Extraktion des Zahnes 47 durch den Hauszahnarzt mit nachfolgender infizierter Alveole ohne Heilungstendenz. Lokalbefund: bei der stationären Aufnahme Entzündung im Bereich des rechten Kieferwinkels mit Pusaustritt aus ehemaliger Alveole und Kieferklemme. Röntgenologisch: diffuse

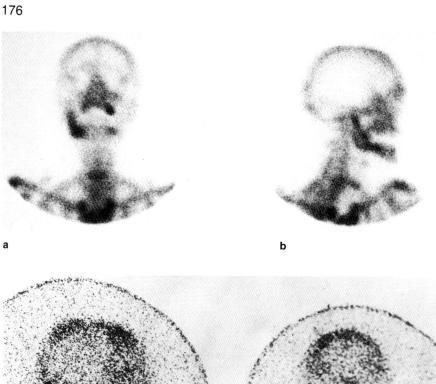

Abb. 1
a–f
Osteomyelitis des Unterkiefers.
a u. **b** Knochenszintigramm vor Therapie: mäßige Aktivitätsanreicherung und mittelgradige Umbauerhöhung im rechten Kieferwinkel.

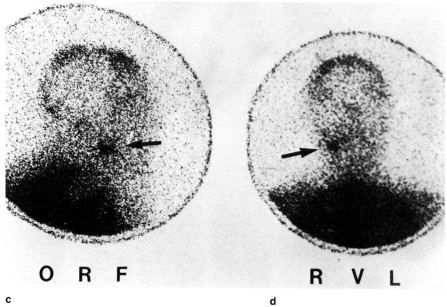

c u. **d**
Leukozytenszintigramm vor Therapie: Mehranreicherung in Projektion auf den rechten Kieferwinkel.

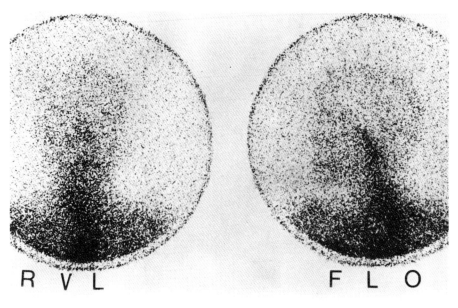

e u. **f**
Leukozytenszintigramm nach antibiotischer Therapie: keine pathologische Anreicherung im Bereich des Unterkiefers

Aufhellungszone im Bereich des rechten Kieferwinkels mit fraglichem Sequester. Knochenszintigramm: mäßige Aktivitätsanreicherung und mittelgradige Umbauerhöhung im rechten Kieferwinkel. Leukozytenszintigraphie: Mehranreicherung in Projektion auf den rechten Kieferwinkel. Histologisch: eitrige Osteomyelitis. 1 Monat nach Diagnosestellung wurde nach Antibiotikatherapie ein Leukozytenszintigramm zur Verlaufskontrolle erstellt, das keine pathologische Anreicherung zeigte und den Erfolg der antibiotischen Behandlung dokumentieren konnte (Abb. **1**).

Fallbericht 2

Patient P. G., 49 Jahre, männlich. Nach Angaben des Patienten war 6 Wochen vor der Einweisung der Zahn 38 durch den Hauszahnarzt extrahiert worden. Bei im Vergleich zum oben beschriebenen Fallbericht weitgehend identischer Anamnese, Klinik, Röntgenbefund und Hyperperfusion sowie intensive Umbauerhöhung im Bereich des linken Kieferwinkels. Bei der Knochenszintigraphie konnte im Leukozytenszintigramm keine pathologische Anreicherung in Projektion auf den linken Kieferwinkel nachgewiesen werden. Erst mehrfache Probeexzisionen sicherten die Diagnose eines Karzinoms.

Diskussion

Gegenüber den foudroyanten, oft lebensbedrohlichen Verlaufsformen osteomyelitischer Prozesse im Kieferbereich wird heute das Bild der Kieferosteomyelitis durch subakute und chronische Formen gekennzeichnet (BECKER 1964, TRAUNER 1964). Bei nur geringfügiger Beeinträchtigung des Allgemeinbefindens des Patienten und nur einzelnen auf die Entzündung hinweisenden Symptomen fällt es insbesondere bei der subakuten und chronischen Osteomyelitis trotz aufwendiger und invasiver Diagnostik schwer, einen entzündlichen Prozeß exakt zu lokalisieren, auszuschließen oder sichere Angaben über Ruhe- und Aktivitätsphasen zu erhalten. Auf die besondere Problematik der klinischen und histologischen Diagnostik bei chronischer Osteomyelitis zum Tumorausschluß wird mehrfach in der Literatur hingewiesen (SCHILLI u. Mitarb. 1970, LUHR u. EHMANN 1976, RIEDIGER u. Mitarb. 1984). In diesen Fällen kann die Leukozytenszintigraphie mit einer positiven Darstellung eines entzündlichen Prozesses eine wesentliche Steigerung der diagnostischen Möglichkeiten bei der Differentialdiagnose zwischen florider Entzündung und Tumor darstellen. Weiter gestattet sie Aussagen zur tatsächlichen Ausdehnung und Aktivität eines Knocheninfektes und gewinnt somit entscheidende Bedeutung für die Terminierung und das Ausmaß der erforderlichen operativen Therapie (LAUE u. Mitarb. 1984).

Zusammenfassung

Die Leukozytenszintigraphie beruht auf der Idee, durch radioaktive Markierung von Leukozyten unter Erhaltung ihrer Vitalität den Nachweis eines Entzündungsherdes zu ermöglichen. Als Indikationen für eine Leukozytenszintigraphie gelten neben Fragen zur Charakterisierung in Hinblick auf Ausmaß und Differenzierung bekannter und unbekannter entzündlicher Prozesse Verlaufskontrollen nach Therapie sowie differentialdiagnostische Schwierigkeiten in der sicheren Abgrenzung zwischen Entzündungen und Tumoren. Exemplarisch werden Stellenwert und Aussagekraft der Leukozytenszintigraphie bei osteomyelitischen Prozessen im Kieferbereich dargestellt und die diagnostischen Möglichkeiten bei der Differentialdiagnose zwischen florider Entzündung und Tumor aufgezeigt. Weiterhin gestattet die Leukozytenszintigraphie Aussagen zur tatsächlichen Ausdehnung und Aktivität eines Knocheninfektes und gewinnt somit entscheidende Bedeutung für die Terminierung und das Ausmaß der erforderlichen operativen Therapie.

Literatur

Becker, R.: Therapeutische Konsequenzen aus der Änderung des Krankheitsbildes der Osteomyelitis. In K. Schuchardt: Fortschritte der Kiefer- und Gesichts-Chirurgie, Bd. IX. Thieme, Stuttgart 1964 (S. 157)

Laue, A., U. Heinken, D. Schulz-Heinken, H. Hundeshagen: Leucocyte scanning: Preparation and labelling of leucocytes with 111-Indium oxine and its clinical application. Eur. J. nucl. Med. 9 (1984) 17

Luhr, H. G., G. Ehmann: Differentialdiagnose und Therapie der chronischen Unterkieferosteomyelitis. Dtsch. zahnärztl. Z. 31 (1976) 787

Riediger, D., R. Schmelzle, H. Fischbach: Diagnostische und therapeutische Probleme bei der chirurgischen Behandlung der Osteomyelitis. In G. Pfeifer, N. Schwenzer: Fortschritte der Kiefer- und Gesichts-Chirurgie, Bd. XXIX. Thieme, Stuttgart 1984 (S. 58)

Schilli, W., W. Oehlert, J. Eschler: Differentialdiagnostische Schwierigkeiten bei mesenchymalen Tumoren der Kieferknochen. In K. Schuchardt: Fortschritte der Kiefer- und Gesichts-Chirurgie, Bd. XIV. Thieme, Stuttgart 1970 (S. 78)

Thakur, M. L., J. P. Lavender, P. N. Arnot: Indium-111 labeled leucocytes in man. J. nucl. Med. 18 (1012) 1977

Trauner, R.: Die Osteomyelitis der Kiefer. In K. Schuchardt: Fortschritte der Kiefer- und Gesichts-Chirurgie, Bd. IX. Thieme, Stuttgart 1964 (S. 146)

Rudolf H. Reich, Rainer Schmelzeisen und Gabriele Arning, Hannover

Klinische Studie zur Indikation der Szintigraphie bzw. Spect-Untersuchung des Kiefergelenkes

Einleitung

Die Szintigraphie des Kiefergelenks wird bislang hauptsächlich in der Diagnostik von Neoplasien und der Osteomyelitis eingesetzt (ALEXANDER 1976, STEVENSON 1977, BERGSTEDT u. LIND 1981). Nach vereinzelten, z. T. widersprüchlichen Berichten über die Möglichkeiten der Szintigraphie und neuerdings auch der „Single Photon Emission Computed" Tomographieuntersuchung (HOFFER u. GENANT 1976, GOLDSTEIN u. BLOOM 1980, COLLIER u. Mitarb. 1983, KIRVESKARI u. Mitarb. 1983) sollten mit Hilfe einer klinischen Studie Hinweise zur Indikation dieser Untersuchungen bei Kiefergelenkerkrankungen erarbeitet werden.

Material

Zur Auswertung kamen 29 planare Szintigraphien und 68 Spectuntersuchungen von 97 Patienten (63 weiblich, 34 männlich, Alter 19–71 Jahre), bei denen die Diagnose durch klinische und radiologische Untersuchungen (einschließlich der Arthrographie in 35 Fällen) sowie durch eine spätere Operation samt Histologie (n = 31) gesichert war. Als Kontrollgruppe dienten 14 Patienten, bei denen Kiefergelenkveränderungen nicht nachweisbar waren. Die planare Szintigraphie wurde in üblicher Technik nach Injektion von ^{99m}Technetiummethylendiphosphonat mit einer Siemens-Kamera vorgenommen. Bei der Spectuntersuchung (Kamera Siemens, Rota) wurden nach Rekonstruktion transversaler, koronarer und sagittaler Schnitte beide Kiefergelenke in mehreren Ebenen in normiertem Ausschnitt miteinander verglichen und einzeln gegen das szintigraphisch „ruhige" Okziput verglichen. Unterschiede wurden in Prozent der gemessenen Aktivität angegeben.

Ergebnisse und Diskussion

Kontrollgruppe (n = 14): Bei 11 Patienten lag beidseits eine normale Aktivität im Kiefergelenkbereich vor. Bei 3 Patienten war einseitig eine Erhöhung über 10% vorhanden. Nicht auszuschließen ist, daß die falsch positiven Befunde eine frühzeitige, noch asymptomatische Kiefergelenkveränderung anzeigen oder daß sie ein an der Grenze des Normalen liegendes Remodeling widerspiegeln.
Form- und Lageveränderung des Discus articularis (n = 29): 8 erhöht, 21 normal. Die von COLLIER u. Mitarb. (1983) gefundene hohe Spezifität der Spectuntersuchungen für Diskusveränderungen kann somit durch unsere Studie nicht bestätigt werden. Bei einzelnen Patienten mit Perforationen waren deutliche Erhöhungen über 15% im Sinne eines verstärkten Remodeling (KABAN u. Mitarb. 1982) zu eruieren.
Arthrosis deformans (n = 22): 14 erhöht, 8 normal. Die sekundären Arthrosen zeigten dabei durchgängig eine erhöhte Aktivität, während abklingende primäre Arthrosen mit geringerer klinischer Symptomatik in der Szintigraphie bzw. Spectuntersuchung unauffällig bleiben konnten.
Kondyläre Hyperplasie (n = 2): Es lagen jeweils Erhöhungen von mehr als 30% im erkrankten Gelenk vor, was mit MATTESON u. Mitarb. (1985) als Indikationskriterium für die Kondylektomie angesehen wurde.
Neoplasie (n = 1): Hier war eine erhebliche Aktivitätserhöhung des betroffenen Gelenks von 40% festzustellen.
Die Spectuntersuchung wies in allen Gruppen im Vergleich mit der planaren Szintigraphie eine deutlich höhere Empfindlichkeit auf, insbesondere wenn mehrere Projektionsebenen in die Auswertung einflossen. Mit ihr war es in 15 Fällen möglich, Aktivitätsanreicherungen aufzudecken, die in der Szintigraphie nicht festgestellt worden waren (Abb. 1–3). Die Auswertungsmethodik kann u. E. noch weiter verbessert werden. Im übrigen wären größere Kontrollgruppen wünschenswert. Aufgrund unserer Untersuchungen sehen wir für die Szintigraphie oder die empfindlichere Spectuntersuchung folgende Indikationen:

1. zum Ausschluß erheblicher Gelenkveränderungen bei Patienten mit unklarer Kieferklemme,
2. zum Ausschluß erheblicher Gelenkveränderungen bei Patienten mit muskulärer Hyperaktivität oder unklarer Beschwerdesymptomatik,
3. zum Nachweis der Wachstumsaktivität bei der kondylären Hyperplasie,
4. beim unklaren Gelenkbefund mit Frage der Neoplasie.

Die Szintigraphie sowie auch die verfeinerte Darstellungsmöglichkeit der Spectuntersuchung stellt eine der klinischen und röntgenologischen Diagnostik nachgeordnete Untersuchungsmethode dar, mit der in unklaren Fällen zusätzliche Informationen gewonnen werden können.

Zusammenfassung

Mit Hilfe von 29 planaren Szintigraphien und 65 Spectuntersuchungen bei Patienten mit gesicherten Erkrankungen des Kiefergelenks sollten Indikationskriterien für diese Untersuchungsmethoden entwickelt werden. Es wird empfohlen, sie nach der klinischen und röntgenologischen Diagnostik bei der unklaren Kieferklemme, bei der kondylären Hyperplasie, beim Verdacht auf Neoplasie des Kiefergelenks und zum Ausschluß bei erheblichen Gelenkveränderungen bei Patienten mit unklarer Beschwerdesymptomatik einzusetzen.

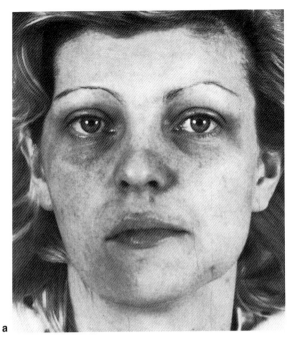
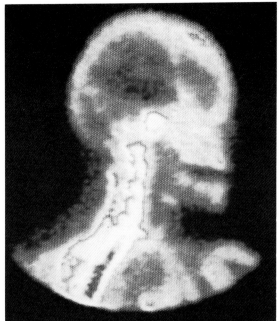

Abb. 1a–c a Klinischer Aspekt einer aktiven kondylomandibulären Elongation rechts bei einer 29jährigen Patientin mit Asymmetrie des Untergesichtes. b SPECT-Untersuchung in sagittaler Projektion. In dieser Projektion ist keine wesentliche Aktivitätserhöhung im rechten Kiefergelenk der Patientin eruierbar. c Erst die SPECT-Untersuchung in koronarer Rekonstruktion zeigt eine deutliche Aktivitätserhöhung des rechten Kondylus von über 35%, bezogen auf das linke Gelenk, so daß von einer weiteren Wachstumsaktivität im rechten Kiefergelenk ausgegangen werden kann

Literatur

Alexander, J. M.: Radionuclide bone scanning in the diagnosis of lesions of the maxillofacial region. J. oral Surg. 34 (1976) 249–256

Bergstedt, H. F., M. G. Lind: Facial bone scintigraphy. VIII. Diagnosis of malignant lesions in the maxillary, ethmoidal and palatal bones. Acta radiol. Diagn. 22 (1981) 609–618

Collier, B. D., G. F. Carrera, E. J. Messer, D. E. Ryan, D. Gingrass, D. Angell, D. W. Palmer, A. T. Isitman, R. S. Hellmann: Internal derangement of the temporomandibular joint: detection by single-photon emission computed tomography. Radiology 149 (1983) 557–561

Goldstein, H. A., C. Y. Bloom: Detection of degenerative disease of the temporomandibular joint by bone scintigraphy: concise communication. J. nucl. Med. 21 (1980) 928–930

Hoffer, P. B., H. K. Genant: Radionuclide joint imaging. Sem. nucl. Med. 6 (1976) 121–137

Kaban, C. B., G. J. Cisneros, S. Heyman, S. Treves: Assessment of mandibular growth by skeletal scintigraphy. J. oral max. Surg. 40 (1982) 18–22

Kirveskari, P., P. Alanen, T. Kuusela, I. Ruotsalainen: Bone reaction in temporomandibular joint dysfunction. Acta radiol. (Stockh.) 24 (1983) 161–164

Matteson, S. R., W. R. Profitt, B. C. Terry, W. R. Staab, E. J. Burkes: Bone scanning with ^{99m}Technetium phosphate to assess condylar hyperplasia. Oral Surg. 60 (1985) 356–367

Stevenson, A. G.: Bone scanning as an aid to diagnosis and treatment planning in oral surgery. Brit. J. oral Surg. 15 (1977) 231–239

Gerhard Paulus, Ursula Hirschfelder und Herbert Feistel, Erlangen

Computergestützte quantitative Skelettszintigraphie bei der Therapieplanung der kondylären Hyperplasie

Einleitung

Die Skelettszintigraphie ermöglicht es, die Knocheneinlagerung von radioaktivem ^{99m}Tc-MDP im Kondylus, Ramus und Korpus des Unterkiefers nachzuweisen. Eine asymmetrische Knochenanreicherung dieser radioaktiven Markiersubstanz haben erstmals DONOFF u. Mitarb. (1973) bei Patienten mit mandibulärer Asymmetrie gefunden. Bei der kondylären Hyperplasie sind zum einen große anatomische Unterschiede bezüglich Form und Ausdehnung der Asymmetrie möglich (CERNEA 1967); zum anderen wird von einseitigen aktiven Wachstumsschüben bis weit über das normale Knochenwachstumsende hinaus berichtet (RUSHTON 1953).
Mit Hilfe der Skelettszintigraphie kann zwischen einer aktiven und einer inaktiven kondylären Hyperplasie unterschieden werden (DE BURGH-NORMAN u. PAINTER 1980, BEIRNE u. LEAKE 1980, MURRAY u. FORD 1982, TASANEN 1982, HAMPF u. Mitarb. 1985, CISHNEROS u. KABAN 1985), wobei die quantitative Szintigraphie eine objektivierbare Aussage bezüglich des Knochenwachstums des Unterkiefers zuläßt.

Material und Methode

An der kieferchirurgischen Klinik und der kieferorthopädischen Poliklinik der Universität Erlangen wurden 1984 und 1985 8 Patienten mit kondylärer Hyperplasie behandelt. Davon waren 3 männlich mit einem Durchschnittsalter von 21 (17–29) Jahren und 5 weiblich mit im Mittel 19 (15–27) Jahren.
An klinischen Charakteristika bestand bei allen Patienten eine Deviation des Kinns zur gesunden Seite und in 4 Fällen eine einseitige Überentwicklung des Unterkieferkörpers. In 5 Fällen war die Zahnmitte des Unterkiefers zur Gegenseite verschoben; in 3 Fällen bestand ein offener Biß auf der hyperplastischen Seite.
Röntgenologisch war die Hyperplasie in 3 Fällen auf den Gelenkhals beschränkt, in 4 Fällen waren Gelenkkopf, -hals, Ramus und Korpus betroffen, in 1 Fall Gelenkkopf, -hals und Ramus.
Am Institut für Nuklearmedizin der Universität Erlangen wurde in allen Fällen eine Skelettszintigraphie des Schädels mit ^{99m}Tc-MDP durchgeführt. Die bildgebende Darstellung erfolgte zunächst über eine Szintillationskamera und wurde anschließend über einen angeschlossenen Prozeßrechner quantitativ ausgewertet. Dabei wurden Rechts-links-Vergleiche sowohl mit Hilfe der Profilometrie als auch mit der „regions of interest"-Technik angestellt. Bei Rechts-links-Quotienten von 0,95–1,05 wurden die Anreicherungen in beiden Kieferhälften als gleich, bis 1,1 als leicht und bei Werten über 1,1 als deutlich unterschiedlich befundet (Abb. 1).

Ergebnisse

Bei den 8 Patienten war in 1 Fall eine deutlich verstärkte Anreicherung der Radionuklide auf der hyperplastischen Seite zu erkennen (Abb. 2 u. 3). Bei 2 Patienten konnte eine diskrete Steigerung des Uptakes und bei den übrigen 5 Patienten keinerlei auffällige Anreicherung im Knochen festgestellt werden.
Eine operative Therapie wurde in dem obengenannten Zeitraum bei 6 dieser Patienten durchgeführt. In 1 Fall erfolgte eine Kondylektomie mit gleichzeitiger sagittaler Spaltung im Unterkiefer, in 3 Fällen eine sagittale Spaltungsosteotomie im Unterkiefer und Osteotomien im Oberkiefer zur Korrektur der Laterognathie mit zusätzlich schiefer Bißlage und in 2 Fällen eine modellierende Osteotomie am Unterkieferkörper sowie eine Kinnrand-Verschiebeplastik.

Diskussion

Mit Hilfe der Skelettszintigraphie ist es möglich, bei Vorliegen einer kondylären Hyperplasie zwischen einer aktiven und einer inaktiven Form zu unterscheiden. Während bei heranwachsenden Jugendlichen eine symmetrische Anreicherung der Radionuklide in beiden Unterkieferhälften gefunden wird, deutet eine asymmetrische Aktivitätsvermehrung auf ein vermehrtes Wachstum einer Seite hin. Nach Beendigung des Knochenwachstums läßt sich mit Hilfe der Szintigraphie keine vermehrte Radionuklideanreicherung mehr im Knochen nachweisen. In unseren Fällen konnte die aktive Form bei 2 Patienten nach Beendi-

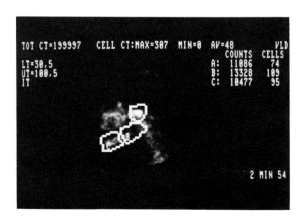

Abb. 1 Deutliche Anreicherung der osteotropen Substanz im linken Kiefergelenk als Ausdruck anhaltenden Knochenwachstums

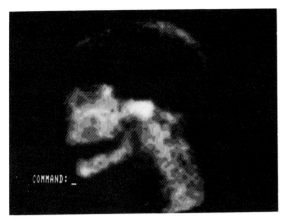

Abb. 2 Profilometrie in p.-a. Projektion: linkes Kiefergelenk gegenüber der kontralateralen Seite vermehrt speichernd

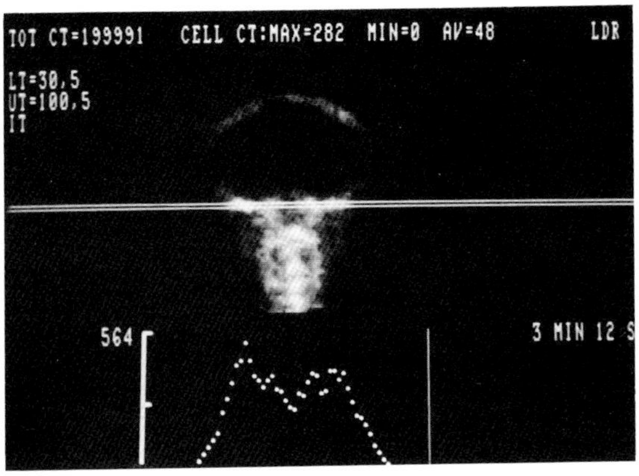

Abb. 3 „regions of interest"-Technik; Möglichkeit der Quantifizierung über Impulsraten in verschiedenen Mandibularregionen

gung des allgemeinen Knochenwachstums festgestellt werden. Aufgrund quantitativer Untersuchungen der Knochenanreicherungen bei Jugendlichen unterscheiden CISNEROS u. KABAN (1985) auch zwischen kondylären Hyper- und Hypoplasien. Diese Unterscheidung ist möglich aufgrund der Anreicherungsvergleiche der Befunde aus Unterkiefer und am 4. Wirbelkörper. Die von uns vorgenommenen Messungen konnten allerdings keinen Fall einer kondylären Hypoplasie aufdecken.

Ein Vorteil der skelettszintigraphischen Untersuchung liegt sicherlich in der Operationsplanung. Dabei kann bei Vorliegen der inaktiven Form der Gelenkkopf erhalten werden, da hierbei mit keinem Wachstum der betroffenen Unterkieferhälfte gerechnet werden muß. Modellierende sowie okklusionsverändernde Osteotomien sind sowohl aus funktionellen wie ästhetischen Gründen die Therapieform der Wahl (STEINHÄUSER 1980). Die Kondylektomie kann somit den Fällen vorbehalten bleiben, in denen das Wachstum der betroffenen Unterkieferhälfte mit Hilfe der Skelettszintigraphie nachgewiesen wird.

Zusammenfassung

Mit Hilfe der Skelettszintigraphie ist es möglich, die Knocheneinlagerung von radioaktivem Technetiumphosphonat in Kondylus, Ramus und Corpus des Unterkiefers nachzuweisen. Die quantitative Szintigraphie ermöglicht über einen Rechts-links-Vergleich eine Aussage über unterschiedliches Wachstumsverhalten bei Patienten mit kondylärer Hyperplasie. Diese Untersuchungsmethode bietet sich somit als zusätzliches Hilfsmittel bei der Behandlungsplanung von Deformierungen des Gesichtsschädels an. Insbesondere wird mit dieser Untersuchungstechnik die Kondylektomie bei Patienten mit kondylärer Hyperplasie auf die Fälle beschränkt, bei denen mit Hilfe der quantitativen Skelettszintigraphie vermehrtes kondyläres Wachstum nachgewiesen wird. Bei abgeschlossenem Wachstum sind hingegen Osteotomien zum Ausgleich von Asymmetrien oder Okklusionsinterferenzen angezeigt.

Literatur

Beirne, O. R., D. L. Leake: Technetium 99m pyrophosphate uptake in a case of unilateral condylar hyperplasia. J. oral Surg. 38 (1960) 385

de Burgh Norman, J. E., D. M. Painter: Hyperplasia of the mandibular condyle. J. max.-fac. Surg. 8 (1980) 161

Cernea, P.: Unilateral hypertrophy of the mandibular condyle. In E. Husted, E. Hjorting-Hansen: Oral Surgery, Intern. Conference, Copenhagen 1967 (p. 255)

Cisneros, G. J., L. B. Kaban. In W. Bell: Surgical Correction of Dentofacial Deformities. Saunders, Philadelphia 1985 (p. 316)

Donoff, R. B., M. K. Jeffcoat, M. L. Kaplan: Use of a miniaturized detector in facial bone scanning. Int. J. oral Surg. 7 (1978) 402

Hampf, G., A. Tasanen, S. Nordling: Surgery in mandibular condylar hyperplasia. J. max.-fac. Surg. 13 (1985) 74

Murray, I. P. C., M. B. Ford: Tc-99m medronate scintigraphy in mandibular condylar hyperplasia. Clin. nucl. Med. 7 (1982) 474

Rushton, M. A.: Unilateral hyperplasia of the jaws in the young. Int. dent. J. 2 (1953) 41

Steinhäuser, E. W.: Kondylektomie oder korrektive Osteotomie bei der kondylären Hyperplasie. In K. Schuchardt, N. Schwenzer: Fortschritte der Kiefer- und Gesichts-Chirurgie, Bd. XXV. Thieme, Stuttgart 1980 (S. 132)

Tasanen, A.: Osteotomies and arthroplasties in the treatment of tm-joint disorders. Abstr. European Association for Maxillo-Facial Surgery, 6th Congress, Hamburg 1982

Thomas Deitmer und Georg Habel, Münster

Möglichkeiten und Grenzen der Knochenszintigraphie bei der Diagnose von Geschwülsten im Mittelgesichtsbereich

Die Knochenszintigraphie bietet als bildgebendes Verfahren die Möglichkeit, nicht allein anatomisch-morphologische Veränderungen darzustellen, sondern auch Aussagen über den lokalen Knochenmetabolismus zu machen. In dem variationsreichen Schädelskelett sind frühe ossäre Läsionen oft schwer radiologisch zu sichern, wodurch die Knochenszintigraphie in diesem Bereich besonderen Wert gewinnt. Es wurde retrospektiv an 21 Fällen von tumorösen Mittelgesichtsveränderungen die diagnostische Aussagekraft der Knochenszintigraphie überprüft, indem ein Vergleich zu den Befunden von konventionell-radiologischen Methoden inklusive Tomographie, Computertomographie und meistens auch der operativen Revision gezogen wurde*. Histologisch handelte es sich um Plattenepithel- und Adenokarzinome, Sarkome, adenoidzystische Karzinome, Metastasen maligner Tumoren, Osteome, eosinophile Granulome, Riesenzellgranulome und ossifizierende Fibrome.

Bei der Beurteilung von Skelettszintigrammen des Schädels ist zu beachten, daß es normalerweise bereits zu einer verstärkten Markeranreicherung entlang der medianen Frontobasis kommt, wie es auch von FREY u. Mitarb. (1981b) nachgewiesen wurde. Hierdurch ist die Aussagekraft der Szintigramme in diesem Bereich eingeschränkt, was wir an 2 Fällen eindrucksvoll demonstrieren konnten: Bei einem operativ gesicherten, etwa 1 cm im Durchmesser großen Karzinom der basalen lateralen Nasenwand zeigte sich szintigraphisch eine hohe Partikelraffung im gesamten Nasendachbereich, die eine ausgedehnte Infiltration nahelegte. Andererseits fand sich bei normalem Szintigramm die Progression eines Adenokarzinoms des Siebbeines bis in die Frontobasis. So erscheint uns die Entscheidung über eine Schädelbasisinfiltration und mögliche therapeutisch-operative Konsequenzen szintigraphisch nur schwer zu treffen zu sein (DEITMER u. Mitarb. 1984, FREY u. Mitarb. 1981a).

Bei den dargestellten Osteomen fiel auf, daß sie szintigraphisch unterschiedlich stark zur Darstellung kamen. Während sklerosierte Osteome nur geringfügig anreicherten, führte ein Osteom mit histologisch ausgedehnten Knochenumbauzonen zu einem „heißen Fleck" im Szintigramm (Abb. 1). Es erscheint somit möglich, durch die Szintigraphie eine Aussage über die proliferative Aktivität von Osteomen machen zu können (FREY u. Mitarb. 1978, NOYEK 1979).

Die nuklearmedizinisch gesehene Tumorausdehnung korrelierte gut zu den operativen Befunden. So fand

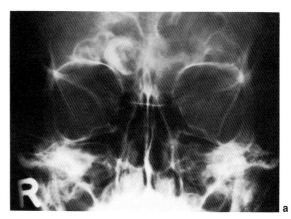

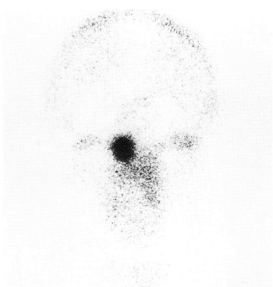

Abb. 1 a u. b
a Röntgenaufnahme und b Knochenszintigramm eines rechtsseitigen Stirnhöhlenosteoms

sich z. B. in dem in Abb. 2 dargestellten Fall eine ausgedehnte Destruktion der Tuberregion durch ein osteoplastisch wachsendes Riesenzellgranulom. Gerade im Gesichtsschädelbereich vermag die Knochenszintigraphie bisweilen zur Tumorausdehnung sicherere Befunde zu liefern als konventionelle Verfahren. So sahen wir bei 1 Patienten mit einem Karzinom der lateralen Nasenwand in Computertomogramm und konventioneller Tomographie eine Verschattung der Kieferhöhle, die szintigraphisch hingegen keine Anreicherung zeigte. Operativ bestätigte sich der Verdacht einer banalen Sinusitis durch Ventilationsstörung und nicht etwa einer Tumorinfiltration des Sinus maxillaris.

---

* Für Durchführung und Auswertung der Szintigramme danken wir Herrn Prof. Dr. *M. Fischer* (Medizinische Universitäts-Klinik Münster)

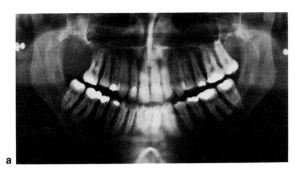

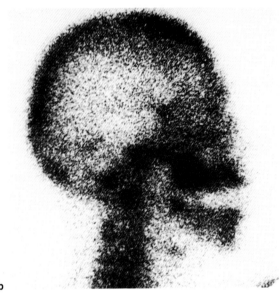

Abb. 2a u. b
a Röntgenaufnahme und **b** seitliches Knochenszintigramm eines Riesenzellgranuloms im rechten Oberkiefer

Im Nasennebenhöhlenbereich sind bei der Auswertung von Knochenszintigrammen vorangegangene operative Maßnahmen zu beachten. So kann es nach Operationen gerade bei Sinusitiden zu langwährenden submukösen Vernarbungs- und Knochenumbauprozessen kommen, die über Jahre hin szintigraphisch zur Anreicherung führen (NOYEK 1979).
Die Knochensequenzszintigraphie, d. h. Kamerabilder auch zu Zeitpunkten, an denen die Markersubstanz noch im Blutkreislauf und noch nicht im Bereich verstärkten Knochenumbaues eingebaut ist, bietet die Möglichkeit, Anflutungs- und Anreicherungscharakteristika zu erkennen (NOYEK 1979). Wie in einer anderen Studie gezeigt werden konnte, erlauben solche Anreicherungskurven leider keinen Hinweis auf eine maligne, benigne oder rein entzündliche Genese der Läsion (FISCHER u. Mitarb. 1982).
Zusammenfassend ist so zu bemerken, daß sich die Szintigraphie als Ergänzung zu konventionellen Röntgenuntersuchungen und der Computertomographie anbietet, da sie in der Lage ist, funktionell-metabolische Veränderungen im Knochen aufzudecken. Leider sind die Auflösung und die anatomische Zuordnung der Szintigramme nicht so gut, wie es von den anderen bildgebenden Verfahren des Skelettsystems bekannt ist, wodurch die Beurteilbarkeit etwas eingeschränkt wird.

Zusammenfassung

Anhand von 21 Fällen von tumorösen Veränderungen im Mittelgesichtsbereich wird über die diagnostische Aussagekraft der Knochenszintigraphie berichtet. Diese wurde im Vergleich zu konventionellen Röntgenmethoden, der Computertomographie und dem operativen Befund überprüft. Alle Tumoren, die zu einer Knocheninfiltration oder Arrosion geführt hatten, zeigten eine szintigraphische Anreicherung, deren Ausmaße mit den radiologischen und operativen Befunden gut korrelierten. Es wird auf kritische Punkte in der Auswertung von Knochenszintigrammen des Gesichtsschädels eingegangen und andererseits die diagnostische Wertigkeit dieser Methode dargelegt.

Literatur

Deitmer, T., A. H. Wasylewski, M. Fischer: Zur diagnostischen Aussagekraft der Knochenszintigraphie im HNO-Bereich. H. N. O. (Berl.) 32 (1984) 194
Fischer, M., A. H. Wasylewski, T. Deitmer: Drei-Phasen-Szintigraphie zur Differenzierung von Knochenprozessen des Gesichtsschädels. Radioakt. Isotope Klin. Forsch. 15 (1982) 397
Frey, K. W., M. Hueber, R. Rohloff, U. Büll, R. Neef: A comparison of bone scintigraphy and tomography in diseases of paranasal sinus and of the base of the skull. Fortschr. Hals-Nas.-Ohrenheilk. 24 (1978) 177
Frey, K. W., H.-M. Theopold, H. v. Lieven, M. Schober: Die Skelettszintigraphie in der Diagnostik und Nachsorge von malignen Geschwülsten im Kopf-Hals-Bereich. Laryng. Rhin. 60 (1981a) 289
Frey, K. W., H.-M. Theopold, R. Rohloff, J. Rauscher: Szintigraphie und Tomographie bei Entzündungen und gutartigen Tumoren im Kopf-Hals-Bereich. Laryng. Rhin. 60 (1981b) 294
Noyek, A. M.: Bone scanning in otolaryngology. Laryngoscope 89 Suppl. 18 (1979) 1–87

Georg Watzek, Siegfried Wunderer, Hubert Porteder, Hans Bergmann, Michael Matejka und Helmut Sinzinger, Wien

Indium-111-Bleomycin-Szintigraphie zur Kameradarstellung von Plattenepithelkarzinomen im Mund-, Kiefer- und Gesichtsbereich

Einleitung

Seit 1965 ist Bleomycin als wirksames Zytostatikum zur Therapie von Plattenepithelkarzinomen im oralen Bereich bekannt (UMEZAWA u. Mitarb. 1967), wobei ihm eine hohe Affinität zu den karzinomatös entarteten Plattenepithelzellen zugeschrieben wird. Parallel dazu wurden in zunehmendem Maß Anstrengungen unternommen, um neben der bereits bekannten und bewährten Szintigraphie mit ^{99}Tc-Pyrophosphat zur Darstellung von knöchernen Affektionen im Rahmen der malignen Tumorkrankheit (LUYK u. Mitarb. 1986) geeignete Tracer zur Tumordarstellung bzw. -abgrenzung im Weichgewebe zu entwickeln. Versuche zur szintigraphischen Darstellung von Plattenepithelkarzinomen mittels markierter Tracersubstanzen wurden von HISADA u. Mitarb. (1974) mittels Ytterbium-169-Citrat und von JOHNSTON (1981) mittels Gallium-67-Citrat vorgenommen. Erste Versuche zur Koppelung von Bleomycin mit radioaktiv markierten Tracersubstanzen wurden von WOOLFENDEN u. Mitarb. (1979) mittels Kobalt 57-Bleomycin vorgenommen, wobei jedoch aufgrund der hohen Strahlenbelastung für die Patienten dieses Verfahren nur bedingt zum routinemäßigen Einsatz gekommen ist. WARCZYGLOWA u. Mitarb. koppelten 1981 ^{99}Tc an Bleomycin und konnten so maligne Veränderungen im Bereich der Brustdrüse szintigraphisch darstellen. Gleichfalls im Bereich der Brustdrüse konnten SOIMAKALLIO u. KIURU (1980) mittels Indium 111-Co-Bleomycin maligne Veränderungen verifizieren.

Das Ziel der vorliegenden Untersuchung war es nun, eine Darstellung von malignen Veränderungen im maxillofazialen Bereich mittels ^{111}In-Bleomycins sowohl zur präoperativen Diagnostik als auch zur Metastasensuche zu versuchen.

Material und Methode

42 Patienten mit klinisch und histologisch gesicherter Diagnose – Plattenepithelkarzinom mit einem Durchmesser von mehr als 1 cm – konnten vor dem operativen Radikaleingriff untersucht werden. Es wurden jeweils 500 µCi ^{111}In-Bleomycin intravenös verabreicht. Nach 1, 2, 6, 18, 24, 48 und 72 Std. wurden Aufnahmen des Gesichtsschädels sowie des Gesamtkörpers in verschiedenen Projektionen mit einer Doppelkopf-γ-Kamera angefertigt. Darüber hinaus konnte bei 10 Patienten die Ganzkörperretention des Tracers bestimmt werden.

Ergebnisse

Bei 40 von 42 Patienten (ca. 95%) konnte eine genaue Übereinstimmung des szintigraphischen Befundes mit anderen klinischen und pathohistologischen Untersuchungen nachgewiesen werden. Bei 2 Patienten konnte trotz eines eindeutigen klinischen bzw. histologischen Befundes keine Anreicherung des Tracers im Tumorgewebe nachgewiesen werden. In 1 Fall (Abb. 1) konnte eine massive Anreicherung von ^{111}In-Bleomycin im Bereich des oberen Thorax bei einem gleichzeitig bestehenden, ca. 1 cm im Durchmesser messenden präaurikulären Plattenepithelkarzinom nachgewiesen und bronchoskopisch-zytologisch als Plattenepithelmalignom verifiziert werden.

Bei 4 von 10 Patienten lag eine deutlich herabgesetzte Ausscheidung des Tracers und damit eine erhöhte Ganzkörperretention vor. Als Erklärung dafür konnten in 2 Fällen Tumormetastasen und in 1 Fall eine gestörte Nierenfunktion nachgewiesen werden. Bei 1 Patienten lag die Ganzkörperretention ohne ein klinisches bzw. klinisch-pathologisches Substrat an der Grenze der Norm.

Diskussion und Konklusion

Die gefundenen Ergebnisse deuten auf eine hohe Spezifität der ^{111}In-Bleomycin-Szintigraphie zur Diagnose von Plattenepithelkarzinomen und deren Sekundarien im Kiefer-Gesichts-Bereich hin. Diese im maxillofazialen Bereich erstmals beschriebene Methode ist vielversprechend für eine routinemäßige klinische Anwendung, insbesondere da die Strahlenbelastung für den Patienten gering gehalten werden kann. Ein positiver Befund ist ab einer Tumorgröße von ca. 1 cm zu erwarten.

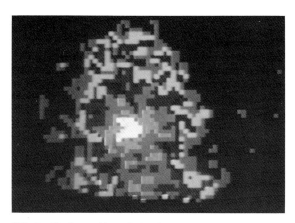

Abb. 1 Stark positiver Befund eines Plattenepithelkarzinoms im Bereich des Zungengrundes (Schädels p.-a.)

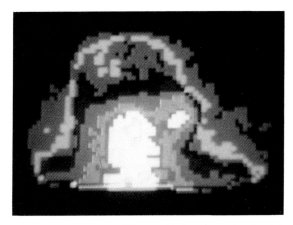

Abb. 2 Ausgedehntes Plattenepithelkarzinom im Bereich des Mundbodens. Hochpositiver Befund der Indium-111-Bleomycin-Szintigraphie (Schädel p.-a.).

Trotz der geringen Fallzahl, welche wir hinsichtlich der Ganzkörperretention bis jetzt untersuchen konnten, darf jedoch die Vermutung ausgesprochen werden, daß eine gesteigerte Ganzkörperretention als Parameter für das Vorhandensein von Tumormetastasen angesehen werden kann. Daraus ergibt sich die Möglichkeit nicht durch Kameradarstellung, sondern auch durch Messung der Tracerkinetik eine pathologische Retention und dadurch Sekundarien zu entdecken. Darüber hinaus könnte es sinnvoll erscheinen, die günstigen therapeutischen Eigenschaften dieses neuen Tracers in höherer Dosierung auch für die Behandlung von Malignomen im maxillofazialen Bereich einzusetzen.

Zusammenfassung

Zur Darstellung histologisch gesicherter Plattenepithelkarzinome im Kieferbereich wurde versucht, Bleomycin mit 111 Indium zu koppeln und nach intravenöser Applikation szintigraphisch darzustellen. Es wurden sowohl Aufnahmen mit einer Doppelkopf-γ-Kamera durchgeführt als auch die Ganzkörperretention nach der Applikation 5 Tage danach bestimmt. Bei 40 von insgesamt 42 Patienten stimmte szintigraphisch die Lokalisation des Tumors mit den anderen Befunden überein. Die Ganzkörperretention, gemessen an der Halbwertszeit der Ausscheidung des radioaktiven Materials, lag bei allen metastasenfreien Patienten unter 24 Std. Diese im Kieferbereich erstmals beschriebene Methodik ist vielversprechend für eine routinemäßige klinische Anwendung sowohl hinsichtlich von Kameraaufnahmen zur Diagnose und Lokalisation von Malignomen als auch hinsichtlich der Bestimmung der Ganzkörperretention zur Erfassung von Sekundarien.

Literatur

Hisada, K., N. Tonami, T. Hiraki, A. Ando: Tumor scanning with 169 Yb-citrate. J. nucl. Med. 15 (1974) 210–212

Johnston, G. S.: Clinical applications of gallium in oncology. Int. J. nucl. Med. Biol. 8 (1981) 249–255

Luyk, N. H., E. E. Laird, P. Ward-Booth, D. Rankin, E. D. Williams: The use of radionuclide bone scintigraphy to determine local spread of oral squamous cell carcinoma to mandible. J. max.-fac. Surg 2 (1986) 69–118

Soimakallio, S., A. Kiuru: ^{111}In-bleomycin imaging of breast tumours. Eur. J. nucl. Med. 5 (1980) 369–371

Umezawa, H., M. Ishizuka, M. Maeda, T. Takeuchi: Studies on bleomycin. Cancer 20 (1967) 891–895

Warcyglowa, D., S. Szostak, Z. Marzecki, St. Tustanowski: Bleomycin labelled with ^{99m}Tc for differentiation of breast tumors. Eur. J. nucl. Med. 6 (1981) 59–61

Woolfenden, J. M., D. S. Alberts, J. N. Hall et al.: Cobalt-57-bleomycin for imaging head and neck tumors. Cancer 43 (1979) 1652–1657

Jürgen Bier, Aachen, Lothar Schwarz, Berlin, und Christian Rohardt, Aachen

Klinische Wertigkeit der Tumorszintigraphie als bildgebendes Verfahren in der Mund-Kiefer-Gesichts-Chirurgie

Einleitung

Für die Diagnostik von bösartigen Tumoren in der Kiefer-Gesichtschirurgie gibt es eine Reihe von feststehenden Untersuchungsparametern. Dies sind die klinische, die histologische und die röntgenologische Untersuchung. Ergänzt werden können sie durch die Computertomographie. Normalerweise reichen diese Parameter aus, um eine Therapie zu planen und Patienten in der Nachsorge zu überwachen.

Das Dilemma dieser Untersuchungen besteht darin, daß kleine Tumorzellnester nicht erfaßt werden können. Als Konsequenz resultiert daraus, daß alle therapeutischen Maßnahmen radikalen Charakter aufweisen und Rezidive sowie Metastasen erst relativ spät festgestellt werden.

Wunschvorstellung ist es daher, diagnostische Maßnahmen zur Verfügung zu haben, die dazu in der Lage sind, Tumorzellnester und im Idealfall sogar einzelne Tumorzellen zu erfassen. Eine Methode, die versucht, diesem Ziel näher zu kommen, ist die Szintigraphie. Voraussetzung dafür ist, daß ein Radiopharmakon eine selektive und spezifische Affinität zu Tumorzellen aufweist. Darüber hinaus sollten sich selbst geringe Aktivitäten des Radiopharmakons im Bereich kleiner Tumorzellnester bildlich darstellen lassen, so daß eine genaue Lokalisation und ggf. daraus resultierende therapeutische Maßnahmen vorgenommen werden können.

Wir sind daher in einer retrospektiven Studie – über die wir teilweise schon früher einmal berichtet haben (BIER u. Mitarb. 1981) – der Frage nachgegangen, welchen klinischen Nutzen die Szintigraphie für Patienten mit Kiefer-Gesichts-Tumoren aufweist.

Material und Methoden

Es wurden von 151 Tumorpatienten 183 Szintigramme ausgewertet. Dabei wurden 312 Befunde für die Primärtumor- und/oder Halslymphknotenregion sowie für fragliche Fernmetastasen erhoben. Es wurden 123 Patienten mit Plattenepithelkarzinomen, 11 Patienten mit Sarkomen und 11 Patienten mit adenozystischen Karzinomen szintigraphiert. Bei diesen Patienten wurden 112 Ganzkörper-, 19 Schädel-, 24 Leber-, 11 Hirn-, 9 Schilddrüsen- und 3 Lungenszintigraphien durchgeführt. Als Radiopharmaka wurden verwendet:
Technetium-99mm-MDP, Cobalt-57-Bleomycin, Gallium-67, Strontium-87, Technetium-Phytat, ^{198}Aǔ-Kolloid, Technetium-Pertechnetat, Jod-131, Jod-131-Albumin.

Ergebnisse

Die Auswertung der Befunde soll ausschließlich klinisch bezogen wiedergegeben werden:
Ein klinisch positiver Tumorbefund konnte 79mal mit einer positiven Szintigraphie korreliert werden. Ein klinisch positiver Tumorbefund ließ sich 43mal szintigraphisch nicht nachweisen. Negative Klinik korrelierte 126mal mit negativer Szintigraphie. Entscheidend ist, daß bei negativer Klinik 7mal positive Szintigraphiebefunde vorlagen. Hierauf wird weiter unten noch eingegangen. Bei positiver bzw. negativer Klinik war die Szintigraphie 44mal fraglich, und 13 Befunde wurden unter sonstiges eingeordnet.
Die mit diesen Ergebnissen bereits dokumentierte Fragwürdigkeit der Szintigraphie als diagnostische Möglichkeit zur Präzisierung des therapeutischen Vorgehens und der Tumornachsorge wird anhand folgender Tatsache noch deutlicher. Klinisch positive Tumorbefunde lagen 122mal vor, aber in 43 Fällen – fast ⅓ – war die Szintigraphie nicht in der Lage, diesen klinischen Befund überhaupt nachzuvollziehen. Die Szintigraphie erweist sich hier gegenüber der konventionellen Diagnostik deutlich unterlegen.
Klinisch negativ waren die Befunde 133mal. 7mal wurde dabei aber ein positiver szintigraphischer Befund nachgewiesen. Bei der weiteren Untersuchung und Beobachtung der Patienten war bei 4 Patienten ein Tumorbefund nicht nachweisbar, während bei 3 Patienten Fernmetastasen nachgewiesen werden konnten. Diese Fernmetastasen waren kurativen therapeutischen Maßnahmen nicht zugänglich. Damit sind die szintigraphischen Untersuchungen nur bei 3 von insgesamt 312 Befunden eingeschränkt sinnvoll gewesen.

Schlußbemerkung

In nur 0,96% wurde ein nicht erkannter klinischer Befund nachgewiesen. Eingedenk der Tatsache, daß bei diesen Patienten keine kurative Therapie mehr möglich war, erhebt sich die Frage, ob die szintigraphische Untersuchung nicht ausschließlich auf wirklich begründete Einzelfälle beschränkt werden sollte. Durchschnittlich werden für einen szintigraphischen Befund ca. 150 DM berechnet. Für die von uns routinemäßig durchgeführten Untersuchungen sind damit rund 45 000 DM aufgewendet worden, und zwar ohne daß eine kurative therapeutische Konsequenz entstanden wäre. Im Rahmen der allgemeinen Kostendämpfung sollte daher die Indikationsstellung zur Szintigraphie kritisch überdacht werden.

Zusammenfassung

Die Szintigraphie wird als bildgebendes Untersuchungsverfahren in der Mund-, Kiefer- und Gesichtschirurgie angewandt. Häufig wird sie als Methode zur Lokalisation von malignen Tumoren und zur Früherkennung von Metastasen eingesetzt. In der vorliegenden Untersuchung sollte der Stellenwert dieser bildgebenden Untersuchungsmethode für Tumoren im Mund-, Kiefer- und Gesichtsbereich geprüft werden. 183 Szintigramme von 151 Tumorpatienten wurden ausgewertet. Es wurden unterschiedliche Radiopharmaka für die Untersuchungen verwendet. Ein klinisch positiver Tumorbefund konnte 79mal mit einer positiven Szintigraphie korreliert werden, während 43 klinisch positive Befunde szintigraphisch nicht nachweisbar waren. Bei 133 klinisch negativen Befunden ergaben sich 7mal positive Szintigraphien. Hiervon war bei 4 Patienten ein Tumorbefund bei weiterer klinischer Untersuchung und Beobachtung nicht nachweisbar, während bei 3 Patienten Fernmetastasen nachgewiesen werden konnten. Kurativen therapeutischen Maßnahmen waren diese Fernmetastasen nicht zugänglich. Damit erwies sich die Szintigraphie schließlich bei 3 von insgesamt 312 Befunden eingeschränkt als sinnvoll.

Literatur

Bier, J., L. Schwarz, K. Koppenhagen: Tumorszintigraphie bei Patienten mit malignen Tumoren im Hals-Kopf-Bereich. Dtsch. zahnärztl. Z. 36 (1981) 752–754

Andreas Bremerich, Friedrich Otto Miltner und Karl Borromäus Reck, Ulm

Thermographische Reaktion nach partieller Leitungsblockade des Nervus mentalis

Einleitung

Für den körperlichen Schmerz allgemein und hier im besonderen Fall des Gesichtsschmerzes muß man in Rechnung stellen, daß die Schmerzeigenschaften wie Intensität, Qualitäten, Zeitverlauf, körperliche und emotionelle Begleiterscheinungen nicht ausschließlich von den anatomischen und physiologischen Gegebenheiten abhängen, sondern daß der Schmerz immer auch als Schmerzerlebnis von der Persönlichkeit her wesentlich gefärbt und mitbestimmt wird (KRISCHEK 1958).

Daher sind die gängigen Testverfahren beim Gesichtsschmerz – mit oder ohne Sensibilitätsstörungen – immer mit den differentialdiagnostischen Fragen belastet, ob es sich um einen organischen Nervenschaden, um Beschwerden psychogenen Ursprungs oder evtl. Simulantentum handelt (UEMATSU 1985).

Zur differentialdiagnostischen Abklärung haben sich thermographische Untersuchungen im Gesicht als zweckmäßig erwiesen (UEMATSU u. Mitarb. 1981, UEMATSU 1985). Diese beruhen auf Veränderungen der Hauttemperatur bei Änderungen des kraniofazialen Sympathikotonus.

Ziel unserer Untersuchung war es daher, durch Applikation eines Leitungsblocks beim gesunden peripheren Nerven vornehmlich eine Blockade der dünnkalibrigen Anteile des Nervs und damit der vegetativen Innervation nachzuweisen.

Patientenkollektiv und Untersuchungsmethode

An 19 freiwilligen, gesunden Probanden (16 männliche Probanden, 3 weibliche Probanden) wurden vor und 10 Min. nach Injektion von 2 ml Mepivacain 2% (Meaverin 2%) an das rechte Foramen mentale Temperaturmessungen (Punktmessungen) an folgenden Hautarealen im symmetrischen Seitenvergleich durchgeführt:

1. Tuber frontale und Foramen supraorbitale (N. V_1),
2. Oberlippe und Foramen infraorbitale (N. V_2),
3. Unterlippe (distales Mentaldreieck) und Foramen mentale (N. V_3).

Die Messungen erfolgten unter folgenden Standardkriterien:

1. konstante Raumtemperatur von 22 °C,
2. Luftfeuchtigkeit um 50%.
3. Probanden:
   a) keine Bartträger,
   b) kein Nikotingenuß oder sportliche Aktivitäten bis 2 Std. vor der Untersuchung,
   c) keine Entzündungserscheinungen oder Operationen im Mund-, Kiefer- oder Gesichtsbereich,
   d) Adaptation der Probanden an die Raumtemperatur für die Dauer von 10 Min. zumindest,
   e) keine allergischen Neigungen in der Vorgeschichte bekannt.

Zum Seitenvergleich und zur Effizienzkontrolle wurde eine Placebosubstanz – 2 ml NaCl in 0,9%iger Lösung – an das Foramen mentale der Gegenseite appliziert.

Die Messungen erfolgten mit dem thermographischen Untersuchungsgerät „Thermognost" (Werner Eidam, Medizintechnologie GmbH, Robert-Bosch-Str. 23, D-6307 Linden). Das Gerät erlaubt eine sequentielle Messung aller Meßpunkte im Zeitbereich von 20 Sek.

Zur Auswertung wurden zugelassen die Ergebnisse von 16 der 19 Probanden. 2 Probanden hatten geraucht, 1 Proband kollabierte während der Untersuchung mit den Zeichen einer Hyperventilation.

Ergebnisse

Vor der Leitungsblockade mit Meaverin zeigte sich, daß das thermographische Muster weitgehend symmetrisch ausgeprägt war. Es fanden sich beim Vergleich der Mittelwerte entweder keine oder nur geringe Temperaturunterschiede von 0,1 °C (Tab. 1).

Bei der Messung 10 Min. nach Meaverinapplikation lagen in den unbehandelten Meßpunkten keine nennenswerten Temperaturdifferenzen im Seitenvergleich vor.

Sehr deutliche Unterschiede im Vergleich mit der Gegenseite fanden sich allerdings im Bereich der rechten Unterlippe und des rechten Foramen mentale im Sinne einer Erwärmung der Hautoberfläche von ca. 0,4 °C (Tab. 1).

Die statistische Analyse der Meßwertergebnisse erfolgte mit Hilfe des Wilcoxon-Tests für asymmetrische Kollektivverteilungen (Tab. 2).

Es zeigte sich auf dem Niveau der Irrtumswahrscheinlichkeit von 0,5% ein signifikanter Temperaturanstieg in Höhe des blockierten N. mentalis rechts. Die statistische Untersuchung der Meßwertergebnisse nicht blockierter Nerven – wie z. B. der Nn. infraorbitales – ergab dagegen keine signifikanten Temperaturänderungen.

Unterschiede des Temperaturverhaltens der leitungsblockierten Nn. mentales zu den nicht blockierten Nn. infraorbitales lassen sich besonders deutlich in der histographischen Auftragung erkennen (Abb. 1 u. 2).

Bei Patienten mit atypischen paroxysmalen Gesichtsschmerzzuständen und Gesichtsneuralgien unterschiedlicher Ätiologie, die in der kooperativen kieferchirurgisch-neurochirurgischen Schmerzambulanz untersucht wurden, wurde neben der differentialdiagnostischen Abklärung der Schmerzanalyse auch eine thermographische Untersuchung durchgeführt. Dabei

Tabelle 1 Mittelwerte der Temperaturen (in Grad Celsius) vor und nach Injektion von 2 ml Meaverin 2% an das rechte Foramen mentale – gemessen mit Thermognost (n = 16)

Meßpunkt	ante injectionem			post injectionem		
	rechts	links	Differenz	rechts	links	Differenz
1. Tuber frontale	35,3	35,4	−0,1	35,3	35,3	0,0
2. Foramen supraorbitale	34,6	34,6	0,0	34,7	34,6	+0,1
3. Oberlippe	34,7	34,7	0,0	34,9	34,8	+0,1
4. Foramen infraorbitale	34,2	34,2	0,0	34,6	34,6	0,0
5. Unterlippe	34,9	34,8	+0,1	35,4	35,0	+0,4
6. Foramen mentale	34,6	34,6	0,0	35,1	34,7	+0,4

Tabelle 2 Statistische Analyse der Temperaturen (in Grad Celsius) vor und nach Injektion von 2 ml Meaverin 2% an das rechte Foramen mentale (n = 16) (Wilcoxon-Test).

Meßpunkt	ante injectionem		post injectionem		Statistischer Vergleich
	Mittelwert der Differenz	Standardab-weichung der Differenz	Mittelwert der Differenz	Standardab-weichung der Differenz	
1. Tuber frontale	−0,025	0,262	0,006	0,269	p = 0,570 n. s.
2. Foramen supraorbitale	0,006	0,501	0,088	0,303	p = 0,277 n. s.
3. Oberlippe	0,062	0,120	0,094	0,148	p = 0,197 n. s.
4. Foramen infraorbitale	0,081	0,210	0,006	0,201	p = 0,756 n. s.
5. Unterlippe	0,094	0,195	0,381	0,274	p = 0,0025 ×××
6. Foramen mentale	0,081	0,204	0,394	0,307	p = 0,0022 ×××

n.s. = nicht signifikant (p > 0,1)
××× = signifikant (p > 0,005 − 2α)

Tabelle 3 Exemplarische Beispiele von Wärmebildveränderungen (in Grad Celsius) bei Patienten mit akuten bzw. chronischen Gesichtsschmerzen.

Patient	Diagnose	Meßpunkt	rechts	links	Differenz
1. 63 Jahre ♂	akuter AFP V_3 li	Foramen mentale KG-Region	34,6 34,3	35,4 35,2	+0,8 +0,9
2. 56 Jahre ♀	chronischer AFP linke Oberlippe und linkes OK-Vestibulum	Oberlippe	34,0	32,7	−1,3
3. 28 Jahre ♀	akuter AFP V_3 rechts bei V. a. Encephalomyelitis disseminata mit Trigeminus-beteiligung	Foramen supraorbitale Foramen infraorbitale Foramen mentale	35,1 34,0 34,8	34,3 33,3 34,2	+0,8 +0,7 +0,6
4. 63 Jahre ♀	chron. Trigeminusneuralgie V_3 rechts	Unterlippe KG-Region	33,6 33,8	35,8 35,2	−2,2 −1,4

AFP = Atypical Facial Pain
OK = Oberkiefer
KG = Kiefergelenk

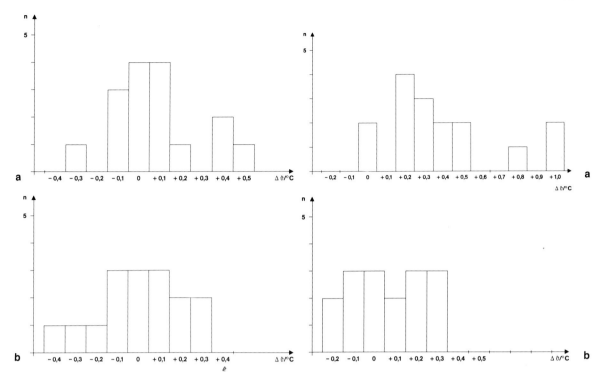

Abb. 1 a u. b Temperaturdifferenzen an den Foramina infraorbitalia **a** vor und **b** nach Injektion von 2 ml Meaverin 2% an das rechte Foramen mentale (n = 16)

Abb. 2 a u. b Temperaturdifferenzen an den Foramina mentalia **a** vor und **b** nach Injektion von 2 ml Meaverin 2% an das rechte Foramen mentale (n = 16)

wurde deutlich, daß die Temperaturdifferenzen wesentlich ausgeprägter und über die Zeit konstanter nachweisbar waren. Die Tab. 3 zeigt einige Beispiele für Unterschiede der Thermoprofile bei Patienten mit akuten bzw. chronischen Gesichtsschmerzen.

Diskussion

Die Variabilität der Hauttemperatur reflektiert einerseits die Schwankungen der zirkadianen Periodik (SCHMIDT u. THEWS 1977); andererseits steht sie in starker Abhängigkeit von vasomotorischen Veränderungen und spiegelt damit emotionelle und Streßeinwirkungen wider.
In Übereinstimmung mit Voruntersuchungen von UEMATSU u. Mitarb. (1981) konnten wir bei unseren Probanden (n = 16) feststellen, daß die Temperaturen korrespondierender anatomischer Areale des Gesichtsbereichs sich im Spontanverlauf nicht signifikant unterscheiden lassen.
Durch Leitungsblockade des N. mentalis aber wurden signifikante Temperaturerhöhungen des blockierten Gebietes verursacht. Weiterhin konnte anhand exemplarischer Beispiele von Untersuchungen bei Gesichtsschmerzpatienten gezeigt werden, daß es nach akuten und chronischen Läsionen der Äste des N. trigeminus noch zu deutlicheren Temperaturunterschieden kommt. Bei akuten Nervenschäden zeigt sich eher eine Erhöhung, bei chronischen Nervenschäden eher eine Erniedrigung der Hautoberflächen-Temperatur im Gesichtsbereich.
Daraus wird gefolgert, daß, wie bereits früher von anderen peripheren Nerven nachgewiesen, durch Nervenleitungsblockade sowohl eine somatische als auch eine sympathische Komponente betroffen ist, so daß sich aufgrund von vasomotorischen Regeleffekten erfaßbare Änderungen des thermographischen Profils ergeben (BRELSFORD u. UEMATSU 1985, UEMATSU u. Mitarb. 1981, UEMATSU 1985).
Die von uns hier vorgestellte Technik erfordert sicherlich noch weitere Verbesserungen. Diese sind geplant. Wir hoffen jedoch, in Zukunft mit der Profilanalyse des Gesichtsthermogramms ein neues, in der Diagnostik wertvolles Werkzeug hinzugewonnen zu haben.

Zusammenfassung

Testverfahren beim Gesichtsschmerz, die auf patienteneigener Beurteilung beruhen, sind mit den differentialdiagnostischen Fragen belastet, ob es sich um einen organischen Nervenschaden, um Beschwerden psychogenen Ursprungs oder evtl. Simulantentum handelt. Zur differentialdiagnostischen Abklärung wird eine Profilanalyse des Gesichtsthermogramms vorgestellt. Bei gesunden Probanden konnten im Gesicht keine signifikanten Temperaturunterschiede im Seitenvergleich festgestellt werden. Nach partieller Leitungsblockade des N. mentalis kam es in den entsprechenden Regionen zu Temperaturerhöhungen von 0,4°C im Mittelwert (p < 0,005 – 2 α). Bei akuten oder chronischen Gesichtsschmerzpatienten lassen sich noch deutlichere und konstantere Temperaturunterschiede – in Abhängigkeit von der Dauer der Symptomatik – nachweisen. Die vorgestellte Technik erfordert sicherlich weitere Verbesserungen. Die Profilanalyse des Gesichtsthermogramms scheint sich aber als neues, wertvolles diagnostisches Werkzeug zu entwickeln.

Literatur

Brelsford, K. L., S. Uematsu: Thermographic presentation of cutaneous sensory and vasomotor activity in the injured peripheral nerve. J. Neurosurg. 62 (1985) 711–715

Krischek, J.: Kopfschmerzen. Karger, Basel 1958

Schmidt, R. F., G. Thews: Physiologie des Menschen, 19. Aufl. Springer, Berlin 1977

Uematsu, S., et al.: Thermography and electromyography in the differential diagnosis of chronic pain syndromes and reflex sympathetic dystrophy. Electromyograph. clin. Neurophysiol. 21 (1981) 165–182

Uematsu, S.: Thermographic imaging of cutaneous sensory segment in patients with peripheral nerve injury. J. Neurosurg. 62 (1985) 716–720

Für die Unterstützung bei der statistischen Auswertung danken wir Herrn Dr. A. Kornhuber, Abt. für Neurologie und Psychiatrie – BWK Ulm.

Johannes Randzio, Elmar Ficker und Peter Haberäcker, München

Barographie mit der Druckmeßfolie – ein bildgebendes Verfahren zur Druckbestimmung bei biomechanischen Fragestellungen in der Kieferchirurgie

Die Druckmessung in engen Spalträumen, z. B. im Bruchspalt bei der Kompressionsosteosynthese, zwischen den Kauflächen der Zähne oder im Gelenkspalt des Kiefergelenks ist in der technischen Durchführung schwierig. Bei bisherigen Untersuchungen des interfragmentären Druckes (Luhr 1972, Niederdellmann 1974, Reuther 1979) schließt man indirekt über die Verformung des Osteosynthesegerätes auf die wirksame Kompressionskraft. Die exakte Kenntnis vom Verlauf und der Höhe der Flächenpressung – also des genauen Druckwertes als Funktion der Ortskoordinaten – ist mit diesen Verfahren kaum möglich. Der spannungsoptische zweidimensionale Modellversuch (Dördrechter 1980, Ewers u. Schilli 1977, Härtel u. Sonnenburg 1977, Randzio u. Ficker 1977, Schettler u. Mitarb. 1978) führt ebenfalls nicht weiter, da bei der üblichen Modellanordnung nur Spannungen in einer Schnittebene gezeigt werden. Andere, in der Orthopädie gebräuchliche Meßmethoden wie Piezokristalle, Kondensatormatten, Widerstandsfolien, elektronische Kraftaufnehmer oder verformbare Indikatormatten sind für die genannte Fragestellung im Gesichtsbereich zumeist wenig geeignet. Die Mehrzahl dieser Meßeinrichtungen verändert wegen ihrer räumlichen Abmessungen die Lage der Pressungspartner, erfaßt nur diskrete Meßpunkte, wird durch nachhaltige Biegemomente beeinflußt oder unterliegt zu großen Streuungen (Ficker u. Mitarb. 1982, Schöpf u. Mitarb. 1980). Andere setzen spezielle Vorbereitungen der Pressungsflächen voraus, lassen sich an Oberflächenkrümmungen nicht anpassen oder führen zur Energieabsorption im Meßkörper. Neuerdings bietet die „Fuji-Prescale"-Druckmeßfolie (DMF) die Möglichkeit, in einem Abdruckverfahren die Kontaktflächen und gleichzeitig das Ausmaß der Preßkräfte zu ermitteln. Die DMF ist inzwischen für zahlreiche biomechanische Fragestellungen eingesetzt worden: zur Druckbestimmung an Gelenken (Ficker u. Mitarb. 1982, Hehne u. Mitarb. 1981, Huberti u. Hayes 1984, Paar u. Mitarb. 1983), an der Fußsohle (Aritomi u. Mitarb. 1983), an Dentalimplantaten (Seidl 1984) und an Modellosteosynthesen der Extremitäten (Desiderato u. Mitarb. 1982).

Fragestellung, Material und Methode

Mit Hilfe der zweilagigen, ca. 0,2 mm starken DMF (Fuji Photo Film Co., Tokyo) haben wir die Frage nach der Höhe und Verteilung des Preßdruckes von kompressionswirksamen Osteosyntheseverfahren untersucht. Studienobjekt waren konventionelle Drahtosteosynthesen, Modifikationen mit Spanngerät und Klemmverbindung (Randzio 1983) sowie die im Kieferbereich üblichen Kompressionsplatten der AO. Die Osteosynthesen hat man an sägeosteotomierten, alkoholkonservierten Leichenunterkiefern und an Kunststoffprüfkörpern durchgeführt, die in den Abmessungen der Versuchsanordnung anderer Autoren (Luhr 1972, Schwenzer 1967) entsprechen.

Bei der Druckexposition zeichnet die DMF den Druckverlauf durch eine intensive Rotfärbung als optisch gespeichertes Signal auf. Die Auswertung kann am einfachsten und schnellsten visuell durch den Farbvergleich des Druckbildes mit einer Farbtabelle erfolgen. Genauer ist der Vergleich mit einem Eichabdruck, der sich mit Hilfe von kalibrierten Stahl- oder Gummistempeln (Hendrich u. Mitarb. 1984) herstellen läßt. Für quantitative Messungen haben wir die Densitometrie mit anschließender digitaler Bildverarbeitung in einer EDV eingesetzt. Das Schema des Untersuchungsganges ist in der Abb. **1** dargestellt. Bezüglich technischer Einzelheiten und der besonderen Probleme der Bildverarbeitung verweisen wir auf andere Veröffentlichungen der Autoren (Ficker u. Mitarb. 1981, Haberäcker 1982, Randzio u. Mitarb. 1984, Randzio 1986). Mit den aus Referenzabdrücken (Stahlstempel) abgeleiteten Grauwertintervallen wird ein Äquidensitenbild berechnet, dessen Farbzonen Regionen von gleichem Preßdruck repräsentieren. Die Reduktion auf fünf Farbstufen hat sich in der Praxis als genügend genau herausgestellt. Bei der Bildverarbeitung bestimmt man die Flächen des

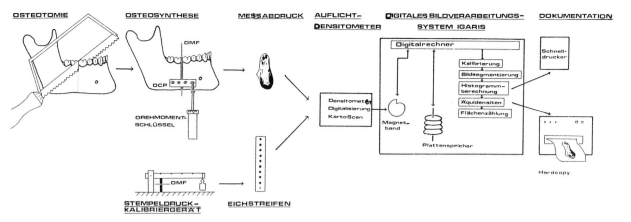

Abb. 1   Schema des Untersuchungsganges

Osteotomiespaltes und der einzelnen Druckzonen. Daraus lassen sich die Kontaktflächen, die Anpreßkräfte, die mittleren Drücke und der Flächennutzungsgrad der Osteosynthese errechnen.

Ergebnisse

An Kunststoffprüfkörpern ist das Druckbild der Drahtnähte wie auch der Kompressionsplatten (Abb. 2 u. 3) durch eine deutliche Asymmetrie gekennzeichnet, die durch die exzentrische Anlage der Osteosynthese an der Prüfkörperbasis verursacht ist. Gekreuzte und Achterligaturen erzeugen kleinere Druckfelder als rechtwinklig zum Bruchspalt verlaufende Parallelnähte. Die Druckverteilung ist außerdem vom Ort der Verdrillung bzw. der Lasteinleitung abhängig. Ein Druckgipfel findet sich zumeist auf der Seite, wo die Drahtligatur angespannt wird. Der Druck ist größer, wenn die Verdrillung an der Bohrung endet.

Die Druckverteilung bei Plattenosteosynthesen unterliegt im wesentlichen dem Grad der Vorbiegung (Abb. 3). Bei einer Prüfkörperbreite von 10 mm führt bereits die Variation der Hohlbiegung um den Bruchteil eines Millimeters zu einem Wechsel der Kompressionsseite im Frakturspalt. Die EDCP (90 Grad) gestattet die Übertragung von Druckkräften auf das alveoläre Fragmentareal.

Am Leichenknochen lassen sich diese Befunde z. T. bestätigen (Abb. 4). Die wesentlichen Druckzonen treten zumeist asymmetrisch auf Höhe der basal angelegten Osteosynthese in der kortikalen Außenschicht des Knochens auf. Der Flächennutzungsgrad schwankt bei den Drahtosteosynthesen zwischen 28 und 44%, bei den Druckplatten zwischen 27 und 100% (Abb. 5). Die Kompressionskräfte der Drahtligaturen betragen maximal ca. 80 N; für die DCP mit vier Löchern liegen sie bei 200 N. Aufgrund des variierenden Flächennutzungsgrades, der mit höherer Kompressionskraft ansteigt, verhalten sich die mittleren Drücke im Bereich der Kontaktflächen relativ einheitlich: Unter den Drahtligaturen finden wir Werte zwischen 0,66 und 0,68 N/mm²; für die Kompressionsplatten liegen die Zahlen zwischen 0,68 und 0,86 N/mm^2.

Die mit der DMF gewonnenen Daten zur Kompressionskraft sind in eigenen Zugspannversuchen (RANDZIO 1986) mit Ringkraftmessern bestätigt worden. Soweit von anderen Autoren (v. ALLMEN u. SCHEGG 1975, EWERS u. SCHILLI 1977, HÄRTEL u. SONNENBURG 1977, LUHR 1972, NIEDERDELLMANN 1974, RAHN u.

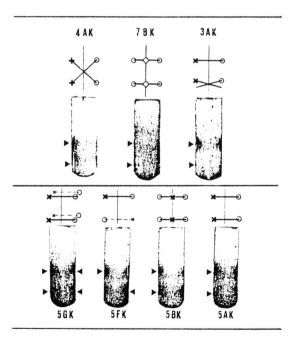

Abb. 2   Pressungsbilder von Drahtosteosynthesen (Stärke 0,5 mm) an PVC-Körpern. In der schematischen Darstellung der Drahtnähte ist die Lage der Bohrungen zum „Bruchspalt" durch Kreise markiert. Kreuze veranschaulichen die Lage der Verdrillungen und Vierecke die Anordnung der Klemmverbindungen, die mit dem Spanngerät gelegt worden sind. Der Verlauf der Ligatur an der Vorderseite entspricht einer durchgezogenen Linie, an der Rückseite einer gestrichelten. Schwarze Dreiecke weisen auf die Seite der Lasteinleitung (Verdrillung, Klemmschloß) hin

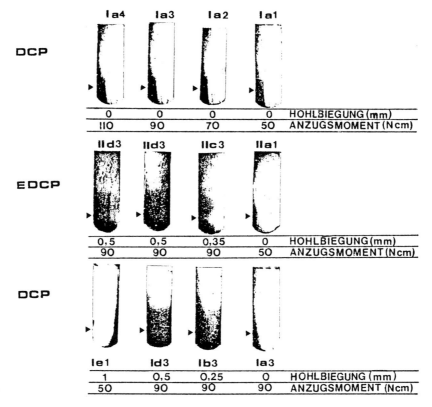

Abb. 3 Pressungsbilder von Plattenosteosynthesen (4 Schraubenlöcher) an PVC-Körpern. Schwarze Dreiecke markieren die Seite der Lasteinteilung durch die Metallplatte

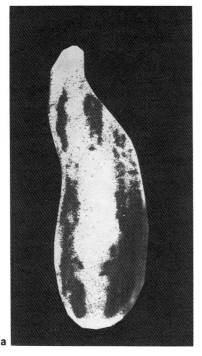

a

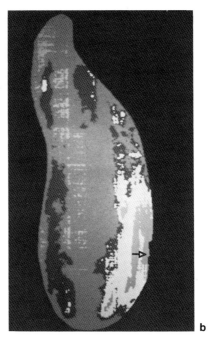

b

Abb. 4a u. b a Pressungsbild einer Osteosynthese mit der 4-Loch-DCP am Leichenunterkiefer (rechter Kieferwinkel). b Entsprechendes Äquidensitenbild. Der Pfeil gibt die Lokalisation der Platte an. Zunehmender Druck ist durch die Farbfolge hellgelb, dunkelgelb, rot, magenta und blau (hier nicht darstellbar) gekennzeichnet (Meßbereich: 0,41 – 1,81 N/mm²)

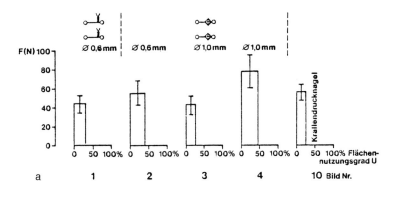

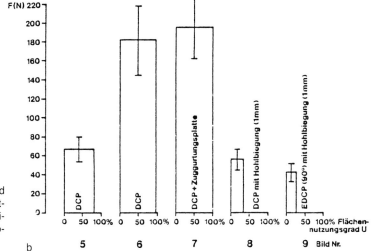

Abb. 5a u. b Kompressionskraft F (N) und Flächennutzungsgrad U (%) von **a** Draht- und **b** Plattenosteosynthesen an der Leichenmandibula. Bestimmung durch Barographie mit der „Prescale"-Folie (VL)

Mitarb. 1975, SCHMOKER 1975) entsprechende Messungen durchgeführt worden sind, hat sich zumindest größenordnungsmäßig eine gute Übereinstimmung der Resultate gezeigt.

Diskussion

Während die einseitige Kompressionswirkung der Druckplatten schon lange bekannt ist, blieb die unsymmetrische Druckwirkung der üblichen Drahtosteosynthesen bislang unbeachtet. Es handelt sich um einen diskreten Effekt, der kaum ins Auge fällt, da Drahtnähte im allgemeinen eine spaltfreie Vereinigung der Fragmente ermöglichen. Basal-alveoläre Druckdifferenzen lassen sich wohl im wesentlichen durch die basale Lage der Osteosutur erklären. Dagegen scheinen die Ursachen für bukkal-linguale Druckunterschiede von komplexer Natur zu sein. Bei der Anspannung des Drahtes erfahren die Zugkräfte an jeder Umlenkstelle reibungs- und verformungsbedingte Verluste (LABITZKE 1982). Entsprechend dem Satz actio = reactio verringern sich auch die Druckkräfte im Frakturspalt. Die DMF zeigt die Druckverteilung offensichtlich so empfindlich an, daß auf den ersten Blick unscheinbare Änderungen in der Drahtführung oder der Verdrillung bereits typische Veränderungen des Pressungsbildes erzeugen. Die empirisch bekannte Regel, die Verdrillung sollte am Bohrloch enden, läßt sich durch ein größeres Druckfeld auf der DMF experimentell belegen. Das gleiche gilt für gekreuzte und Achterligaturen, die entsprechend den Regeln der Vektorrechnung eine geringere Pressung auslösen als senkrecht zum Bruchspalt stehende Parallelnähte. Hier ist die Ursache für den Stabilitätsgewinn der Parallelligatur zu sehen, der bereits von SCHWENZER (1967) nachgewiesen worden ist.

Detaillierte Angaben zum Flächennutzungsgrad von Osteosynthesen am Unterkiefer sind bisher nicht bekanntgeworden. In Übereinstimmung mit den Untersuchungen von GOTZEN u. Mitarb. (1980) an langen Röhrenknochen hat sich gezeigt, daß die richtige Hohlbiegung der Kompressionsplatten eine entscheidende Rolle in der gleichmäßigen Verteilung des interfragmentären Druckes spielt. Allerdings sind die Verhältnisse am Unterkiefer dadurch erschwert, daß die Platten relativ kurz sind und der Knochenquerschnitt vergleichsweise gering und variabel ist. Zudem ist die Knochenoberfläche oftmals konvex gebogen. Daher können Richtwerte für die Hohlbiegung, wie sie z. B. HOFFMEISTER u. Mitarb. (1983) und SCHMOKER u. SPIESSL (1978) angegeben haben, nur als eine sehr grobe Faustregel gelten.

Zusammenfassung

Eine nur 0,2 mm starke Druckmeßfolie erlaubt die Aufzeichnung von Druckverläufen in engen Spalträumen. In Verbindung mit einer densitometrischen Abtastung und digitaler Bildverarbeitung lassen sich Höhe und Ausdehnung der Flächenpressung exakt darstellen. Die Meßmethodik wird zur Untersuchung des interfragmentären Druckes von Drahtnähten und Kompressionsplatten an Kunststoffkörpern und am Leichenunterkiefer eingesetzt.

(Mit Unterstützung aus Mitteln des Vereins zur Förderung der wissenschaftlichen Zahnheilkunde in Bayern und des Curt-Bohnewand-Fonds der Universität München.)

Literatur

Aritomi, H., M. Morita, K. Yonemoto: A simple method of measuring the footsole pressure of normal subjects using prescale pressure – detecting sheets. J. of Biomech. 16 (1983) 157

v. Allmen, J., H. K. Schegg: Stabilitätsprüfung von Drahtosteosynthesen am Modell. Schweiz. Mschr. Zahnheilkd. 85 (1975) 205

Desiderato, R., H.-J. Hehne, U. Soltesz: Interfragmentäre Kontaktflächen, Anpreßkräfte und Druckverteilungen bei Modellosteosynthesen mit optisch ausmeßbaren Druckmeßfolien. In S. Weller: Chir. Forum '82 für experimentelle und klinische Forschung. Springer, Berlin 1982 (S. 161)

Dördrechter, W.: Untersuchungen zur Biomechanik von Druckplattenosteosynthesen am Unterkiefer. Diss., Jena 1980

Ewers, R., W. Schilli: Metallplattenosteosynthese und Drahtosteosynthese zur Versorgung der periorbitalen Frakturen im experimentellen Versuch. Dtsch. zahnärztl. Z. 32 (1977) 820

Ficker, E., H. J. Hehne, W. Hultzsch, W. Jantz: Anwendung der Druckmeßfolie in der Biomechanik: Messung der Druckverteilung in Gelenken des Menschen. Proceedings of the Seventh International Conference on Experimental Stress Analysis, Haifa 1982 (S. 212)

Gotzen, L., J. Hütter, N. Haas: Die Kompressionsosteosynthese am Knochenschaft. Biomechanische Untersuchungen zur Plattenvorbiegung und Vorspannung. Unfallchirurgie 6 (1980) 14

Haberäcker, P.: Digital Image Processing. Lecture: Remote Sensing in Marine Science and Technology, Summer School 1–21 Aug. 1982, University of Dundee, Scotland, United Kingdom. Techn. Mitt. Messerschmitt-Bölkow-Blohm, München 1982

Härtel, J., M. Sonnenburg: Methoden der stabilen Osteosynthese des Unterkiefers (Biomechanische, physikalisch-technische, histologische und klinische Untersuchungen). Diss., Rostock 1977

Hehne, H. J., E. Ficker, W. Jantz, D. Mahr, H. J. Schöpf: Eine neue Methode zur Ermittlung lastabhängiger Druck- und Kontaktverläufe an Gelenkflächen. Morph. Med. 1 (1981) 95

Hendrich, V., K. H. Widmer, E. Ficker: Untersuchungen zur Eichung der Druckmeßfolie in der Biomechanik. Unfallchirurgie 10 (1984) 278

Hoffmeister, B., J. Th. Lambrecht, R. Ewers: Die dritte Dimension der Unterkieferosteosynthese. Dtsch. zahnärztl. Z. 38 (1983) 384

Huberti, H. H., W. Hayes: Patellofemoral contact pressures. J. Bone Jt. Surg. 66-A (1984) 715

Labitzke, R.: Theorie und Klinik der lateralen Zuggurtung am Olecranon, ausgeführt mit Drahtseilen. In C. Burri, A. Rüter: Hefte zur Unfallheilkunde 155. Springer, Berlin 1982 (S. 110)

Luhr, H. G.: Die Kompressionsosteosynthese bei Unterkieferfrakturen. Hanser, München 1972

Niederdellmann, H.: Experimentelle Untersuchungen und klinische Beispiele zur Druckplattenosteosynthese am Unterkiefer. Habil.-Schr., Freiburg/Brsg. 1974

Paar, O., B. Rieck, P. Bernett: Experimentelle Untersuchungen über belastungsabhängige Druck- und Kontaktflächenverläufe an den Fußgelenken. Unfallheilkunde 86 (1983) 531

Rahn, B., J. Cordey, J. Prein, M. Russenberger: Zur Biomechanik der Osteosynthese an der Mandibula. In K. Schuchardt, B. Spiessl: Fortschritte der Kiefer- und Gesichts-Chirurgie, Bd. XIX. Thieme, Stuttgart 1975 (S. 33)

Randzio, J.: Das Tölzer Drahtschloß – ein neuartiges Verbindungselement für die Drahtosteosynthese. Dtsch. zahnärztl. Z. 38 (1983) 407

Randzio, J.: Biomechanische Untersuchungen zur Osteosynthese im Unterkiefer. Habil.-Schr. München 1986

Randzio, J., E. Ficker: Spannungsoptik in der Bewertung enossaler Dentalimplantate. Zahnärztl. Welt/Rdsch. 86 (1977) 894

Randzio, J., P. Haberäcker, H. Grimm, E. Ficker: Interfragmentelle Druckmessung bei verschiedenen Formen der Kompressionsosteosynthese am Leichenunterkiefer – eine Anwendung der digitalen Bildverarbeitung und Mustererkennung. Techn. Mitt. Messerschmitt-Bölkow-Blohm, München 1984

Reuther, J. F.: Druckplattenosteosynthese und freie Knochentransplantation zur Unterkieferrekonstruktion. Quintessenz, Berlin 1979

Schettler, D., F. Baumgart, G. Bensmann, J. Haasters: Methode der alveolären Zuggurtung bei Unterkieferfrakturen durch eine neue Endothesenform aus Memory-Legierung (Vorläufiger Bericht). Dtsch. Z. Mund-Kiefer-Gesichts-Chir. 2 (1978) 44

Schmoker, R.: Experimentelle Untersuchung zur Stabilität und intraoperativen Kompression bei der Osteosynthese von Unterkieferfrakturen. AO-Bulletin, Bern 1975

Schmoker, R., B. Spiessl: Fehlermöglichkeiten bei der Osteosynthese von Unterkieferfrakturen. Dtsch. Z. Mund-Kiefer-Gesichts-Chir. 2 (1978) 129

Schöpf, H. J., J. Stecker, E. Karg: Ermittlung von Pressungsverteilungen an Kontakt- und Dichtflächen. Messen + prüfen/automatik 1980 (S. 388)

Schwenzer, N.: Zur Osteosynthese bei Frakturen des Gesichtsskeletts. Thieme, Stuttgart 1967

Seidl, P.: Die Druckverteilung unter subperiostalen Gerüstimplantaten. Ein Modellversuch. Diss., München 1984

Claus Udo Fritzenmeier, Christoph Nobis und Norbert Feldhahn

Elektrognathographische Langzeitnachuntersuchung nach destrurierenden Kiefergelenkstraumen

Die Orthofunktion des Kauorgans zu bestimmen, ist eine der schwierigsten Maßnahmen überhaupt, da schon bei regelrecht bezahntem Gebiß und einwandfreien Kiefergelenken die individuellen Kaumuster, dynamisch gesehen, außerordentlich variantenreich sind. Dennoch scheint sich durch eine neue Untersuchungsmethode, die Elektrognathographie, die Möglichkeit abzuzeichnen, daß Gruppen mit Normfunktionen durch bestimmte Kaumuster charakterisiert werden können (HOFMANN u. PRÖSCHEL 1982, PRÖSCHEL u. Mitarb. 1985). Diese Technik überzeugt zusätzlich dadurch, daß erstmalig die Unterkieferexkursionen berührungsfrei registriert und aufgezeichnet werden können. Damit ist diese Methode den herkömmlichen mechanischen Registriersystemen weit überlegen.

Das Arbeitsprinzip des „Sirognathographen" ist folgendes: Ein kleiner Permanentmagnet wird an der Unterkieferfront an den eigenen Zähnen oder dem Zahnersatz befestigt. Über ein am Kopf fixiertes An-

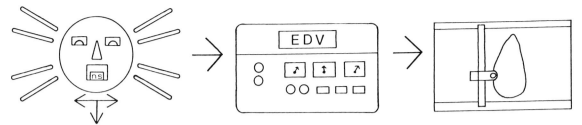

Abb. 1 Schematische Übersicht der Ableitungs- und Aufzeichnungstechnik bei der Elektrognathographie

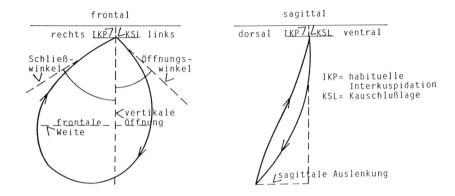

Abb. 2 Schematische Darstellung der Parametrisierung von Kaumustern, Kausubstrat rechte Seite (nach *Pröschel* u. Mitarb.)

tennensystem werden die Meßmagnetbewegungen bei Unterkieferexkursionen dreidimensional aufgefangen und nach computergestützter Umrechnung mit Hilfe eines Koordinatenschreibers in Form von Kaumustern in allen drei Raumebenen aufgezeichnet (Abb. 1) (LEWIN u. Mitarb. 1974). Der große Vorteil dieses Systems besteht darin, daß nach Gabe eines „Kausubstrates" eine abtastfreie Aufzeichnung von transversalen und sagittalen Bewegungsabläufen ermöglicht wird. Die aufgezeichneten Kaumuster lassen sich hinsichtlich der linearen, angulären und zeitlichen Parameter und deren Kombination auswerten (Abb. 2 u. 3).

Nach den derzeitigen Literaturangaben ist man sich einig, daß etwa sechs verschiedene Kaumustertypen mit zusätzlichen individuellen Varianten die regelrechten Bewegungsabläufe des Kauorgans charakterisieren (PRÖSCHEL u. Mitarb. 1985). Diese Orthofunktionen bilden die Grundlage für die Einstufung pathologischen Geschehens im stomatognathen System.

Bei unserer Untersuchung sind wir von einem Patientenkollektiv ausgegangen, bei dem schwere Kiefergelenkzerstörungen vorlagen, die aber therapiert und untherapiert noch heute vorhanden sind. Es sind dies Krankheitsbilder, die sich aus den für Kiefergelenkschäden typischen Erkrankungen wie Mittelohrentzündung, Gelenkfortsatzfrakturen, Ankylosen und Gelenktumoren entwickelt haben und wenigstens 10 Jahre zurückliegen. Waren Therapiemaßnahmen eingeleitet worden, so bestanden diese Behandlungen in Ankyloseoperationen verschiedener Technik, Gelenkkopfresektionen, Diskusexzisionen und Verriegelungsplastiken. Dabei muß erwähnt werden, daß verschiedene Operationen auch an dem gleichen Gelenk mehrfach vorgenommen wurden.

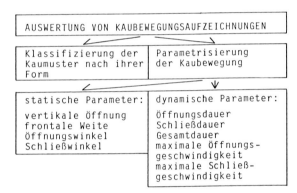

Abb. 3 Auswertungsmöglichkeiten von Kaubewegungsaufzeichnungen (nach *Pröschel* u. Mitarb.)

Über die Elektrognathographie sind die Kaumuster der Patienten mit den o. g. Kiefergelenkveränderungen abgeleitet und mit orthofunktionellen Gelenkbefunden verglichen worden. Einige bezeichnende und zugleich eindrucksvolle Krankheitsbilder sollen die Arbeitsweise erklären und die Ergebnisse als Pars pro toto dokumentieren:

1. Fall

Schweres Gelenktrauma beiderseits durch Extentionsbehandlung mit einer Glisson-Schlinge 1957. Danach stellte sich eine Kieferklemme ein, die in den Jahren 1962 und 1968 mit Gelenkkopfresektionen therapiert wurde.

Sirognathogramm: Bei fast symmetrischer Anatomie sind rechts laterale Bewegungen kaum möglich. Der

Ablauf ist linkslastig, unkoordiniert. Zusätzliche Exkursionen sind durch schlecht sitzende Prothese verursacht (HOFMANN u. Mitarb. 1985).
Klinisch: dauernde Schmerzsymptomatik, besonders bei Belastung. Muskeldruckpunkte druckdolent, rechts stärker als links.

2. Fall

Ankylose beiderseits durch Mittelohrentzündung 1946, 1948 und 1951 zweimalige Ankyloseoperation links, seitdem keine weitere Behandlung.
Sirognathogramm: extrem linkslastige Bewegungsabläufe ohne die Möglichkeit der Lateralbewegung nach rechts.
Klinisch: Patient subjektiv beschwerdefrei.

3. Fall

Gelenkkopfresektion 1964 nach Ankylose infolge von Unterkiefertrauma und anschließender Verwachsung von Kiefergelenkköpfchen mit Jochbogen.
Sirognathogramm: fast regelrechte Kauschleife mit leichter Rechtslastigkeit.
Klinisch: Patient hat keinerlei Beschwerden.

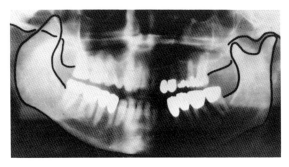

Abb. 4 Panoramaschichtaufnahme zu Fall Nr. 4

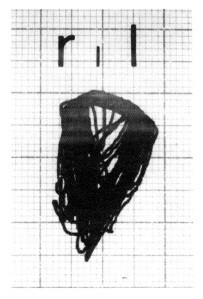

Abb. 5 Sirognathogramm zu Fall Nr. 4

4. Fall

Zweimalige Gelenkkopfresektion rechts 1965 nach Arthropathia deformans – Behandlung nach operativer Weisheitszahnentfernung 1960 (Abb. 4).
Sirognathogramm: symmetrische regelrechte Bewegungsabläufe (hier zur Vereinfachung nur in der frontalen Projektion in zweifacher Vergrößerung aufgezeichnet) (Abb. 5).
Klinisch: Patient völlig beschwerdefrei.

Als Ergebnis unserer Untersuchungen ist festzustellen, daß das Beschwerdebild der Patienten nicht mit dem anatomischen Substrat, also mit dem Grad der Zerstörung des Gelenks, korreliert. Ebenso ist bei der elektrognathographischen Untersuchung kein direkter Bezug zwischen Gelenkschaden und dem Gnathogramm festzustellen. Nur wenn der anatomische Gelenkdefekt Einfluß auf den Bewegungsablauf nimmt, und das muß, wie wir gesehen haben, nicht immer der Fall sein, werden die Parameter der Kauschleifen verändert. Durch diese Tatsache wird auch die beachtliche Adaptationsfähigkeit des stomatognathen Systems bei Nicht- oder Fehlbehandlung erheblicher Schäden des Kiefergelenks deutlich und mahnt damit zur extrem konservativen Therapie. Mit dieser dynamischen Untersuchungsmethode wird bei wirklich pathologischen Verhältnissen eine Analyse der Bewegungsabläufe möglich, die bisherige mechanische Apparate nicht leisten konnten.

Die zukünftige Arbeit in der Elektrognathographie wird in der subtilen Aufschlüsselung von pathologischen Kaumustern, deren klinischer Zuordnung und den damit verbundenen Therapiemöglichkeiten bestehen.

Zusammenfassung

Wegen der außerordentlichen Variationsbreite der Kiefergelenkbewegungen ist es extrem schwierig, pathologische Geschehen zu erfassen. Über ein neues elektronisches computergestütztes System, die Elektrognathographie, wird eine abtastfreie Analyse der Unterkieferdynamik möglich. Schwere Kiefergelenksschäden, die wenigstens 10 Jahre zurückliegen und sowohl mit als auch ohne Therapie noch heute vorliegen, werden mit dieser Technik untersucht. Mit Hilfe der „Sirognathographie" zeichnet sich dabei ein Weg ab, durch den Störungen der Bewegungsabläufe des Unterkiefers differenziert werden können. Ein Zusammenhang zwischen Pathogenität, Adaptation des stomatognathen Systems und evtl. Therapiemöglichkeiten wird in Aussicht gestellt.

Literatur

Hofmann, M., P. Pröschel: Unterkieferdynamik und Kaumuster von Totalprothesenträgern und Vollbezahnten. Dtsch. zahnärztl. Z. 37 (1982) 763

Hofmann, M., P. Pröschel, H. Gräml: Funktionsabläufe beim Totalprothesenträger. Dtsch. zahnärztl. Z. 40 (1985) 237

Pröschel, P., M. Hofmann, R. Ott: Zur Orthofunktion des Kauorgans. Dtsch. zahnärztl. Z. 40 (1985) 186

Lewin, A., L. B. van Rensburg, J. Lemmer: A method of recording the movement of a point on the jaws. J. dent. Ass. S. Afr. 29 (1974) 395

György Szabó, Zoltán Péntek und Vilmos Gyenes, Budapest

Xeroarteriographie im Gebiet der Arteria carotis externa

Ein wichtiges Betätigungsfeld der Kieferchirurgischen Klinik der Semmelweis Medizinischen Universität ist die Behandlung von Tumoren im Kopf- und Halsgebiet. Eine Methode dazu ist die intraarterielle Chemotherapie mit Hilfe eines Dauerkatheters. Um zu kontrollieren, ob der Katheter an der richtigen Stelle liegt, stehen Farbverfahren und Röntgenaufnahmen zur Verfügung. Die Verwendung von traditioneller Röntgentechnik wird in einigen Fällen dadurch erschwert, daß durch den schmalen Dauerkatheter in geringer Zeit nicht die entsprechende Menge Kontastmittel eingegeben werden kann. In solchen Fällen arbeiten wir mit xeroradiographischen Aufnahmen, bei denen zur Darstellung der Blutgefäße eines Gebietes weniger Kontrastmittel notwendig ist.

Methode und Ergebnisse

Zum Zweck der intraarteriellen Chemotherapie kann der Katheter durch die A. temporalis superficialis, die A. thyreoidea superior oder die A. facialis eingeführt werden. Als Kontrastmittel verwenden wir 5–6 ml 60%iger Uromirolösung, die mit großem Druck durch eine Normalspritze ins Gefäßsystem eingegeben wird. Die Aufnahmen werden mit Hilfe des „Siemens-Gigantos E" und „Rank Xerox System 125" gemacht. Mit Hilfe der oben beschriebenen Methode gelangen wir zu für die Behandlung wichtigen Informationen:

1. Wenn der Katheter an der richtigen Stelle liegt, sind auf demselben Bild die Knochen des Gesichtsschädels und die Weichteile zu erkennen. Für eine gute Darstellung muß sich das Ende des Katheters im untersten Abschnitt der A. carotis externa befinden.
2. Die Größe und die Vaskularisation der Tumoren sind gut zu verfolgen.
3. In einigen Fällen sind anatomische Variationen gut zu erkennen.
4. Auf den Aufnahmen, die von einem Patienten zu verschiedenen Zeitpunkten gemacht wurden, sind im Laufe der Behandlung entstandene Thrombosen zu erkennen. Die einzelnen Medikamente üben verschiedene gefäßschädigende Wirkungen aus.

Diskussion

Bei der intraarteriellen Chemotherapie ist die genaue Kontrolle der Lage des Dauerkatheters, sowohl bei Beginn als auch während der Behandlung, äußerst wichtig. Mit Hilfe des routinemäßig verwendeten Farbverfahrens können wir nicht immer sicher feststellen, ob das Katheterende in der A. carotis communis oder in der A. carotis externa liegt. Im ersten Fall ist die Behandlung viel weniger wirksam und bedeutend gefährlicher (Abb. 1 u. 2).

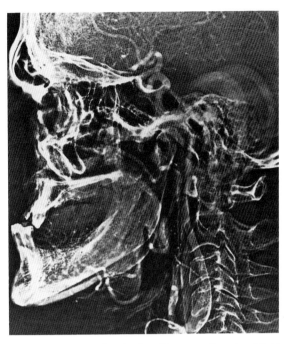

Abb. 1 Der über die A. thyroidea superior eingeführte Katheter befindet sich in der A. carotis communis

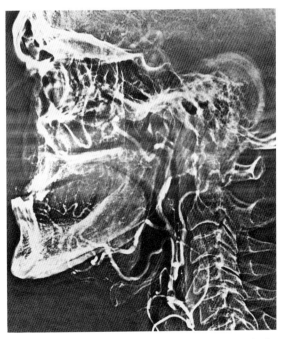

Abb. 2 Im Fall des in Abb. 1 gezeigten Patienten wurde der Katheter 2 cm zurückgezogen. Das System der A. carotis externa füllt sich gut

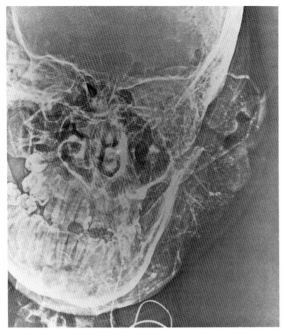 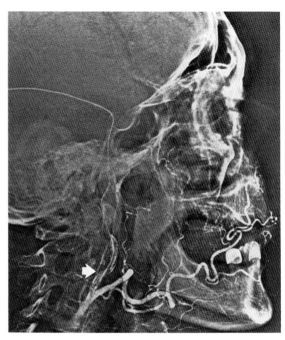

Abb. 3 Gefäßreicher maligner Tumor in der temporalen Region

Abb. 4 Während der intraarteriellen Chemotherapie thrombolisierte die A. maxillaris

Die Prognose der Behandlung wird in entscheidendem Maße durch die Vaskularisation der Tumoren beeinflußt: So ist in Fällen, bei denen der Tumor in gut durchbluteten Gebieten liegt oder aber selbst über ein dichtes Gefäßnetz verfügt, der Erfolg fast sicher (Abb. 3).

Die intraarterielle Chemotherapie kann zu Thrombosen in den Gefäßen führen, selbst dann, wenn die Perfusionslösung 20% Heparin enthält. Mit zunehmender Behandlungsdauer wächst die Thrombosegefahr. Bei nachgewiesener Thrombose hat eine weitere Perfusion keinen Sinn mehr (Abb. 4).

Der größte Vorteil der Xeroangiographie gegenüber der traditionellen Röntgentechnik besteht darin, daß die Aufnahmen in den meisten Fällen besser auszuwerten sind. Nachteil des Verfahrens ist, daß keine Möglichkeit besteht, Serienaufnahmen herzustellen und daß die Strahlenbelastung größer ist.

Zusammenfassung

Die im Laufe der intraarteriellen Chemotherapie vorgenommenen angiographischen Untersuchungen sind für den Erfolg der Behandlung von entscheidender Bedeutung. Wegen der in den meisten Fällen besseren Auswertbarkeit spielt dabei die Xeroradiographie eine wesentliche Rolle.

Literatur

Szabó, G., Z. Péntek, Á. Kovács, T. Radnai: A carotis externa angiográfia jelentösége a fej és nyak daganatainak intraarterialis kemoterápiájában. Xeroangiográfiás vizsgálatok. Mag. Radiol. 32 (1980) 334–340

Szabó, G., Z. Péntek, T. Radnai, Á. Kovács: Selective conventional and xero-arteriography of the external carotid artery for control of intra-arterial chemotherapy. J. max.-fac. Surg. 8 (1980) 109–114

Norbert Hartmann und Andreas Fuhrmann, Hamburg

Röntgenkinematographische Untersuchungen zur Diagnostik beim Schluckvorgang nach Tumoroperationen

Einleitung

Der für den Gesunden selbstverständliche und problemlose Vorgang des Schluckens ist für den an Mundboden und Zunge operierten Tumorpatienten nicht selten mit Schwierigkeiten verbunden; werden zusätzlich die regionären Lymphknoten am Hals entfernt, kann der Schluckakt noch weiter erschwert sein. Die durch Defektsetzung bedingte Einschränkung der Zungenbeweglichkeit beeinträchtigt den feinmotorisch abgestimmten, komplexen Schluckvorgang ebenso wie die narbig eingeschränkte Funktionstüchtigkeit der kaudalen und kranialen Zungenbeinmuskulatur und damit die Zungenbeinbeweglichkeit. Die Behinderung ist vor allem abhängig von der Größe des Defektes in der Mundhöhle, von der Defektversorgung mit Primärverschluß oder Gewebeersatz und von den resektiven Maßnahmen im Bereich der Zungenbeinmuskulatur; das Zungenbein selbst scheint allerdings für den normalen Schluckakt nur von eingeschränkter Bedeutung zu sein, da selbst nach totaler Zungenbeinresektion das Schlucken noch möglich ist (KLEMM u. LESOINE 1969).

Da die Röntgenkinematographie im Gegensatz zu den meisten anderen bildgebenden Verfahren Funktionsabläufe erfassen kann (ROTTKE 1972, FISCHER 1972, DÜKER 1980), sollte unsere Studie dazu dienen, den ungestörten und den gestörten Schluckvorgang zu analysieren; unsere besondere Aufmerksamkeit richtete sich dabei auf die Funktion der Zunge im Rahmen dieses Bewegungsablaufes.

Methode

Bei 10 Patienten wurde nach einer Tumoroperation eine röntgenkinematographische Untersuchung des Schluckvorganges durchgeführt. Der Zeitraum zwischen Operation und Kontrolle betrug 6 Monate bis 18 Jahre. Alle Patienten waren einer einseitigen Neck dissection unterzogen worden, teils kombiniert mit einer kontralateralen suprahyoidalen Lymphknotenausräumung. Bei 7 Patienten wurde nach Tumorresektion, Unterkiefer- und Mundbodenteilresektion sowie Hemiglossektomie ein primärer Wundverschluß durchgeführt; 3 Patienten waren zur Defektrekonstruktion mit einem Myokutanlappen versorgt worden. Die Darstellung des ungestörten Schluckvorganges als Vergleichsmöglichkeit wurde an den Autoren vorgenommen.

Zur Untersuchung wurde eine apparative Ausrüstung (Abb. 1) in dem von STIEVE u. TÄHTI (1968) geforderten Umfang verwandt. In einem Durchleuchtungsgerät wurde der Schluckakt mit Kontrastbrei jeweils im lateralen und sagittalen Strahlengang beobachtet; die Aufzeichnung erfolgte mit einer Cinepulseinheit auf einem 35-mm-Film sowie auf einem Videoband; die Auswertung wurde im Bewegungsablauf und im Einzelbild vorgenommen.

Ergebnisse

Beim ungestörten Schluckakt, der u. a. von DÜKER (1980) detailliert beschrieben worden ist und daher hier nur zusammenfassend dargestellt werden soll, kommt der Zunge der erste wichtige Part zu: Sie formt die Speise zu einem Bolus und transportiert sie dann mit einer wellenförmigen, an der Zungenspitze beginnenden Bewegung am Gaumen entlang nach dorsal. Erreicht der Bolus den Mesopharynx, hebt sich das Gaumensegel zum Verschluß des Nasopharynx; das Zungenbein bewegt sich nach kranioventral; die Zungenwurzel wandert nach vorn und erweitert den oropharyngealen Raum; die Epiglottis verschließt den Larynx.

Ist die Zungenbewegung hochgradig eingeschränkt, gelingt schon die Formung eines Bolus nicht. Das Kontrastmittel fließt ohne Stopp bis zu den Valleculae epiglotticae ab (Abb. 2), wo es sich, je nach bestehender Größe der Aussackung, sammelt; sind die Valleculae gefüllt, läuft das Kontrastmittel über die Epiglottis, die sich ruckartig schließt, nach kaudal ab. Eine Bewegung des Zungenbeines ist weder im Ablauf noch im Einzelbild sicher zu beobachten. Der weitere Transport erfolgt im Ösophagus durch wellenförmige Konstriktion.

Ist die Zunge durch Weichgewebeersatz weniger stark in ihrer Bewegung eingeschränkt, so gelingt wenigstens ansatzweise eine Bolusbildung, ohne daß allerdings auf der Resektionsseite der Kontrastmittelabfluß nach dorsal vollständig kontrolliert werden könn-

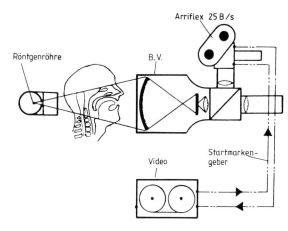

Abb. 1 Aufbau der röntgenkinematographischen Einheit. B.V. = Bildverstärker

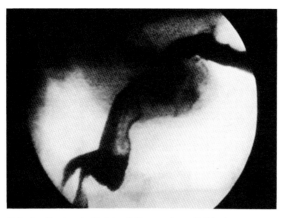 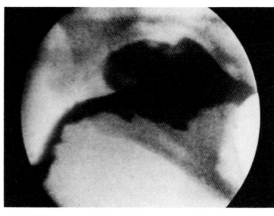

Abb. 2 Kontrastmitteldarstellung des Schluckvorganges bei hochgradiger Einschränkung der Zungenbeweglichkeit, lateraler Strahlengang

Abb. 3 Kontrastmitteldarstellung des Schluckvorganges nach halbseitiger Zungenrekonstruktion mit Myokutanlappen, lateraler Strahlengang

te (Abb. 3); das Zungenbein zeigt wiederum so gut wie keine Bewegung. Der gesamte Ablauf des Schluckvorganges erscheint im Vergleich zum ungestörten Schluckakt unharmonisch und koordinationsgestört.

Diskussion

Der für den ungestörten Schluckakt typische „Spritzenstempelmechanismus", der die Zungenbewegung charakterisiert, ist bei resektiv bedingter eingeschränkter Zungenbeweglichkeit weitgehend durch den „freien Fall" des Bolus ersetzt. Dieser veränderte Ablauf wird auch schon von FISCHER (1972) bei röntgenkinematographischen Untersuchungen des Schluckvorganges an Spaltpatienten beschrieben. Bei der von uns untersuchten Patientengruppe kommt dagegen der narbig bedingten mechanischen Behinderung im muskulären Gleichgewicht (DÜKER 1980) der beteiligten Muskelgruppen die entscheidende Bedeutung zu. Dadurch wirkt der gesamte Ablauf des gestörten Schluckaktes nach Tumoroperation abgehackt und disharmonisch; das feinmotorische Zusammenspiel der Muskelgruppen ist durch die beeinträchtigte neuromuskuläre Kontrolle eingeschränkt. Die Probleme dieser Patienten bei der Nahrungsaufnahme liegen jedoch weniger im Bereich des pharyngealen und ösophagealen Schluckaktanteils (KLEMM u. LESOINE 1969) als vielmehr in einer Behinderung der Bolusbildung und der lingualen Beweglichkeit.

Zusammenfassung

10 Patienten, bei denen eine radikale Tumoroperation im Mund- und Halsbereich durchgeführt wurde, konnten röntgenkinematographisch im Hinblick auf eine konsekutive Störung des Schluckakts untersucht werden. Die resultierende Behinderung ist, abhängig von der Art der Rekonstruktion, deutlich ausgeprägt; von maßgeblicher Bedeutung für das Ergebnis des Schluckvorganges ist der postoperative Befund im lingualen Areal.

Literatur

Düker, J.: Der Einfluß der Mundbodensenkung auf den Schluckakt – Röntgenkinematographische Untersuchung. Dtsch. zahnärztl. Z. 35 (1980) 989

Fischer, I.: Röntgenkinematographische Untersuchungen des Schluckvorganges bei Patienten mit Lippen-Kiefer-Gaumenspalten. Diss. Hamburg 1972

Klemm, J., W. Lesoine: Die Kehlkopfbewegung beim Schluckakt mit und ohne Zungenbein, röntgenkinematographisch an Mensch und Tier dargestellt. In F. Gauwerky: Deutscher Röntgenkongreß 1968. Thieme, Stuttgart 1969 (S. 61)

Stieve, F. E., E. Tähti: Empfehlungen für die kinematographische Ausrüstung von Röntgenabteilungen. Röntgenblätter 21 (1968) 180

Rottke, B.: Strahlenbelastung beim Zahnarzt. In: Die Zahn-, Mund- und Kieferklinik in Eppendorf. Uni HH Forschung, Wissenschaftsbericht aus der Universität Hamburg 1972 (S. 65)

Heinz Wüst und Siegfried A. Geiger, Karlsruhe

Optische Verfahren zur Analyse und Klassifikation von Speichelsteinen

Einleitung

Physikalische Verfahren, wie Röntgendiffraktion und IR-Spektrometrie, haben unsere Kenntnisse der kristallinen Feinstruktur vor allem der Harnsteine wesentlich bereichert und die chemischen Untersuchungsmethoden zurückgedrängt. Diesem Trend folgend, sind einfache bildgebende Verfahren wie die Auflichtmikroskopie weitgehend unbeachtet geblieben, über die hier kurz berichtet werden soll.

Methode

Am Medizinisch-Diagnostischen Institut des Städtischen Klinikums Karlsruhe arbeiten wir seit 10 Jahren mit der Röntgendiffraktometrie und seit 5 Jahren mit IR-Spektren. Die Ergebnisse wurden jahrelang systematisch mit den Ergebnissen der optischen Darstellung verglichen. Inzwischen überblicken wir über 10000 Steinanalysen. Die zunächst nur vorgeschaltete Auflichtmikroskopie hat sich uns inzwischen als die wesentlichste Informationsquelle zur Beurteilung von Steinen erwiesen. Durch Methodenkombination wurden die Analysenergebnisse sicherer, aussagekräftiger und dokumentierbar gemacht.
Das methodische Vorgehen zeigt die Tab. 1. Wir benutzen stets zunächst das Auflichtmikroskop, das bei einiger Erfahrung durch Beurteilung von Oberfläche und Bruchfläche der Konkremente zu 80% die Kristallstrukturen zuordnen läßt. Man erkennt räumliche Zuordnungen (Texturen), die uns weder chemische noch physikalische Methoden vermitteln können. Da hier kein Materialverlust auftritt, kann auch bei kleinsten Mengen eine chemische Tüpfelreaktion zur Absicherung der Analytik angeschlossen werden, bei Problemsteinen zusätzlich die Röntgendiffraktion und (oder) die IR-Spektrometrie. Inzwischen ist dies aber nur noch in etwa 10% der Konkremente erforderlich.

Ergebnisse und Diskussionen

Die Leistungsfähigkeit des optischen Verfahrens sollen zunächst die Abb. 1 u. 2 anhand der Oxalate aufzeigen. Es wird mit Vergrößerungen zwischen 5- und 20fach gearbeitet.
Die beiden typischen Kristallformen des Kalziumoxalats, der Weddellit (WED) und der Whewellit (WHE), die sich nur durch 1 resp. 2 Mol Kristallwasser unterscheiden, sind deutlich optisch zu differenzieren. Der WED zeigt typische bipyramidale Kristalle (Abb. 1), der WHE, gleichfalls typisch, eine dichte radiärkonzentrische Textur (Abb. 2).
Harnsäuresteine sind durch Farbe und feinkristalline konzentrische Strukturen charakterisiert, oft mit charakteristischen Verschachtelungen.
In Gemischen beobachten wir häufig innerhalb von Harnsäuresteinen kleine zentrale Kalziumoxalatkerne, die ohne optische Ortung erfahrungsgemäß den chemischen, aber auch physikalischen Nachweisen entgehen.

Tabelle 1 Vorgehen bei Steinanalysen bei Methodenkombination von Auflichtmikroskopie, qualitativ chemischen Tüpfelreaktionen und physikalischen Verfahren (IR-Spektrometrie und Röntgendiffratometrie). Die Prozentzahlen geben die Häufigkeit des Einsatzes der Methoden an.

Optimierte Steindiagnostik (Methodenkombination)	
Auflichtmikroskopie	100%
kein Materialverlust Steindokumentation Beurteilung des Steinaufbaus gezielte Phasenanalyse 80% sichere Diagnose	
Chemische Tüpfelreaktionen	100%
Hsre, PO_4, Cystin, Oxalat, Ca, Mg, NH_4 (90% sichere Diagnose)	
Physikalische Verfahren Misch- und Problemsteine	10%
IR PO_4 Cystin (100% sichere Diagnose)	

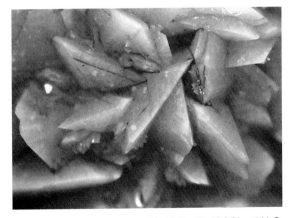

Abb. 1 Kalziumoxalatstein – Weddelit – $Ca(COO)_2 - 2 H_2O$. Der Weddelit ist an den charakteristischen Kristallstrukturen, den bipyramidalen Kristallen eindeutig zu erkennen

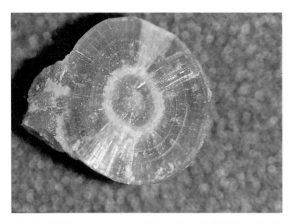

Abb. 2 Kalziumoxalatstein – Whewellit – $Ca(COO)_2 – 1\,H_2O$. Der Whewellit hat eine charakteristische Textur. Auf den Bruchflächen erkennt man die typischen radiärkonzentrischen Strukturen. Er weist eine meist bräunlich dunklere Färbung als der Weddelit auf

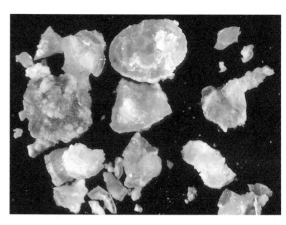

Abb. 4 Speichelstein – Karbonatapatit – $Ca_{10}(PO_4, CO_3)_6(OH, CO_3)_2$. Die Steintrümmer zeigen gleichfalls einen konzentrischen Aufbau; sie enthielten 〉 50% organische Matrix. In den glasigen Schichten ließ sich Karbonat chemisch nachweisen

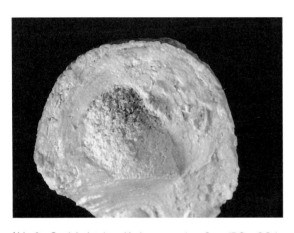

Abb. 3 Speichelstein – Karbonatapatit – $Ca_{10}(PO_4, CO_3)_6(OH, CO_3)_2$. Es handelt sich um einen großen Solitärstein mit deutlich abgesetztem Zentrum und insgesamt konzentrisch angeordneter Textur. Infolge sehr kleiner Kristallbildungen sind Einzelkristalle in der Auflichtmikroskopie nicht erkennbar. Das Bild entspricht den bekannten „Apatiten" der Harnsteine

Phosphate kristallisieren als $Mg\,NH_4\,PO_4$ (Struvit) oder $CaHPO_4$ (Brushit) oder in Form von Apatiten. Struvit und Brushit sind auch bei Vergrößerungen von 5–20fach gut erkennbar, der Struvit in unregelmäßigen, ungeordneten hellen Kristallen, der Brushit basaltsäulenartig typisch geordnet. Apatite bestehen aus feinsten Kristallen, die optisch nicht mehr kristallin erscheinen, sondern pulvrig pseudoamorph.
Nach diesen Erfahrungen lag es nahe, Wert und Grenzen der optischen Methode auch für Speichelsteine zu testen. Wir haben bisher 12 Steine untersucht.
Verglichen mit Harnsteinen (WÜST u. STOCKINGER 1981) bieten Speichelsteine (EKBERG u. ISACSSON 1981, FUMIHISA u. YASUVA 1980, SKURK u. Mitarb. 1972) chemisch, physikalisch und optisch ein relativ einförmiges Bild. Sie bestehen aus einer wechselnden Menge organischer Matrix von Proteinen, Phosphatiden u. a. Der kristalline Anteil besteht aus Kalziumphosphat und Karbonaten (Abb. 3).
Das vereinzelt beschriebene Vorkommen von Kalziumoxalat (Wedd) (YAMAMOTO u. Mitarb. 1983) und Harnsäure konnten wir bisher nicht nachweisen.
Im optischen Bild zeigen Speichelsteine fast regelmäßig eine höckrige Oberfläche, sind geschichtet aufgebaut und haben ein mehr oder weniger deutlich abgesetztes Zentrum. Optisch erkennbare Kristallstrukturen fehlen. Sie ähneln den feinkörnigen Strukturen der im Harn sich bildenden „Infektsteine". Glasige Abschnitte dürften nach bisherigen Ergebnissen dem Proteinanteil zuzurechnen sein (Abb. 4).
Röntgen- und IR-Spektren zeigen, daß das Kalziumphosphat der Speichelsteine in Apatitform als Hydroxyl- und/oder Karbonatapatit vorliegt (Abb. 5). Apatite stellen größere Kristallgitter dar, die typischerweise Fremdionen einbauen können, wie Mg, Zn oder CO_3. Es ist daher nicht verwunderlich, und wir können dies bestätigen, daß Mg fast regelmäßig in unterschiedlicher Menge in den Steinen nachzuweisen ist und eine strenge stöchiometrische Zusammensetzung in den realen Steinen nicht angegeben werden kann. Nachdem wir aber wissen, daß Karbonat (Kalzit) in menschlichen Konkrementen nicht vorkommt, gibt der chemische Karbonatnachweis den ersten Hinweis auf Vorliegen von Karbonatapatit.
Durch Zugabe von 10% HCl zu Steinen mit Verdacht auf Karbonatapatit kann an der CO_2-Gasentwicklung unter dem Mikroskop die Menge von Karbonatapatit abgeschätzt werden oder sein Fehlen auch ohne Einsatz physikalischer Technik. Dies ist analytisch wichtig, da beide physikalischen Verfahren im Nachweis von Karbonatapatit besonders in Gemischen durchaus Probleme aufweisen.

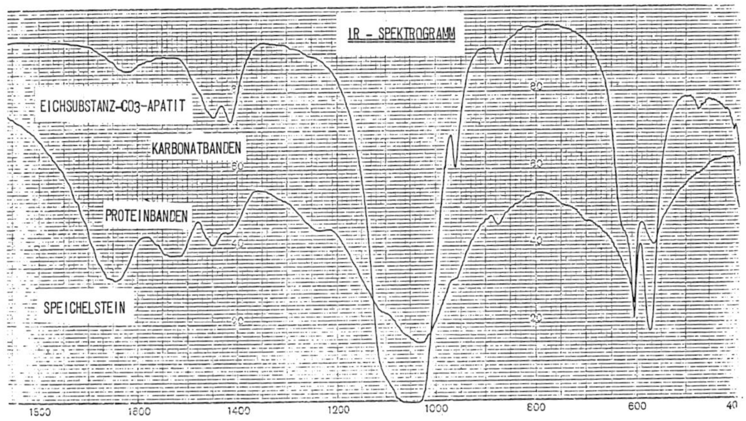

Abb. 5 IR-Spektrum. Die Absorptionsbanden des Speichelsteines (unten) entsprechen denen des Karbonatapatits (oben) und beweisen das Vorliegen des Kalziumphosphates als Apatit $Ca_{10}(PO_4, CO_3)_6(OH, CO_3)_2$. Proteinbanden überlagern teilweise die Absorptionen durch Karbonat und erschweren die IR-Diagnostik

Abschließend ist zu sagen, daß bei allem begrüßenswertem Fortschritt durch leistungsfähige, aber auch teure Techniken nicht vergessen werden sollte, auch einfache, bewährte Verfahren, wo möglich, sinnvoll mit einzubeziehen. Die praktische Analytik konnte so verbessert, sicherer und einfacher gestaltet werden. Abgesehen vom wissenschaftlichen Erkenntniswert der Speichelsteinuntersuchungen, hat die Analyse im Gegensatz zur Harnsteinuntersuchung bisher keine therapeutische oder metaphylaktische Konsequenzen; um so mehr sollte man sich um einfache Verfahren bemühen.

Zusammenfassung

Die Bestimmung der kristallinen Feinstruktur der Harnsteine ist heute mit Hilfe der Auflichtmikroskopie, chemischen Tüpfelreaktionen sowie der Infrarotspektrometrie und Röntgendiffraktion möglich. Fußend auf den Erfahrungen von 10000 Steinanalysen, wurden 12 Speichelsteine untersucht, welche chemisch, physikalisch und optisch ein relativ einförmiges Bild bieten. Sie bestehen aus einer organischen Matrix (Proteine) und vornehmlich Kalziumphosphat und Karbonaten. Das optische Bild zeigt ein meist deutlich abgesetztes Zentrum, wobei die umgebenden feinkörnigen Strukturen keine typischen Kristalle zeigen. Unsere Untersuchungen haben ergeben, daß Kalziumphosphat der Speichelsteine als Hydroxyl- oder Karbonatapatit vorliegt.

Literatur

Ekberg, O., B. Isacsson: Chemical analysis of the inorganic component of human salivary duct calculi. Arch. oral Biol. 26 (1981) 951–953

Fumihisa, H., N. Yasuva: The fine surface structure and composition of salivary calculi. Laryngoskope 90 (1980) 152–158

Skurk, A., A. Hesse, A. Schmidt, K. Fendel: Infrarotspektroskopische Untersuchungen von Speichelsteinen. Z. laryng. Rhinol. 51 (1972) 446–450

Wüst, H., K. Stockinger: Systematische Harnsteinanalyse durch stereomikroskopische Oberflächen- und Bruchflächenuntersuchungen. LEITZ-Mitt. Wiss. Techn. 8 (1981) 23–25

Yamamoto, H., T. Bakae, M. Jakagi, S. Otake, G. Hirai: Weddelite in submandibular gland calculus. J. dent. Res. 62 (1983) 16–19

Eva Schneider und Klaus Bitter, Frankfurt

Zweidimensionale bildgebende Darstellung von Kiefermodellen zur Planimetrie

Die kieferorthopädische Frühbehandlung von Kindern mit Lippen-Kiefer-Gaumen-Spalten führt regelmäßig zu einer Verschmälerung der Spalte im knöchernen Bereich. M. Hotz, die diese Behandlung bei uns bekannt gemacht hat, erklärt das Aneinanderrücken der Spaltränder als Folge wachstumsstimulierender Mikroimpulse von der Oberkieferplatte (Hotz 1964, 1969, 1973). Die klinische Beobachtung der Kinder mit Lippen-Kiefer-Gaumen-Spalten hat uns Zweifel erweckt, ob diese These richtig ist. Wir haben deshalb alle verfügbaren Oberkiefermodelle von 11 Kindern mit doppelseitiger vollständiger Lippen-Kiefer-Gaumen-Spalte maßstabgerecht fotografiert und sowohl linear als auch planimetrisch vermessen, wie von Huddart u. Mitarb. (1969) angegeben. Insgesamt standen 46 Modelle zur Verfügung aus einem Altersbereich von 1 Tag bis zu 2½ Jahren. Als Kontrolle dienten 61 Oberkiefermodelle von gesunden Kindern gleichen Alters.

Planimetriert wurden folgende Flächen des Oberkieferreliefs: die Prämaxilla, beide Processus alveolaris maxillae, beide Processus palatini maxillae und die Vomerkante. Die lineare Vermessung folgte dem kieferorthopädisch-analytischen Standard (Peyton 1931, 1934, Ashley-Montagu 1934, Neumann 1952, Dittrich 1959, Sprecht 1962, Huddart u. Mitarb. 1969,

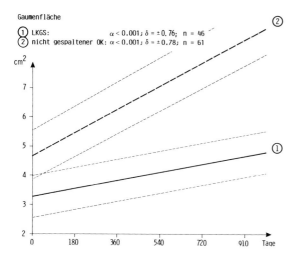

Abb. 1 Wachstum des Processus palatinus maxillae (Regressionsgeraden)

MENDEN 1971, FRIEDE u. PRUZANSKY 1972, PETERKA 1984). Die Vergleiche zwischen Flächenmeßwerten des gespaltenen und ungespaltenen Kiefers zeigten in allen Teilen keine signifikanten Unterschiede – mit Ausnahme des Processus palatinus maxillae (Abb. 1). Auf dieser Abbildung erkennt man deutlich, daß der Gaumenfortsatz der Maxilla beim neugeborenen Kind mit Lippen-Kiefer-Gaumen-Spalte kleiner als bei einem gesunden Kind ist. Darüber hinaus ist auch sein Wachstum erheblich schwächer, wie am Auseinanderlaufen der Regressionsgeraden erkennbar ist.

Einzuschalten ist hier der Ablauf der chirurgischen Behandlung. Bei allen Kindern erfolgte im Alter von 3–4 Monaten die intravelare Veloplastik nach Kriens (KRIENS 1974, 1975) und die Lippenplastik mit Muskelringschluß hinter dem Prolabium nach Millard. Die Ergebnisse der linearen Oberkiefervermessungen zeigen die Abb. 2 u. 3. Die durchbrochenen Linien stellen den nicht gespaltenen, die durchgezogenen Linien den gespaltenen Kiefer dar.

Der gespaltene Kiefer des Neugeborenen ist sowohl in der Transversalen wie auch in der Sagittalen deutlich größer als der nicht gespaltene. An den Kiefern von Kindern im Alter von 2½ Jahren erkennt man ein relatives Zurückbleiben der Transversalen des gespaltenen Kiefers mit einer „Tendenz" des dorsalen Kollapses. Die Protrusion der Prämaxilla ist zu diesem Zeitpunkt unvermindert stark.

Dieselben Befunde in einer anderen Zuordnung zeigen die Abb. 4 u. 5. Auf der linken Seite der nicht gespaltene Kiefer (Abb. 4) des Neugeborenen (durchbrochene Linie) und des Kindes von 2½ Jahren (durchgezogene Linie). Man erkennt deutlich das zentrifugale Wachstum. Auf der rechten Seite (Abb. 5) ist die Konstanz der Transversalen im gespaltenen

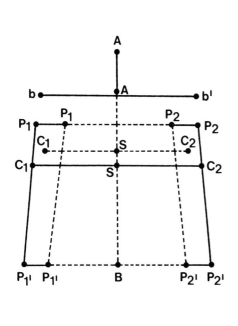

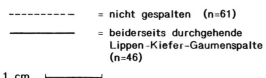

Abb. 2 Gespaltener und nicht gespaltener Oberkiefer im Alter von 1 Tag

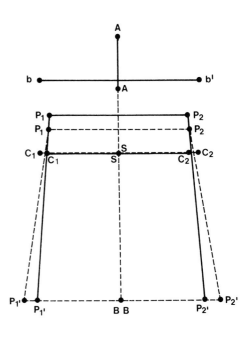

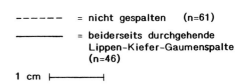

Abb. 3 Gespaltener und nicht gespaltener Oberkiefer im Alter von 2½ Jahren

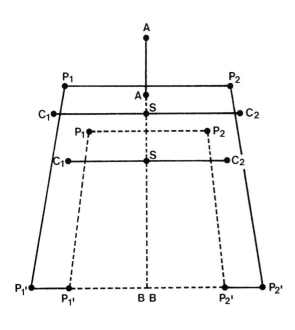
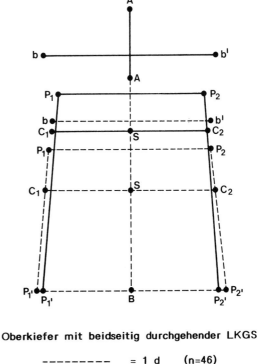

------- = Nichtgespaltener Oberkiefer 1 d (n=61)

─────── = Nichtgespaltener Oberkiefer 2 1/2 Jahre (n=61)

1 cm ├────┤

Abb. 4 Nicht gespaltener Oberkiefer im Alter von 1 Tag und 2½ Jahren

Oberkiefer mit beidseitig durchgehender LKGS

--------- = 1 d (n=46)

─────── = 2 1/2 (n=46)

1 cm ├────┤

Abb. 5 Gespaltener Oberkiefer im Alter von 1 Tag und 2½ Jahren

Kiefer mit der „Tendenz" des dorsalen Kollapses und der ungebremsten Protrusion des Zwischenkiefers zu sehen.

Aus all diesen Daten läßt sich vorläufig folgendes ableiten:

1. Die Verschmälerung der Kiefer-Gaumen-Spalte ist das Ergebnis eines relativen Kollapses der seitlichen Kiefersegmente.
2. Dorsal besteht die „Tendenz" eines Kollapses, der bei unseren Patienten bisher jedoch nicht zu Okklusionsstörungen geführt hat.
3. Eine Stimulierung des Wachstums am Spaltrand erfolgt nicht in metrisch nachweisbarer Form.

Zusammenfassung

Wir untersuchten 46 Oberkiefermodelle von Kindern mit doppelseitiger vollständiger Lippen-Kiefer-Gaumen-Spalte im Altersbereich von 1 Tag bis zu 2½ Jahren. Als Kontrolle dienten 61 Oberkiefermodelle von gesunden Kindern gleichen Alters. Die Ergebnisse der linearen und planimetrischen Modellvermessungen führten zu folgenden Aussagen: Die Verschmälerung der Kiefer-Gaumen-Spalte ist das Ergebnis eines relativen Kollapses der seitlichen Kiefersegmente; dorsal besteht die „Tendenz" eines Kollapses, der bei unseren Patienten bisher jedoch nicht zu Okklusionsstörungen geführt hat. Ferner erfolgt eine Stimulierung des Wachstums am Spaltrand nicht in metrisch nachweisbarer Form.

Literatur

Ashley-Montagu, M. F.: The form and dimensions of the palate in the newborn. Int. J. orth. dent. Child. 20 (1934) 694 + 810

Dittrich, I.: Untersuchungen über Form und Größe des Neugeborenen-Unterkiefers anhand von 1000 eigens gewonnenen Modellen. Diss., Leipzig 1959

Friede, H., S. Pruzansky: Longitudinal study of growth in bilateral cleft lip and palate from infancy adolescence. Plast. reconstr. Surg. 49 (1972) 392

Hotz, R.: The indication for preoperative and postoperative orthopedic treatment of cleft lip and palate. In: Early Treatment of Cleft Lip and Palate. Huber, Bern 1964 (S. 78–110)

Hotz, J. M.: Pre- and early postoperative growth guidance in cleft lip and palate cases by maxillary orthopedics (an alternative procedure to primary bone grafting). Cleft palate J. 6 (1969) 368

Hotz, J. M.: Kieferorthopädische Frühbehandlung bei Lippen-Kiefer-Gaumen-Spalten (Präventive Maßnahmen). In K. Schuchardt, G. Steinhardt, N. Schwenzer: Fortschritte der Kiefer- und Gesichts-Chirurgie, Bd. XVI/XVII. Thieme, Stuttgart 1973 (S. 196–200)

Huddart, A. G., F. J. MacCauley, M. Davis: Maxillary arch dimensions in normal and unilateral cleft palate subjects. Cleft palate J. 6 (1969) 471

Kriens, O.: Funktionell-anatomische Befunde im gespaltenen Gaumensegel und ihre Korrektur mit der intravelaren Veloplastik. Z. Kinderchir. 15/1 (1974) 21–25

Kriens, O.: Anatomy of the velopharyngeal area in cleft palate. Clin. plast. Surg. 2/2 (1975) 261–283

Menden, H. P.: Untersuchungen über das Oberkiefer-Wachstum bei Schulkindern nach autologen Knochentransplantationen in einseitige Lippen-Kiefer-Gaumenspalten im ersten Lebensjahr. Diss., Hamburg 1971

Neumann, D.: Untersuchungen über die Gebißentwicklung. Dtsch. Zahn-Mund-Kieferheilk. 20 (1954) 177–208

Peterka, M.: Upper alveolar arch development in patients with total bilateral cleft lip and palate. Acta chir. plast. (Prague) 26 (1984) 30–38

Peyton, W. T.: The dimensions and growth of the palate in the normal infant and in the infant with gross maldevelopment of the upper lip and palate, a quantitative study. Arch. Surg. 22 (1931) 704–737

Peyton, W. T.: Dimensions and growth of the palate in infants with gross maldevelopment of the upper lip and palate. Amer. J. dis. Child. 47 (1934) 1265–1268

Sprecht, L.: Über Gestalt, Größe und Lagebeziehung der Kiefer Neugeborener und deren Wandlung im ersten Lebensjahr. Dtsch. stomat. Mschr. Zahn-Mund-Kieferheilk. XII (1962) 175–199

Weitere Literatur bei der Verfasserin

Rainer Schmelzle, Tübingen, und Jürgen Harms, Karlsbad-Langensteinbach

Kraniozervikaler Übergang – Erkrankungen, diagnostischer Einsatz bildgebender Verfahren, chirurgisches Vorgehen

Einleitung

Erkrankungen im Bereich von Klivus, kraniozervikalem Übergang und oberer Halswirbelsäule sind entweder angeboren oder erworben und häufig Folgen von Trauma, Tumor und Entzündung. Eine Zusammenstellung der Diagnosen von 74 von uns bisher behandelten Patienten zeigt, daß in diesem Gebiet besonders häufig die basiläre Impression, die Platybasie, das Os odontoideum und Tumoren wie Chordom, Meningeom, Plasmozytom sowie Metastasen zu finden sind. Sehr große Bedeutung kommt allen Veränderungen aus dem rheumatischen Formenkreis zu.

Die Problematik chirurgischer Eingriffe zur Therapie solcher Erkrankungen ergibt sich aus der speziellen anatomischen Situation des kraniozervikalen Überganges. Der Klivus befindet sich genau im Bereich der Schädelmitte und die meist betroffenen Wirbelkörper C1 und C2 hoch kranial im retropharyngealen Gebiet. Sie sind von extraoral schwer zu erreichen und schlecht einsehbar; ferner sind die extraoralen Zugänge gefährlich. Das Instrumentieren, das Durchführen osteoplastischer oder stabilisierender Maßnahmen durch Osteosyntheseplatten und Schrauben sind erschwert oder gar unmöglich.

Transorales Vorgehen

Die Idee, den kraniozervikalen Übergang transoral zu operieren, ist nicht neu und geht auf FANG u. ONG (1962) zurück. Heute steht fest, daß der Originalzugang keine größeren chirurgischen Manipulationen im okzipitozervikalen Übergangsbereich möglich macht. Zwar sind mit Einführung des Operationsmikroskops auch bei begrenztem Zugang die Operationsbedingungen besser geworden (SPETZLER u. Mitarb. 1979), doch sind komplette Wirbelkörperresektionen oder die ventrale Stabilisierung zwischen Klivus und HWS bis C3 nicht möglich. Dies geht auch aus einer neue-

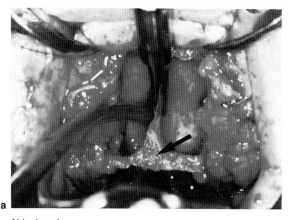

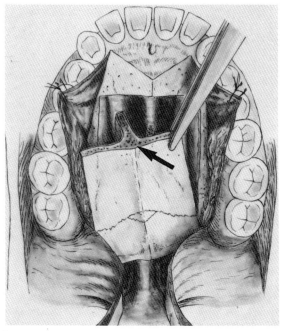

Abb. 1a u. b
Der neuartige transorale Zugang zu Klivus, C1 und C2 unterscheidet sich von bekannten Verfahren besonders durch die temporäre Resektion großer Anteile des harten Gaumens und des Vomers. Durch die Replantation dieser Knochenanteile am Ende der Operation werden funktionelle Nachteile, Kau- und Sprechfunktion betreffend, vermieden.
a Intraoperative Situation während der Entnahme des harten Gaumens mit Vomer (←).
b Schematisierte Darstellung dieses Vorganges

ren Arbeit von BONNEY u. Mitarb. (1985) hervor. 1984 berichteten erstmals SCHMELZLE u. HARMS über die Erweiterung des transoralen Zuganges mit temporärer Resektion des Hartgaumens, wodurch eine sehr gute Übersicht in dem kraniozervikalen Übergang geschaffen wird.

Bildgebende Verfahren

Sehr hilfreich für das chirurgische Vorgehen ist die Erweiterung bekannter diagnostischer bildgebender Verfahren durch die Anwendung der Kernspin- und Computertomographie für den kraniozervikalen

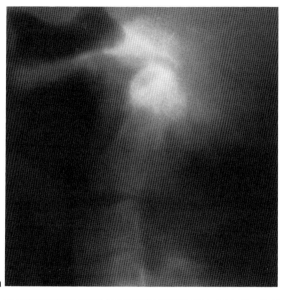
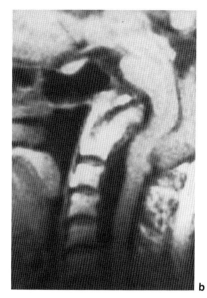
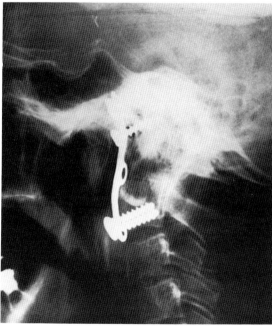
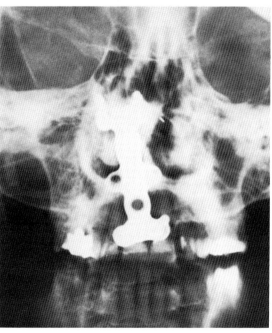

Abb. 2 a–d
Die Bedeutung bildgebender Verfahren läßt sich am Beispiel eines Arnold-Chiari-Syndroms Typ 2 mit einer Fehlbildung im Bereich der Schädelbasis einer 53jährigen Frau demonstrieren. a Röntgenologisch findet sich eine Okzipitalisation des Atlas mit einer Platybasie, also eine echte basiläre Impression. Weiterhin finden sich ein Os odontoideum sowie eine Tonsillenverlagerung in den oberen Zervikalkanal hinein. b Kernspintomogramm. Klinisch bestanden deutliche Zeichen einer Hirnstammkompression mit zunehmender Ateminsuffizienz, Dysphagie und Nystagmus. Im Bereich der Extremitäten fanden sich eine erhebliche Ataxie und Spastik mit Gehunfähigkeit. Therapeutisch erfolgte hier die Resektion des Bogens C1 sowie die Entfernung des Dens aus dem Hinterhauptsloch. c u. d Es erfolgte die Transplantation autologen Beckenknochens und eine Plattenstabilisierung. Die Patientin ist zwischenzeitlich in der Lage, ohne fremde Hilfe zu gehen; auch die Zeichen der Hirnstammkompression sind gebessert

Übergangsbereich. Ohne den Wert konventioneller Röntgenaufnahmen einschließlich der Myelographie zu schmälern, erlauben doch CT und NMR eine topographisch in höherem Maße exakte Zuordnung normaler und pathologisch veränderter Weichteilstrukturen besonders des Myelons und der Hirnstammregion. Verdrängung, Kompression oder gar Destruktion durch angeborene oder erworbene Fehlbildungen oder Tumoren sind gut erkennbar, wodurch die Deutung klinischer, besonders neurologischer Symptome erleichtert wird. Unverzichtbar ist für gefahrloses Operieren die intraoperative Bildverstärkerkontrolle bei allen resezierenden Eingriffen, bei Osteosynthese und Osteoplastik. Dem Nachteil, den Osteosynthesematerial aus Metall im Hinblick auf Kernspin- und Computertomographie mit sich bringt, kommt klinisch wenig Bedeutung zu. Nur in 1 von 52 operierten Fällen mußte 19 Monate nach erfolgter Osteoplastik und Osteosynthese das Metall entfernt werden, um durch die genannten bildgebenden Verfahren eine differentialdiagnostische Aussag zur Verschlimmerung neurologischer Erscheinungen bei einer Frau mit multiplen pathologischen Veränderungen der gesamten Wirbelsäule zu ermöglichen.

Krankengut

Wir haben bisher auf transoralem Weg unter Verwendung der von uns beschriebenen neuen Operationstechnik 52 Patienten operiert. Es handelte sich um Fälle von Denspseudarthrose, dekompensiertem Os odontoideum, primärer und sekundärer basilärer Impression und atlantookzipitaler Luxation. Hinzu kamen Folgen verdrängend wachsender benigner und destruierend wachsender maligner Tumoren. Die Dekompression der bedrängten neurogenen Strukturen wurde durch Resektion der komprimierenden Knochen- oder Weichteilstrukturen auf transoralem Wege immer möglich. Dies gilt besonders für den häufig bei basilärer Impression über die Foramen-magnum-Ebene in das Schädelinnere eingetauchten Dens. Auch komplette Wirbelkörperresektionen bei Tumoren haben wir transoral durchgeführt wie auch die notwendigen ventralen Stabilisierungsmaßnahmen durch Knochentransplantate, Platten und Schrauben.

Grenzen des transoralen Zuganges

Wenn pathologische Prozesse über die Bandscheibe C2/C3 hinaus nach kaudal reichen, kann durch mediane Spaltung von Zunge, vorderem Mundboden, Unterkiefer und Unterlippe (HALL u. Mitarb. 1977) eine Ausdehnung des Eingriffes bis zum 4. Wirbelkörper hin erfolgen. Dies ist dann sinnvoll, wenn man die Instrumentation in einer Sitzung durchführen will, um dem Patienten einen weiteren Eingriff zu ersparen. Trotz Erweiterung des Zuganges bis in die Submandibularregion hinein muß zur optimalen Darstellung des kraniozervikalen Überganges der palatinale Teil der Operation in der oben beschriebenen Weise erfolgen. Bei ausgeprägten Instabilitäten, wie sie z. B. nach Resektion des gesamten 1. und 2. Halswirbelkörpers entstehen oder nach Hemiresektion noch größerer Abschnitte der HWS, kann die anteriore zervikale Fusionierung mit der dorsalen Instrumentation verbunden werden. Dies gilt auch für Patienten mit malignen Tumoren im Bereich der Halswirbelsäule, welche die umgebenden Weichteile wie Muskeln, Bänder, Nerven oder Gefäße infiltrierend destruieren oder vom Weichgewebe ausgehend die Halswirbelsäule zerstören. Solchermaßen ausgedehnte operative Eingriffe bedürfen einer ausgefeilten präoperativen Planung, welche, wie schon erwähnt, ohne Einsatz konventioneller und moderner bildgebender Verfahren nicht denkbar ist.

Zusammenfassung

Es werden die für den kraniozervikalen Übergang typischen Erkrankungen besprochen und deren chirurgische Therapie. Dabei wird ein neues transorales Operationsverfahren vorgestellt, welches einen optimalen Überblick über Klivus, C1 und C2 garantiert. Über diesen Zugang ist es möglich, von ventral her ausgedehnte resezierende und stabilisierende Eingriffe dieser Körperregion durchzuführen. Er unterscheidet sich von bekannten Verfahren besonders durch die Resektion von Hartgaumen und Vomer – Knochenstrukturen, die am Ende der Operation replantiert werden –, so daß funktionelle Nachteile nicht auftreten. Ferner werden die Vorteile bildgebender Verfahren angesprochen mit dem Hinweis, daß sowohl konventionelle Methoden als auch die modernen Möglichkeiten der Kernspin- und Computertomographie für Planung sowie Durchführung transoraler Operationen unerläßlich sind.

Literatur

Bonney, G., J. P. R. Williams: Transoral approach to the upper cervical spine. J. Bone. J. Surg. 67 B (1985) 691

Fang, H. S., G. B. Ong: Direct anterior approach to the upper cervical spine. J. Bone J. Surg. 44 A (1962) 1588

Hall, J. E., F. Dennis, J. Murray: Exposure of the upper cervical spine for spinal decompression by a mandible and tongue-splitting approach. J. Bone J. Surg. 59 A (1977) 121

Schmelzle, R., J. Harms: Indications and limits of the transoral entry by treatment of fractures, luxation and tumors of the vertebral column. Report. 7. Congress of the European Association for maxillo-Facial Surgery, Paris 1984

Spetzler, R. F., W. R. Selmann, C. L. Nash jr., R. H. Brown: Transoral microsurgical odontoid resection and spinal cord monitoring. Spine 4 (1979) 506

Das frontobasale Trauma – Diagnostik und Behandlungsablauf

Round-table-Konferenz

Horst Scheunemann, Mainz

Einführung

Die Deutsche Gesellschaft für Mund-, Kiefer- und Gesichtschirurgie hat sich in den letzten 20 Jahren wiederholt mit dem frontobasalen Trauma befaßt. Beiträge der Neurochirurgen KUHLENDAHL (1966) und LÉVY (1975), der HNO-Ärzte KLEY (1966), THUMFART u. Mitarb. (1976) und die Zusammenarbeit mit der „Skull Base Study Group" SAMII u. BRIHAYE (1983) haben immer wieder die Notwendigkeit zur engen interdisziplinären Zusammenarbeit gezeigt. Eine große Bedeutung fand in diesem Rahmen auch die Grundlagenforschung auf dem Gebiet der topographischen Anatomie von LANG (1983). Anfänglich, also in den 60er Jahren, bestanden zwischen Neurochirurgen und Rhinochirurgen noch große Schwierigkeiten, die Indikationsstellung für das intra- oder extrakranielle Vorgehen bei einer basalen Liquorfistel festzulegen. Neue diagnostische Techniken und bessere anatomische Detailkenntnisse haben hier eine weitgehende Klärung für die Vor- und Nachteile der einzelnen Operationsverfahren herbeigeführt. Wir können feststellen, daß die offene Hirnverletzung hinsichtlich der Erstversorgung absoluten Vorrang hat. Eine Liquorfistel mäßigen Grades verträgt hinsichtlich des operativen Verschlusses nach Darstellung verschiedener Autoren durchaus eine zeitliche Verschiebung von etwa 2–3 Wochen. Einige Autoren fordern für dieses Intervall eine antibiotische Therapie zur Vorbeugung einer Meningitis. LÉVY befürchtet demgegenüber die Verschleierung einer Meningitis durch eine prophylaktische antibiotische Therapie.

Aus kieferchirurgischer Sicht muß immer wieder auf die schwer korrigierbare Verheilung in Fehlstellung hingewiesen werden, wenn die Knochenfragmente des Mittelgesichts nicht zum frühestmöglichen Zeitpunkt, d.h. direkt nach der Unfallverletzung, reponiert und mit Schienen oder kleinen Platten fixiert werden. Die Drahtaufhängung des Oberkiefers, über die MACHTENS noch berichten wird, muß am nichtfrakturierten Schädelbereich erfolgen.

Wird die Liquorfistel von neurochirurgischer oder rhinochirurgischer Seite zuerst versorgt, so besteht bei sekundärer Rüttelung der Knochenfragmente des Mittelgesichts die Gefahr, daß man die frische Fistelplastik wieder einreißt und erneut eine Fistel provoziert. Es erscheint daher sinnvoll, die Weichteil- und Frakturversorgung im Mittelgesicht vor der Fistelplastik durchzuführen und die Durafistel, wenn möglich, in gleicher Sitzung zu schließen. Selbstverständlich bestimmt der Schweregrad der Hirnschädigung das Vorgehen im Einzelfall (REHRMANN u. KOBLIN 1971).

Literatur

Kley, W.: Die Beteiligung der Nasennebenhöhlen bei frontobasalen Verletzungen. In K. Schuchardt: Fortschritte der Kiefer- und Gesichts-Chirurgie, Bd. XI. Thieme, Stuttgart 1966 (S. 93–106)

Kuhlendahl, H.: Frontobasale Verletzungen und Liquorfistel. In K. Schuchardt: Fortschritte der Kiefer- und Gesichts-Chirurgie, Bd. XI. Thieme, Stuttgart 1966 (S. 89–92)

Lang, J.: Anatomy of the skull base related to trauma. In M. Samii, J. Brihaye: Traumatology of the Skull Base. Springer, Berlin 1983 (pp. 3–34)

Lévy, A.: Frontobasale Liquorfistel – Diagnose und Therapie aus der Sicht der Neurochirurgen. In K. Schuchardt, B. Spiessl: Fortschritte der Kiefer- und Gesichts-Chirurgie, Bd. XIX. Thieme, Stuttgart 1975 (S. 129–131)

Rehrmann, A., I. Koblin: Die Frakturen der Mittelgesichtsknochen in ihrer Beziehung zur Schädelbasis. L. Arch. Chir. 329 (1971) 548–559

Samii, M., J. Brihaye: Traumatology of the Skull Base. Springer, Berlin 1983

Thumfart, W., G. Waller, M. Weidenbecher: Das Riechvermögen nach rhinochirurgischer Versorgung von Liquorfisteln im Siebbeinbereich. In K. Schuchardt, G. Pfeifer: Fortschritte der Kiefer- und Gesichts-Chirurgie, Bd. XXI. Thieme, Stuttgart 1976 (S. 284–286)

Jan Helms, Mainz

Halsnasenohrenärztliche Aspekte

Bei der Versorgung eines Frontobasistraumas sind rhinochirurgische Maßnahmen ohne Verzögerung notwendig bei starker Blutung und evtl. unfallbedingter, subakut aufgetretener Amaurose. Die Entlastung und die Dekompression des N. opticus auf transnasalem, transethmoidalem Zugangswege bieten eine gewisse Chance, in solchen Situationen eine bleibende Amaurose zu vermeiden.

Eine verzögerte Operationsindikation von rhinochirurgischer Seite ergibt sich bei Hirnprolaps, Liquorfistel und zur Rekonstruktion z.B. des Orbitabodens, des Nasengerüstes usw. Die Versorgung eines Hirnprolapses und einer Liquorfistel wird direkt nach dem Unfall gemeinsam mit den Neurochirurgen induziert. Die Versorgung kann ggf. von rhinochirurgischer Seite schonender ohne erneutes, wenn auch nur geringes

Hirntrauma erfolgen. Der Neurochirurg hat zu beurteilen, wann die Deckung einer offenen Hirnverletzung nach neurologischem und Allgemeinstatus frühestmöglich durchgeführt werden kann.

Die rhinochirurgischen Zugangswege sind transnasal, transethmoidal oder auch transfrontal-extradural unter Verwendung von Optiken und Operationsmikroskopen anzulegen.

Rhinochirurgische Grenzen ergeben sich, wenn die Traumafolgen außerhalb der Rhinobasis liegen, z. B. das Gehirn, die Orbita oder auch die Calotte einbeziehen. Hier sind neurochirurgische, ophthalmologische oder auch weitere halsnasenohrenärztliche Verfahren anzuwenden. Die eigentliche Rhinochirurgie ist dann jedoch überschritten.

Die Vorteile rhinochirurgischen Vorgehens liegen darin, daß extradural präpariert wird und somit keine oder nur eine geringe Druckbelastung des Gehirns zusätzlich erfolgt. Unter Verwendung der heute üblichen Optiken lassen sich die Liquorfisteln zuverlässig lokalisieren. Eine Anosmie, die beim üblichen transfrontalen neurochirurgischen Vorgehen entsteht, läßt sich ganz oder wenigstens einseitig vermeiden. Verletzungen an den Wänden der Keilbeinhöhle sind rhinochirurgisch besonders vorteilhaft zu versorgen.

Zur Rekonstruktion von Stirnhöhlen-Vorderwandfrakturen werden von rhinochirurgischer Seite Drahtosteosynthesen oder Miniplatten verwendet. Zeigen sich nur sehr kleine Knochentrümmer, so lassen sich diese auf einer lyophilisierten Dura mit Fibrinkleber zusammenlegen und an die ursprüngliche Position zurückverlagern.

Die Stirnhöhlen-Hinterwandfraktur wird versorgt durch Einlage von lyophilisierter Dura zwischen die Dura des Patienten und die Stirnhöhlen-Hinterwand selbst. Ggf. erfolgt eine zusätzliche Abstützung durch Einlage von Cervital-Keramik-Platten.

Von besonderer Bedeutung sind die Kontrolle und ggf. die Versorgung eines frakturierten Stirnhöhleninfundibulums. Liegt hier lediglich eine Hämatombildung unter der Schleimhaut mit entsprechendem Quellungszustand vor, so sollte die Schleimhaut belassen werden. Zieht die Fraktur jedoch in das Infundibulum hinein, so ist mit einer späteren Obstruktion zu rechnen. In diesem Fall ist ein breiter Zugang zur Nase anzulegen.

Als Ursache postoperativer Sinusitiden oder Celenbildungen ist eine mangelhafte Drainage der beteiligten Nebenhöhlen anzusehen. In der Regel ist der Trichter zur Nase von der Stirnhöhle durch Narbenbildungen restenosiert oder obliteriert. Zur Vermeidung solcher Entwicklungen sind scharfe Knochenkanten zu glätten, Tamponaden zu verwenden, die eine Granulationsbildung reduzieren, und es ist eine engmaschige postoperative Säuberung des Operationsfeldes vorzunehmen.

Bei ausgedehnten Frakturen an der Rhinobasis stellt sich die Frage nach der Enttrümmerung. Von rhinochirurgischer Seite ergibt sich eine sofortige Indikation nur, soweit es für eine Blutstillung notwendig ist.

Zu einem späteren Zeitpunkt sollte so weit enttrümmert werden, daß eine zuverlässige Belüftung aller Nebenhöhlen möglich ist.

Knochensplitter, die nach intrakraniell vorgedrungen sind, werden in Absprache mit den Neurochirurgen entfernt. Die enge neurochirurgisch-rhinochirurgische Kooperation führt zu einem besonders schonenden Behandlungskonzept, das sich in einer Serie von 141 frontobasalen Frakturen bewährt hat. Eine rhinurgisch-neurochirurgische Kombinationsbehandlung ergab sich in 63 dieser Fälle.

Sowohl bei frischem Trauma als auch besonders bei späterem Verdacht auf eine Liquorfistel hat sich die Diagnostik nach Messerklinger bewährt. 2 ml 5%iges Natriumfluorescein wird 2 Std. vor der Operation intralumbal verabfolgt. Es erfolgt dann die endo- und transnasale Inspektion der Rhinobasis unter UV-Licht mit entsprechenden Optiken.

Als Spätkomplikationen nach unzureichender Versorgung von Rhinobasisverletzungen werden gelegentlich Hirnabszesse beobachtet. Im eigenen Patientengut finden sich 4 Fälle. Liegen diese Abszesse basisnah, so werden sie entlang ihres Entstehungsweges zu den Nebenhöhlen drainiert. Die Abszeßkapsel wird am Ende des Schrumpfungsprozesses von neurochirurgischer Seite exzidiert und der Basisdefekt gleichzeitig verschlossen. Eine weitere Möglichkeit besteht in der stereotaktischen Drainage und der späteren Exzision der Abszeßkapsel.

Johannes Lang, Würzburg

Fossa cranialis anterior, mediale Bodenregion

Knochen, Dura mater und Gefäße

Der mediale Bodenabschnitt der Fossa cranialis anterior gehört im medianen Bereich dem Os ethmoidale mit der Crista galli und der Lamina cribrosa an. Vor der Crista galli befindet sich das Foramen caecum (bei Neugeborenen oft gegen die Nasenhöhle hin offen), das hinten und lateral vom Os ethmoidale und vorn vom Os frontale umwandet wird. Die Lamina cribrosa besitzt jederseits zwischen 26 und 71 Foramina cribrosa (im Mittel 44), durch welche die Riechfäden hindurchtreten (SCHMIDT 1974). Im vorderen Abschnitt der Lamina cribrosa befindet sich eine größere längliche Pforte (Foramen cribro-ethmoidale), durch welches die stärksten Äste des N. und der A. ethmoidalis anterior zur Nasenhöhle durchtreten. Der Hinterrand der Lamina cribrosa ist in der Regel vom Planum sphenoidale etwas überlappt. Im seitlichen Abschnitt dieser Überlappungszone tritt in der Regel die A. ethmoidalis posterior und deren dünner Begleitnerv in die Region ein. Seitlich der Lamina cribrosa wird die mediale Fläche der vorderen Schädelgrube von orbitalen Teilen des Os frontale gebildet, hinten wird die Lamina cribrosa vom Planum sphenoidale begrenzt.

Dieses reicht nach dorsal bis zum Vorderrand des Sulcus prechiasmatis, der sich meist zwischen den medialen Eingangsregionen in den Canalis opticus befindet. Nach dorsal folgt der Sulcus prechiasmatis, anschließend das Tuberculum sellae.

An unserem Material wurden die Wachstumsveränderungen der medialen Bodenregion der Fossa cranialis anterior untersucht. Es zeigte sich, daß die obere Länge der Lamina cribrosa zwischen Neugeborenenzeit und dem 8. Lebensjahr zunimmt, sich anschließend auf einen Wert von 20,8 (15,5–25,8) mm verkürzt. Die Verkürzung erfolgt durch das Nachvornwachsen des Planum sphenoidale (Abb. 1). Dieses ist bei Neugeborenen an unserem Material im Mittel 7,5, bei Erwachsenen 14,19 mm lang. Die Distanz zwischen Vorderrand des Sulcus prechiasmatis und des Tuberculum sellae, welche bei Erwachsenen 6,8 (3,3–10,3) mm ausmacht, verändert sich in der postna-

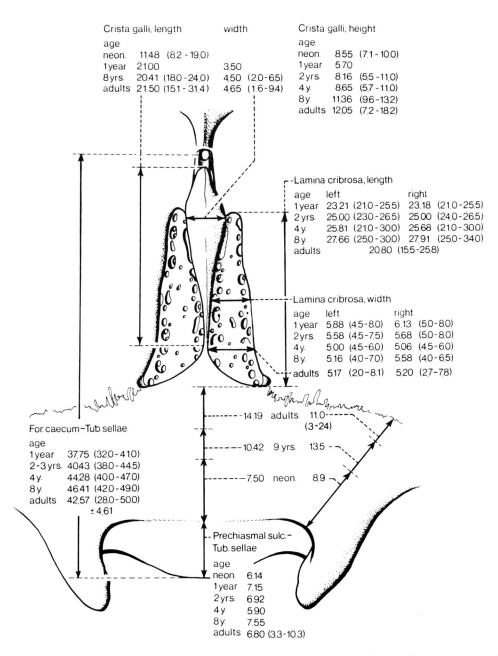

Abb. 1 Vordere und mediale Bodenregion der Fossa cranialis anterior, Maße und postnatale Veränderungen: Die Lamina cribrosa wird, von oben betrachtet, kürzer und etwas breiter; das Planum sphenoidale verlängert sich von im Mittel 7,5 auf 14,2 mm (Überwachsen des Hinterrandes der Lamina cribrosa). Außerdem sind die Längen-, Breiten- und Höhenentwicklung der Crista galli angegeben sowie die Abstandsvergrößerung zwischen Foramen caecum und Tuberculum sellae. Rechts unten ist die Verlängerung der Ala minor ossis sphenoidalis in der Achse des Canalis opticus angegeben. Der Sulcus prechiasmatis verlängert sich in der postnatalen Zeit nicht

talen Zeit nicht. Auch die Breite der Lamina cribrosa bleibt während der postnatalen Zeit im Mittel gleich. Die Crista galli dagegen wird postnatal länger und breiter. Die großen Breitenwerte (9,4 mm) beruhen auf Pneumatisationen der Crista galli vom Sinus frontalis aus, die in ca. 10% nachgewiesen wurden. Auch die Höhe der Crista galli nimmt während der postnatalen Zeit zu. In der Abb. **1** ist weiterhin abzulesen, wie sich die Ala minor ossis sphenoidalis während der postnatalen Zeit in der Achse des Canalis optici verlängert. Der hohe Mittelwert bei 9jährigen beruht auf dem geringen Untersuchungsgut dieser Altersstufe. Betont sei, daß an unserem Material die Distanz zwischen gerundetem Übergang zwischen Orbitadach und Calvaria und vorderstem Randbezirk des Canalis opticus bei Erwachsenen mit 44,91 (36–54) mm bestimmt wurde (LANG u. HAAS 1979).

Außerdem wurde die Dura mater der Fossa cranialis anterior, insbesondere im Bereich ihres medialen Abschnittes, untersucht. Es zeigte sich, daß über der Lamina cribrosa eine vordere und hintere Durafalte besteht, die wir als rostrales und hinteres Tentorium bezeichneten. Das rostrale besitzt eine Länge von 3,3 (1,0–5,0) mm, das hintere eine von 2,6 (1,5–6,0) mm. Die Fossa ofactoria duralis ist an unserem Material mit 15,9 (11–24) mm lang und 3,8 (2–5) mm breit. Vom Vordergrund der Fossa cranialis anterior bis zum Tentorium olfactorium anterius bestimmten wir eine Länge von 9,6 (3–20) mm an der rechten und 9,2 (3–17) mm an der linken Seite. Vom Gebiet der Crista galli und etwas dorsalwärts entspringt die Falx cerebri, die an unserem Material etwas oberhalb der Crista galli eine Breite von 20 (11–24) mm besitzt. Hinter der Crista galli besteht eine Querfaserung der Dura mater; im Bereich der Lamina cribrosa liegen alle Faserrichtungen vor; die Dura ist dort dünner.

Über die arterielle Versorgung des Bodens der vorderen Schädelgrube und der Dura mater orientiert die Abb. **2**. Im medialen Abschnitt erfolgt die Versorgung durch die Aa. ethmoidales, deren Zweige als A. falcea anterior in die Falx cerebri aufsteigen und durch Foramina cribrosa hindurch an die mediale und laterale Nasenhöhlenwand gelangen. Im hintersten medialen Bodenabschnitt der Fossa cranialis anterior können sich an der Versorgung Zweige der A. carotis interna oder der A. cerebri anterior beteiligen. Der seitliche Bodenabschnitt der vorderen Schädelgrube gehört dem R. frontalis der A. meningea media an, dessen R. meningo-orbitalis die Bodenregion der vorderen Schädelgrube durchdringt und mit Zweigen der A. ophthalmica anastomosiert. Diese Zweige können auch durch große Sinus frontales hindurchziehen und sich an der Versorgung ihrer Schleimhaut beteiligen.

Sinus paranasales

An unserem Material wurden die mittlere, die längste und größte Ausdehnung der Sinus frontales sowie der Cellulae ethmoidales superiores anteriores, medii et posteriores untersucht. Die Ausbildung der Sinus im Orbitadach ist aus der Abb. **3** zu ersehen. Betont sei, daß der Sinus frontalis auch bis zur Oberwand des Canalis opticus vordringen kann (Würzburger Untersuchungsgut; FLESCH 1879). Auch die Höhenausdehnung des Sinus frontalis ist außerordentlich unterschiedlich. An unserem Material wurde eine Höhe des Sinus frontalis von 60 mm aufgefunden (LANG 1983). MILLOSSLAWSKI (1903) bestimmte die Höhe des Sinus frontalis in der Squama frontalis mit 24,3 (5–66) mm. Betont sei, daß sich die Pars verticalis des Sinus frontalis auch nach dem 39. Lebensjahr erhöhen und vertiefen kann. FINBY u. KRAFT (1972) stellten z. B. fest, daß zwischen dem 39. und 64. Lebensjahr eine Erhöhung von 46 auf 52 mm und eine Vertiefung (in sagittaler Richtung) von 13 auf 16 mm erfolgen kann (Weiteres bei LANG 1985).

Fossa olfactoria, Höhenlage und Durchtritt der Fila olfactoria (Abb. 4)

KEROS (1962) bestimmte die Tiefe der knöchernen Fossa olfactoria im vorderen Abschnitt mit 5,85 (1–16) mm und im hinteren Drittel mit 4,81 (1–10)

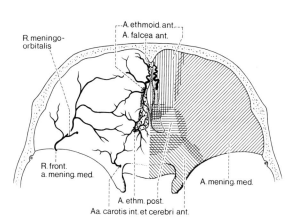

Abb. 2 Arterielle Versorgung des Bodens der Fossa cranialis anterior. Grenzgebiete mit Anastomosen in unterschiedlicher Schraffung dargestellt

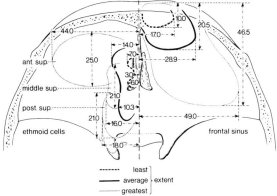

Abb. 3 Ausbildung der Sinus paranasales im Augenhöhlendach an unserem Material (aus *J. Lang, R. Haas*: Verh. Anat. Ges. 73 [1979] 77)

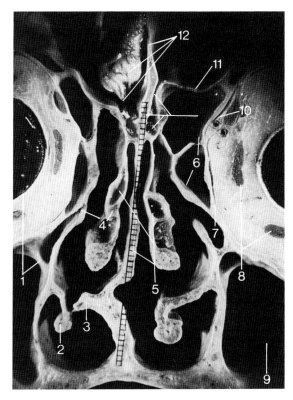

Abb. 4 Frontaler Sägeschnitt durch Fossa olfactoria, Cavitas nasi und anlagernde Strukturen (Ansicht von vorn): 1 = Sklera und Ostium sinus maxillaris, 2 = Concha nasalis inferior, 3 = Septumleiste, 4 = Hiatus semilunaris und Concha nasalis media, 5 = Muschelsinus und Millimeterpapier an Septum nasi, 6 = Labyrinthus ethmoidalis, 7 = Lamina orbitalis ossis ethmoidalis, 8 = Mm. recti medialis et inferior, 9 = Sinus maxillaris, 10 = Fossa olfactoria (eng entwickelt) und Millimeterpapier an Crista galli, 11 = Fovea endofrontalis medialis (für Gyrus rectus), 12 = Bulbus olfactorius (Vorderrand und Fila olfactoria sowie Falx cerebri, Unterrand)

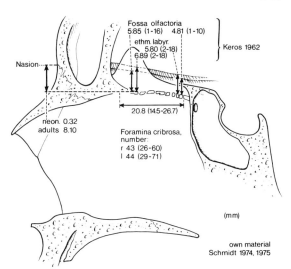

Abb. 5 Höhenlage der Lamina cribrosa zum Nasion sowie Tiefe der Fossa olfactoria im vorderen und hinteren Drittel und Höhenlage des Labyrinthus ethmoidalis. Die Länge der Lamina cribrosa wurde an unserem Untersuchungsgut von oben her bestimmt, ebenso die Zahl der Foramina cribrosa (aus *H.-M. Schmidt:* Gegenbaurs morph. Jahrb. 120 [1974] 538)

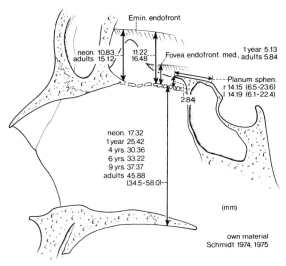

Abb. 6 Die höchste Erhebung des Orbitadaches an der mittleren Schädelgrube sind Juga cerebralia in deren Mittelbezirk. Dieser Bereich wurde als Eminentia endofrontalis bezeichnet. Die Höhenlage zwischen Eminenz und Lamina cribrosa sowie diejenige der Fovea endofrontalis medialis und Lamina cribrosa und die Stufenbildung zwischen Planum sphenoidale und Lamina cribrosa sind angegeben. Außerdem ist der Abstand zwischen Lamina cribrosa und Unterrand des Palatum durum an der Skizze abzulesen (aus *H.-M. Schmidt:* Gegenbaurs morph. Jahrb. 120 [1974] 538)

mm (Abb. 5). Die Distanz zwischen Lamina cribrosa und dem höchsten Punkt des Siebbeinlabyrinths macht seinen Befunden zufolge im vorderen Drittel 6,89 (2–18) mm, im hinteren Drittel 5,8 (2–18) mm aus. Sog. seichte Fossae (1–3 mm tief) wies KEROS (1962) in ca. 11,6%, mitteltiefe (2–4 mm) in 17,2% und tiefe (8–16 mm) in etwas über 18% nach. An unserem Material wurde nachgewiesen, daß meist eine hintere Stufenbildung zwischen Vorderrand des Planum sphenoidale und Lamina cribrosa von etwa 2 mm vorliegt (SCHMIDT 1974). Der tiefste schädelinnenseitige Punkt der Lamina cribrosa liegt an unserem Material rechts wie links etwa 7,9 (0,2–17) mm unterhalb des Nasion (Weiteres und zusätzliche Abstände s. Abb. 3–6). Betont sei, daß sich die Fossa olfactoria während der postnatalen Zeit in der Regel vertieft, und zwar durch Heranwachsen und Vergrößerung des Sinus frontalis und der Cellulae ethmoidales. Die obere Abdeckung und auch die mediale dieser Sinus paranasales erfolgt in der Regel durch das Os frontale;

selten beteiligt sich auch das Os ethmoidale an der Bildung der Oberwand der Cellulae ethmoidales. Oberhalb der deutschen Horizontalebene (DH) befindet sich der tiefste Punkt der Lamina cribrosa bei Neugeborenen z. B. im Mittel 13,5, beim Erwachsenen 21,1 mm. Die Fovea endofrontalis medialis (für den Gyrus rectus des Stirnhirns) liegt z. B. bei 2jährigen 20 mm und bei Erwachsenen im Mittel 27,2 mm oberhalb der DH (Weiteres bei LANG u. Mitarb. 1976).

Der Bulbus olfactorius ist bei unserem Material 12,2 (6–16) mm lang. Die Entfernung seines vorderen Pols zum gerundeten Übergang in die Vorderwand der vorderen Schädelgrube bestimmten wir mit 8,9 (0–24) mm (LANG u. REITER 1985). Die zentralen Fortsätze der Riechzellen sind nach SEIFERT (1970) 0,2 μm dicke marklose Fasern, die sich mit gleichartigen anderer Riechzellen zu den Fila olfactoria vereinigen. Dabei werden 10 bis mehrere 100 Axone zuerst von Stützzellen, anschließend von Schwannschen Zellen eingescheidet und von Ausläufern der Dura mater der Fossa olfactoria umhüllt. Durch die Lamina cribrosa hindurch wurden an unserem Material auch Arachnoidealhülsen der Fila olfactoria beobachtet. Dann treten die Fila olfactoria in die Vorder-, Unter- und auch Rückseite des Bulbus olfactorius ein (Weiteres bei LANG 1983 u. 1985). Betont sei, daß wir auch dünne Venen des Stirnhirns beobachteten, die durch die Lamina cribrosa Verbindungen zur Nasenhöhle hatten (LANG 1985). Die Abb. **4** zeigt die Fossa olfactoria und benachbarte Strukturen an einem Frontalschnitt.

Canalis opticus von oben

Die Oberwand des Canalis opticus ist bei Neugeborenen 5,13 (4,5–6,0) mm lang, bei Erwachsenen 9,8 (7,3–12,0) mm (LANG u. OEHMANN 1976). Während der Alterung wird die Hinterwand des Canalis opticus abgebaut. Auf diese Weise entstehen angedeutete Lamellen und in ca. 10% Lingulae am lateralen und medialen Eingang in den Canalis opticus. Der Abbau kann so weit gehen, daß der gesamte Bodenabschnitt des Kanals von oben her überblickt werden kann. Die Dura mater am Kanaleingang bleibt jedoch erhalten und überlappt den hinteren Dachabschnitt auf eine Länge von 1–8,5 mm (LANG 1973). Diese Lamelle kann bei Kompressionen des N. opticus von unten her (A. ophthalmica, A. carotis interna – Aneurysmen, Dolichomegalie) zur Dekompression des Nervs durchschnitten werden. Während beim Neugeborenen der Kanal fast durchgehend einen eiförmigen Querschnitt aufweist (Spitzengegend nach unten), plattet sich während der Alterung die intrakranielle Pfortenregion von oben nach unten ab. Die Form der Kanalmitte und der Apertura orbitalis bleiben unverändert (LANG u. OEHMANN 1976). Der mediale Rand der intrakraniellen Pforte des Canalis opticus liegt bei unserem Material (Abb. **7**) (4,5–12,0) mm paramedian. Der mediale Rand der orbitalen Öffnung des Kanals besitzt rechts einen paramedianen Abstand von 16,1 (11–20) mm, links einen von 14,9 (11–19) mm (LANG u. ROTH 1984). Den Achswinkel des Kanals mit der Mediansagittalen bestimmten wir mit 39,1 (33–44,5)°. LANG u. OEHMANN (1976). In der Abb. **8** ist außer dem Achswinkel auch die Länge des Kanalbodens, die geringste Breite des Canalis opticus sowie die Weite der intrakraniellen Öffnung eingetragen. MANISCALCO u. HABAL (1978) bestimmten die Dicke der medialen Wand des Canalis opticus mit 0,21 (0,1–0,31) mm. In der Abb. **9** ist die Länge der medialen und lateralen Kanalwand (nach Präparationen von oben) angegeben. Das Foramen ethmoidale posterius liegt bei unserem Material an der rechten Seite 2–11 mm rostral der orbitalen Kanalöffnung (LANG u. REITER 1985, LANG u. SCHLEHAHN 1978).

Nervus opticus

Schon KRAUSE (1880) stellte fest, daß der Gesamtquerschnitt des N. opticus im Mittel 5,67 mm ausmacht. Der Nerv ist von der Pia mater umhüllt, von der zahlreiche Pia- und Gliasepten in den Nerv hineinziehen und Bündel von meist 800–1200 Fasern zusammenfassen. Dies unterscheidet den N. opticus von allen anderen Hirnnerven. Innerhalb des Nervs verlaufen derzeitigen Erkenntnissen zufolge ca. 1,2 Millionen Neuriten, von denen 90% zentripetale und 10% zentrifugale Fasern vorliegen (HOLLWICH 1981). Die zentripetalen Fasern dienen der Sehempfindung, sind aber auch mit Zwischenhirnkernen verschaltet (HOLLWICH 1948). KRAUSE (1880) bestimmte die Dicke der Optikusfasern mit 4 (1–12) μm. Außerdem

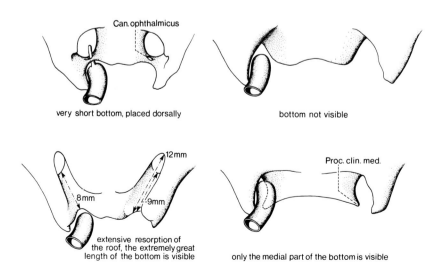

Abb. **7** Canalis opticus, Variationen – von oben. In etwa 2% stellten wir einen Canalis ophthalmicus, durch den die A. ophthalmica hindurchzieht, fest. Der Boden des Canalis opticus kann von oben nicht sichtbar oder bei starker Rarefikation der Kanaloberwand vollständig zu sehen sein (mit einem extrem langen Bodenabschnitt), oder der Boden des Canalis opticus ist nur an seiner medialen Seite sichtbar

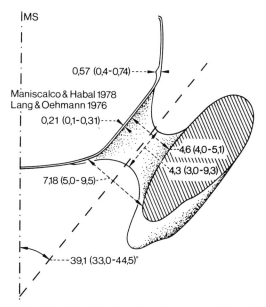
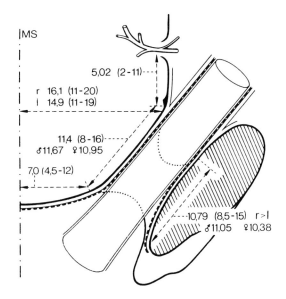

Abb. 8 Achswinkel des Canalis opticus zur mediansagittalen Ebene, Dicke der medialen Wand, engste Stelle des Canalis opticus (Optikustaille) und Länge des Bodenabschnittes des Canalis opticus. Auch die Weite der intrakraniellen Pforte des Canalis opticus ist angegeben. Sämtliche Werte in Millimeter (Grenzwerte in Klammern)

Abb. 9 Länge der medialen und Länge der lateralen Wand des Canalis opticus sowie Abstände dessen intrakranieller und intraorbitaler Öffnung zur Mediansagittalen. An der rechten Seite fand sich an unserem Material der Canalis ethmodalis posterior 5 (2–11) mm rostral der intraorbitalen Pforte, an der linken Seite stellten wir einmal eine Distanz von 1 mm fest. Sämtliche Werte in Millimeter (Grenzwerte) sowie Geschlechtsunterschiede. Arachnoidea gepunktet, Dura mater weiß, Knochenstrukturen schwarz (aus *J. Lang, W. Reiter:* Gegenbaurs morph. Jahrb. 131 [1985] 777)

fand er noch Fasern von 0,5–1 μm sowie dünnere Fasern. Schon er schätzte die Anzahl der dicken Fasern auf 400000 und betonte, daß vielleicht ebenso viele feinere Fasern im Sehnerv existieren. Die Menge des interfaszikulären Bindegewebes im Sehnerv berechnete er mit 38%. Inklusive der inneren Sehnervenscheide = Pia mater macht das Bindegewebe des Sehnervs 47% aus. An der Apertura intracranialis geht die Dura mater in eine Periost-Duraschicht im Canalis opticus über und spaltet sich dann an der intraorbitalen Pforte in eine Duraschicht, die den N. opticus begleitet, und eine, die in die Periorbita übergeht. Von der Kanalstrecke an begleitet ein zunächst enger und dann hinter dem Augapfel weiter werdender Liquorraum (von Arachnoidea abgedeckt) den Sehnerv. Hinter dem Augapfel befindet sich meist eine Erweiterung des Liquorraums: Ampulla vaginae n. optici (Weiteres bei LANG u. REITER, 1985).

Orbita, hinterer Abschnitt von oben

Nach Abtragen des Orbitadaches und Abdrängen der Mm. levator palpebrae et rectus superior sind außer dem übrigen Orbitainhalt (Fettgewebe, Augenmuskelnerven, Ganglion ciliare, Nn. ciliares, N. nasociliaris, N. lacrimalis u. a.) der Sehnerv und die A. ophthalmica mit ihren Ästen sichtbar. Bei unserem Material überkreuzt die A. ophthalmica interorbital den Sehnerv von lateral nach medial in 82,6% (beim Rest verläuft die Arterie unterhalb des Sehnervs und medial von ihm nach vorn) (Abb. 10). Da in unmittelba-

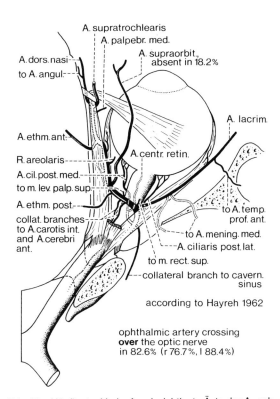

Abb. 10 Häufigster Verlauf und wichtigste Äste der A. ophthalmica im Orbitaspitzengebiet (aus *J. Lang, W. Reiter: Gegenbaurs morph. Jahrb.* 131 [1985] 777)

rer Nachbarschaft der intraorbitalen Öffnung des Canalis opticus die A. ethmoidalis posterior verlaufen kann, sei darauf hingewiesen, daß an unserem Material außerordentlich unterschiedliche Ursprünge des Gefäßes sowie unterschiedliche Weiten festgestellt wurden (LANG und SCHÄFER 1979). Das Gefäß kann z. B. aus einer A. ethmoidalis anterior, aus einem gemeinsamen Stamm mit dieser, aus der A. meningea media stammen, hypoplastisch sein oder fehlen. 1979 wiesen LANG u. SCHÄFER darauf hin, daß das Gefäß dann durch einen R. posterior aus der A. ethmoidalis anterior oder durch einen Ast des gegenseitigen gleichnamigen Gefäßes oder durch Äste der A. sphenopalatina ersetzt wird. DUCASSE u. Mitarb. (1985) zufolge fehlt das Gefäß in 17%. DESANTIS u. Mitarb. (1984) stellten fest, daß es in 81,4% oberhalb und 17,6% unterhalb des N. opticus superior zu seiner Pforte verläuft.

Der Canalis ethmoidalis posterior führt durch die Cellulae ethmoidales posteriores zur Fossa cranialis anterior. Er enthält die im Mittel 0,5 mm weite A. ethmoidalis posterior (KIRCHNER u. Mitarb. 1961) sowie Venen (LANG u. SCHÄFER 1979), die eindeutig Abströme zur A. ophthalmica besitzen. Betont sei, daß nach Anästhesierungen im Bereich der Nasenhöhle plötzliche Erblindungen des öfteren festgestellt wurden. Es wird diskutiert, ob die Substanzen über die Ethmoidalarterien zur A. ophthalmica und zum Sehnerv gelangten. PLATE u. ASBOE (1981) u. a. beobachteten Gesichtsfeldausfälle nach rhinochirurgischen Eingriffen. Plötzliche schwere Sehstörungen nach Durchtrennung der A. ethmoidalis posterior wurden beobachtet; HAGER u. HEISE (1962) beschrieben eine Erblindung eines Auges nach intranasaler Injektion von Cortison. Auch sie waren der Meinung, daß insbesondere die A. ethmoidalis posterior für einen Übertragungsweg zur A. centralis retinae in Frage kommt.

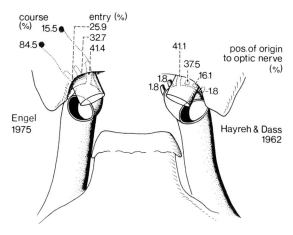

Abb. 11 Ursprung und Verlauf der ersten Ophthalmica-Strecke nach Hayreh u. Dass (1962) sowie nach Engel (1975). Für Eingriffe am Canalis opticus ist insbesondere der mediale Verlauf der Arterie in der ersten Strecke des Canalis opticus wichtig und zweitens die Lage der A. ophthalmica an der intraorbitalen Öffnung des Canalis opticus (15,5% an unserem Material). Sämtliche Angaben in Prozent

Arteria ophthalmica – Ursprung und 1. Verlaufsstrecke

Über den Ursprung der A. ophthalmica liegen zahlreiche Untersuchungen vor. Am häufigsten geht das Gefäß vom oberen und medialen Umfang der A. carotis interna ab (HAYREH u. DASS 1962). Bei unserem Material tritt das Gefäß in 41% am medialen Umfang des N. opticus in den Canalis opticus ein und in 84,5% am lateralen Umfang des Canalis opticus aus diesem in der Orbita aus (Abb. 11 u. 12) (ENGEL 1975). Relativ selten entspringt die A. ophthalmica aus der A. meningea media und durchzieht die Fissura orbitalis superior. Einen derartigen Fall beobachtete schon FLESCH (1879) am Würzburger Untersuchungsgut. Anastomosen mit der A. meningea media dagegen bestehen häufig. Nach SINGH u. DASS (1960) geht die A. ophthalmica in 96% aus der A. carotis interna ab. In 4% stammt der Hauptzustrom aus der A. meningea media über den R. anastomoticus cum a. lacrimali, insbesondere nach intrakanalikulärer Obliteration der A. ophthalmica. Am häufigsten verläuft die A. ophthalmica am Boden des Canalis opticus im subduralen Spaltraum (ca. 90%) und perforiert dann das Durablatt der unteren Kanalauskleidung.

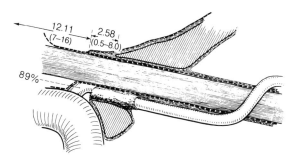

Abb. 12 Durchtritt der A. ophthalmica durch den Canalis opticus, häufigster Verlauf. Angegeben sind die A. carotis interna und der Verlauf der A. ophthalmica zum N. opticus. Arachnoidea gestrichelt, Dura mater feine Striche, das durale Blatt der Oberwand der intrakraniellen Öffnung und die intrakranielle Länge des N. opticus (gemessen an seinem Mittelbezirk)

Canalis opticus von medial

HOOPER (1952) beschrieb 58 Fälle mit Orbitakomplikationen nach Kopftrauma. Er betonte, daß bei plötzlicher und kompletter Erblindung eine Dekompression des N. opticus nicht erfolgversprechend ist. Bei progressiven Sehstörungen jedoch hat eine Dekompression des Nervs häufig zumindest eine teilweise Wiederkehr der Sehfunktion zur Folge. Er dekomprimierte den Canalis opticus von oben nach neurochirurgischem Zugang (FUKADO 1981). FUKADO geht (bei Erwachsenen) nach Lokalanästhesie und einer 40 mm langen Hautinzision zwischen Brauenkopf und Saccus lacrimalis sowie nach Abtragen eines 15 × 10 mm großen Knochenstückes im Übergangsgebiet zwischen Processus frontalis maxillae, Os frontale und Os ethmoidale vor. Anschließend werden die Schleimhaut der Cellulae ethmoidales anästhesiert und die Septen des Labyrinths abgetragen. Er betont, daß die mediale Orbitawand, um eine Schädigung des N. opticus zu vermeiden, zuerst nicht abgetragen werden soll. Nach einer Strecke von 40–45 mm liegt die hinterste Ethmoidalzelle (!), in der der Canalis opticus eine Prominenz zeigt. Anschließend geht er vom tiefsten Abschnitt dieser Ethmoidalzelle zur medialen Wand der Orbita und trägt ein etwa 10 mm großes Knochenstück ab. Von dieser Öffnung aus überblickt er die mediale Wand des Canalis opticus und trägt von dieser soviel wie möglich ab. FUKADO betont, daß gelegentlich anatomische Varianten vorkommen: Der Canalis opticus verläuft dann tief oder am oberen Ende des Labyrinths ethmoidalis und kann auch keine Prominenz in diesem erzeugen. Für diesen Fall empfiehlt er nach Perforation der medialen Orbitawand die Oberwand des Labyrinths ethmoidalis abzutragen, wonach der weißliche Sehnerv mit seiner Durascheide sichtbar wird. Hämorrhagien der benachbarten Knochen und Schleimhäute stoppt er mit einer Adrenalinlösung. Nach Abschluß der Operation werden das Periost der Maxilla und des Os frontale sowie die Hautöffnung vereinigt. Die Kenntnis der Lagebeziehung der medialen Wand des Canalis opticus zu den Sinus paranasales ist deshalb von ärztlicher Bedeutung. Beim Material von VAN ALEAYA (1941) fand sich eine starke Vorwölbung des Canalis opticus in den Sinus sphenoidalis in 40%, eine schwache in 7%. FUJII u. Mitarb. (1979) gaben an, daß der Canalis opticus in der Regel vom Sinus sphenoidalis aus sichtbar sei. Bei unserem Material grenzt der Canalis opticus mit seiner medialen Wand in ca. 90% an den Sinus sphenoidalis. Je nach Größe des Sinus sphenoidalis ist dieser Wandabschnitt jedoch unterschiedlich dick und unterschiedlich lang. Nach FUJII u. Mitarb. beträgt die Wanddicke in 70% 0,1–0,4 mm, in 14% 0,5–0,9 mm, in 4% unter 0,1 mm, in 14% 0,5–0,9 mm und in 8% mehr als 8 mm. In einigen Fällen konnten diese Forscher keine knöcherne Wand nachweisen. Die Länge der Prominenz des Canalis opticus bestimmten sie mit 7,7 (4,5–13) mm. Betont sei, daß die Achse des Canalis opticus gegenüber der deutschen Horizontalebene um 15,5 (3,2–28,5)° nach vorn und unten absinkt (Abb. **13**) (LANG u. OEHMANN 1976).

Bei unserem Material liegen in ca. 10% die medialen Wände der Canales optici nicht im Gebiet des Sinus sphenoidalis, sondern in Zonen des hinteren oberen Siebbeinlabyrinths. Schon TOLDT (1882) wies darauf hin, daß die Größenentwicklung des Sinus sphenoidalis von dem Wachstum der Conchae sphenoidales (Bertinii) abhängt. Bleiben die Conchae klein, dann wächst die hinterste oberste Siebbeinzelle weiter nach dorsal und begrenzt den Canalis opticus von medial: Onodizelle (Abb. **14**). In unserem Material wurden jedoch auch Situationen aufgefunden, bei denen zwei hintere obere Siebbeinzellen den Canalis opticus umwanden (Abb. **15**), oder Präparate, an denen sowohl

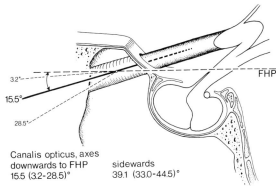

Canalis opticus, axes
downwards to FHP   sidewards
15.5 (3.2-28.5)°   39.1 (33.0-44.5)°

Lang & Oehmann 1976

Abb. **13** Der Canalis opticus wird an unserem Material am häufigsten vom Sinus sphenoidalis begrenzt. Eingetragen sind die Achsen des Canalis opticus mit der deutschen Horizontalebene (FVP) in Grad, Extremwerte in Klammern. Die Achse mit der Mediansagittalen beträgt – wie oben betont – im Mittel 39,1° bei Erwachsenen (aus *J. Lang, G. Oehmann*: Verh. Anat. Ges. 70 [1976] 567)

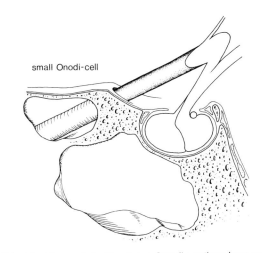

Abb. **14** Die mediale Wand des Canalis opticus kann von einer kleinen hinteren oberen Siebbeinzelle (Onodi-Zelle) begrenzt sein (Zeichnung nach einem Originalpräparat)

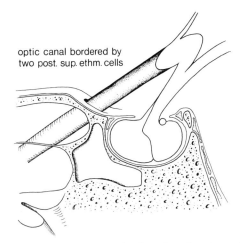

Abb. **15** Die mediale Wand des Canalis opticus kann durch zwei übereinanderliegende hintere obere Siebbeinzellen gebildet werden (Schema nach einem Originalpräparat)

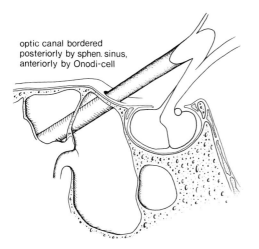

Abb. 16 Die mediale Wand des Canalis opticus kann sowohl von an den Sinus sphenoidalis als auch an eine hintere obere Siebbeinzelle grenzen (Zeichnungen nach einem Präparat)

der Sinus sphenoidalis als auch eine Onodizelle den Canalis opticus medial umgrenzen (Abb. 16).

Literatur

van Alyea, O. E.: Sphenoid sinus anatomic study with consideration of the clinical significance of the structural characteristics of the sphenoid sinus. Arch. Otolaryng. 34 (1941) 225–253

DeSantis, M., K. J. Anderson, D. W. King, J. Nielsen: Variability in relationships of arteries and nerves in the human orbit. Anat. Anz. 157 (1984) 227–231

Ducasse, A., J. F. Delattre, J. L. Desphieux, J. B. Flament: Anatomica basis of the surgical approach to the medial wall of the orbit. Anat. Clin. 7 (1985) 15–21

Engel, A.: Ursprungs- und Verlaufsvariationen der ersten Ophthalmica-Strecke. Diss., Würzburg 1975

Finby, N., E. Kraft: The aging skull: Comparative roentgen study 25 to 34 year interval. Clin. Rad. 23 (1972) 410–414

Flesch, M.: Varietäten-Beobachtungen aus dem Präpariersaale zu Würzburg in den Wintersemestern 1875/76 und 1876/77. Verh. phys.-med. Ges. 13 (1879) 1–38

Fujii, K., S. M. Chambers, A. L. Rhoton jr.: Neurovascular relationships of the sphenoid sinus. A microsurgical study. J. Neurosurg. 50 (1979) 31–39

Fukado, Y.: Microsurgical transethmoidal optic nerve. Decompression: Experience in 700 Cases. In J. Samii, P. J. Jannetta: The Cranial Nerves. Springer, Berlin 1981

Hager, G., G. Heise: Über eine schwere Komplikation mit bleibender praktischer Erblindung eines Auges nach intranasaler Injektion. HNO 10 (1962) 325–328

Hayreh, S. S.: The ophthalmic artery. III. Branches. Brit. J. Ophthal. 46 (1962) 212–247

Hayreh, S. S., R. Dass: The ophthalmic artery. I Origin and intracranial and intracanalicular course. Brit. J. Ophthal. 46 (1962) 65–98

Hollwich, F.: Untersuchungen über die Beeinflussung funktioneller Abläufe, insbesondere des Wasserhaushaltes durch energetische Anteile der Sehbahn. Ber. dtsch. ophthal. Ges. 54 (1948) 326

Hollwich, F.: Der Einfluß des Augenlichtes auf Stoffwechsel und Hormone. Sonderdruck aus Imago Mundi VIII, Kosmopathie, Resch, Innsbruck 1981a (S. 383–409)

Hollwich, F.: Biologische Wirkungen des Lichtes über das Auge auf Stoffwechsel und Endokrinium. Dtsch. Opt. Z. 8 (1981b)

Hooper, R. S.: Orbital complications of head injury. Brit. J. Surg. 39 (1952) 126–138

Keros, P.: Über die praktische Bedeutung der Niveauunterschiede der Lamina cribrosa des Ethmoids. Z. laryngol. Rhinol. 11 (1962) 808–813

Kirchner, J. A., E. Yanagisawa, E. S. Crelin jr.: Surgical anatomy of the ethmoidal arteries. Arch. Otolaryngol. 74 (1961) 382–386

Krause, C. F. Th.: Handbuch der menschlichen Anatomie, Bd. III, 3. Aufl. Vieweg, Braunschweig 1880

Lang, J.: Zur Vascularisation der Dura mater cerebri. II. Vascularisierte Durazotten am Eingang in den Canalis opticus. Z. anat. Entwickl.-Gesch. 141 (1973) 223–236

Lang, J.: Anatomy of the skull base related to trauma. In M. Samii, J. Brihaye: Traumatology of the Skull Base. Springer, Berlin 1983a

Lang, J.: Clinical Anatomy of the Head. Neurocranium-Orbit-Craniocervical Regions. Translated by R. R. Wilson, D. P. Winstanley. Springer, Berlin 1983

Lang, J.: Praktische Anatomie. Fortgef. u. hrsg. von J. Lang, W. Wachsmuth. Teil 1, Bd. 1 Kopf. Teil A. Übergeordnete Systeme von J. Lang. In Zusammenarbeit mit H.-P. Jensen, F. Schröder. Springer, Berlin 1985

Lang, J., R. Haas: Neue Befunde zur Bodenregion der Fossa cranialis anterior. Verh. Anat. Ges. 73 (1979) 77–86

Lang, J., G. Oehmann: Formentwicklung des Canalis opticus, seine Maße und Einstellung zu den Schädelebenen. Verh. Anat. Ges. 70 (1976) 567–574

Lang, J., W. Reiter: Über praktisch-ärztlich wichtige Maße des N. opticus, des Chiasma opticum und des Tractus opticus. Gegenbaurs morph. Jahrb. 131 (1985) 777–795

Lang, J., Ch. Roth: Über die Fläche des Bodens der vorderen Schädelgrube und des Augenhöhlendaches. Anat. Anz. 156 (1984) 1–19

Lang, J., K. Schäfer: Arteriae ethmoidales: Ursprung, Verlauf, Versorgungsgebiete und Anastomosen. Acta anat. 104 (1979) 183–197

Lang, J., F. Schlehahn: Foramina ethmoidalia und Canales ethmoidales. Verh. Anat. Ges. 72 (1978) 433–435

Lang, J., F. Schlehahn, H.-P. Jensen, J. Lemke, H. Klinge, U. Muhtaroglu: Cranio-cerebral topography as a basis for interpreting computed tomograms. In W. Lanksch, E. Kazner: Cranial computerized tomography. Springer, Berlin 1976

Maniscalco, J. E., M. B. Habal: Microanatomy of the optic canal. J. Neurosurg. 48 (1978) 402–406

Milosslawski, M.: Die Sinus frontales. Diss., Moskau 1903

Plate, S., S. Asboe: Blindness as a complication of rhinosurgery. J. Laryngol. Otol. 95 (1981) 317–322

Schmidt, H.-M.: Über Maße und Niveaudifferenzen der Medianstrukturen der vorderen Schädelgrube des Menschen. Gegenbaurs morph. Jahrb. 120 (1974) 538–559

Schmidt, H.-M.: Über die postnatale Entwicklung der Vertikalabstände zwischen der Lamina cribrosa und kraniometrischen Meßpunkten und Schädelebenen. Verh. Anat. Ges. 69 (1975) 799–805

Seifert, K.: Die Ultrastruktur des Riechepithels beim Makrosmatiker. In W. Bargmann, W. Doerr: Normale und pathologische Anatomie. Thieme, Stuttgart 1970 (S. 1–99)

Singh, S., R. Dass: The central artery of the retina. I. Origin and course. Brit. J. Ophthalmol. 44 (1960) 193–212

Singh, S., R. Dass: The central artery of the retina. II. A study of its distribution and anastomoses. Brit. J. Ophthalmol. 44 (1960) 280–299

Toldt, C.: Osteologische Mitteilung. 1. Entstehung und Ausbildung der Conchae und des Sinus spenoidalis etc. Lotus Jb. f. Naturwiss. Prag N. F. 61, H. 3 und 4 (1882)

Gerhard Lausberg, Bochum

Diagnostische Faktoren aus neurochirurgischer Sicht

Der Operationszeitpunkt bei frontobasalen Verletzungen ist abhängig einerseits von der Verletzungsart und andererseits insbesondere von dem Ausmaß einer Bewußtseinsstörung.
Bei Einteilung der Verletzungsarten in knöcherne Verletzung, offene Hirnverletzung mit intrakraniellem Lufteintritt, offene Verletzung mit Hirnbreiaustritt und raumfordernde Hämatome ergeben sich abhängig vom Bewußtseinsverhalten unterschiedliche Zeitpunkte der Operation (s. auch Tab. 1).
Bei ungestörtem Bewußtsein können knöcherne Verletzungen sofort der notwendigen operativen Behandlung zugeführt werden, während man sich bei somnolenter Bewußtseinslage oder Bewußtlosigkeit abwartend verhalten sollte, um den Ablauf der Bewußtseinsstörung beobachten zu können und die Operation nicht im Stadium einer sich evtl. verschlechternden Bewußtseinslage durchzuführen.
Bei intrakraniellem Lufteintritt – nachweisbar entweder computertomographisch oder auf den Röntgenübersichtsaufnahmen des Schädels – sollte unabhängig vom Bewußtseinszustand des Patienten zunächst eine abwartende Haltung eingenommen werden, da ein nur geringer intrakranieller Lufteintritt oft durch Verkleben der Duraverletzung unterbunden wird, insbesondere dann, wenn kein weiterer Liquorabfluß erfolgt. In diesen Fällen läßt sich der operative Eingriff oft vermeiden, der insbesondere bei unbekannter Lokalisation des frontobasalen Duraloches lokalisatorisch ausgesprochen schwierig sein kann. Verletzungen mit größerem intrakraniellen Lufteintritt, insbesondere aber anhaltender Liquorrhoe, bedürfen hingegen immer der operativen Versorgung. Dies sollte aber bei bewußtseinsgestörten oder bewußtlosen Patienten erst zu dem Zeitpunkt durchgeführt werden, zu dem der Patient wieder wach und ansprechbar ist. Die einzige Ausnahme in diesem Bereich gilt für den sog. raumfordernden Pneumatozephalus, der aufgrund der raumfordernden Wirkung ursächlich für die Bewußtseinsstörung sein kann. In diesen Fällen muß eine Sofortversorgung erfolgen.

Offene Hirnverletzungen mit Hirnbreiaustritt bedürfen immer der Akutversorgung. Diese sollte bei wachem Bewußtsein direkt definitiv erfolgen, während bei Bewußtseinsstörungen im Sinne der Somnolenz bzw. des Komas nur eine situative Versorgung durchgeführt werden sollte, um nicht durch die Größe des operativen Eingriffs, insbesondere aber durch die Zeitdauer der Operation mit entsprechender Narkosedauer eine zusätzliche Gefährdung herbeizuführen. Raumfordernde Hämatome haben für die Lokalisation intrazerebral und extrazerebral eine differente therapeutische Vorgehensweise. Bei einem intrazerebralen raumfordernden Hämatom, aber völlig erhaltenem Bewußtsein des Patienten sollte eine zuwartende Haltung eingenommen werden unter strenger Beobachtung der Bewußtseinslage und des neurologischen Status, insbesondere der Pupillenweite und -reaktion und der neurologischen Halbseitensituation. Raumfordernde extrazerebrale Hämatome sollten auch bei klarem Bewußtsein des Patienten sofort operativ versorgt werden. Für Patienten mit Bewußtseinsstörungen im Sinne der Somnolenz oder Koma sollte jede raumfordernde intrakranielle Hämatomart sofort zur Entlastung der Hirndrucksituation der operativen Behandlung zugeführt werden.
Für die Klärung der Ursache des Bewußtseinsverhaltens bei Schädel-Hirn-Verletzungen, insbesondere aber auch bei frontobasalen Verletzungen, ist eine bewußtseinsmäßige Verlaufskontrolle erforderlich, sofern die Computertomographie nicht den raumfordernden Prozeß als wahrscheinliche Ursache der Bewußtseinsstörung bereits frühzeitig erkennen läßt.
Nach dem heutigen Kenntnisstand der Bewußtseinsaktivierung und ihrer Störung durch ein Schädel-Hirn-Trauma ist davon auszugehen, daß die Retikulärformation im hypothalamomesenzephalen Bereich die Aktivierungszone des Bewußtseins ist. Von hier aus erfolgt der Verlauf des Aktivierungsreizes zur Großhirnrinde über die Basalkerne zum Thalamus bzw. auch vom Hypothalamus durch Neurotransmitter direkt zum Thalamus und von dort durch das Marklager

Tabelle 1 Operationszeitpunkt bei frontobasalen Verletzungen in Abhängigkeit von Verletzungsart und Bewußtseinsverhalten

	Wach	Somnolent	Bewußtlos
knöcherne Verletzung	sofort	abwarten	abwarten
intrakranieller Lufteintritt	abwarten	abwarten	abwarten
offene Hirnverletzung	sofort	sofort (situativ)	sofort (situativ)
raumforderndes Hämatom	sofort	sofort	sofort

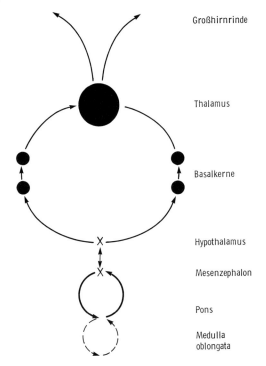

Abb. 1 Schematische Darstellung der Bewußtseinsaktivierung (aus G. Lausberg: Z. Kinderchir. 33 [1981] 200)

Abb. 2 Funktionsschema der posttraumatischen Bewußtlosigkeit

der Hirnhemisphären zur Großhirnrinde (Abb. 1). Tierexperimentelle Untersuchungen (MORUZZI u. MAGOUN 1949, DELL u. Mitarb. 1954) konnten den Nachweis erbringen, daß Brücke und Medulla oblongata ebenfalls in den Prozeß der Bewußtseinsaktivierung einbezogen sind.

Im Ablauf einer Bewußtlosigkeit bei einem Schädel-Hirn-Trauma muß zwischen der primären und der sekundären Bewußtlosigkeit unterschieden werden. Die primäre Bewußtlosigkeit ist im Normalfall Folge lediglich einer Funktionsstörung des Hirnstamms als Dysfunktion und führt zur vollen Restitution. In schweren Fällen treten Läsionen des Hirnstamms mit oft frühen tödlichen Verläufen auf, das sind vorwiegend diejenigen Fälle, die bereits unmittelbar nach dem Trauma das Bild eines voll ausgeprägten Mittelhirnsyndroms zeigen. Bei lang anhaltender Dysfunktion treten auch sekundäre Läsionen mit späten Todesfällen oder Restitutionen mit Defektheilung auf (Abb. 2).

Eine sekundäre Bewußtseinsstörung wird fast ausnahmslos durch einen raumfordernden supra- oder infratentoriellen Prozeß – bevorzugt extra- oder intrazerebrale Hämatome – hervorgerufen.

Das sekundäre Koma entsteht – unter der Bedingung, daß nicht ein langdauerndes primäres den Übergang in das sekundäre Koma überdeckt – nach einem sog. freien Intervall, d. h., nach dem Trauma kann eine Bewußtlosigkeit auftreten, die sich wieder aufhellt, und nach einer sekundären Phase tritt eine erneute Bewußtlosigkeit auf, oder es besteht zunächst keine Bewußtlosigkeit; diese entwickelt sich vielmehr erst in der zweiten Phase. Die Bewußtseinsstörung nach freiem Intervall ist, von lokalen Ödemschäden abgesehen, immer Folge einer sekundären Hirndrucksteigerung, die wiederum auf den Hirnstamm einwirkt, und zwar zunächst als Dysfunktion. Wenn es gelingt, den raumfordernden Prozeß durch eine rasche Operation zu beseitigen, besteht auch in diesen Fällen die volle Restitutionsmöglichkeit. Ist eine operative Entlastung etwa beim diffusen Hirnödem nicht möglich, so treten vorwiegend sekundäre Läsionen mit späteren Todesfällen oder Ausgang in die Defektheilung auf (LAUSBERG 1985).

Umschriebene raumfordernde Prozesse müssen daher immer vor der operativen Versorgung der frontobasalen Verletzung ausgeräumt werden, um die Ausgangssituation für eine zeitaufwendigere frontobasale Rekonstruktionsoperation erst im Stadium der Erholung der gestörten Hirnstammfunktion auf der Bewußtseinsachse vorzunehmen.

Literatur

Dell, M., A. Bonvallet, A. Huegenard: Tonus sympatique adrénaline et controle reticulaire de la motoricité spinale. EEG Clin. Neurophysiol. 6 (1954) 599–618

Lausberg, G.: Koma und Schädel-Hirn-Trauma. In H.-J. Streicher, J. Rolle: Der Notfall – Bewußtlosigkeit. Thieme, Stuttgart 1974 (S. 63–71)

Lausberg, G.: Pathophysiologische Aspekte des Hirnstammes beim gedeckten Schädelhirntrauma. Z. Kinderchir. 33 (1981) 200–206

Lausberg, G.: Hirnstammschädigungen beim Schädelhirntrauma. Hefte zur Unfallheilkunde. Springer, Berlin 1985 (S. 604–612)

Moruzzi, G., H. W. Magoun: Brain-stem reticular formation and activation of the EEG. Electroenceph. clin Neurophysiol. 1 (1949) 455

Egbert Machtens, Bochum

Diagnostik und Behandlungsablauf aus der Sicht des Mund-, Kiefer- und Gesichtschirurgen

Die Frontobasis ist Fixpunkt für das knöcherne Gesichtsskelett und damit anatomische Orientierung bei jeder Art von Fraktur in dieser Region. Zwei Frakturformen (Le Fort II, Le Fort III entsprechend Wassmund III) haben eine mehr oder minder ausgeprägte topographische Beziehung zu dem Knochen, der als vordere Schädelbasis bezeichnet wird (Abb. **1** u. **2**) (BECKER u. AUSTERMANN 1981). Eine wichtige Bedeutung hat dabei die unterschiedliche Lage und Ausbildung der Lamina cribrosa (Abb. **3**).

Die Orbitahöhle in ihrer Begrenzung in allen Richtungen bedarf einer besonderen Betrachtungsweise. Sie betrifft insbesondere die Fissura orbitalis superior, den Canalis n. optici, die Siebbeinzellen, die infraorbitale Region, den Orbitaboden und den Jochbeinkörper in seiner Gesamtheit. Gerade hier ist die röntgenologische Wertung und ggf. die interdisziplinäre Betrachtungsweise notwendig.

Bei der klinischen Untersuchung muß der Mund-, Kiefer- und Gesichtschirurg nach der Mobilität des Oberkiefermassivs mit ggf. vorhandener Dislokation (kaudal-dorsal-Verschiebung) mit dem Phänomen des offenen Bisses, nach Stufenbildungen am Knochen der Periorbita, am Nasengerüst und intraoral im oberen Vestibulum fahnden. Er hat weiter Sensibilitäts- und motorische Ausfälle zu untersuchen und ggf. aus dieser klinischen Symptomatik eine Ergänzung mit besonderen diagnostischen Maßnahmen zu veranlassen.

Zwei grundsätzliche übergeordnete Fragen sind bei dem Beitrag des Fachgebietes zu diesem Thema zu stellen:

1. Welche Möglichkeiten hat der Mund-, Kiefer- und Gesichtschirurg, um das frakturierte Mittelgesicht bei einer frontobasalen Fraktur zu versorgen?
2. Welcher zeitliche Ablauf und welche Koordinationsmöglichkeiten bzw. -notwendigkeiten ergeben sich aus der Fachperspektive?

Zu 1: Die Schienungsverfahren am Kiefer mit einer Orientierung an der Okklusionsebene sind seit vielen Jahrzehnten bekannt und bewährt. Die Bemühungen und Versuche, über extraorale Bügel und Fixierungspunkte Dislokationen des Oberkiefers zu beheben und Stabilisierungen zu erreichen, sind heute chirurgischen Verfahren gewichen. Mit Drahtosteosynthesen, Schrauben- oder Plattenosteosynthesen, mit zygomatikomaxillären und frontomaxillären Aufhängungen sowie mit der Aufhängung nach Kufner über die Schienenverbände kann im allgemeinen eine ausreichende Stabilisierung vom Gesichtsskelett zum Schädelknochen vorgenommen werden. Auch die Box-Frame-Fixation und die Halo-frame-Anlage sind Möglichkeiten der Stabilisierung. Dies ist im Vergleich zu früheren Jahren ein bemerkenswerter, wichtiger Fortschritt (Abb. **4–6**).

Zu 2: Gestützt auf eine vieljährige Erfahrung und auf die Auswertung von 214 frontobasalen Verletzungen, die mit 44 Duraläsionen verbunden waren, haben sich wesentliche Kriterien Gesichts- und Hirnschädelverletzter herauskristallisiert. Dabei hat sicherlich zu gelten, daß immer im Einzelfall eine individuelle Entscheidung getroffen werden muß, die durch die vitale

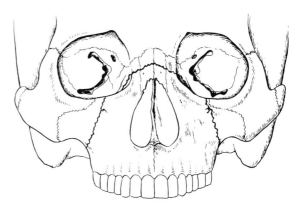

Abb. **1** Le-Fort-II-Fraktur (aus *R. Becker, K. Austermann:* Frakturen des Gesichtsschädels. In *N. Schwenzer, G. Grimm:* Zahn-Mund-Kiefer-Heilkunde, Bd. II. Thieme, Stuttgart 1981)

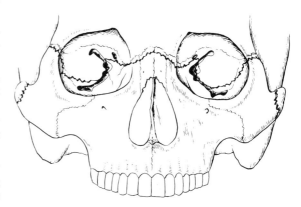

Abb. **2** Le-Fort-III-Fraktur entsprechend Wassmund-III-Fraktur (aus *R. Becker, K. Austermann:* Frakturen des Gesichtsschädels. In *N. Schwenzer, G. Grimm:* Zahn-Mund-Kiefer-Heilkunde, Bd. II. Thieme, Stuttgart 1981)

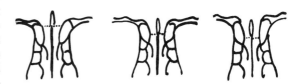

Abb. **3** Unterschiedliche Höhe der Lamina cribrosa (aus *P. Keros:* Z. laryngol. Rhinol. 41 [1986] 808)

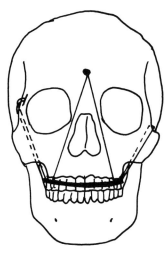

Abb. 4 Seitlich fronto-maxilläre und zygomatico-maxilläre Aufhängung; mittelständig Aufhängung nach *Kufner*

Bedrohung, durch immer wieder neu festzulegende Prioritäten der einen oder anderen Mit- oder Teilverletzung und durch die Belastbarkeit des Patienten bestimmt ist.

Bei offenen Verletzungen mit mehr oder minder ausgeprägter Weichteilläsion sollte man die notwendige chirurgische Intervention nach Möglichkeit immer nutzen, um sofort auch die knöcherne Rekonstruktion zu erzielen. Dabei müssen die Blutungen gestillt, die knöchernen Strukturen enttrümmert, synthetisiert und soweit vorhanden die Duraverletzungen geschlossen werden. Die Vorlage oder Einlage der Drahtaufhängungen (zygomatikomaxillär, frontomaxillär, Kufner-Aufhängung) in das Vestibulum der Mundhöhle sollte im Einzelfall sofort schon eingebracht werden, um vielleicht zu einem späteren Zeitpunkt unter der Orientierung an der Okklusion die Fixierung des Oberkiefers zu erzielen. Letzteres gilt immer nur dann, wenn der Gesamtzustand eine zeitlich aufwendigere Maßnahme nicht zuläßt (Abb. 7 u. 8).

Die vielfältigen Mitteilungen in der Literatur und die Orientierung an den eigenen Erfahrungen sind dem

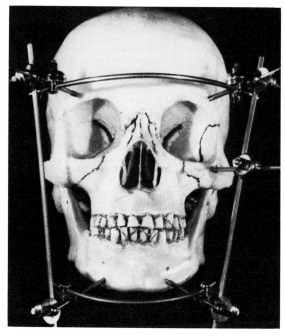

Abb. 5 Box-frame (nach *Fordyce*. Aus *N. L. Rowe, J. L. Williams:* Maxillofacial Injuries. Churchill-Livingstone, Edinburgh 1985)

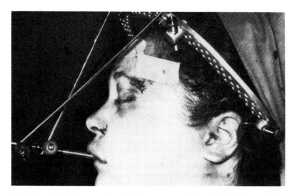

Abb. 6 Halo frame (nach *Bowerman*. Aus *N. L. Rowe, J. L. Williams:* Maxillofacial Injuries. Churchill-Livingstone, Edinburgh 1985)

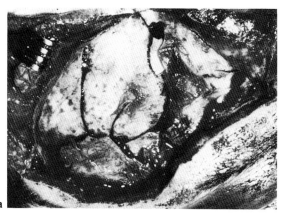
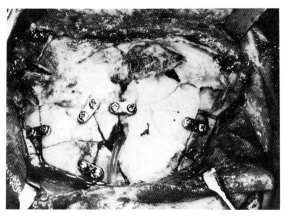

Abb. 7a u. b a Zertrümmerter frontobasaler Bereich. b Zustand nach Duranaht, Drainage und Osteosynthese im Operationssitus

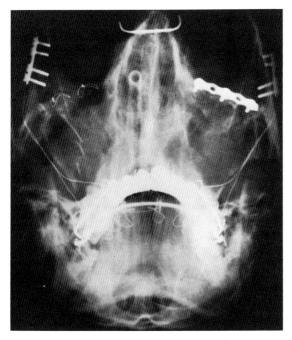

Abb. 8 Zygomatikofrontale und infraorbitale Osteosynthese mit Platten- und Drahtosteosynthesen sowie frontomaxilläre Aufhängung an Schienenverbänden (Kontrolle im Nasen-Nebenhöhlen-Strahlengang)

Verfasser Veranlassung, einige grundsätzliche Thesen zu diesem Fragenkomplex abschließend festzuhalten:

1. Das offene, mit Weichteilverletzungen verbundene Gesichtsschädeltrauma muß möglichst primär definitiv, unter Einbeziehung der knöchernen Strukturen versorgt werden.
2. Die Reihenfolge der Versorgung bei Inanspruchnahme von Nachbardisziplinen ist individuell zu entscheiden. Es gibt kein Behandlungsschema. Neurochirurgische, rhinochirurgische, ophthalmologische und kiefergesichtschirurgische Gesichtspunkte sind gemeinsam zu erörtern und zu berücksichtigen.
3. Je stabiler der Gesichtsschädel bei Abriß an der Schädelbasis oder an den nicht mobilen knöchernen Strukturen des Gehirnschädels fixiert werden kann, um so höher ist die Chance, eine versorgte Duraverletzung dicht zu erhalten oder den dabei angestrebten Abdichtungsversuch zu sichern. Mit anderen Worten ausgedrückt, bedeutet ein nicht fixierter Oberkiefer durch die frei werdenden Kräfte der mimischen und der Kaumuskulatur immer wieder eine Belastung und Gefährdung der Duranaht im frontobasalen Bereich.
4. Je früher die definitive Versorgung einer frontobasalen Verletzung erfolgt, um so geringer sind auch die Möglichkeiten einer primären bzw. sekundären Infektion. Die eminente Bedeutung der Drainage von Stirnbein, Keilbein und Siebbeinhöhlen kann nicht deutlich genug herausgestellt werden. Letzteres ist auch im Hinblick auf die Spätfolge einer möglichen Zelenbildung zu fordern (DEITMER 1986).
5. Bei frontobasalem Trauma unter Einbeziehung des knöchernen Gesichtsskelettes ist ein Höchstmaß an funktionellem, ggf. kosmetischem und protektivem Effekt im Hinblick auf die Dura zu erzielen, wenn in einem kooperativen, interdisziplinären Behandlungsprinzip die frühe endgültige Versorgung erreicht wird.

Literatur

Becker, R., K. Austermann: Frakturen des Gesichtsschädels. In N. Schwenzer, G. Grimm. Zahn-Mund-Kieferheilkunde, Bd. II. Thieme, Stuttgart 1981

Deitmer, T.: Versorgung frontobasaler Schädelverletzungen. Welche Aufgaben hat der Rhinochirurg? Klinikarzt 15 (1986) 543–548

Rowe, N. L., J. L. Williams: Maxillofacial Injuries. Churchill-Livingstone, Edinburgh 1985

Hellmut Neubauer, Köln

Ophthalmologische Aspekte

An der *Diagnostik* nach frontobasaler Verletzung nimmt der Ophthalmologe sehr häufig teil. Seine wichtigste therapeutische Aufgabe ist die *Wundversorgung* bei Beteiligung *des Augapfels*. Das geht bis zu weitreichenden Rekonstruktionen, vor allem, wenn es sich um ein letztes funktionstüchtiges Auge handelt. Zweifellos ist die *Versorgung verletzter Lider und Tränenwege* beim Ophthalmochirurgen am besten aufgehoben. An der operativen Behandlung von Orbitafrakturen ist er partiell beteiligt. – Im Rahmen dieser Konferenz kann der Ophthalmologe nur punktuell ergänzend zu einigen Fragen Stellung nehmen.

Zur Sicherheit der ophthalmologischen Akutdiagnostik

In der Mehrzahl der Fälle ist die Einordnung der okulären Befunde unproblematisch. Die *sklerale Bulbusperforation* ist öfter nur mit der Spaltlampe oder am Operationsmikroskop einwandfrei zu klären. Die sehr seltene *hintere Ruptur des Augapfels* kann einmal anfangs „maskiert" sein, vor allem durch ein den Augeninnendruck steigerndes Orbitahämatom, oder wegen erschwerter Untersuchung infolge massiver Lidhämatome.

Sicherheit der Akutdiagnostik:
1. Bulbusperforation: Spaltlampe, Tension, Operationsmikroskop
2. Hinterabschnitt: Blutungen, Amotio Ultraschall (b-Bild)
3. retrobulbäres Hämatom: Exophthalmus, Verdrängbarkeit
4. Diagnostik beim Bewußtlosen

Zur ophthalmologischen Diagnostik beim Bewußtlosen

Wir sollten die diagnostische Pupillenerweiterung zunächst vermeiden, um das wichtige Verlaufskriterium der Pupillomotorik nicht zu verlieren, und erinnern uns an die diagnostische *Bedeutung einseitiger Mydriasis* bei traumatischer intrakranieller Blutung, die meist durch eine Schädigung des N. oculomotorius bewirkt wird.

Pupillendiagnostik bei Schädelverletzung (MACKENSEN 1980):
1. keine diagnostische Erweiterung (!)
2. Benommenheit: eng, reagiert auf L Schmerzreaktion (+)
3. Bewußtlosigkeit: mäßig weit, starr Schmerzreaktion (−)
4. traumatische intrakranielle Blutung = einseitige Mydriasis, meist auf der Seite, von der Blutung ausgeht (!)

Zur diagnostischen Ausstattung

Das Minimum ist außer der Röntgenaufnahme die Echographie im a-Bild. Will man voll kompetent sein, so braucht man auch das b-Bild, die Computertomographie, die okuläre Elektrophysiologie und die Methode der Retinometrie (Bestimmung der potentiellen Netzhautleistung durch Laser-Interferenz).

Ausstattung zur Versorgung von Bulbusperforationen:

Diagnostik	Therapie
	Minimum
Echographie (a-Bild)	Operationsmikroskop
Röntgenaufnahme	
	volle Kompetenz
Echographie (a und b)	Vitrektomie
CT	
ERG/VEP	
Retinometer	

Zur therapeutischen Ausstattung

Mindestens sollten ein Operationsmikroskop und im Bereich der Spitzenversorgung die wirklich gekonnte Vitrektomie zur Verfügung stehen.

Über Priorität in der Versorgung

Bei einer *offenen Perforation mit Prolaps,* die wesentlich schlimmer aussehen kann, als das Beispiel in Abb. **1a**, geht nur die *vitale Indikation* der Versorgung des Auges vor. Bei einer adaptierten Perforation kann eine eingeklemmte Iris nur in den ersten Stunden gefahrlos reponiert werden. Bei Verzögerung steht die Blendschutzfunktion der Pupille auf dem Spiel. *Rückwärtige Perforationen* sollten nur nach exakter Klärung angegangen werden.

Bemerkungen zu zwei pathogenetischen Mechanismen

1. Die orbitobasale Pfählung beim Kind ist forensisch von Bedeutung. Gemeinsam mit FROWEIN u. Mitarb. haben wir einige Kinder gesehen, die zunächst eine Tarnanamnese angaben, um einen Kameraden zu schützen (NEUBAUER u. Mitarb. 1975).
Beispiel: Bei einem 7jährigen Jungen kam es zu einer rezidivierend fistelnden, oberen Orbitaphlegmone mit

a	b	c	d
Offene Perforation	Adaptierte Perforation	Gedeckte Perforation (Subkonjunktivale Skleraruptur)	Rückwärtige Perforation

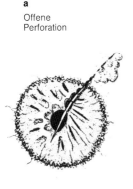 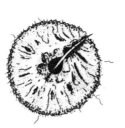 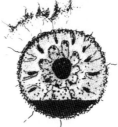 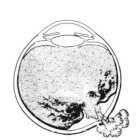

| Sehr dringend Nur *vitale Indikation* geht vor | Dringend wegen Irisreposition | Sobald wie möglich | Exakte Klärung (FK, Amotio) *vor* Versorgung |

Abb. **1a–d** Dringlichkeit bei Bulbusperforationen

mehrwöchiger Behandlung. Beim 3. Schub kam er zu uns, und die verschwommene Anamnese fiel auf. Es war vor der Computertomographie; die Röntgenaufnahmen hatten nichts ergeben. Die Injektion durch den Fistelkanal führte zur Darstellung einer Dachfraktur, die neurochirurgische Interventionen zur Entfernung zweier Holzfragmente (Abb. 2). Sie stammten von einem Holunderstock, den ein Freund als Speer gebrauchte.

Gepriesen sei die Solidarität der Kinder; aber wegen mangelnden Mißtrauens gegen Kinderanamnesen wurden schon Ärzte verurteilt.

2. Als Erklärung für radiographisch nicht begründbare Optikusschädigungen wurde früher das Optikusscheidenhämatom angeführt. Bei Freilegung war dann immer aufgefallen, daß in Fällen plötzlicher Amaurose durch Schädelkontusion weder am Kanal noch am Nerv etwas nachzuweisen war. SEITZ (1963, 1974) entdeckte, daß die Histologie in solchen Fällen öfter den Befund einer Dehnung des Nervs mit Einrissen der Achsenzylinder bot; diese Schädigung war exakt am rückwärtigen Kanalende lokalisiert. Die von SEITZ untersuchten Fälle hatten mittelschwere Schädelkontusionen hinter sich:

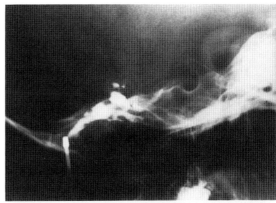
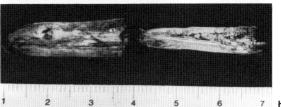

Abb. 2a u. b Orbitobasale Pfählung bei Kind. **a** Darstellung einer Dachfraktur. **b** Zwei Holzfragmente

Traumamechanik und Fraktur (F) bei "Chiasmasyndrom"

Motorradsturz; li. Schädel	F: Nasenwurzel
Motorradsturz; re. Schläfe	F: Keilbeinfissur
Holzstück, Kreissäge; Orbita	F: Keilbeinflügel
Auto; Aufschlag auf Stirn	F: ?
Aufschlag; Bahnüberführung	F: schw. Trümmer Gesichtsschädel
Stirn; schwenkende Kanone	F: Zertrümmerung vordere Schädelgrube

Diese Fälle haben einiges gemeinsam: Es handelt sich um stumpfe Prellungen der Periorbitalzone, die am Augenhintergrund keine Erklärung für die Amaurose bieten. Außer einer amaurotischen Pupillenstarre liegt kein Augenbefund vor. Die Frakturen waren teilweise nachweisbar, aber keineswegs regelmäßig. Nach 2 Wochen erkannte man eine beginnende Optikusatrophie. Im Canalis n. optici ist die Dura zugleich Periost, der Nerv fixiert. Bei frontookzipitaler Massenverschiebung kann es zu einem kurzdauernden Zug kommen, der die Unterbrechung der Nervenleitungen bewirkt. Abb. 3 zeigt einen der von SEITZ demonstrierten Befunde.

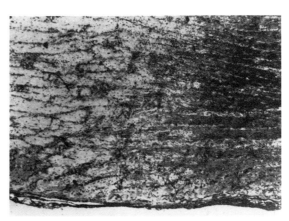

Abb. 3 Fasciculus opticus am Übergang vom Canalis opticus (re.) in die vordere Schädelgrube (li.). Im geschädigten Bereich sind die Nervenfasern zerfallen. Pia und Arachnoidea sind nicht verändert (*R. Seitz*)

Hinweis zur Anatomie

KOORNNEEF (1974) stellte fest, daß die den Augapfel umgebende Tenonsche Kapsel durch zahlreiche bindegewebige Radiärsepten mit der Periorbita verbunden ist. Das hat Konsequenzen für die Auswirkung von postoperativen Blutungen, die in die Kompartimente erfolgen, die zum Verlauf der Zentralarterien in Beziehung stehen.

Die Abb. 4 zeigt die schematische Darstellung einer Orbitabodenfraktur. Verdeutlicht werden soll die

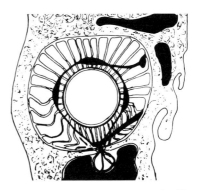

Abb. 4 Die radiären Septen zwischen der Tenonschen Kapsel des Augapfels und der Periorbita. Schwarz die Nebenhöhlen und die Querschnitte der äußeren Augenmuskeln. Hier „blow-out-fracture" mit Einklemmung

Tabelle 1 Schädel-Hirn-Trauma (SHT) mit Orbitaverletzung (Neurochirurgische Klinik der Universität zu Köln 1974–1985)

Verletzungstyp	Anzahl	davon	Orbita %
SHT	2150	15	0,7
SHT + frontobasal	164	64	39,0
SHT + maxillofazial	194	18	9,2
SHT + Sin.-cav.-Fistel	12	12	
total	2520	109	4,3

Tabelle 2 Orbitaverletzung und Sehstörung. Ophthalmol. Kollektiv Paris (n = 32) (*Hamard* u. Mitarb. 1986), Neurochirurg. Kollektiv Köln (= 21). Angaben in Prozent.

	Paris	Köln
Amaurose	59	66
sofort	47	52
später	12	14
Sehschwäche	34	33
kraniofazial	90	80
Pfählung	10	19

Einklemmung von Septen, die eine indirekte Fixation des unteren geraden Augenmuskels und damit auch des Unterlidretraktors bewirkt. Damit präzisiert diese Erkenntnis von KOORNNEFF (1974) auch unsere Vorstellungen vom Mechanismus der Blow-out-Fraktur.

Zum Orbitaschaden und seiner Prognose

In einem großen neurochirurgischen Kollektiv ist die Orbitabeteiligung bei den frontobasalen Verletzungen mit etwa 40% beachtlich, bei der Gesamtheit von 2500 Schädel-Hirn-Traumen aber mit 4% gering (Tab. 1). Vergleichen wir zwei Orbitakollektive – ein ophthalmologisches (Paris) und ein neurochirurgisches (Köln) –, so erkennen wir eine verblüffende Übereinstimmung der Prozentzahlen (Tab. 2, die vier oberen Werte). Also *Amaurose bei 60% und mehr,* davon die Mehrzahl sofort. Nur eine Minderheit kommt mit brauchbarem Sehvermögen davon.

Zur Dekompression des Optikus im Kanalbereich

Jahrzehnte der transfrontal durchgeführten Dekompression haben auch bei exakter Selektion der Fälle wenig gebracht: SCHMALTZ u. SCHÜRMANN (1971) sahen eine Besserung in 1 von 13 Fällen. Um so verblüffender war die Vorstellung von FUKADO (1978) beim Internationalen Ophthalmologenkongreß in Kyoto. Er hat seit den 60er Jahren den transethmoidalen Zugang praktiziert und bei 600 Fällen in 55% eine deutliche Visusverbesserung gesehen. Ein Paradefall liegt von KENNERDELL u. Mitarb. (1976) (Pittsburgh) vor, die mit dieser Technik am 4. Tage die Normalisierung eines hochgradig verfallenen Gesichtsfeldes bewirkten. Noch fehlt es an Vergleichskollektiven mit exakt definierter Ausgangslage.

Wesentlich bleibt für die *Operationsindikation:* Die Dekompression kommt in der Regel nur dann in Betracht, wenn der Sehverlust mit Verzögerung eintritt und eine Kompression des Kanals diagnostisch nachweisbar ist. Diese Feststellungen engen die Indikation einer Dekompressionsoperation auf eine Minderheit der Fälle ein. Wenn jedoch die genannten Voraussetzungen erfüllt sind, sollte die Dekompression sofort erfolgen.

Herrn Prof. Dr. R. A. FROWEIN und Herrn Dr. W. KÖNING dankt der Autor für statistische Unterlagen und ihre außergewöhnliche Hilfsbereitschaft.

Literatur

Fukado, Y.: Results in 600 Cases of Surgical Decompression of the Optic Nerve. XXIII. Conc. Ophthalmologicum, Kyoto 1978 (pp. 1136–1137)

Hamard, H., J. Chevaleraud, P. Rondot: Neuropathies Optiques. Paris, Masson 1986 (pp. 395–411)

Kennerdell, J. S., G. A. Amsbaugh, E. N. Myers: Transantralethmoidal decompression of optic canal fracture. Arch. Ophthalmol. 94 (1976) 1040–1043

Koornneef, L.: The first results of a new anatomical method of approach to the human orbit following a clinical inquiry. Acta Morphol. Neerl. Scand. 12 (1974) 259–282

Mackensen, G.: Pupillenzeichen bei Bewußtlosen und nach zentralen Läsionen. In H. Pau: Lehrbuch und Atlas der Augenheilkunde, 12. Aufl. Fischer, Stuttgart 1980 (S. 470–471)

Neubauer, H., R. A. Frowein, J. G. H. Schmidt, W. Rüssmann: Intra-orbital foreign bodies. Mod. Probl. Ophthalmol. 41 (1975) 482–488

Schmaltz, B., K. Schürmann: Traumatische Optikusschäden; Probleme der Ätiologie und der operativen Behandlung. Klin. Mbl. Augenheilk. 159 (1971) 33–51

Seitz, R.: Ätiologie und Genese der akuten Erblindung als Folge stumpfer Schädelverletzungen. Klin. Mbl. Augenheilk. 143 (1963) 414–429

Seitz, R.: Traumatische Erkrankungen des Sehnerven und Differentialdiagnose der Optikusatrophie. Ber. dtsch. ophthal. Ges. 72 (1974) 112–115

Uwe Piepgras, Homburg/Saar

Neuroradiologie

Für die Diagnostik des frontobasalen Traumas und seiner Folgen stehen von radiologischer Seite folgende Methoden zur Verfügung:

1. Nativübersichts- und Spezialaufnahmen des Hirn- und Gesichtsschädels
2. Nativaufnahmen des kraniozervikalen Überganges und der Halswirbelsäule,
3. Nativaufnahmen des Schädels in stereoskopischer Aufnahmetechnik,
4. Logetron und andere Kontrastausgleichsverfahren,
5. Computertomographie des Hirn- und Gesichtsschädels (CT),
6. konventionelle Tomographie in polyzyklischer Verwischungstechnik,
7. Hirnangiographie in konventioneller und arteriell-digitaler Subtraktionstechnik,
8. Liquorraumszintigraphie (LSZ) nach subokzipitaler oder lumbaler Nuklidapplikation (LSZ),
9. Liquorraum-CT nach intrathekaler Kontrastmittelapplikation (LCT),
10. Skelettszintigraphie,
11. Kernspintomographie.

Wie in kaum einer anderen Sparte der Radiologie sind in der Traumatologie mit Schädel-Hirn-Beteiligung der Einsatz der verschiedenen Verfahren und das diagnostische Vorgehen vom Zustand des Patienten abhängig. Das frontobasale Trauma ist häufig nur Teil einer komplexen Verletzung. Nicht zuletzt durch häufig assoziierte extrakranielle Traumafolgen ist die Kooperationsfähigkeit der Patienten mit frontobasalen Verletzungen in der Akutphase mehr oder weniger stark beeinträchtigt. Die Wahl der radiologischen Maßnahmen hängt somit nicht nur von dem zu klärenden klinischen Befund, sondern auch davon ab, ob sie aufgrund des Befindens des Patienten überhaupt durchführbar sind. Der Forderung, möglichst frühzeitig den Gesamtstatus der Verletzungsfolgen zu erheben, steht die Einschränkung gegenüber, daß der verletzte Patient so weit stabilisiert sein muß, daß er untersuchungsfähig ist (LOEW u. JAKSCHE 1984, PROBST 1971).

Röntgennativdiagnostik

Die radiologische Diagnostik bei frontobasalen Verletzungen beginnt mit der Röntgennativdiagnostik. Röntgenübersichtsaufnahmen des Hirn- und Gesichtsschädels dienen zur Orientierung über den zu erwartenden Befund sowie zur Klärung der anatomischen Situation (Grobdarstellung der Hauptfrakturen, Form und Ausdehnung der Nasennebenhöhlen, metallische Zahnfüllungen u. a.). Sie sind eine Hilfe für die Planung des weiteren diagnostischen Vorgehens und für die spätere Befundinterpretation.

Wegen der Möglichkeit einer Mitverletzung der Halswirbelsäule, die bei jedem Schädel-Hirn-Trauma besteht, sind Übersichtsaufnahmen des kraniozervikalen Überganges und der Halswirbelsäule bei jedem Schädel-Hirn-Traume obligat. Die Untersuchung der Halswirbelsäule ist, abgesehen von therapeutischen Konsequenzen, auch für die weitere Diagnostik von Bedeutung, da eine Verletzung der Halswirbelsäule den Einsatz von Untersuchungsmethoden, die eine stärkere Reklination oder Anteflexion des Kopfes und Halses erfordern, ausschließt. Die Standardröntgenaufnahmen des Schädels, des kraniozervikalen Überganges und der Halswirbelsäule sollten in jedem Falle möglichst frühzeitig angefertigt und, soweit es der Zustand des Patienten erlaubt, durch Spezialaufnahmen des Hirn- und Gesichtsschädels ergänzt werden. Ein einfaches Verfahren ist die stereoskopische Aufnahmetechnik. Sie ist nahezu an jedem Röntgenarbeitsplatz durchführbar und ergibt auch bei Schwerverletzten wichtige diagnostische Informationen.

Bewährt haben sich darüber hinaus das elektronische Kontrastausgleichsverfahren (Logetron) sowie spezielle Kopiermethoden zur Bildverbesserung. Bildverbessernde Verfahren haben insbesondere bei der Röntgennativdiagnostik komplexer Schädel-Hirn-Verletzungen eine nicht unerhebliche Bedeutung, da einerseits die Einstell- und Aufnahmetechnik durch vielfältige Faktoren, wie Schwellung und Hämatom, Bewegungsunruhe, frakturbedingte Schädeldeformierung, in nicht unerheblichem Maße beeinträchtigt wird und andererseits Objektstrukturen mit sehr unterschiedlichen Absorptionsverhältnissen beurteilbar sein müssen.

Computertomographie (CT)

Die wichtigste radiologische Untersuchungsmethode bei Schädel-Hirn-Verletzungen ist die Computertomographie. Sie verdrängt in ihrem derzeitigen technischen Entwicklungsstand zunehmend die konventionelle Tomographie (BRANT-ZAWADZKI u. NEWTON 1983, BRANT-ZAWADZKI u. Mitarb. 1982, DRAF u. SAMII 1982, FINKLE u. Mitarb. 1985, GENTRY u. Mitarb. 1983, HAMMERSCHLAG u. Mitarb. 1982, STEINBRICH u. Mitarb. 1984, VANNIER u. Mitarb. 1984, ZILKHA 1982). Für die computertomographische Analyse frontobasaler Verletzungen sind Hochauflösung und Mehrebenentechnik unerläßliche Voraussetzungen. Nur bei schwer traumatisierten, nicht kooperationsfähigen Patienten wird zum Nachweis oder Ausschluß akut therapiebedürftiger zerebraler Komplikationen zunächst eine transaxiale Standardnativ-CT zur Orientierung durchgeführt.

Für die Mehrebenen-CT stehen die indirekte Rekonstruktions- und die direkte koronare Primärschnitttechnik zur Verfügung. Bei der Rekonstruktionstech-

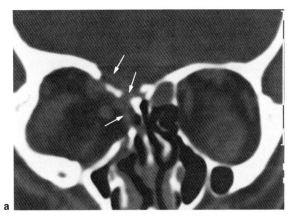
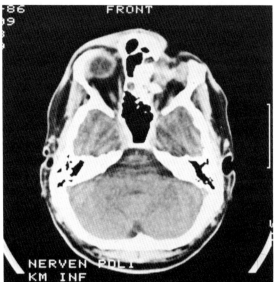
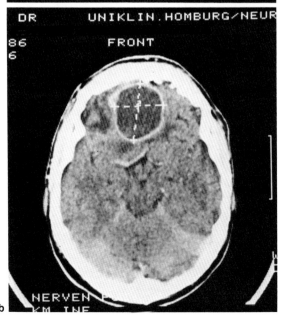

Abb. 1a u. b Alte Frakturen (→) des Daches und der medialen Wand der rechten Orbita, dargestellt im direkten koronaren CT (a). Frontobasaler Spätabszeß 10 Jahre nach dem Trauma. Zustand nach Enukleation des rechten Auges (b)

nik werden beliebige Schnittebenen aus einer Serie transaxialer Schnitte von 2–4 mm Dicke mit bündigem oder überlappendem Schichtvorschub auf rechnerischem Wege erstellt. Bei dem koronaren Primärschnittverfahren wird der Patient in starker Reklinationsstellung des Kopfes und des Halses so gelagert, daß die koronare Objektebene im Strahlengang liegt und direkt dargestellt werden kann (Abb. 1).

Der Vorteil der indirekten Rekonstruktionstechnik besteht darin, daß der Patient in Rückenlage verbleibt und nicht umgelagert werden muß. Das Verfahren erlaubt nachträglich im Rahmen der Bildverarbeitung die Rekonstruktion und Dokumentation beliebiger Schnittrichtungen, die in absolut identischer Objektposition erhalten werden. Nur mit der sekundären Rekonstruktionsschnittechnik ist es möglich, präzise Schnitte durch die Mediosagittalebene zu führen. Ein subtiles Referenzsystem ermöglicht die Zuordnung der verschiedenen Objektebenen zueinander; ein weiterer Vorzug besteht darin, daß Metall- und Knochenartefakte in den Rekonstruktionsschnitten fehlen, auch wenn sie in den transaxialen Grundschichten vorhanden sind.

Die direkte koronare CT ist nur durchführbar, wenn der Patient in der Lage ist, eine stärkere Reklinationshaltung von Kopf und Hals einzunehmen. Dies schließt die Anwendung dieser Technik in der akuten Verletzungsphase aus. Die räumliche Auflösung der koronaren CT ist geringfügig besser als die der Rekonstruktions-CT. Diesem Vorteil steht der Nachteil gegenüber, daß das koronare Direkt-CT bei Vorliegen metallischer Zahnfüllungen wegen der daraus resultierenden Artefakte entweder nicht durchführbar oder im Ergebnis stark eingeschränkt ist.

Die eingehende computertomographische Exploration des Hirn- und Gesichtsschädels erfolgt in Weichteil- und Knochenfenstereinstellung. Eine intravenöse Kontrastverstärkung ist nur bei Verdacht auf eine Karotis-Sinus-cavernosus-Fistel, Gefäßruptur, entzündliche Komplikationen und bei Hinweisen auf ein arterielles Aneurysma, ein arteriovenöses Angiom oder einen Tumor als Ursache einer intrakraniellen Blutung erforderlich.

Mit der Computertomographie besteht bedingt auch die Möglichkeit, die Halswirbelsäule in bezug auf eine Mitverletzung zu untersuchen. Hierzu dient das digitale Übersichtsradiogramm (Topogramm), das eine Groborientierung ermöglicht. Zur Feinbeurteilung ist eine CT der Halswirbelsäule erforderlich, die jedoch nur bei entsprechenden klinischen Hinweisen, nicht hingegen im Sinne eines Screenings durchgeführt werden sollte, da sie erheblich aufwendiger ist als die konventionelle Röntgennativdiagnostik.

Interessante, in ihrem Wert noch nicht ausreichend abschätzbare Möglichkeiten ergibt das Verfahren der dreidimensionalen CT-Rekonstruktion (vgl. Abb. 3d u. e) (VANNIER u. Mitarb. 1984).

Konventionelle Tomographie

Die konventionelle Tomographie in polyzyklisch-hypozykloidaler Verwischungsrichtung wird ergänzend vorgenommen, falls aufgrund der klinischen Befunde oder der computertomographischen Exploration in Mehrebenentechnik Fragen unbeantwortet geblieben sind. Die konventionelle Tomographie kann bei diesem Vorgehen gezielt, auf den interessierenden Bereich abgestimmt, durchgeführt werden (vgl. Abb. 3f). Es besteht kein Zweifel, daß in Einzelfällen besonders komplexe Frakturen des Gesichtsschädels und der Frontobasis übersichtlicher und – wegen der hohen Ortsauflösung im Knochenbereich – präziser als mit der CT erfaßbar sein können. Ihr Nachteil gegenüber der CT besteht darin, daß abgesehen vom Inhalt der Nasennebenhöhlen Weichteile und Flüssigkeit nicht mitdargestellt werden.

Die konventionelle Tomographie mit *linearer* Verwischung sollte heute zur Analyse frontobasaler Frakturen nicht mehr herangezogen werden, da sie der Tomographie mit polyzyklischer Verwischung eindeutig unterlegen ist. Insofern ist die kürzlich vorgelegte prospektive Studie der Arbeitsgruppe FINKLE u. Mitarb. (1985) nur von begrenztem Aussagewert, da hier die Effektivität von klinischer Untersuchung, Röntgennativdiagnostik mit *linearer* konventioneller Tomographie und Computertomographie den Operationsbefunden gegenübergestellt wird.

Hirnangiographie

Die Hirnangiographie wird zunehmend in der Form der arteriellen digitalen Subtraktionstechnik durchgeführt. Sie ist im Rahmen der radiologischen Diagnostik von Schädel-Hirn-Verletzungen indiziert bei Verdacht auf:

Karotis-Sinus-cavernosus-Fistel,
Gefäßverletzung,
Sinus- und Venenthrombose,
zerebralen Kreislaufstillstand,
isodenses chronisches Subduralhämatom, arterielles Aneurysma, arteriovenöses Angiom oder Tumor, d. h. wenn Zweifel an einem primär traumatischen Blutungsereignis bestehen.

Bei konventionell-angiographischer Technik kann in der Regel auf eine fotomechanische Subtraktion nicht verzichtet werden. Bei Hinweisen auf eine Karotis-Sinus-cavernosus-Fistel ist die Mitdarstellung der A. carotis externa erforderlich, da diese Fisteln auch über Äste der A. carotis externa entstehen können. Eine Externaangiographie ist ferner indiziert, wenn Fisteln oder Gefäßrupturen bei entsprechenden Veränderungen der Weichteile des Hirn- und Gesichtsschädels sowie des Halses nachgewiesen oder ausgeschlossen werden müssen.

Liquorraumszintigraphie und -CT (LSZ und LCT)

Für Nachweis, Lokalisation und Ausschluß einer Liquorfistel eignen sich die Liquorraumszintigraphie nach lumbaler oder subokzipitaler Nuklidapplikation (LSZ) (Abb. 2) sowie die Liquorraum-CT nach subokzipitaler oder lumbaler Gabe eines Myelographiekontrastmittels (LCT) (DOHRMANN u. Mitarb. 1979, LOEW u. Mitarb. 1984, NAIDICH u. MORAN 1980, PAPAVERO u. JAKSCHE 1985, SPETZLER u. WILSON 1978, STEINBRICH u. Mitarb. 1984). Im eigenen Bereich hat sich die kombinierte, simultane Anwendung der beiden Untersuchungsverfahren bewährt. Bei dieser Kombinationstechnik werden nach Lumbalpunktion unmittelbar nacheinander 296–370 MBq ^{99m}Tc-DTPA und 5–7 ml Iopamidol 200 injiziert. Der Patient befin-

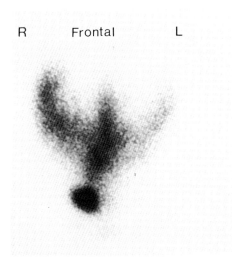
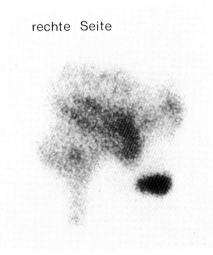

Abb. 2 Sphenoethmoidale Liquorfistel rechts im zerebralen Liquorraumszintigramm mit ^{99m}Tc-DTPA. Stärkere Nuklidansammlung im Bereich der rechten Keilbeinhöhle und des Siebbeins rechts. Liquoraustritt über die rechte Nasenhaupthöhle. Poolartige Nuklidansammlung in der rechten Oberkieferhöhle

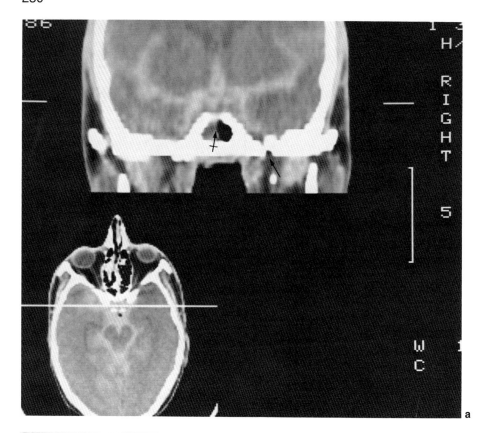

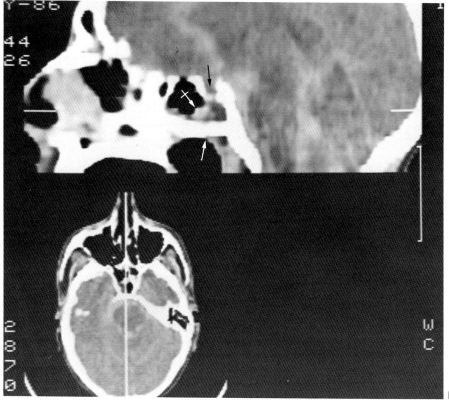

Abb. 3a+b

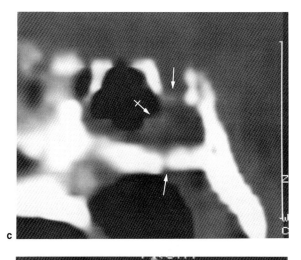
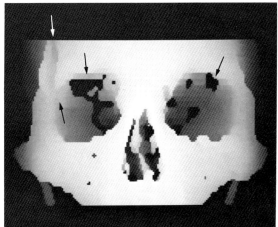
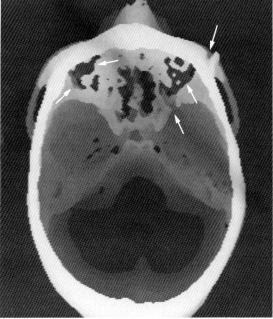
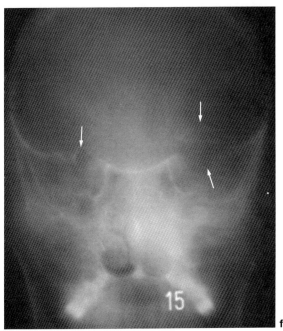

Abb. 3a–f Komplexes Schädel-Hirn-Trauma bei einem 21jährigen Patienten mit Impression des Mittelgesichts nach Abriß von der Frontobasis. a–c Liquorraum-CT nach lumbaler Applikation von 6 ml Iopamidol 200. Fraktur (→) am Boden der Sella und im medianen Bereich des Bodens der Keilbeinhöhlen. Austritt von kontrastmittelhaltigem Liquor über die Sellafraktur in die Keilbeinhöhlen (→). Der kontrastmittelhaltige Liquor lagert sich rostral den traumatisch bedingten Flüssigkeitsansammlungen in den Keilbeinhöhlen auf. Abfluß mit Wahrscheinlichkeit über den Pharynx (keine Rhinorrhoe, LSZ negativ). d u. e Darstellung der Frakturen (→) im dreidimensionalen CT-Rekonstruktionsbild. f Ausgedehnte Frakturen (→) mit Ausbruch von Knochenfragmenten im mediolateralen Übergangsbereich (Stirn- und Keilbein) der vorderen Schädelbasis beiderseits. Ausgedehnte posttraumatische Verschattung der Nasenneben- und -haupthöhlen

det sich in Bauchlage. Innerhalb der ersten 3 Min. ist der Tisch zur Erzielung einer Kopftieflage auf etwa –70 Grad kopfwärts abgesenkt. Durch eine lumbale Kochsalzinfusion von mindestens 15 Min. Dauer wird der lumbale Liquordruck auf 600 mm H₂O erhöht und gehalten. In der 1. Std. nach der Entfernung der Lumbalnadel werden die Isotopen-Liquorraumszintigraphie und die CT-Zisternographie durchgeführt und durch Kontrollen innerhalb der nachfolgenden 3–4 Std. ergänzt, wenn die Erstuntersuchung negativ ist. Die LCT erfolgt in der Form der Mehrebenen-CT in Hochauflösungstechnik (Abb. 3).

Eine prospektive Studie mit der kombinierten simultanen Anwendung der LSZ und LCT bei 29 Patienten hat folgende Befunde ergeben:

beide Untersuchungen positiv:	11 Fälle
beide Untersuchungen negativ:	9 Fälle
LSZ allein positiv:	5 Fälle
LCT allein positiv:	4 Fälle.

Indikationen zur kombinierten LSZ und LCT:
1. persistierende und rezidivierende Liquorrhoe,
2. Verdacht auf Liquorrhoe,
3. Fälle, bei welchen aufgrund einer spezifischen Frakturlokalisation eine Liquorfistel vorliegen bzw. entstehen könnte.

Die Untersuchung wird auch bei eindeutiger Liquorrhoe nicht vorgenommen, wenn Verletzungsfolgen vorliegen, die eine operative Intervention bereits in der Frühphase erfordern, da in diesen Fällen die Frontobasis gleichzeitig revidiert und ggf. abgedeckt werden kann.

Eine Liquorraum-CT ist zur Fistellokalisation grundsätzlich auch erforderlich, wenn nach dem klinischen Befund und aufgrund der Liquorraumszintigraphie die Seite des Liquoraustrittes eindeutig ist. Insbesondere bei komplexen Verletzungen muß nämlich damit gerechnet werden, daß die knöchernen Mittellinienstrukturen so disloziert sind, daß es zum Liquoraustritt auf der Gegenseite des Defektes im Sinne einer paradoxen Rhinorrhoe kommt (LOEW u. Mitarb. 1984). Im Hinblick auf die Vermeidung einer Frühmeningitis werden die kombinierte LSZ und CT so früh wie möglich durchgeführt. Die Untersuchung kann jedoch erst vorgenommen werden, wenn die akuten Verletzungsfolgen abgeklungen sind und der Patient so weit stabilisiert ist, daß er transport- und lagerungsfähig ist.

Skelettszintigraphie

Die Skelettszintigraphie hat im Gegensatz zum extrakraniellen Bereich, wo sie für den Nachweis verstreckter Frakturen wichtig ist, für die Frakturdiagnostik am Schädel nur eine untergeordnete Bedeutung. Ihr Wert liegt insbesondere in der Erfassung entzündlicher Komplikationen des Hirn- und Gesichtsschädels im prä- und postoperativen Verlauf.

Kernspintomographie

Für die Kernspintomographie gibt es in der derzeitigen Phase ihrer Entwicklung für die Diagnostik frontobasaler Verletzungen und ihrer Folgen noch keine konkreten Indikationen. Gewisse Möglichkeiten ergeben sich für die Darstellung von arteriovenösen Fisteln sowie für die Erfassung posttraumatischer Veränderungen an den Orbitaweichteilen. Frakturen sind mit der Kernspintomographie nicht darstellbar, da mit dem Verfahren Knochenstrukturen nicht abbildbar sind. Für die Zukunft kann erwartet werden, daß mit der Kernspintomographie pathologische Liquoraustritte und -ansammlungen erfaßbar werden, da der Liquor cerebrospinalis signifikant längere T1- und T2-Werte hat als das Hirngewebe und sich die Möglichkeiten der Liquorflußmessungen verbessern werden.

Literatur

Brant-Zawadzki, M. N., H. Minagi, M. P. Federle, L. D. Rowe: High resolution CT with image reformation in maxillofacial pathology. Amer. J. Radiol. 138 (1982) 477–483

Brant-Zawadzki, M. N., T. H. Newton: Radiologic evaluation of skull base trauma. In M. Samii, J. Brihaye: Traumatology of the Skull Base. Springer, Berlin 1983 (pp. 53–60)

Dohrmann, G. J., N. J. Patronas, E. E. Duda, S. Mullan: Cerebrospinal fluid rhinorrhea: localization of dural fistulae using metrizamide, hypocycloidal tomography and computed tomography. Surg. Neurol. 11 (1979) 373–377

Draf, W., M. Samii: Fronto-basal injuries – principles in diagnosis and treatment. In M. Samii, J. Brihaye: Traumatology of the Skull Base. Springer, Berlin 1982 (pp. 61–69)

Finkle, D. R., S. L. Ringler, Ch. R. Luttenton, J. H. Beernink, N. T. Peterson, R. E. Dean: Comparison of the diagnostic methods used in maxillofacial trauma. Plast. reconstr. Surg. 75 (1985) 32–41

Gentry, L. R., W. F. Manor, P. A. Turski, Ch. M. Strother: High-resolution CT analysis of facial struts in trauma. Amer. J. Radiol. 140 (1983) 523–541

Hammerschlag, S. B., S. Hughes, G. V. O'Reilly, M. H. Naheedy, C. L. Rumbaugh: Blow-out fractures of the orbit: comparison of computed tomography and conventional radiography with anatomical correlation. Radiology 143 (1982) 487–492

Loew, F., H. Jaksche: Schädeltraumen unter besonderer Berücksichtigung der Schädel- und Rhinobasis aus neurochirurgischer Sicht. Eine Übersicht für HNO-Ärzte. In H.-J. Wilhelm, W. Schätzle: Kopftrauma aus interdisziplinärer Sicht. TM-Verlag, Bad Oeynhausen 1984 (S. 45–59)

Loew, F., B. Pertuiset, E. E. Chaumier, H. Jaksche: Traumatic, spontaneous and postoperative CSF rhinorrhea. In L. Symon: Advances and Technical Standards in Neurosurgery, vol. 11. Springer, Wien 1984 (pp. 169–207)

Naidich, Th. P., Ch. J. Moran: Precise anatomic localization of atraumatic sphenoethmoidal cerebrospinal fluid rhinorrhea by metrizamide CT cisternography. J. Neurosurg. 53 (1980) 222–228

Papavero, L., H. Jaksche: Differentialdiagnostische Probleme bei der Kombination von infratentoriellem chronischem epiduralem Hämatom, empty-sella-Syndrom und Liquorrhoe. Zbl. Neurochir. 46 (1985) 137–140

Probst, Ch.: Frontobasale Verletzungen. Pathogenetische, diagnostische und therapeutische Probleme aus neurochirurgischer Sicht. Huber, Bern 1971

Spetzler, R. F., Ch. B. Wilson: Management of recurrent CSF rhinorrhea of the middle and posterior fossa. J. Neurosurg. 49 (1978) 393–397

Steinbrich, W., G. Friedmann, W. Waters, M. Bischofsberger: Lokalisation von Liquorfisteln mit der CT-Zisternographie. Fortschr. Röntgenstr. 141 (1984) 18–23

Vannier, M. W., J. L. Marsh, J. O. Warren: Three dimensional CT reconstruction images for craniofacial surgical planning and evaluation. Radiology 150 (1984) 179–184

Zilkha, A.: Computed tomography in facial trauma. Radiology 144 (1982) 545–548

Madjid Samii, Hannover

Operative Behandlung aus neurochirurgischer Sicht

Nach den vorausgegangenen Beiträgen über Anatomie, Neuroradiologie sowie Indikationsstellung zur neurochirurgischen Behandlung von LAUSBERG wird hier kurz auf die operative Technik der frontobasalen Verletzungen aus neurochirurgischer Sicht eingegangen.
Es besteht mit Sicherheit im Kreis der Autoren des Teils „Frontobasales Trauma" darüber Einigkeit, daß Vorstellungen, frontobasale Verletzungen seien vorzugsweise von der einen oder anderen Disziplin zu versorgen, der Vergangenheit angehören. Unsere inzwischen mehr als 15jährige fachübergreifende Zusammenarbeit an der Schädelbasis (SAMII u. DRAF 1978) hat gezeigt, daß interdisziplinär nicht nur eine optimale Diagnosestellung und die operative Versorgung der Patienten mit frontobasalen Verletzungen gewährleistet sind, sondern auch die chirurgische Technik in Zukunft besser entwickelt werden kann. Es ist erforderlich, die Operationsmethoden der anderen Fachdisziplinen zu kennen, um bei der gemeinsamen Indikationsstellung durch bessere Verständigung den bestmöglichen Zugang individuell nach Lokalisation und Ausdehnung der Verletzung zu wählen.
Die operative Beseitigung einer intrakraniellen Raumforderung mit drohender Einklemmung, Versorgung eines Duradefektes mit Liquorfistel und Rekonstruktion der knöchernen Deformationen muß Grundpfeiler der Strategie der operativen Behandlung sein.
Die interdisziplinäre Diagnostik von frontobasalen Verletzungen sollte synoptisch mögliche Läsionen des Mittelgesichts, der Orbita, der Nasennebenhöhlen und des Endokraniums berücksichtigen. In dem daraus resultierenden Therapiekonzept werden die chirurgischen Einzelmaßnahmen festgelegt und in ihrer zeitlichen Abfolge zwischen HNO- und Neurochirurgen, Kieferchirurgen sowie Ophthalmologen aufeinander abgestimmt. In einer fast unübersehbaren Zahl von Einzelarbeiten und in monographischen Erfahrungsberichten von Voss (1936), SEIFERTH (1954), BOENNINGHAUS (1960), ESCHER (1960, 1969), KLEY (1967, 1968, 1973), SEIFERTH u. WUSTROW (1977), PIRSIG u. TREECK (1977) sowie DIETZ (1966, 1970) und PROBST (1971) sind die rhinochirurgischen bzw. neurochirurgischen Behandlungsrichtlinien dargestellt worden.
Für den optimalen Zeitpunkt und die richtige Strategie der Behandlung ist die Beantwortung von drei Fragen von entscheidender Bedeutung:
1. Droht eine intrakranielle Einklemmung?
2. Besteht eine Liquorfistel?
3. Wie groß ist das Ausmaß der knöchernen Deformation?

Eine zunehmende intrakranielle Raumforderung mit drohender Einklemmung bei gedeckten oder offenen frontobasalen Schädel-Hirn-Verletzungen zwingt ohne Frage zum sofortigen Eingreifen, um eine sekundäre Hirnstammschädigung zu verhindern. Auch in solchen Fällen sollte man bestrebt sein, vorher die Gesamtproblematik abzusprechen und den Verschluß einer evtl. Liquorfistel sowie die Beseitigung der knöchernen Deformation nach Möglichkeit beim gleichen Eingriff im Sinne einer definitiven Versorgung vorzunehmen. Dabei ist zu bedenken, daß der Allgemeinzustand des Patienten nach Stabilisierung von Herz- und Kreislaufsystem und Sicherstellung der Atmung unmittelbar nach einem Unfall ohne Bewußtseinsverlust besser als einige Tage danach sein kann. Dies bedeutet, daß auch für einen längeren definitiven Eingriff die Stunde direkt nach der Verletzung durchaus geeignet sein kann.
Da nicht überall die Voraussetzungen einer primären interdisziplinären Versorgung gegeben sind, ist eine zeitliche Abstufung der Versorgung in mehreren Eingriffen durch die verschiedenen Fachgebiete ebenfalls vertretbar. Es darf jedoch nicht allzu lange die operative Versorgung aufgeschoben werden, wenn eine ausgedehnte knöcherne Schädel- und Gesichtsverletzung vorliegt. Die Reposition und die Stabilisierung im Nasen- und Kieferbereich sollten deshalb in den ersten 2–3 Wochen nach akuter neurochirurgischer Versorgung erfolgen. Im Kindesalter sollte wegen noch schnellerer Fixierung der Frakturlinie die Gesichtsschädelreposition noch früher durchgeführt werden.
Die Wahl des operativen Zugangsweges zur Versorgung eines frontobasalen Duradefektes muß folgenden Kriterien genügen:

1. übersichtliche Darstellung des Duradefektes,
2. geringe Belastung für den Patienten,
3. nach Möglichkeit Erhaltung des Riechvermögens.

Der von UNTERBERGER (1958) angegebene *transfrontale extradurale Weg* beinhaltet die Durchtrennung der Fila olfactoria, wenn die Lamina cribrosa doppelseitig freigelegt werden muß. Deshalb kommt diese Technik zur breiten Exposition der vorderen Schädelbasis im allgemeinen nur dann in Frage, wenn das Riechvermögen unfallbedingt ohnehin verlorengegangen ist. Zur Freilegung der Stirnhöhlen-Hinterwand und seitlichen vorderen Schädelbasis können auch mit diesem extraduralen Zugang die Fila olfactoria erhalten werden.
Bei umschriebenen Knochen- und Duraverletzungen der Stirnhöhlen-Hinterwand sowie der an das Siebbeinzellsystem und an die Keilbeinhöhle grenzenden Strukturen der Schädelbasis ist das frontoorbitale Vorgehen vorzuziehen. In vielen Fällen kann damit das Riechvermögen erhalten werden.
Die Abb. **1** zeigt eine offene Schädel-Hirn-Verletzung im frontoorbitalen Bereich mit Deformation des Orbitadaches sowie Austritt von Hirntrümmern. Von der vorgegebenen offenen Wunde werden die einzelnen Knochenfragmente entfernt und die Duralücken dar-

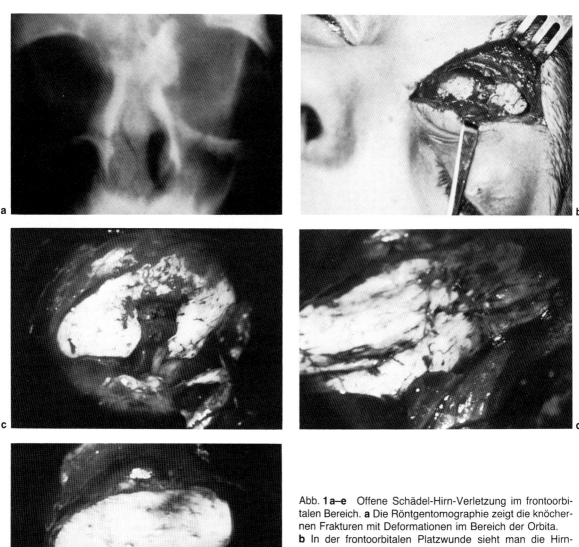

Abb. 1a–e Offene Schädel-Hirn-Verletzung im frontoorbitalen Bereich. a Die Röntgentomographie zeigt die knöchernen Frakturen mit Deformationen im Bereich der Orbita.
b In der frontoorbitalen Platzwunde sieht man die Hirntrümmer.
c Nach Entfernung der Knochenfragmente und dem Absaugen von Hirnbrei ist die Duralücke im frontoorbitalen Bereich dargestellt.
d Die Duraränder sind mit einzelnen Nähten zusammenadaptiert. e Eine lyophilisierte Dura liegt auf der Nahtstelle und ist mit Fibrinkleber an der Dura und den Knochenrändern fixiert

gestellt, und nach Absaugen von Hirnbrei wird von diesem Zugang aus zunächst mit einzelnen Nähten und dann mit einer frei lyophilisierten Dura der Defekt verschlossen. Die lyophilisierte Dura kann mit Fibrinkleber oder einzelnen Nähten am Knochenrand fixiert werden.

Der *transfrontale-intradurale Zugang* ist zu bevorzugen:

1. wenn Liquorfluß bei einer Trümmerfraktur der vorderen Schädelbasis vorliegt. In solchen Fällen ist mit ausgedehnten Durazerreißungen und Hirnprolaps zu rechnen. Das rhinochirurgische Vorgehen erscheint nicht sinnvoll, da zur Beseitigung der Duraverletzungen eine weitgehende Enttrümmerung der Schädelbasis erforderlich wäre. Abgesehen davon, daß die Duraeinrisse in diesen Fällen häufig über die Rhinobasis hinausgehen und dann rhinochirurgisch nicht erfaßbar sind, besteht die Gefahr eines Stabilitätsverlustes der Schädelbasis für die spätere Duraauflage.

2. bei einer frontobasalen Liquorfistel – gleich welcher Lokalisation und Ausdehnung – mit zunehmender intrakranieller Raumforderung und drohender tentorieller Einklemmung. Hier kann der intrakranielle Entlastungseingriff mit der Deckung des Duradefektes kombiniert werden.

Nur selten sind intrakranielle Blutungen, große Kontusionen, enzephalitische Herde und Hirnabszesse im Anfangsstadium ohne zunehmende Hirndrucksteigerung Anlaß zum sofortigen neurochirurgischen Ein-

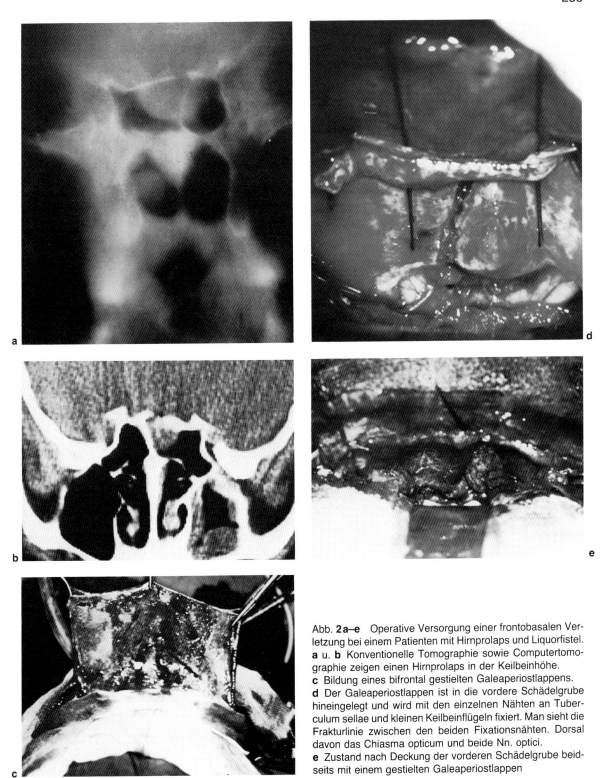

Abb. 2a–e Operative Versorgung einer frontobasalen Verletzung bei einem Patienten mit Hirnprolaps und Liquorfistel.
a u. b Konventionelle Tomographie sowie Computertomographie zeigen einen Hirnprolaps in der Keilbeinhöhe.
c Bildung eines bifrontal gestielten Galeaperiostlappens.
d Der Galeaperiostlappen ist in die vordere Schädelgrube hineingelegt und wird mit den einzelnen Nähten an Tuberculum sellae und kleinen Keilbeinflügeln fixiert. Man sieht die Frakturlinie zwischen den beiden Fixationsnähten. Dorsal davon das Chiasma opticum und beide Nn. optici.
e Zustand nach Deckung der vorderen Schädelgrube beidseits mit einem gestielten Galeaperiostlappen

greifen. Computertomographische Verlaufsbeobachtungen während der konservativen Behandlung mit Kortikosteroiden und Antibiotika haben gezeigt, daß diese Veränderungen rückbildungsfähig sind, so daß die Liquorfistel zu einem späteren Zeitpunkt unter optimalen Voraussetzungen versorgt werden kann.

Die Abb. 2 zeigt die operative Versorgung einer frontobasalen Verletzung bei einem Patienten mit Hirnprolaps und Liquorfistel. Die konventionelle Tomographie sowie die Computertomographie lassen einen Hirnprolaps in der Keilbeinhöhle erkennen.
Nach einem bifrontalen Hautschnitt hinter der Stirn-

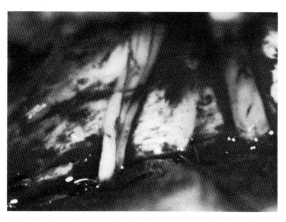

Abb. 3 Mikrochirurgische Präparation der beiden Riechnerven bei einem Patienten mit frontobasaler Liquorfistel

Haar-Grenze wird die Kopfschwarte einschließlich des Galeaperiostlappens von der Schädelkalotte abgelöst und über das Gesicht nach unten geschlagen. Auf die Erhaltung der Nn. supraorbitales sollte dabei Wert gelegt werden. Als nächster Schritt folgt das Anlegen von vier Bohrlöchern, von denen aus der osteoklastisch-bifrontale Knochendeckel gebildet werden kann. Bei guter Pneumatisation läßt sich eine Eröffnung beider Stirnhöhlen nicht umgehen. Nach Inzision der Dura am unteren Rand der Kraniotomie beidseits wird der Sinus sagittalis superior doppelt umstochen und durchtrennt. Dann kann die Falx cerebri von beiden Seiten freigelegt und in Richtung Crista galli durchschnitten werden. Man stößt dabei auf den sehr unterschiedlich ausgebildeten Sinus sagittalis inferior, für dessen Versorgung meist die bipolare Koagulation ausreichend ist. Anschließend werden Durazerreißungen und Trümmerfrakturen der vorderen Schädelbasis durch schrittweise schonendes Zurückschieben des Frontalhirns bei gleichzeitigem Ablassen von Liquor freigelegt. Bei erhaltenem Riechvermögen kann die Hirnbasis mikrochirurgisch von den Tractus olfactorii abgelöst und erhalten werden (Abb. 3). Nach Bildung eines kaudal gestielten Galeaperiostlappens wird dieser zunächst wasserdicht durch Einzelknopfnähte und fortlaufende Naht mit dem kaudalen Durarand vernäht. Auf diese Weise kommt eine zuverlässige Abgrenzung der eröffneten Stirnhöhle gegenüber dem Endokranium zustande. Ist die verbliebene Stirnhöhle reizlos und der Abfluß zur Nase nicht gestört, sind an ihr keine weiteren Maßnahmen erforderlich. Bei starker Traumatisierung der Schleimhaut und Stirnhöhlenwände ist es zweckmäßig, eine sog. Verödung anzustreben. Dabei wird die Stirnhöhlenschleimhaut vollständig entfernt und im Bereich der Ausführungsgänge Richtung Nase invertiert. Die Stirnhöhlen-Hinterwand wird bis auf den Stirnhöhlenboden weggenommen und die verbliebene Knochengrenze mit der Diamantfräse abgeschliffen, um auch letzte Schleimhautpartikel zu entfernen. Vor Anlegen des Galeaperiostlappens auf den Boden der vorderen Schädelgrube werden die Fixationsnähte zur Dura der vorderen Schädelbasis gelegt. Die Spitze des Galeaperiostlappens in der Mitte wird zungenförmig in den vorderen Chiasmawinkel eingelegt. Zusätzlich zu den Nähten ist die Anwendung des Fibrinklebers nützlich.

Bei entsprechendem klinischem Verdacht einer Optikuskompression durch ein Hämatom oder ein Knochenimprimat kann von dem transfrontalen, transduralen Zugang die Dekompression des N. opticus durch Eröffnung des Optikuskanals mit Diamantbohrer erfolgen. Das gleiche gilt auch für die Verletzungen der A. carotis interna mit der Entwicklung einer Karotis-Sinus-cavernosus-Fistel und pulsierendem Exophthalmus. Unter mikrochirurgischen Bedingungen und bei entsprechender Modifikation der Kraniotomie mit Einbeziehung des frontotemporalen Überganges wird nach temporärer extra- und intrakranieller Ligatur der A. carotis interna der Sinus cavernosus von lateral her eröffnet. Er wird mit einigen Muskelstücken und Fibrinkleber ausgefüllt, wonach es zum Verschluß des Sinus cavernosus bei noch offener A. carotis interna kommt.

Am Schluß der Operation erfolgt das Wiedereinsetzen des Knochendeckels. Die Kraniotomiebohrung füllen wir entweder mit Knochenmehl oder mit Methylmethakrylat aus, um unschöne Hauteinziehungen zu verhindern. Nach Einlegen einer Saugdrainage wird anschließend der Skalplappen zurückverlagert und mit durchgreifenden Einzelknopfnähten verschlossen. Zusammenfassend ist festzustellen, daß durch die interdisziplinäre Zusammenarbeit zwischen den Neuro-, Rhino-, Kiefer-Gesichts- und Ophthalmochirurgen sowie Neuroradiologen entscheidende Fortschritte in der Diagnostik und operativen Behandlung der frontobasal verletzten Patienten erzielt wurden. In der operativen Planung müssen von vornherein folgende Gesichtspunkte bei allen Patienten berücksichtigt werden:

1. Beseitigung einer intrakraniellen Raumforderung mit drohender tentorieller Einklemmung,
2. Versorgung eines Duradefektes mit Liquorfistel,
3. Rekonstruktion der knöchernen Deformationen im Schädel- und Gesichtsbereich,
4. Erhaltung der Hirnnerven und Gefäßstrukturen durch mikrochirurgisches Vorgehen.

Literatur

Boenninghaus, H. G.: Die Behandlung der Schädelbasisbrüche. Thieme, Stuttgart 1960

Dietz, H.: Die frontobasale Schädelhirnverletzung. Habil.-Schrift, Mainz 1966

Dietz, H.: Die frontobasale Schädelhirnverletzung. Springer, Berlin 1970

Escher, F.: Die frontobasalen Schädelverletzungen. Schweiz. med. Wschr. 90 (1960) 1481

Escher, F.: Clinic, classification and treatment of frontobasal fractures. In: Nobel Symposium 20. Disorders of the Skull Base Region. Almquist u. Wiksell, Stockholm 1969 (s. 343)

Kley, W.: Diagnostik und operative Versorgung von Keilbeinhöhlenfrakturen. Z. laryng. Rhinol. 46 (1967) 469

Kley, W.: Die Unfallchirurgie der Schädelbasis und der pneumatischen Räume. Arch. Oto-Rhino-Laryng. 191 (1968) 1

Kley, W.: Fascienplastiken im Bereich der vorderen und mittleren Schädelbasis und im Bereich der Nasennebenhöhlen. J. laryng. Rhinol. 52 (1973) 255

Pirsig, W., H.-H. Treeck: Rhinochirurgische Behandlung von rhinobasalen Liquorfisteln. In J. Berendes, R. Link, F. Zöllner: Hals-Nasen-Ohrenheilkunde in Praxis und Klinik, Bd. 1, 2. Aufl. Thieme, Stuttgart 1977 (I/g)

Probst, Ch.: Frontobasale Verletzungen. Huber, Bern 1971

Samii, M., W. Draf: Indikation und Versorgung der frontobasalen Liquorfistel aus HNO-chirurgischer und neurochirurgischer Sicht. Laryng. Rhinol. Otol. 57 (1978) 689–697

Seiferth, L. B.: Unfallverletzungen der Nase, der Nebenhöhlen und der Basis der vorderen Schädelgrube. Arch. Oto-Rhino-Laryng. 165 (1954) 1

Seiferth, L. B., Wustrow: Verletzungen im Bereich der Nase, des Mittelgesichts und seiner Nebenhöhlen sowie frontobasale Verletzungen. In J. Berendes, R. Link, F. Zöllner: Hals-Nasen-Ohren-Heilkunde in Praxis und Klinik, Bd. 1, 2. Aufl. Thieme, Stuttgart 1977 (I/8)

Unterberger, S.: Zur Versorgung frontobasaler Verletzungen. Arch. Oto-Rhino-Laryng. 172 (1958) 463

Voss, O.: Die Chirurgie der Schädelbasisfrakturen auf Grund 25jähriger Erfahrungen. Barth, Leipzig 1936

Sachverzeichnis

A

Abszeß, echoarmer, sonographischer Befund 140
– echoleerer, sonographischer Befund 140
Adenokarzinom, Glandula parotis, Computertomogramm 84
Akutdiagnostik, ophthalmologische 223 f
Ameloblastom des Unterkiefers, Darstellung in drei Ebenen 13
Angiographie, Anschluß bei mikrochirurgischen Gewebetransplantationen 71 ff
– selektive 67
– superselektive 66 f
Angiom, kavernöses, Angiographie 67
– – Gesichtsasymmetrie 67
– kernspintomographische Befunde 119 ff
– Kontrastdarstellung 66 f
Arteria carotis, Duplexsonographie 150 ff
– – Subtraktionsangiographie 70
– circumflexa ilium profunda, Subtraktionsangiographie 69
– facialis, dopplersonographische Darstellung 150
– ophthalmica 216
– temporalis superficialis, dopplersonographische Darstellung 150
– – – Röntgenkontrastdarstellung 148
Arthritiszeichen 47
Arthrographie, Komplikationen 45
Arthrographiebefunde, Fehlermöglichkeiten 43
– Therapierelevanz 44
Arthrosis deformans 50
Arthroskop 48
Arthrotomographie, Kiefergelenk 42 ff
Articulatio temporomandibularis, endoskopische Darstellung 46 ff
A-Scan-Verfahren, Kieferhöhlenerkrankungen 142 ff
Aufhängung, fronto-maxilläre 222
– zygomatico-maxilläre 222
Ausgleichsfolien 13

B

Barographie, Druckmeßfolie 190 ff
Beckenkammtransplantat, muskulokutanes, Röntgendarstellung 72
Bewußtlosigkeit, posttraumatische 220
Bewußtseinsaktivierung 220
Bißflügelfilm 3
Box-frame 222
B-Scan-Sonographie 133 ff
– Entzündungen, abszedierende 135 ff
– Hals- und Gesichtsbereich, Entzündungen 138 ff
– Klassifikation, echomorphologische 141

C

Canalis opticus von medial 216 f
– – – oben 214
Chemotherapie, intraarterielle 197
Chiasmasyndrom 225
Computerdensitometrie, Kiefergelenk 52 f
Computertomographie, frontobasales Trauma 227 f
– Kiefergelenk 78
– Schädelbasisverletzungen 80 ff
Crista galli, Längen-, Breiten- und Höhenentwicklung 211

D

Diagnostik, ophthalmologische, beim Bewußtlosen 224
– radiologische, historische Entwicklung 1
Diskusdehiszenz 47
Diskusperforation 44, 51
D-Kongruator s. Kongruenzorthopantomographie
Dopplersonographie, A. carotis 150 ff
– Arteriendarstellung 149 f
Drahtosteosynthese 223
– Barographie 191
Dura mater 212
Dysostosis craniofacialis, dreidimensionale Aufnahme 98
– mandibulofacialis, dreidimensionale Aufnahme 98

E

Echographie s. Sonographie
Einbißblock zur Fixierung des Kopfes 32, 37
Elektrognathographie, Langzeitnachuntersuchung nach Kiefergelenktraumen 194 ff
Entzündungen, sonographische Befunde 135 ff
Ewing-Sarkom 15

F

Feinfokus-Vergrößerungspanoramaverfahren, Indikation 26 ff
Feinnadelarthroskopie, Zugang 50
Feinnadel-Arthroskopiebefunde 49 ff
Fernröntgenaufnahme, laterale, Esel 25
– – Hund 25
– – Minipig 25
– – Tierversuch 24 ff
Fernröntgenbild 38 f
Fila olfactoria, Höhenlage, Durchtritt 212 f
Fossa cranialis anterior 211
– – Wachstumsveränderungen 211 f
– olfactoria 212 f
Frakturen, fronto-basale, computertomographische Befunde 80 ff
– Szintigraphie 164
Frontobasales Trauma 209 ff
– – Amaurose 209
– – Computertomographie 227 f
– – diagnostische Faktoren, neurochirurgische Sicht 219 f
– – halsnasenohrenärztliche Aspekte 209 f
– – Hirnangiographie 229
– – Kernspintomographie 232
– – konventionelle Tomographie 229
– – Liquorraumszintigraphie 229
– – Lufteintritt, intrakranieller 219
– – mund-kiefer-gesichts-chirurgische Sicht 221 f
– – neuroradiologische Diagnostik 227 ff
– – Operationsindikation, rhinochirurgische 209 f
– – Operationszeitpunkt 219
– – operative Behandlung, neurochirurgische Sicht 233
– – ophthalmologische Sicht 223
– – Röntgennativdiagnostik 227
– – Skelettszintigraphie 232
– – Versorgung, Priorität 224
– – – Reihenfolge 223
– – – transfrontaler extraduraler Weg 233 f
– – – – intraduraler Zugang 234
Frontobasis, Anatomie 210 ff
Füllmaterial, überstopftes, Tomogramm 41

G

Gefäßwandabschnitt, transmissionselektronenoptische Aufnahme 73
Gelenkkopfdeformierung, Tomogramm 41

Gelenkknorpeldegeneration 50
Gelenkkörper, freier 51
Gelenkspalt, Translationshemmung 43
– Überfüllung 43
Gesamtrisiko, stochastisches 7
Gesamtstrahlenschaden 6
Geschwülste, Mittelgesicht, Knochenszintigraphie 182 f
Gesichtsschädelmißbildung, Sonographie 160
Gesichtsstrukturen, fetale, Sonographie 159
Glühkathodenröhre 2

H

Halbwinkeltechnik 3
Halo frame 222
Hauttemperatur, Variabilität 189
Hirnangiographie 229
Hirnprolaps 235
Hirnverletzungen, offene 219
Hochvakuum-Elektronenröhre 2
Hyperparathyreoidismus, primärer 15
Hyperplasie, kondyläre, computergestützte, quantitative Skelettszintigraphie 180 f

I

Indium-111-Bleomycin-Szintigraphie, Plattenepithelkarzinom 184 f
Infiltrat, sonographischer Befund 139

K

Kalziumoxalatstein 201 f
Karbonatapatit 202
Karotisangiogramm, Veränderungen, arteriosklerotische 72
Karotisangiographie 79
Karzinom, adenoidzystisches, Kieferhöhle, Computertomogramm 84
– – Rezidiv, Computertomogramm 85
Kernspintomographie 99 ff
– Artefakte 100
– Auflösungsvermögen 100
– Erkrankungen, periorbitale 117
– frontobasales Trauma 232
– Gefäßdarstellung 101
– Granularzelltumor 116
– hochauflösende, Kiefergelenk 113 f
– Indikation 107
– Kiefergelenk 112
– Knochendarstellung 101
– Kopf-Hals-Metastasen 105 ff
– Lippen-Kiefer-Gaumen-Spalten 125 f
– Low-flow-Angiom 120
– Lymphhämangiom 121
– malignes Lymphom 118
– Metastase 118
– mimische Muskulatur 125 f
– Mundboden- und Zungenkarzinome 123 f
– Nervenscheidenmeningeom 116
– Neurofibrome 116

– in die Orbita eingewachsene Prozesse 117
– Prozesse, zystische und solide 103 f
– Siebbeinzellzyste, posttraumatische 117
– Tränendrüsenkarzinom 117
– Tumoren, orofaziale 99 ff
Kiefergelenk, Computerdensitometrie 52 f
– pathologische Befunde 110
– Spect-Untersuchung 178 f
– Szintigraphie 178 f
Kiefergelenkanatomie, regelrechte 113
Kiefergelenkarthroskopie, klinische Anwendung 48
Kiefergelenkaufnahme, transorbitale 18 f
– nach Parma 12
– – Schüller 12
Kiefergelenkchirurgie, Bedeutung von Computer- und Kernspintomographie 110 ff
Kiefergelenkdarstellung 42 ff
– Panoramaschichtverfahren 36 f
Kiefergelenkendoskopie 46 ff
– Arthritiszeichen 47
– Diskusdehiszenz 47
Kiefergelenkköpfe, Darstellung 37
Kiefergelenkregion, Darstellbarkeit 16 ff
Kiefergelenkröntgenbild, transkranielles 17
Kiefergelenktrauma, Elektrognathographie 194 ff
Kiefergelenkuntersuchungen, kernspintomographische, Prinzip 113
Kiefergelenkveränderungen, Feinnadel-Arthroskopiebefunde 49 ff
Kiefergelenkzertrümmerung, computertomographische und angiographische Untersuchungshilfen 77 ff
Kieferhöhlenerkrankungen, Ultraschalldiagnostik 142 ff
Kiefermodelle, Planimetrie, Darstellung, bildgebende, zweidimensionale 203 ff
Kieferosteomyelitis, Leukozytenszintigraphie 172 ff, 175 ff
Kieferzysten, Szintigraphie 165
Klivus, transoraler Zugang 206
Knochenheilung, MR-Spektroskopie 108 f
Knocheninfektionen, Szintigraphie 162 f
Knochenszintigramm, Knochenspan, mikrochirurgisch revaskularisierter 167 ff
– Technetium-99m 168 ff
Knochenszintigraphie, Möglichkeiten 161 ff
Knochentransplantate, Szintigraphie 166
Knochentumoren, Szintigraphie 163
Knochenwachstum, Szintigraphie 166
Kondylenachsen, Bestimmung im Computertomogramm 112
Kondylus, Subluxation 43
Kongruenzorthopantomographie 29 ff
– Genauigkeit 30

Kontrastaufnahmen, erste 4
Kopfskelett, computertomographische, dreidimensionale Darstellung 97 ff
Kopfspeicheldrüsen, Erkrankungen, röntgenologische Befunde 61 ff
kraniozervikaler Übergang, chirurgisches Vorgehen, bildgebende Verfahren 206 ff
– – transorales Vorgehen 206 f

L

Le-Fort-II-Fraktur 221
Le-Fort-III-Fraktur 221
Leukozytenszintigraphie, Indikationen 175
– Kieferosteomyelitis 172 ff, 175 ff
– Unterkieferosteomyelitis 176
Lippen-Kiefer-Gaumen-Spalte, Feinfokuspanoramaaufnahme 27
– lineare Oberkiefervermessung 203 ff
– Sonographie 160
Liquorfistel, frontobasale 234
Liquorraumszintigraphie, frontobasales Trauma 229 f
Lymphknotenmetastasen, submandibuläre, Differentialdiagnose 91 f
Lymphom, malignes, Kernspintomogramm 104

M

Malignome im Mundboden-Zungen-Bereich, Sonographie 156 ff
Mittelgesichtsfixation 221 f
MR-Bild s. Kernspintomographie
MR-Spektroskopie, Knochenheilung, Ratte 108 f
Mundbodenkarzinom 91
– Kernspintomogramm 102
– Lymphknoten, Kernspintomogramm 105
– Sonographie 153

N

Nativaufnahmen, Häufigkeit 12
– Verteilung 12
Nativdiagnostik, dento-maxillofaziale 11
Nervus opticus 214 f
– – Dekompression 226

O

Ödem, sonographischer Befund 139
Okklusalaufnahme 11 f
Operationsplanung, radiochirurgische, Computertomographie 94 f
OPG s. Orthopantomogram
Orbita 215
Orbitabodenfraktur, Tomogramm 40
Orbitafrakturen, Ultraschalldiagnostik 144 ff
Orbitaschaden, Prognose 226
Organe, kritische 8

Orthopantomogramm 38 f
- morphometrische Auswertung 34
Orthopantomograph 5
Ortho(radial)pantomograph 4
Osteomyelitis, chronisch-sklerosierende, Szintigraphie 174
- Szintigraphie 171
Osteosarkom im Kiefergelenkköpfchen 15
Osteotomien, Szintigraphie 164

P

Panoramadarstellungen 4
Panoramaschichtaufnahme 4
- reproduzierbare 31 ff
Panoramaschichtverfahren, Kiefergelenkdarstellung 36 f
Panoramavergrößerungsaufnahme 4
Panoramix 5
Pantomograph 4
Parabolic radiography 4
Parotis, Gangsystem, Kontrastdarstellung 59
- Sialogramm, Füllungsdefekt 59
- sialographische Befunde, unter Bestrahlung 64 ff
Parotismalignome 86
Parotistumor, Gangverdrängung, Sialogramm 63
Parotitis, chronische, Gangektasie, Sialogramm 58
- - Sialogramm 58, 63
periorbitale Prozesse, Kernspintomographie 115 ff
Pfählung, orbitobasale 225
Plattenepithelkarzinom, Glandulaparotis, Computertomogramm 85 f
- Indium-111-Bleomycin-Szintigraphie 184 f
- Zunge, Sonographie 158
Plattenosteosynthese 223
Pleomorphes Adenom, Computertomogramm 91
Prescale-Folie 193
Pterygoidvertikale 39

R

Radioosteonekrose 15
Raumforderungen, extrakapsuläre, Diagnostik 88
retromaxillärer Raum, Raumforderungen, Computertomographiebefunde 95 ff
Rezidivdiagnostik, Sonographie 155
Rhabdomyosarkom, Computertomogramm 96
Riechnerven, mikrochirurgische Präparation 236
Riesenzellgranulom, Oberkiefer, Szintigraphie 183
Röntgenaufnahmetechniken, Kiefergelenkregion 16 ff
röntgenkinematographische Untersuchungen beim Schluckvorgang nach Tumoroperationen 199 f

Röntgennativdiagnostik, frontobasales Trauma 227
Röntgen-Röhre 2
Röntgenschädeluntersuchungen, effektive Dosis 8
Röntgenstereophotogrammetrie 20
Röntgenuntersuchungen im Kopf-Hals-Bereich, Organbelastung 9
Röntgenvergrößerung, direkte, Spongiosabereich 14
Runström-IV-Röntgenaufnahme 17

S

Sarkom, Kernspintomogramm 104
Sialadenografie s. Sialographie
Sialogramm, normales, Glandula submandibularis 57
- - Parotis 57
- Parotitis, chronische 58
Sialographie 4, 53 ff
- Anwendungsmöglichkeiten 57 ff
- derzeitiger Stellenwert 62 f
- Drüsenparenchymatrophie 65
- Erkrankungen, entzündliche 60 f
- - steinbedingte 60 f
- Geschichte 53 f
- Parotis, Gangveränderungen 64 ff
- Untersuchungstechnik 54 f
Sialolithiasis, Sialogramm 63
Siebbeinzellzyste, posttraumatische 117
Sinus paranasales 212
Skelettszintigraphie, computergestützte, quantitative, kondyläre Hyperplasie 180 f
- frontobasales Trauma 232
Sonoanatomie 157
Sonographie, Abszeß 140
- - submandibulärer 137
- Aufgaben 153
- Gesichtsschädelmißbildung 160
- Gesichtsstrukturen, fetale 159
- Infiltrat 139
- - perimandibuläres 137
- Lippen-Kiefer-Gaumen-Spalte 160
- Malignome im Mundboden-Zungen-Bereich 156 ff
- Mundboden, experimentell-anatomische Studie 130 f
- Mundbodenkarzinome 153
- Ödem 139
- bei operativer, Chemo- und Strahlentherapie 152 ff
- Plattenepithelkarzinom der Zunge 158
- Primärkarzinom 134
- Speichelstein 134
- Tumoren des MKG-Bereiches 153
- Tumor, nekrotischer 133
- Wangenkarzinom 154
Sonographiebefund, Kieferhöhlenkarzinom 129
- Sinusitis maxillaris, eitrige dentogene 129
Speicheldrüsenerkrankungen, Computertomographie 87 ff
- - Kontrastmittelanwendung 87 f

Speicheldrüsentumoren, benigne, epitheliale, Computertomographie 90 f
- Zusatzdiagnostik, computertomographische 83 ff
Speichelstein, optische Verfahren zur Analyse 201 ff
Speichelsteindiagnostik 201
Speichelsteintrümmer 202
Spongiosaplastik, Szintigraphie 166
Subtraktionsangiographie, A. carotis 70
- - circumflexa ilium profunda 69
- digitale, arterielle, vor gefäßgestielter Transplantation 68 ff
Szintigraphie, Frakturen 164
- Geschwülste, Mittelgesicht 182 f
- Kieferosteomyelitis 175 ff
- Kieferzysten 165
- Knocheninfektionen 162 f
- Knochentransplantate 166
- Knochentumoren 163
- Knochenwachstum 166
- Osteomyelitis 171
- - chronisch-sklerosierende 174
- Osteotomien 164
- Riesenzellgranulom, Oberkiefer 183
- Spongiosaplastik 166
- Tumoren, metastatische 162
Schädel, kaudal-exzentrisch 18
- lateral- und kaudalexzentrisch 18
Schädelaufnahmen 12
Schädel-Hirn-Trauma, komplexes 231
Schädelmodellherstellung, individuelle, nach Computertomogramm 74 ff
Schädelübersicht, kranialexzentrisch 17
Schluckvorgang, Kontrastmitteldarstellung 200
- nach Tumoroperationen, röntgenkinematographische Untersuchungen 199 f
Staging, klinisches, Einfluß der Computertomographie 93
Stereokomparator 22
Stereoröntgenaufnahme, Kopfposition 23
- Technik 20
- Vermessen 21 f
Stereoröntgenbild, Winkelmessungen 23
Stirngefäße, dopplersonographische Darstellung 150
Stirnhöhleninfundibulum, frakturiertes 210
Stirnhöhlen-Hinterwandfraktur 210
Stirnhöhlen-Vorderwandfrakturen, Rekonstruktion 210
Strahlendosis, effektive 6
Strahlenrisiko, somatisches, Schädelbereich 6 ff
Strahlenschädigung 2

T

Technetium-99m 161, 172
Thermognost 187
Thermographie, Leitungsblockade, partielle, N. mentalis 187 ff
Thermolumineszenz 9
Tomographie, Kiefergelenke 41

Tomographie, mehrdimensionale, Indikation 40 ff
– – Informationsgehalt 40 ff
– Zähne, verlagerte 41
– Zysten 41
Tonsillenkarzinom, Kernspintomogramm 102
Trauma, frontobasales s. frontobasales Trauma
Tumoren, orofaziale, kernspintomographische Diagnostik 99 ff
Tumorszintigraphie, klinische Wertigkeit 185 f

U

Ultraschalldiagnostik, Orbitafrakturen 144 ff
Ultraschall-Doppler-Sonographie, Arteriendarstellung 149 f
– Lappenplastiken, gefäßgestielte 147 ff
Ultraschalluntersuchung, Kieferhöhle 127 ff
– – Untersuchungsmethode 127 f
– Treffsicherheit 146 f
Unterkieferosteomyelitis, Leukozytenszintigraphie 176
Unterkiefer-Teilprojektion 12

V

Vena temporalis superficialis, dopplersonographische Darstellung 150

W

Wangenkarzinom, Sonographie 154
Weichteilinfiltrat, retromaxilläres, Computertomogramm 96
Weichteilsarkom, Computertomogramm 96
Weisheitszahn, verlagerter, Tomogramm 41
Weisheitszahn-Durchbruch, Prognose, röntgenologische 38 f

X

Xeroarteriographie, A. carotis externa 197 f
X-Strahlen 1

Z

Zahnaufnahmen 11
– intraorale, erste 2
Zugangswege, rhinochirurgische 210
Zungengrundkarzinom, Computertomogramm 95
Zungenkarzinom, Kernspintomogramm 101
Zyste, Feinfokuspanoramaaufnahme 27
– Kongruenzorthopantomogramm 30
– Panoramaschichtaufnahme, reproduzierbare 33
– retromaxilläre, Computertomogramm 96
– Tomogramm 40
– Untersuchungen, morphometrische 34